Dental Esthetic Concept

Dental Esthetic Concept

심미 치과 개념

치과기공사와 함께 만드는 전치부 심미 수복

Tsuzuki Yuji (都築優治) 저

권긍록 · 김형섭 · 배아란 · 노관태 · 백장현 · 홍성진 · 이준석 · 이영후 역

대한나래출판사

DaehanNarae Publishing, Inc.

SK V1 Tower 1507
Younmujang 5 gagil 25, Sungdong-gu
Seoul 04782, Korea
TEL: +82-2-922-7080
FAX: +82-2-922-0841
E-mail: nrpub@naver.com
Website: www.nrbooks.kr

Original Japanese Title: デンタル エステティック コンセプト—歯科技工士とともにつくる前歯部審美修復
都築優治 著

Dental Esthetic Concept 심미 치과 개념
—치과기공사와 함께 만드는 전치부 심미 수복

발행일 2022년 7월 5일
저자 Tsuzuki Yuji
역자 권긍록 외
발행인 최용원
편집디자인 이은의
표지디자인 이은의
교정·교열 염정혜
발행처 **대한나래출판사** (등록 제2012-000051호/1994.6.10)
주소 서울시 성동구 연무장 5가길 25, 성수역 SK V1 Tower 1507호
전화 (02) 922-7080
팩스 (02) 922-0841
이메일 nrpub@naver.com
홈페이지 www.nrbooks.kr

ISBN 978-89-5741-872-7

정가 70,000원

Printed in Korea

서문

필자가 치과 임상에 몸담은 지 벌써 20년이라는 세월이 흘렀다. '환자의 웃는 얼굴을 위해'라는 모호한 테마로 치과기공사로서의 첫 발걸음을 내디뎠지만, 그 길의 험난함에 번번이 실패해 왔다. 심미를 추구하면 기능에 대한 고려가 필요해지고, 제작한 수복물이 파손되지 않도록 하기 위해서는 구조역학이나 재료학도 고려해야 했다. 그리고 심미성을 돋보이게 하기 위해서는 치은과의 조화가 중요하다는 것도 알게 되었다. 동시에 기공사의 지식과 경험뿐만 아니라 치과 임상에 대해 여러 가지로 생각해야 최고의 결과를 만들어낼 수 있다는 사실도 알게 되었다.

하루가 다르게 변하는 현대의 치과에서, 필름카메라에서 디지털카메라로, 메탈세라믹 수복에서 올세라믹 수복으로 변화되면서, 숙련이 필요한 장인의 기술은 이전에 비해 그 중요도가 떨어지고 있다. 그러나 이러한 시대에도 유일하게 변하지 않는 것이 있다. 그것은 '건강하고 아름다운 입매가 되면 좋겠다'라는 소망을 이루어 주겠다는 필자의 사명감과, 그것을 위해 필요한 콘셉트다.

이 책은 치관과 치은 심미 획득을 위해 지금까지의 임상기공을 지탱해 온 심미 수복 치료에 꼭 필요한 콘셉트와 technical essence를 필자 나름대로 정리한 책이다. 앞으로도 치과치료는 크게 변화하겠지만, 지금까지의 경과 속에서 다시 보철물의 가치가 중요해지는 순간이 반드시 찾아올 것이다. 그러한 순간에 대비하여 이 책이 다시 한번 심미 획득을 위한 콘셉트의 중요성과 치과 임상의 가능성을 알리는 데 도움이 되기를 바란다.

2020년 11월

Tsuzuki Yuji (都築優治)

저자 소개

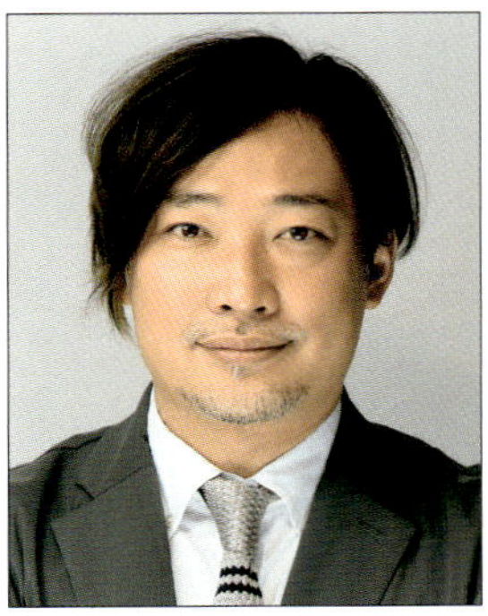

Tsuzuki Yuji (都築優治)

2001년 신오사카치과기공사전문학교 전공과 졸업
2005년 시게노치과의원 근무
2007년 이토치과의원 근무
2009년 Ray Dental Labor 개업
Ivoclar Vivadent 공인 instructor
Clinical Enhancement Course 주재

역자 소개

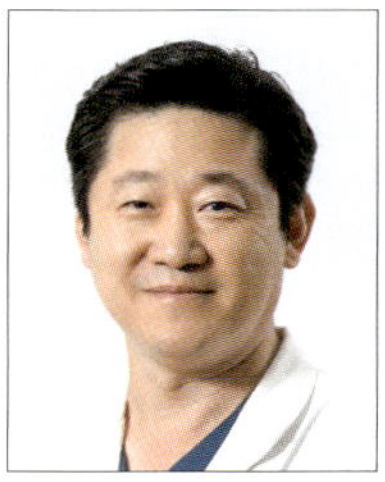

권 긍 록

경희대학교 치과대학 졸업
경희대학교 치의학 박사 및 치과보철과 전문의
경희대학교 치과대학 치과보철학교실 교수
스위스 Geneva 대학교 치학부 방문교수
미국 Harvard 대학교 치학부 방문교수
대한치과보철학회 회장
대한치과이식임플란트학회 회장

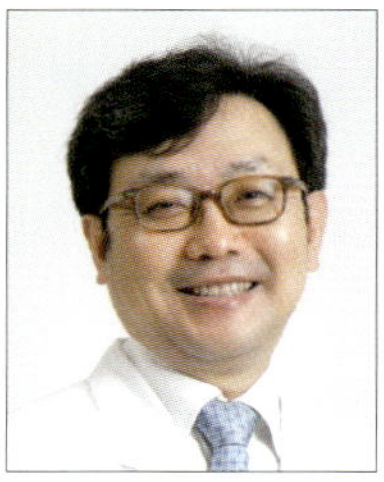

김 형 섭

경희대학교 치과대학 졸업
경희대학교 치의학 박사 및 치과보철과 전문의
경희대학교 치과대학 치과보철학교실 교수
경희대학교 치과대학 치과보철학교실 주임교수
대한치과보철학회 부회장
대한디지털치의학회 회장
독일 Tübingen 대학교 방문교수

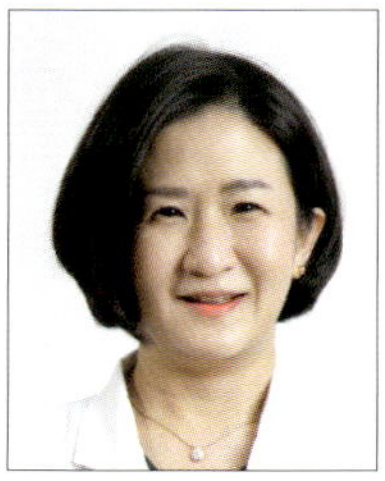

배 아 란

경희대학교 치과대학 졸업
경희대학교 치의학 박사
삼성서울병원 보철과 수련
경희대학교 치과대학 치과보철학교실 교수
대한치과보철학회 Editor-in-Chief
ITI Fellow

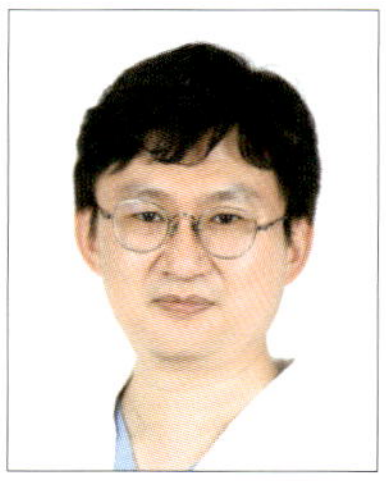

노 관 태

경희대학교 치과대학 졸업
경희대학교 치과병원 보철과 수련
경희대학교 치의학 박사 및 치과보철과 전문의
경희대학교 치과대학 치과보철학교실 부교수
일본 Tokyo Dental College 방문교수
미국 UCLA School of Dentistry 방문교수

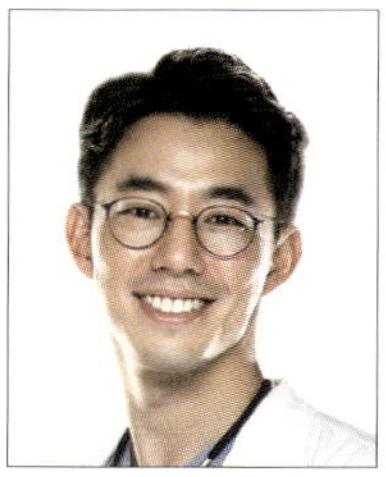

백 장 현

경희대학교 치과대학 졸업
미국 Columbia 대학교 치의학 석사 및 수련
경희대학교 치의학 박사
한국/미국 치과보철과 전문의
경희대학교 치과대학 치과보철학교실 부교수
대한치과보철학회 이사/교육지도의

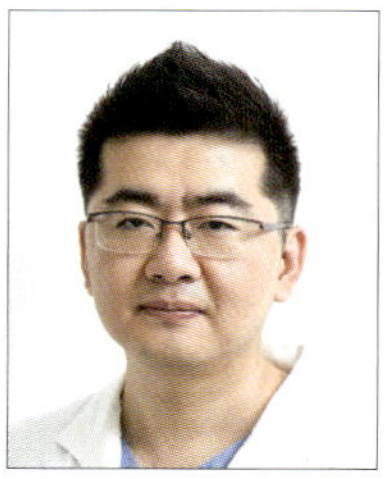

홍 성 진

경희대학교 치과대학 졸업
경희대학교 치과병원 보철과 수련
경희대학교 치의학 박사 및 치과보철과 전문의
경희대학교 치과대학 치과보철학교실 조교수

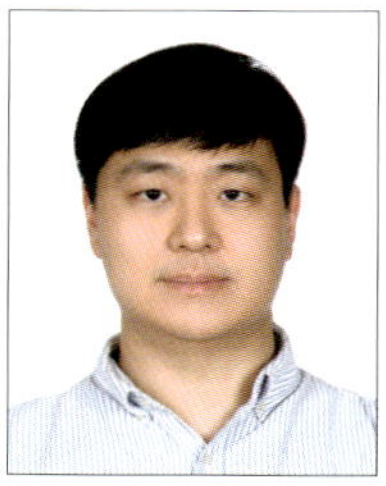

이 준 석

일본 Health Sciences University of Hokkaido 치의학부 졸업
경희대학교 치과병원 보철과 레지던트
전, 경희대학교 치과병원 보철과 전임의
현, 이원재치과의원 대표원장

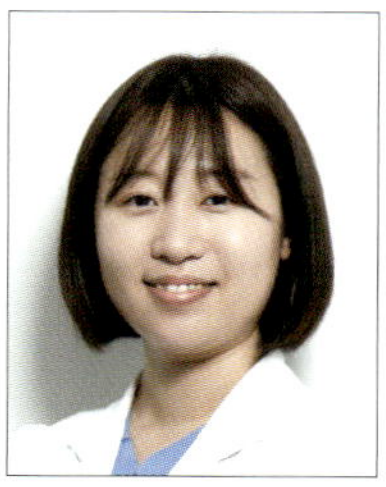

이 영 후

부산대학교 치의학전문대학원 졸업
경희대학교 치과병원 보철과 수련
경희대학교 치과병원 보철과 임상조교수
대한치과보철학회 공보위원

역자 서문

심미 수복 치료의 완성도를 높이기 위해서는 치과의사와 치과기공사의 소통과 협업이 무엇보다 중요하며, 이를 위해 심미 수복 치료와 관련된 개념들을 함께 이해하고 구체적인 목표와 방법을 서로 공유하는 것이 필요하다고 생각한다.

이 책에서 필자 Tsuzuki Yuzi는 심미 치료를 위한 진단, 심미 수복 재료의 선택 기준, 보철물의 생물학적 조화를 위한 형태의 설정 등 심미 수복 치료에 필요한 개념을 정리하고 기술적인 해법을 구체적으로 제시하였다. 특히 자연치 형태와 바이오타입, 자연치의 광학적 특성과 수복물의 관계에 관해 필자가 직접 실험하고 연구한 내용을 바탕으로 설명하는 부분은 매우 흥미롭다.

필자는 오랜 임상 기공 경험과 섬세하고 뛰어난 기술을 바탕으로 최고의 심미적인 결과를 만들면서도 그 과정을 독자들이 쉽게 이해할 수 있도록 각 단계마다 기준과 중요한 점들을 세세하게 설명하고 있다. 또한 글로 설명이 불충분한 과정들은 QR Code를 통해 동영상으로 직접 볼 수 있게 하였다.

이 책은 심미 치료의 가능성과 방향을 제시해 주는 좋은 지침서이며, 심미 수복 치료로 협업하는 치과의사와 치과기공사가 함께 보면 더 도움이 되는 책이라 생각한다. 필자의 바람대로 건강하고 아름다운 미소를 환자에게 제공하는 데 이 책이 도움이 되기를 바란다.

출판되기까지 번역과 감수에 많은 노력과 수고를 하신 경희대학교 치과병원 보철과의 동료 역자 분들께 감사드리며, 출판과 편집에 많이 애쓰신 대한나래출판사 관계자 분들에게도 감사를 전한다.

2022년 5월

역자를 대표하여

노 관 태

CONTENTS

Chapter 2 치관 심미의 획득 39

Chapter 3 치은 심미의 획득 114

MOVIE CONTENTS

동영상은 QR코드를 통해 시청 가능하다.

CHAPTER 1

Welcome to Esthetic Dentistry

심미 수복 치료에 요구되는 보철 콘셉트

현대치과학에서 심미 수복 치료의 발전과 가능성은 눈부시며 급속한 성장을 계속하고 있다. 이것은 선배들이 쌓아올려온 심미 재현에 대한 고집과 끝없는 탐구심이 계속된 결과이며, 거기에 재료의 발달과 디지털화의 흐름이 오늘날의 치과치료를 더욱 확실하고 안정감 있는 것으로 변화시키고 있다. 또한 치과기공에서도 그 형태는 매일 진화하여 자동화에 따른 작업의 간략화나 시간 단축이 치과기공 현장에 큰 혜택을 주고 있다. 이러한 결과로 치과기공의 수준은 높아져 더욱 세세한 목표 설정이 이루어지는 상황이 되었지만, 그와 대조적으로 지금까지 필요했던 숙련된 기술이나 방법이 쇠퇴해 가는 것을 곳곳에서 보게 되었다. 그러나 심미 수복 치료의 목표는 불변의 것이며, 콘셉트나 응용 기술이야말로 매우 뛰어난 심미를 구축하기 위해 빼놓을 수 없는 중요한 본질이 되고 있다.

Chapter 1에서는 심미 수복 치료에 요구되는 보철 콘셉트에 대한 필자의 생각을 정리하고자 한다.

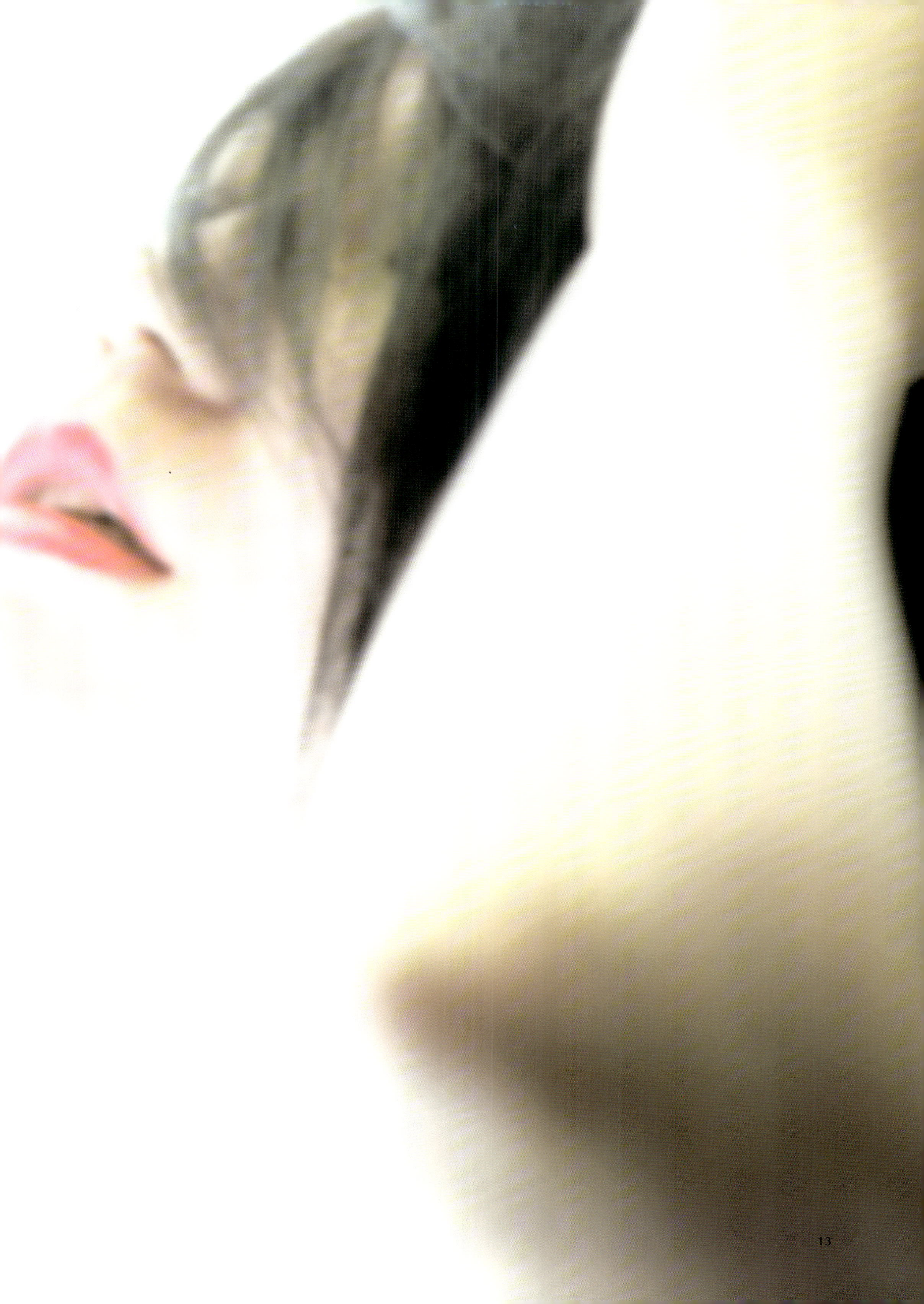

Chapter 1

1 심미 수복 치료가 지향해야 할 목표

심미 수복 치료가 지향해야 할 목표, 그것은 매우 단순하면서도 험난한 길이다(그림 1-1-1). 그 이유는 심미 영역에서 전치의 수복 치료는 구치의 수복과는 달리 비교 대상이 되는 반대측 전치와의 거리가 가까워 좌우 대칭성이 먼저 중시되기 때문이다. 또한 전치는 입술이나 안모와의 조화도 매우 중요하기 때문에 색조나 형태 그리고 배열에 이르기까지 개성을 섞어 가면서 표현해야 한다. 그러나 이러한 수복 작업을 효율적이고 이상적인 형태로 달성하기 위해서는 임상의 협력과 이해가 매우 중요하다. 그리고 거기에는 공통된 가치관이나 인식이 존재해야 비로소 수복 치료의 완성도로 이어진다고 생각한다.

1. 치관 심미의 획득
2. 치은 심미의 획득
3. 입술과의 조화
4. 안모와의 조화

그림 1-1-1. 심미 수복 치료가 지향해야 할 목표. 목표까지의 여정은 험난하지만 요건 자체는 매우 명료하다. 또한 이러한 요건을 각각 높은 레벨에서 상대적으로 충족시켜 가는 것으로 완성도 높은 수복 치료가 이루어진다.

1. 단일치의 수복 치료

심미 영역의 수복은 부위나 개수에 따라서 난이도와 목적이 달라지며, 그 대응도 똑같은 것은 아니므로 치료 배경은 크게 달라진다.

전치부에서 단일치 수복은 특히 치과기공사의 기술력이 관건인 분야다. 그중에서도 중절치의 존재는 반대측에 동명치가 이웃하고 있으며, 또한 상악 전치는 다른 치아에 비해 복잡하고 섬세한 내부 구조를 가지고 있어 재현 시 난이도가 매우 높다. 따라서 형태·색조·질감 등 모든 특징을 상세하게 파악하여 좌우 대칭성에 무게를 두면서 미세한 표현을 쌓아 나가야 한다. 또한 색조 재현성을 고려한 경우 지대치색에 대한 적정한 수복 공간을 확보하는 것이 중요하므로 지대치 삭제량이 재현성을 크게 좌우할 수도 있다. 삭제량의 과부족은 색조 재현을 더욱 어렵게 한다.

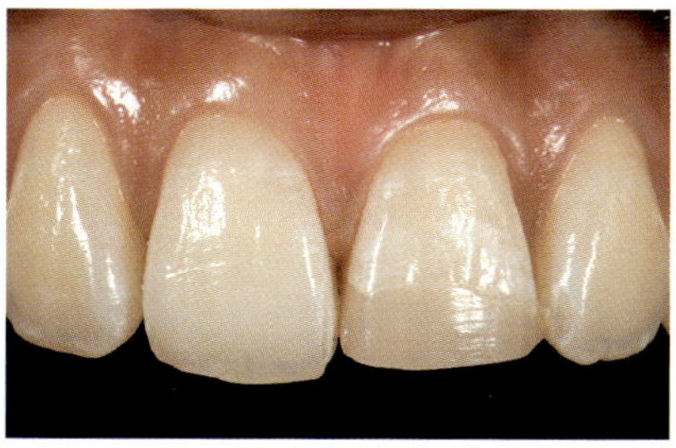

그림 1-1-2a. 초진의 상태. 외상으로 치관 파절이 일어났다.

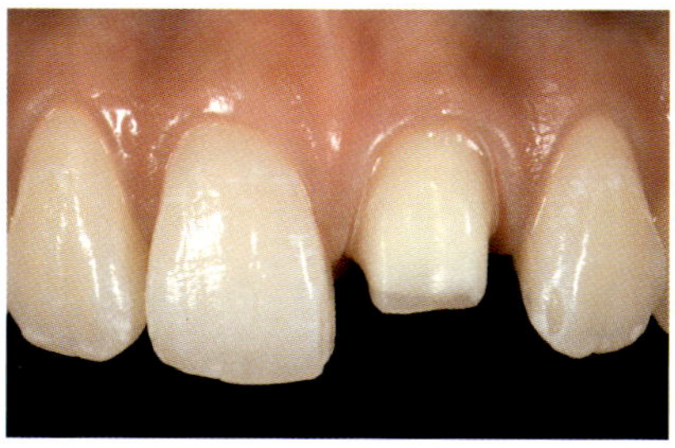

그림 1-1-2b. 실활에 따른 상아질 변색은 나타나지 않았으므로 가급적 치질을 남기고 색조를 살리면서 최소한의 수복 공간에서 재현을 시도한다.

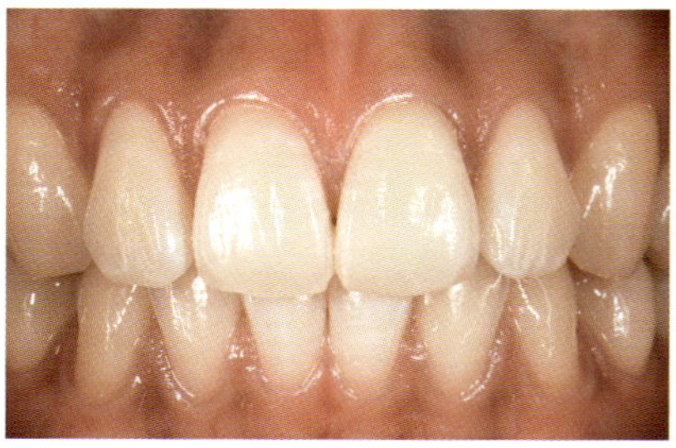

그림 1-1-2c. 1.2mm의 수복 두께로 프레스 세라믹 수복을 했다[담당 치과의사: Kubota Tsutomu(窪田 努: 구보타치과)].

2. 상악 중절치의 수복 치료

상악 중절치는 다른 치아에는 없는 개성을 갖춘 특별한 부위다. 거기에는 다양한 심미적 요소가 복합되어 골격과 안모, 치열과의 조화, 입술과의 조화가 중시되고 있다. 그리고 환자의 콤플렉스도 고려하면서 기능적이고 심미적인 표현에 유의해야 한다. 그리고 입술을 통해 보이는 치아는 연령이나 성별까지 가미하여 창조적으로 인상 부여를 해야 한다.

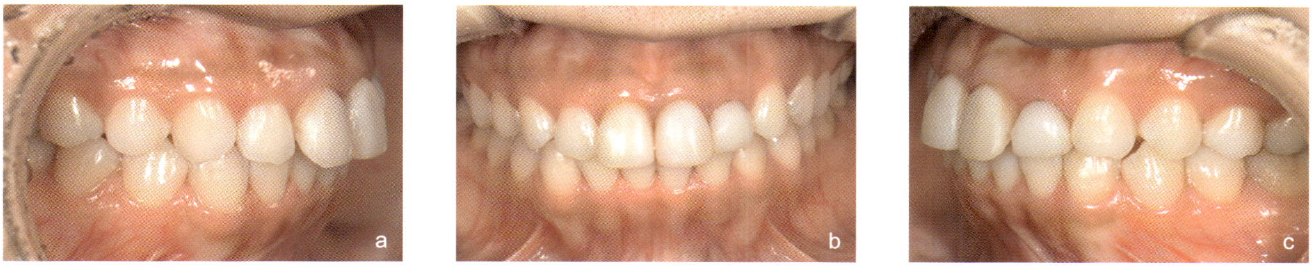

그림 1-1-3a~c. 초진의 상태. #11, #21, #22에 복합레진(composite resin)이 직접법으로 라미네이트 비니어(laminate veneer) 형태로 수복되어 있다. 또한 하악 전치의 총생(crowding)으로부터 상악 중절치의 전돌(labioversion)이 보이는데, 이러한 심미적인 요구를 개선하기 위해 교정 치료가 필요하다고 판단했다.

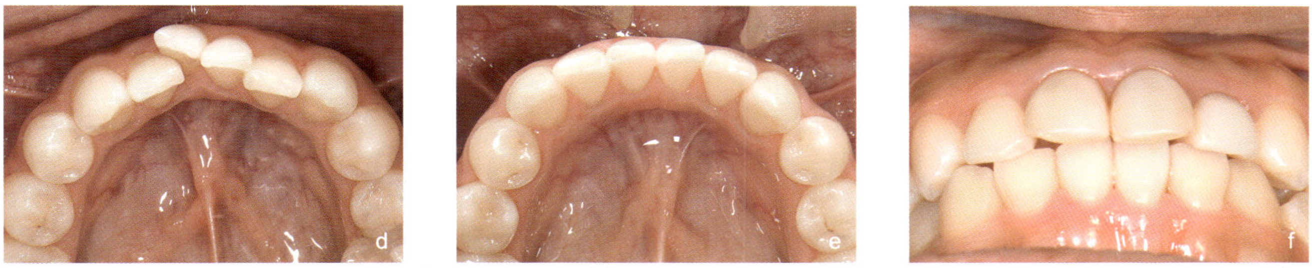

그림 1-1-3d~f. 하악 전치의 MTM 치료로 총생이 해소되었다(**e**). 치료 후 양호한 anterior coupling을 얻어 보철 전 처치가 완료되었다(**f**).

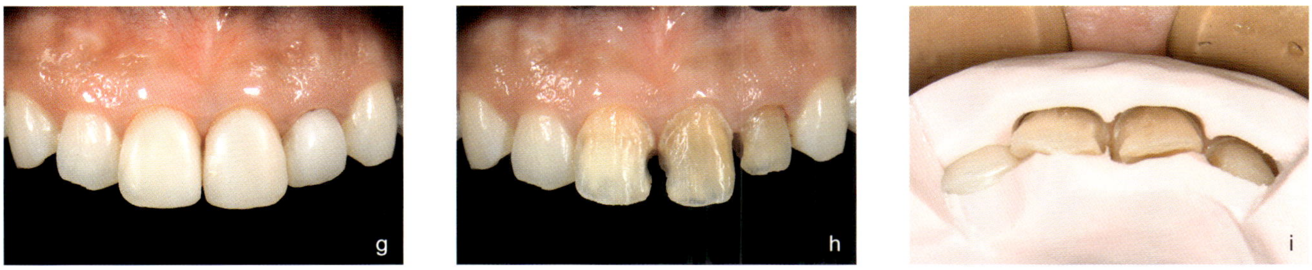

그림 1-1-3g~i. 기존 복합레진(composite resin)을 제거한 상태(**h**). 인접면에 깊은 우식이 있으며 치질이 변색되었다. 수복치는 생활치였지만 우식 처치와 변색의 마스킹 및 치관 형태(순측 축면) 변경이 필요해 풀크라운 형태로 지대치 형성을 하였다.

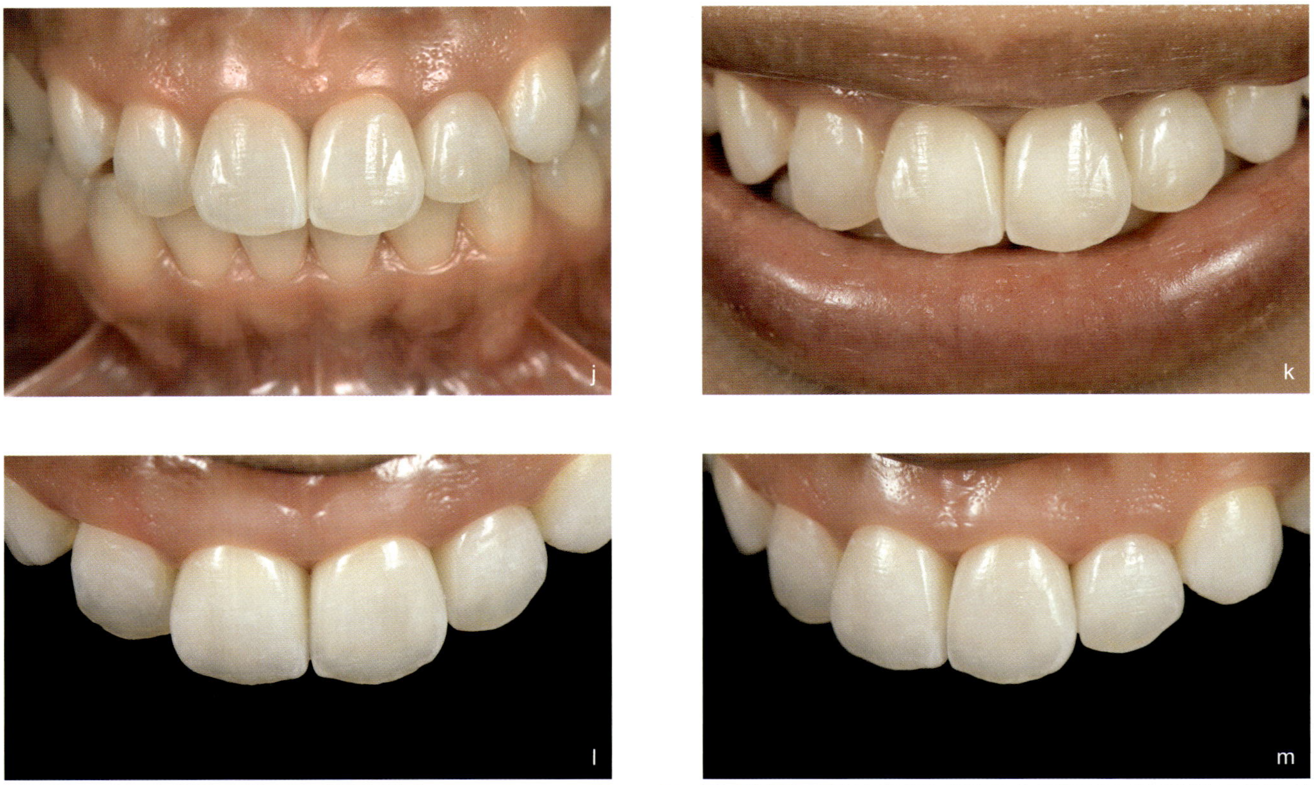

그림 1-1-3j~m. 최종 보철물이 장착된 상태. Provisional restoration을 거쳐 중절치 치관의 형태를 꼼꼼하게 표현하여 심미적인 조화를 이끌어냈다. 매우 제한된 수복 공간이었지만 이상적인 치관 형태의 회복과 색조 재현이 가능했다(사용 재료: IPS e.max Press Opal 2 ingot, IPS e.max Ceram, 모두 Ivoclar Vivadent).

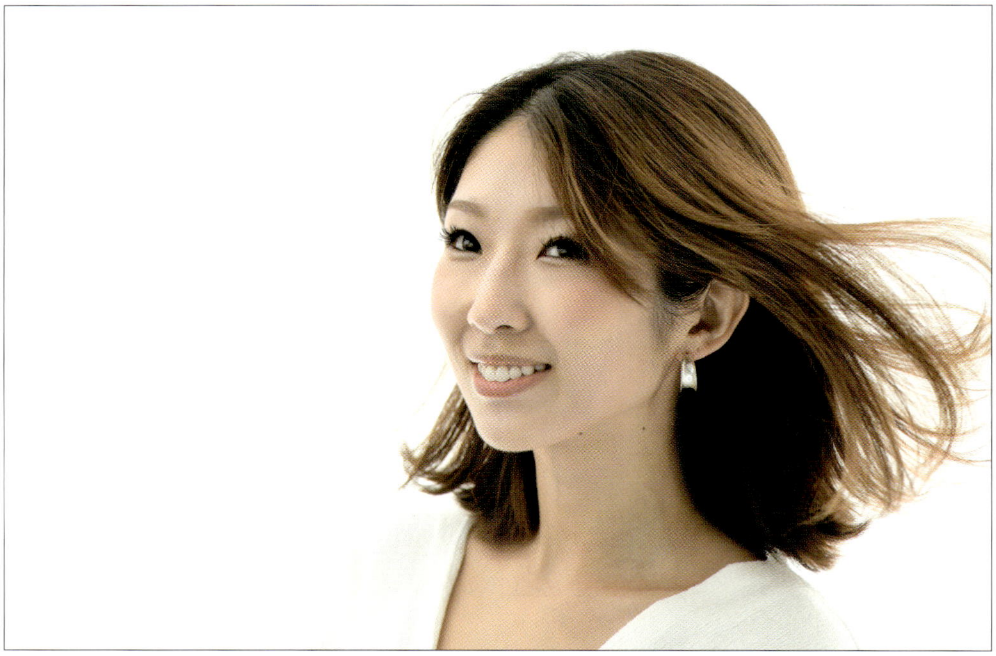

그림 1-1-3n. 안모와의 조화로움의 평가. 환자의 개성을 고려한 심미적인 조화를 얻었다. 상악 중절치는 치열의 심미 요소를 구성하는 중요한 존재가 된다[담당 치과의사: Yamaguchi Yusuke(山口佑亮: 야마구치종합치과)].

3. 상악 6전치의 수복 치료

심미 수복 치료에서 상악 6전치는 치열·입술·안모를 포함한 종합적인 심미성에 큰 영향을 미친다. 해부학에 따라 치관 형태를 회복하고 배열로 개성을 표현하여 입술 및 안모와의 최종적인 조화를 도모해 간다. 그리고 때로는 환자의 성격이나 라이프 스타일, 외모 등도 고려하여 환자의 개성을 끌어내는 것도 중요하다. 환자의 요구를 만족시키면서도 자연미에 생동감을 부여하여 주위 치아와 잘 이행되도록 색조 표현을 해야 한다. 이러한 심미 수복의 결과가 환자의 인상을 좌우하며, 환자의 기분을 좋게 하고 더 나아가 삶을 풍요롭게 한다.

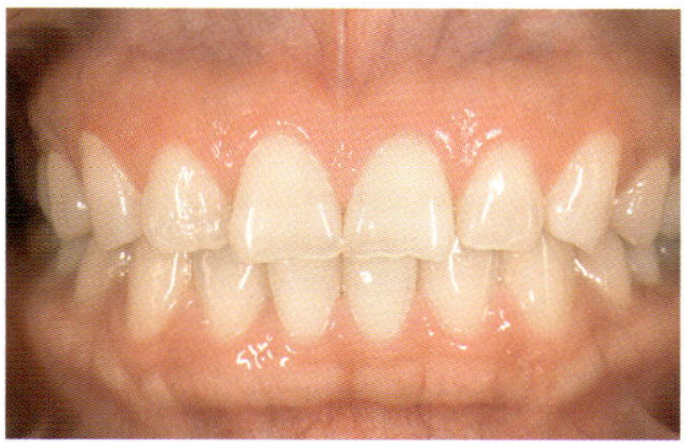

그림 1-1-4a. 초진 시의 상태. 특별히 큰 심미적 문제는 보이지 않았지만, 상악 중절치와 측절치의 절단부 마모가 신경쓰여 내원하였다.

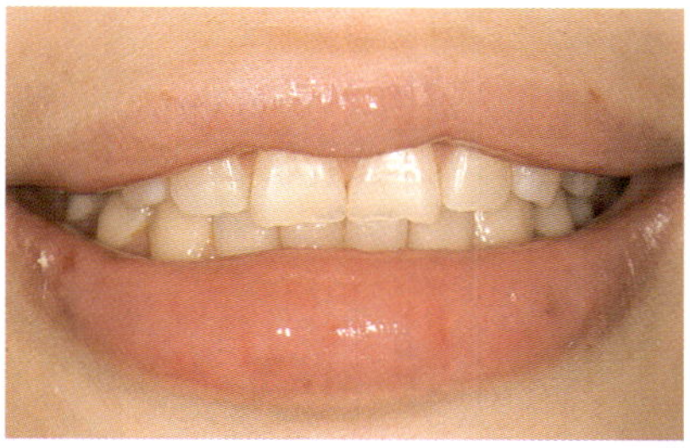

그림 1-1-4b. 입술과 전치의 관계성. 부조화를 초래하는 정도는 아니지만 incisal 프레임워크[1](Chapter 2-1 참조)와 연령·안모 등과의 상대적인 평가를 하면 약간의 위화감은 있다.

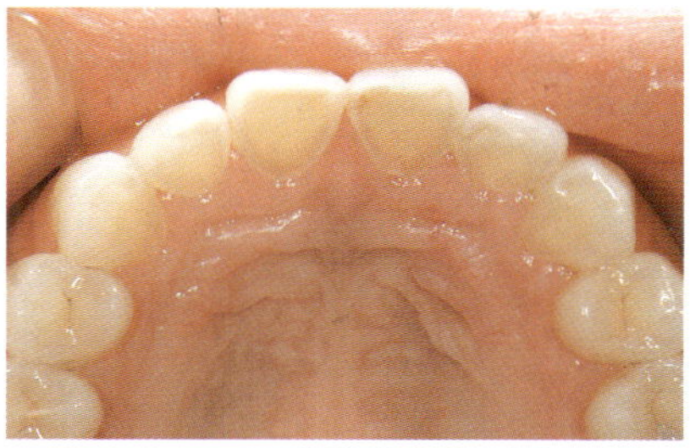

그림 1-1-4c. 구개측에서의 관찰. 절단부의 치아 마모는 기능적인 문제 때문이 아니라 산부식(acid erosion)으로 인한 것이었다.

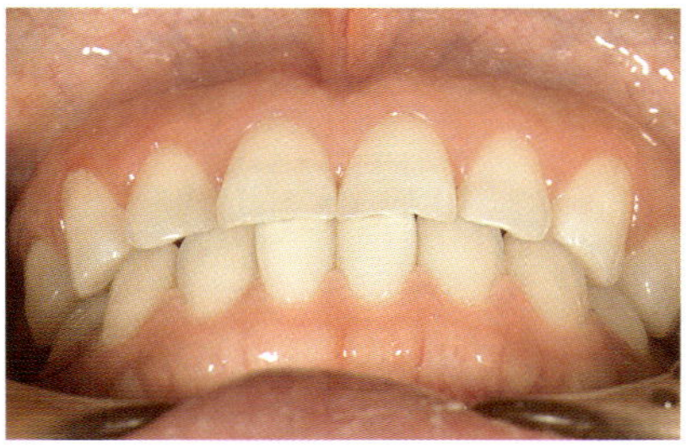

그림 1-1-4d. Anterior coupling의 상태. 구치의 교두감합위는 안정되어 있지만 상·하악 전치부가 매우 근접한 상태에서 감합되었다.

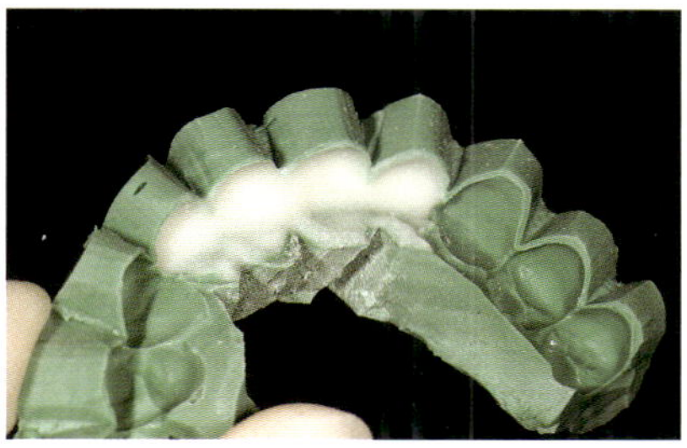

그림 1-1-4e. 진단을 위해 실시한 왁스업을 기초로, 구강 내에 mock-up 작업을 진행한다.

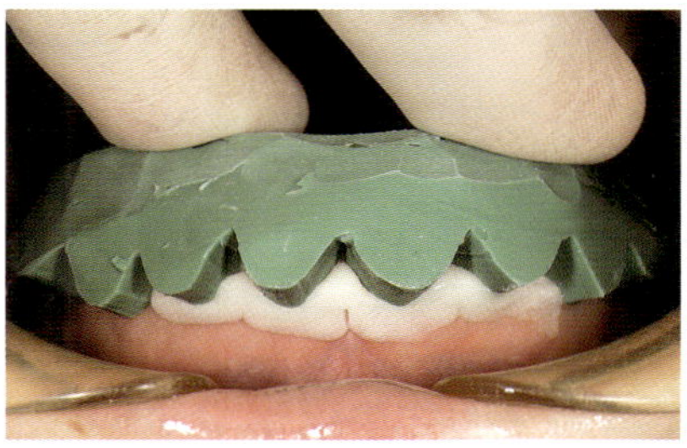

그림 1-1-4f. 자가중합레진을 사용하여 구강 내에 압접한다.

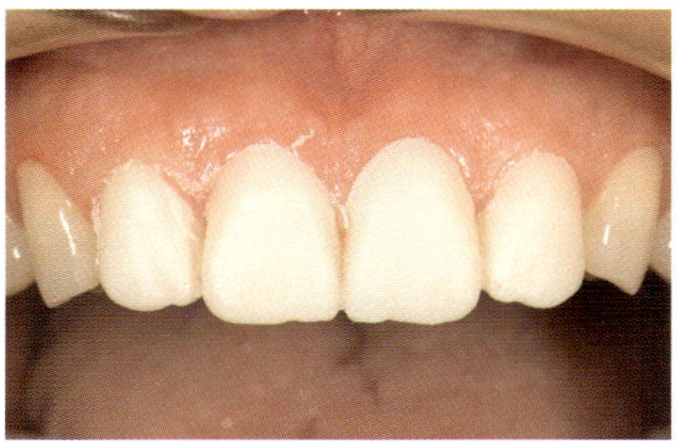

그림 1-1-4g. 중절치와 측절치에서 절단부 형태를 회복한 형태로 mock-up을 시행하였다.

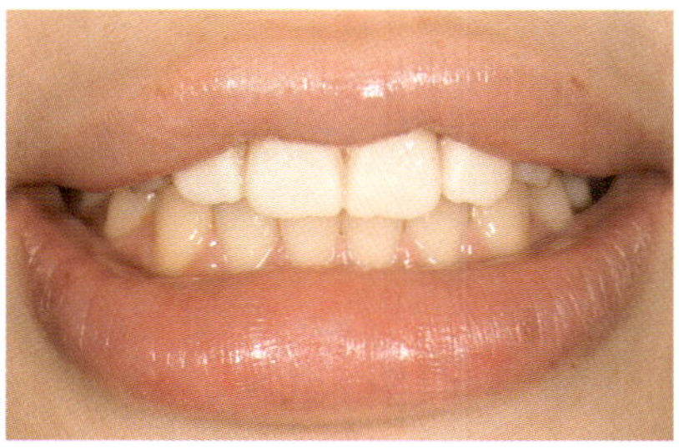

그림 1-1-4h. 입술과의 관계성. 이 단계에서의 평가를 통해 최종 목표를 구현해 간다.

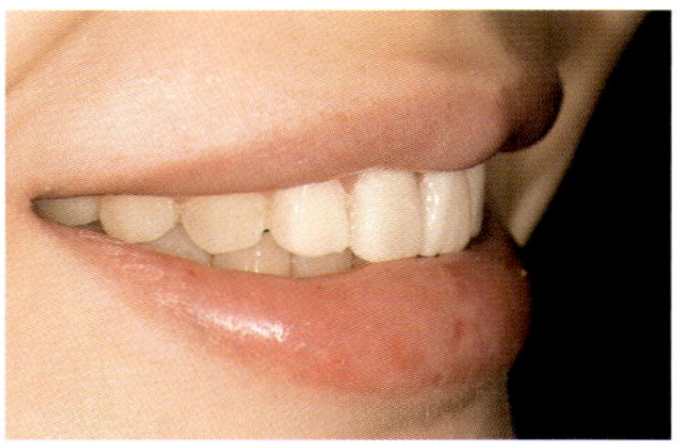

그림 1-1-4i. 측면에서도 아랫입술과의 조화 상태를 확인해 둔다.

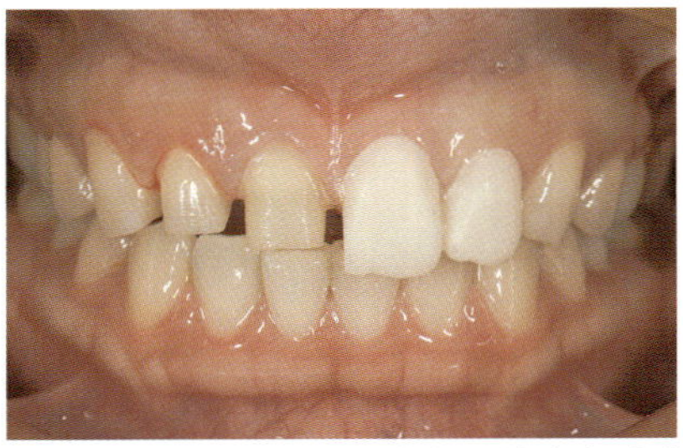

그림 1-1-4j. 최종적인 절단부 위치가 정해진 후 지대치 삭제를 시행하였다. 수복물의 두께가 매우 얇아지기 때문에 절단 부위의 형성량은 필연적으로 많아졌다.

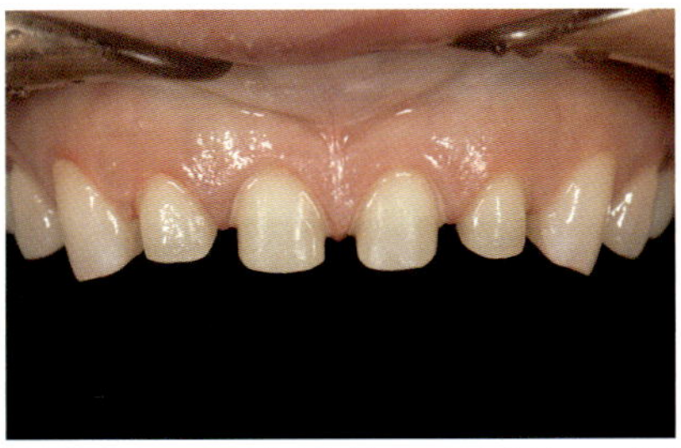

그림 1-1-4k. 이 증례는 라미네이트 비니어 수복도 검토되었지만 설측의 산부식증과 수직 피개량, 전치 유도(anterior guidance) 등을 고려하여 크라운을 선택하였다. 수복물의 강도와 접착 환경을 고려하여 최소 삭제를 시행하였다.

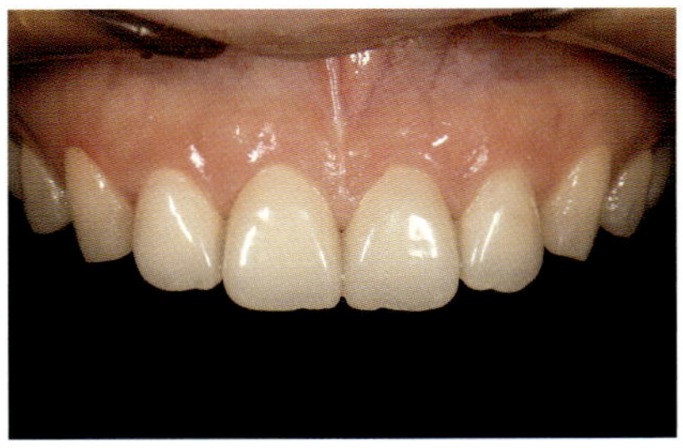

그림 1-1-4l. 지대치 형성 후 최종 provisional restoration을 제작하였다.

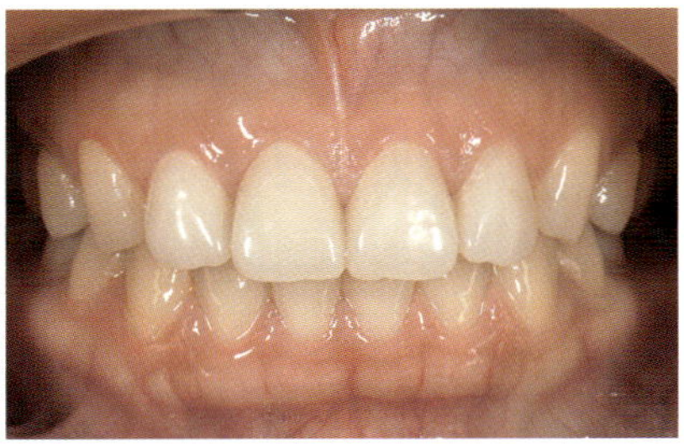

그림 1-1-4m. 최종 provisional restoration. Mock-up에서의 형태 평가를 근거로 형태를 결정하였다.

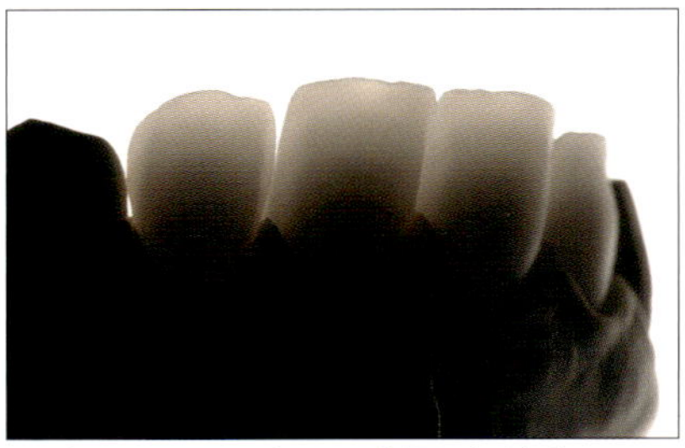

그림 1-1-4n. 최종 보철물의 설계. Provisional restoration으로부터의 정밀한 이행과 두께가 얇아지는 절단부의 강도를 위해 페이셜 컷백 디자인(Chapter 2-3 참조)을 적용하였다.

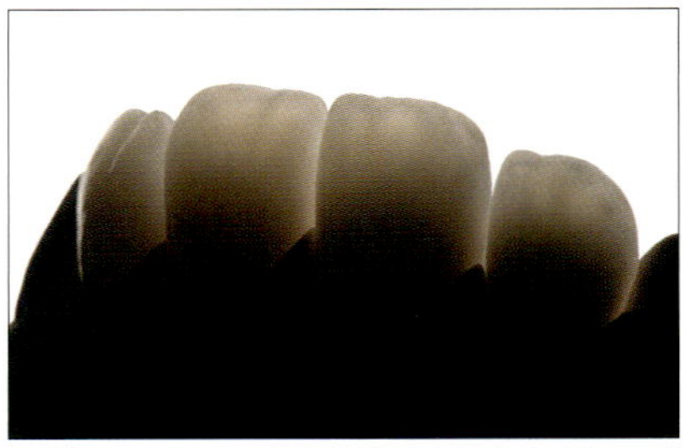

그림 1-1-4o. 지대치색의 반영과 색조 재현성을 고려하여 IPS e.max Press HT ingot을 선택하여 축성했다.

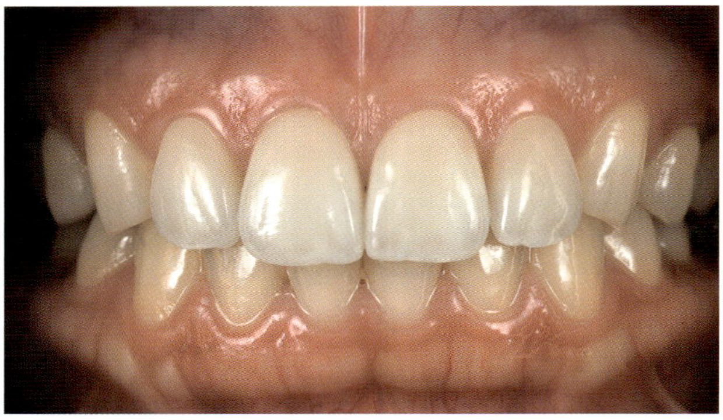

그림 1-1-4p. 장착된 최종 보철물. Provisional restoration으로부터의 정밀한 이행이 이루어졌다.

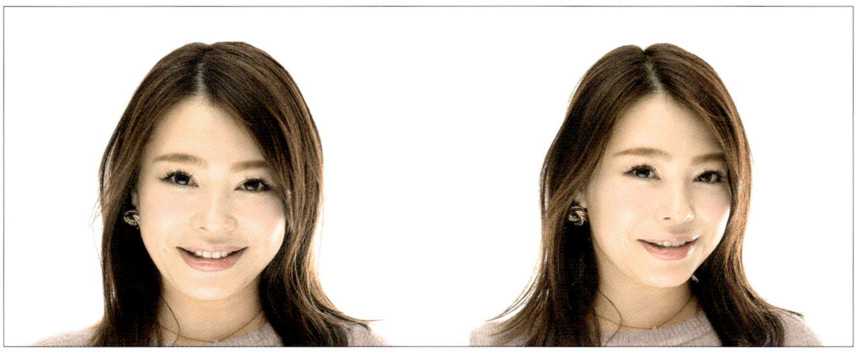

그림 1-1-4q. 최종적인 안모와의 조화.

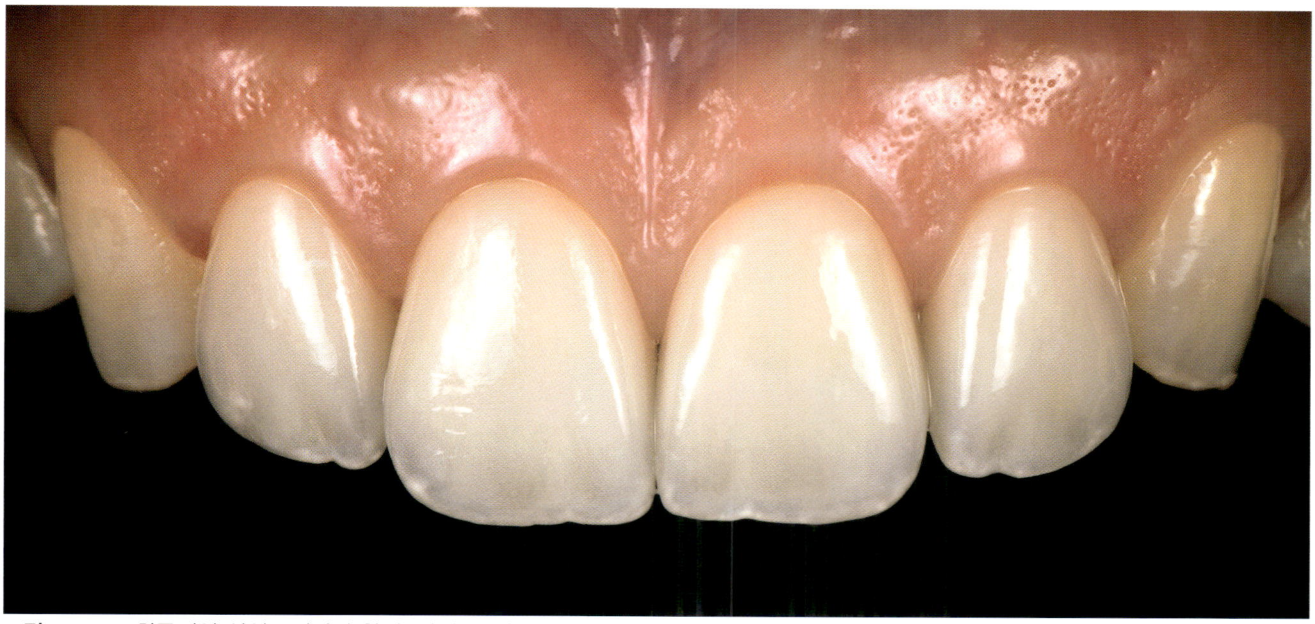

그림 1-1-4r. 최종적인 상악 6전치의 완성. 자연스러운 심미 표현이 되었다. 하향식(top down)으로 초기 단계에서 목표를 설정하고 부분적으로 필요한 부분을 수정하는 것으로 기능적이며 조화로운 보철물의 제작이 가능하다[담당 치과의사: Ono Makoto(尾野 誠: 시즈카라스마 페리오·임플란트센터)].

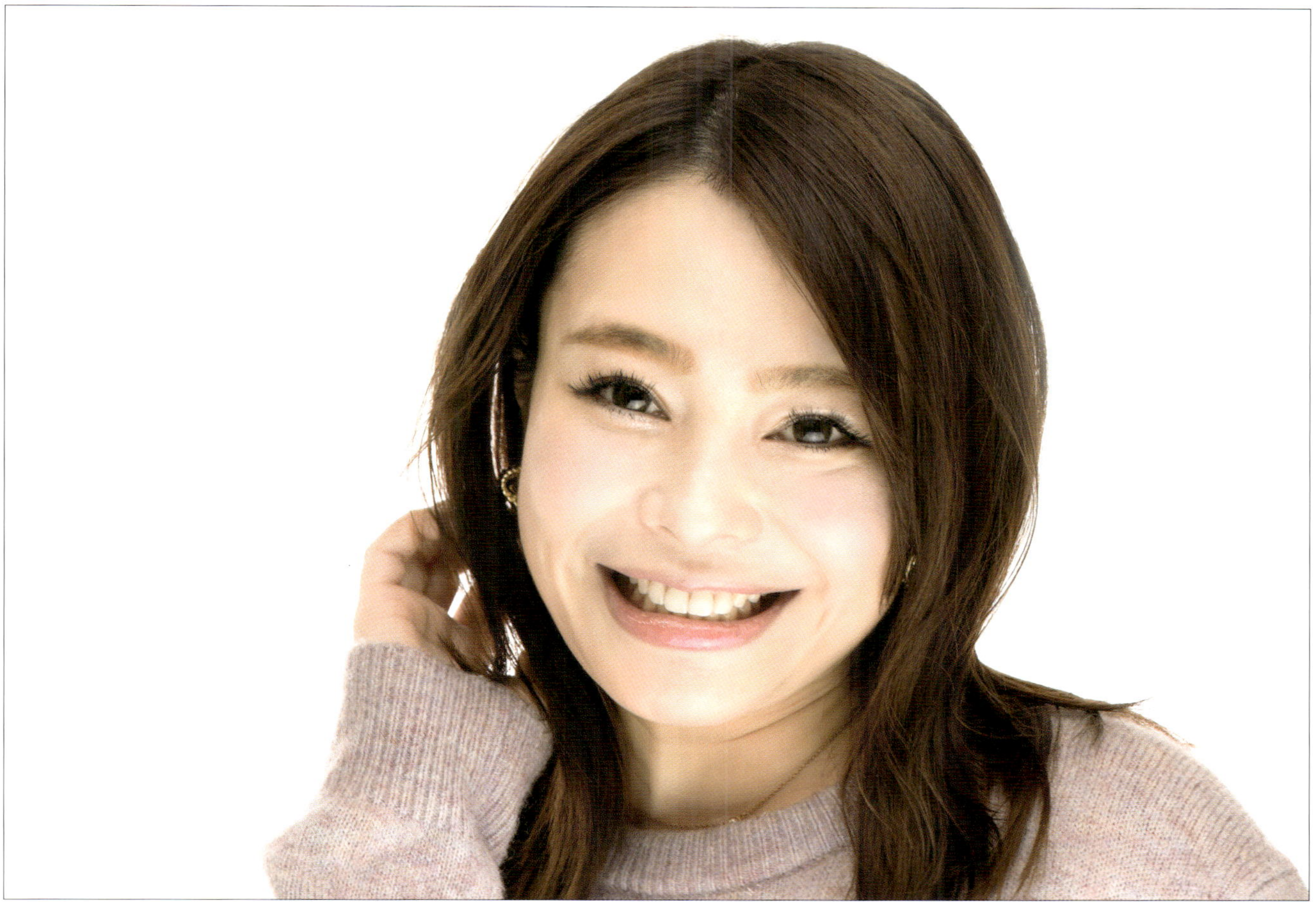

그림 1-1-4s. 치료 후 환자의 미소. 형태, 색조 모두 만족스러운 결과를 얻을 수 있었다.

4. 결손을 포함한 전치부 브릿지의 수복 치료

전치부 결손 수복의 어려운 점은 그 수복 범위가 넓어짐에 따라 기능적으로 고려할 점이 많아진다는 것이다. 특히 견치의 수복 여부에 따라 기능 회복의 조건은 크게 달라지며, 또한 결손부 치주조직의 손상은 심미성 회복에 악영향을 미친다. 따라서 심미적 결과를 얻기 위해서는 우선 근본이 되는 문제를 미리 해결해 둘 필요가 있으며, 외과나 교정 치료 등을 보철 전 처치로서 효과적으로 시행해야 하는 사례가 많다. 만약 이러한 보철 환경이 갖추어지지 않은 상황에서는, 어떠한 형태로든 부담이 더욱 증폭될 것이다. 바꾸어 말하면, 동일한 치료 목표를 가진 치과의사와의 연계를 통한 치료가 치료 결과에 크게 영향을 미친다. 문제를 잘 확인하여 구강 내 환경을 정상화시켜야 비로소 심미적인 조화를 달성할 수 있다.

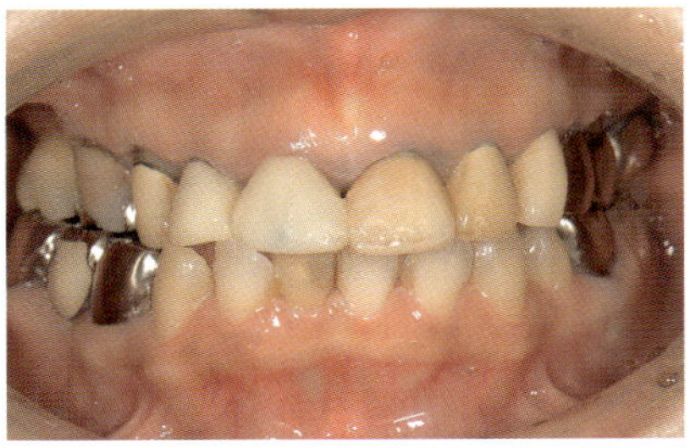

그림 1-1-5a. 술전의 상태. 전악 보철물이 장착되어 있으며 기능적인 문제가 많이 보였다. 특히 상·하악의 피개 관계가 좋지 않으며 구치에서는 교두감합위를 얻을 수 없는 상황이었다.

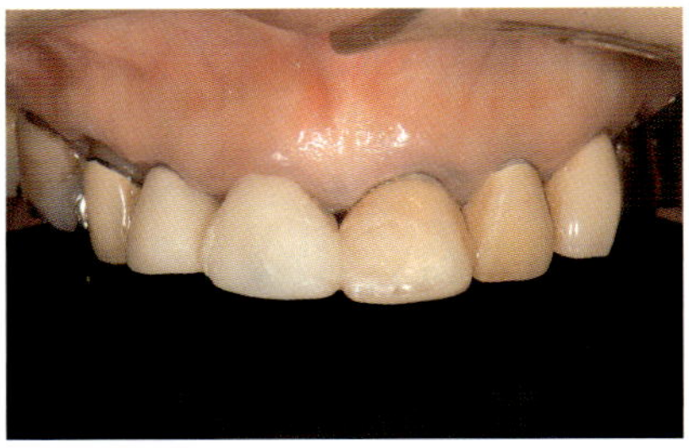

그림 1-1-5b. 하악 전치의 총생으로부터 전치 유도에도 문제가 생겨, 치은연하우식과 교합성 외상으로 상악 중절치는 보존 불가능한 상태였다.

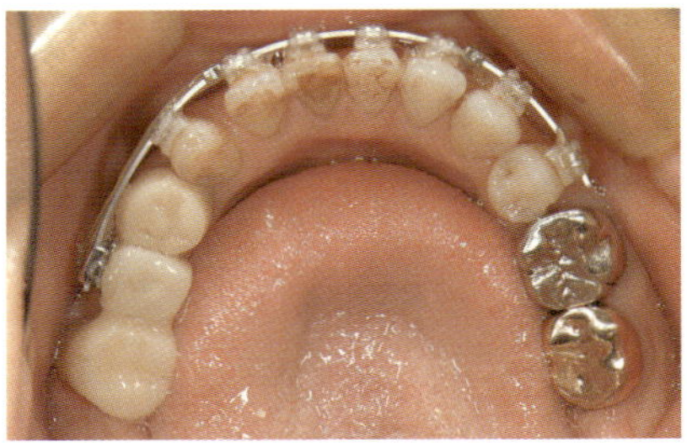

그림 1-1-5c. Anterior coupling을 구축하기 위해 MTM 치료를 했다.

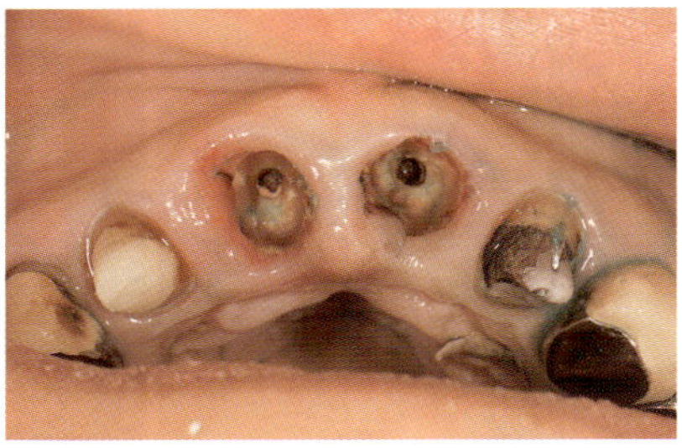

그림 1-1-5d. 상악 중절치는 발치 전에 치질을 치조정까지 삭제하여 주위 연조직이 증대했을 때 발치할 것을 계획했다.

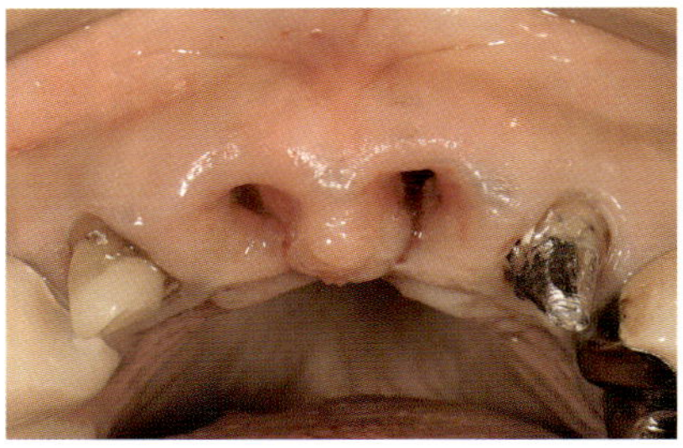

그림 1-1-5e. 발치 후의 상태. 주위 연조직이 증대한 것을 확인할 수 있다.

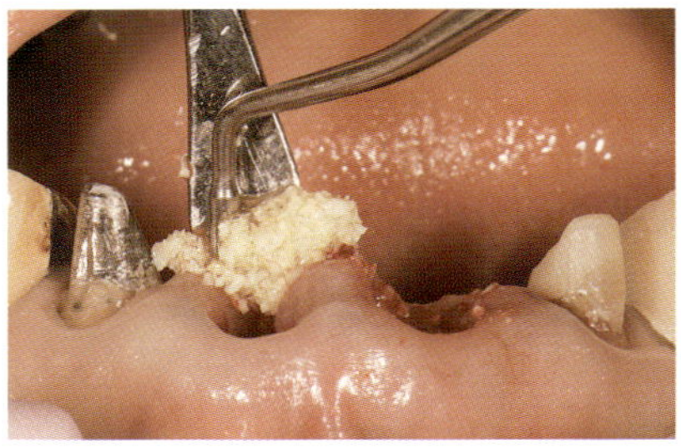

그림 1-1-5f. 발치 시점에 Geistlich Bio-Oss(Geistlich Pharma Japan)와 Colla Plug(Integra Life Sciences, Hakuho)을 사용하여 ridge preservation을 시행하고, provisional restoration의 ovate pontic으로 발치와의 형태를 지지하였다.

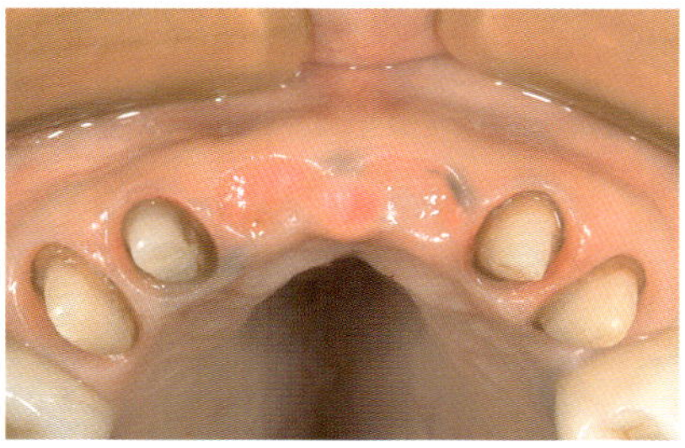

그림 1-1-5g. 외과적 처치 후, 치유된 점막면의 상태.

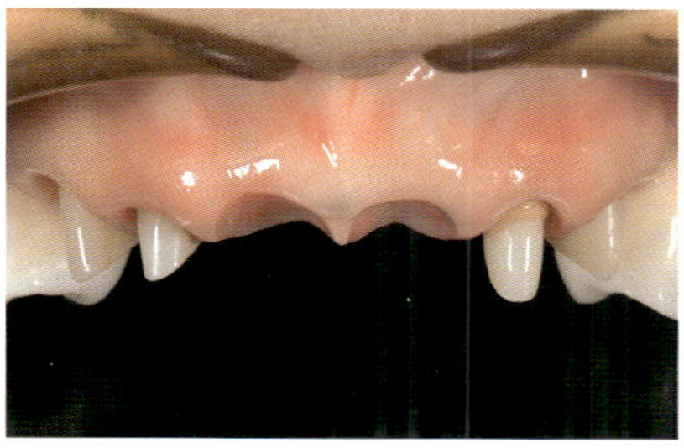

그림 1-1-5h. Provisional restoration의 활용으로 이미 폰틱 기저면의 형태가 갖추어져 있다.

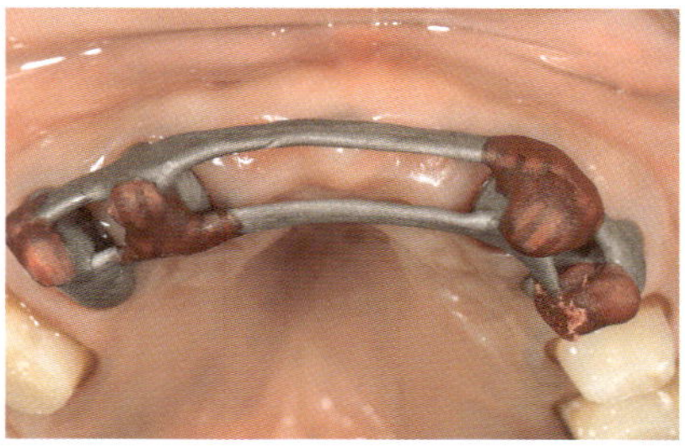

그림 1-1-5i. 전치 6개의 지르코니아 브릿지를 제작하기 위해 메탈 코핑(metal coping)으로 positioning index를 채득한다.

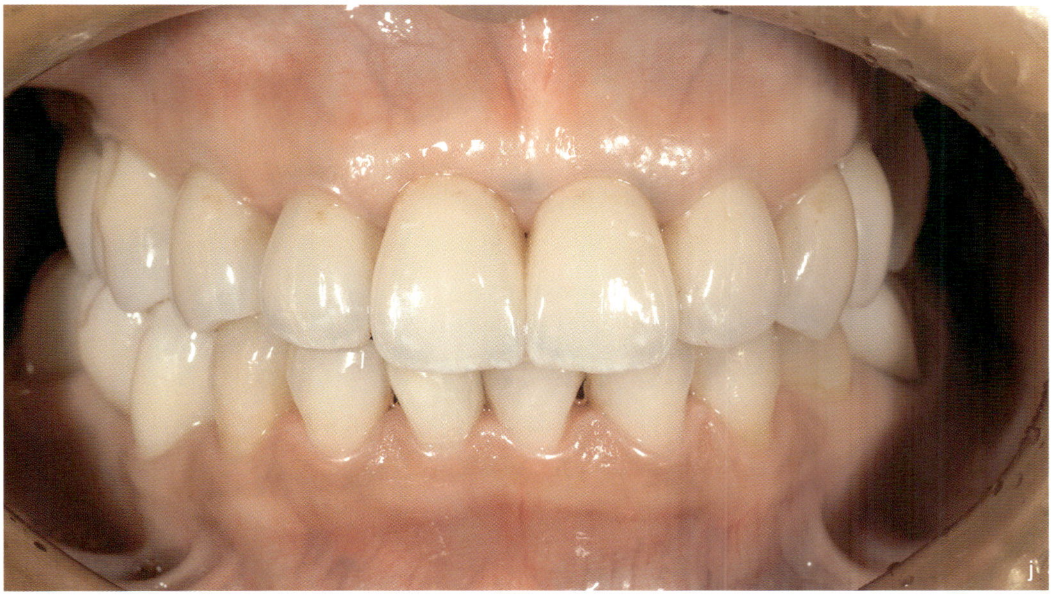

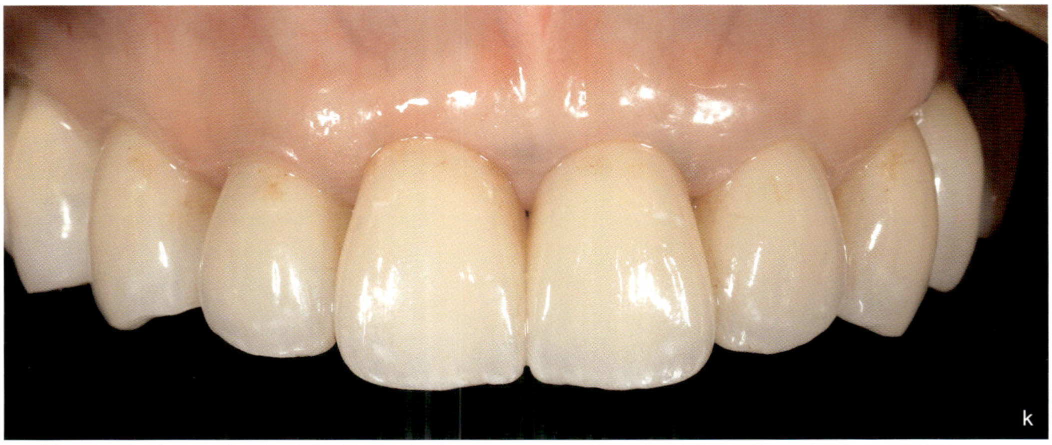

그림 1-1-5j, k. 완성된 최종 보철물. 상악 전치는 페이셜 컷백 디자인의 지르코니아 브릿지, 구치는 모놀리식 지르코니아 크라운(monolithic zirconia crown)으로 수복하였다. MTM 치료와 보철 수복을 통해 이상적인 상·하악의 피개 관계를 형성할 수 있었다[담당 치과의사: Ono Makoto(尾野 誠: 시즈카라스마 페리오·임플란트센터)].

Chapter 1

2 심미성을 향상시키는 보철 전 처치

전치부 수복에서 심미적인 치료 결과를 얻기 위한 가장 중요한 작업은 임상에서 이루어지는 보철 전 처치라고 생각한다. 이 과정은 기능적인 보철계획과 치주조직의 조화를 도모하는 것으로, 결과적으로 심미성이 향상되고 나아가 예지성 높은 수복 치료가 된다. 따라서 단순히 형태의 재현에 얽매이지 말고 수복 치료를 하게 되는 이유나 원인의 근본적인 문제에 초점을 맞추어 술전 진단검사 단계에서 치열의 장기적인 안정을 최우선하여 포괄적인 시선에서 평가를 하는 것이 필요하다. 그리고 치료계획을 세우는 데 있어서 빠져서는 안 되는 것이 술전 진단의 단초가 되는 기공소로부터의 제안이다. 기공소에서는 단순한 보철 치료뿐만 아니라 교정 치료나 외과 치료까지 포함하여 치료계획의 가능성을 제안할 필요가 있다. 본고에서는 하나의 증례를 예로 들어, 기공소의 술전 평가를 해설해 나간다.

환자는 전치부 보철 처치 후 치은퇴축으로 인한 비심미성을 주소로 내원했다. 치은은 얇은 상태이며 보철물과 윤곽의 부조화가 나타났지만, 대합치 총생(crowding)으로 인한 교합의 문제가 크다고 판단했다. 또한 상·하악 구치에도 보철 치료가 이루어졌지만, 형태 불량으로 인한 기능적인 문제도 보인다. 따라서 우선은 교정 치료를 포함한 평가를 하고, 그 후 진단용 왁스업을 시행하여 보철적·외과적인 평가도 했다.

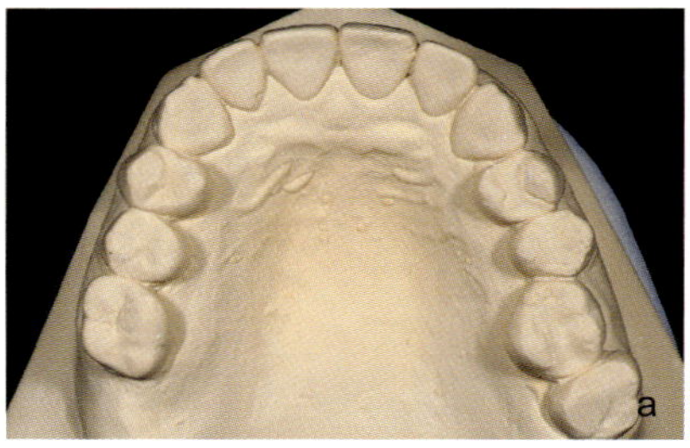

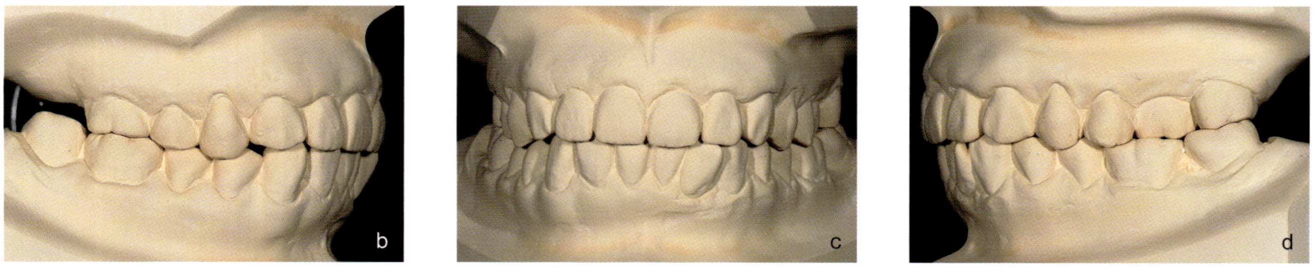

〈평가 항목〉

- 악위
- 치열궁의 형태
- 치아의 형태
- 치아의 위치관계
- 교합 상태
- 교합고경
- 치은 레벨 등

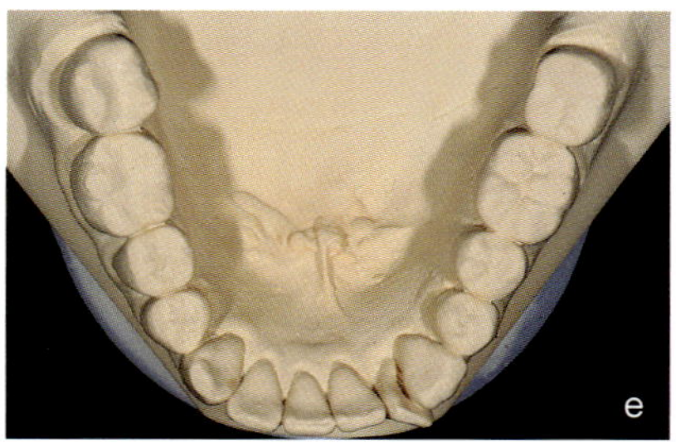

그림 1-2-1a~e. 초진의 상태. 악위의 틀어짐이나 교합고경 저하 등의 문제는 나타나지 않았지만 상악 전치의 보철 수복에서 하악 전치의 총생에 의한 전치 유도의 부조화가 나타났다.

그림 1-2-2a, b. Anterior coupling의 상태. 상악에 비해 하악 치열궁의 크기가 크며 절단 교합에 가까운 감합 상태였다.

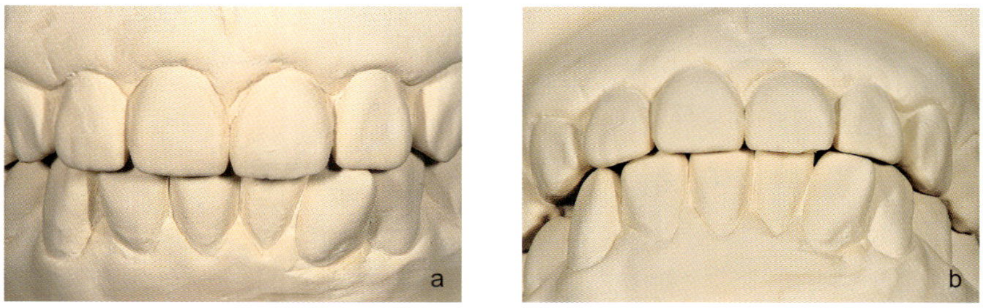

본 증례의 평가 순서

1. 교정적 평가: 치열궁의 개선

↓

2. 전치 유도의 확립: 기능성의 확보

↓

3. 보철적 평가: 심미적·기능적인 치관 형태의 개선

↓

4. 외과적 평가: 치주조직의 정상화와 안정

1. 교정적 평가

교정 치료를 예측한 모형상의 평가에서는 악위나 치열궁의 형태(크기), 치아의 형태(크기), 치아의 위치관계, 교합 상태, 교합고경, 치은 레벨 등의 평가 항목을 고려하면서 심미적·기능적인 배열 시뮬레이션을 한다. 또한 필요에 따라 치간의 절삭(disking)을 하여 치열의 크기와 치아의 위치관계를 조절해 나간다.

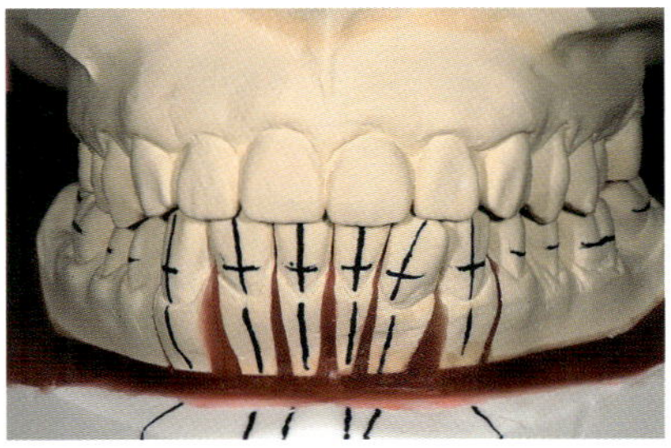

그림 1-2-3. Set-up 모형으로 치환한 상태. 환자의 요구에 따라 하악 전치만 MTM으로 교정 치료를 했다.

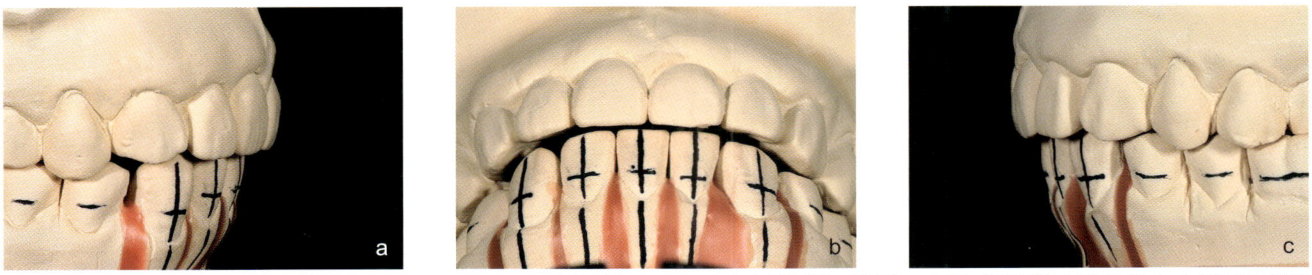

그림 1-2-4a~c. 교정 범위의 한정과 anterior coupling 상태로부터 #32 치아의 발치를 계획하고 시뮬레이션을 시행하였다. 3 전치로 인해 오버젯에 여유가 생겼지만 견치 위치관계의 불안이 남았다.

2. 전치 유도의 확립

전악 수복 치료에서 우선은 상악 중절치 절연의 위치 설정을 할 필요가 있다. 이것으로 상악치의 facial cusp line이나 대략적인 교합평면도 결정한다. 따라서 전치 배열에서 시작하여 견치 관계를 확인하면서 전치 유도(anterior guidance)를 구축한다. 그리고 구치 배열로 넘어가 견치 유도와 구치 이개량을 결정해 나간다.

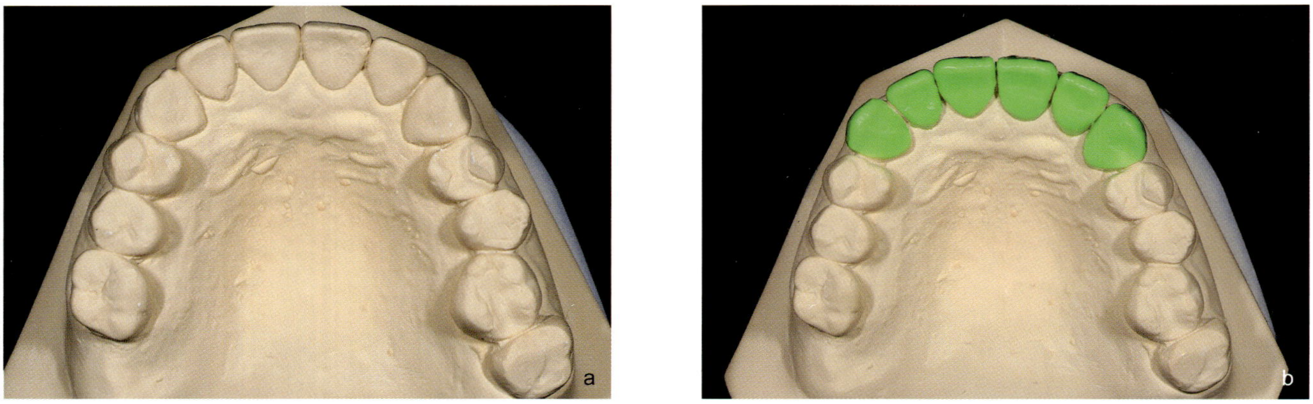

그림 1-2-5a, b. 하악 전치를 이상적으로 배열한 후 상악 전치 왁스업(wax-up)을 하여 전치 유도를 확립한다.

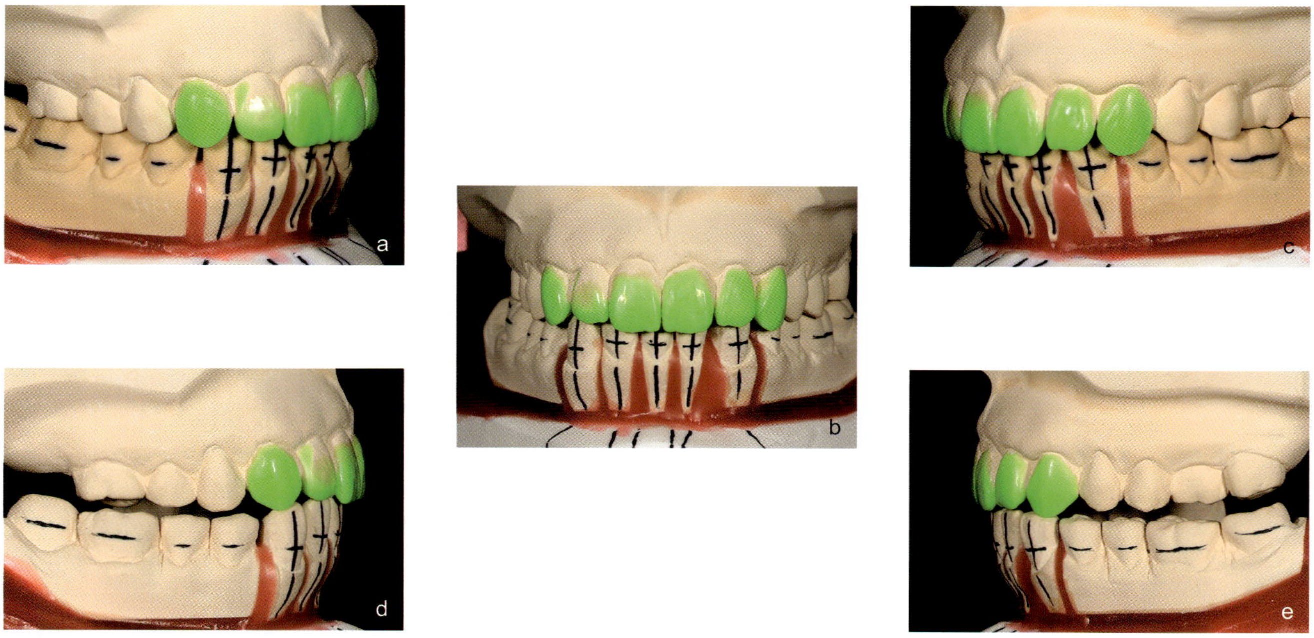

그림 1-2-6a~e. 상악의 왁스업이 완성된 상태. 이상적인 anterior coupling과 견치 유도를 얻을 수 있었다. 그러나 전치부의 심미성은 구강 내에 대한 mock-up 작업 후에 입술과 안모의 균형을 보면서 재평가해야 한다.

3. 보철적 평가

다음으로, 보철적 평가에서는 수복 범위나 설계를 특정하여 심미성이나 기능성 그리고 구조역학까지 고려하여 종합적으로 평가해야 한다. 이 작업은 이후의 지대치 형성이나 임플란트 식립의 위치 설정에도 반영되어, 왁스업이나 모형의 삭제 작업은 최소한으로 하면서 과부족 부위가 전달되도록 해야 한다. 또한 수복장치의 두께 등에 따라 수복 방법이나 재료 선택에 대해서도 생각해 둘 필요가 있다.

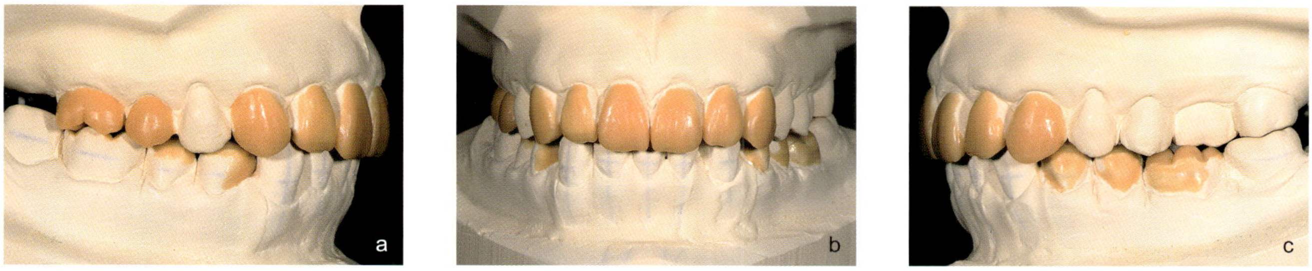

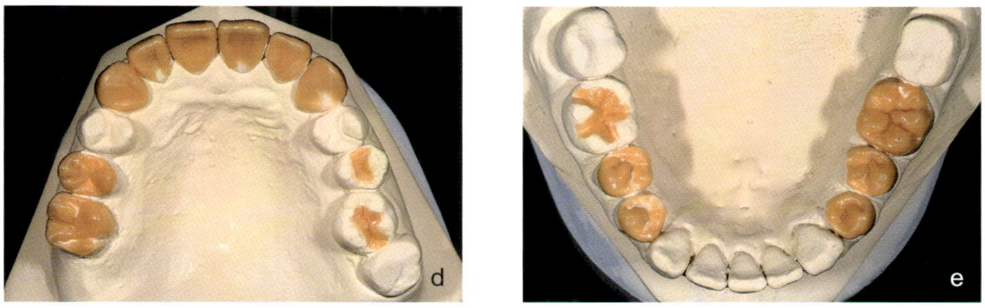

그림 1-2-7a~e. 전치 유도를 확립한 후 구치의 보철 치료 가능성을 찾아간다.

4. 외과적 평가

외과적 평가에서는 특히 치은의 심미와 생물학적인 고려가 필요하다. 예를 들어, 치은퇴축에 수반하는 치근피개(root coverage)나 치은 이식(gingival graft) 그리고 치관 연장술(crown lengthening)이나 치조제 증대술(alveolar ridge augmentation) 등의 치주·외과적 술식에 대해 기공소로부터 그 가능성을 제안하는 것은 중요하다.

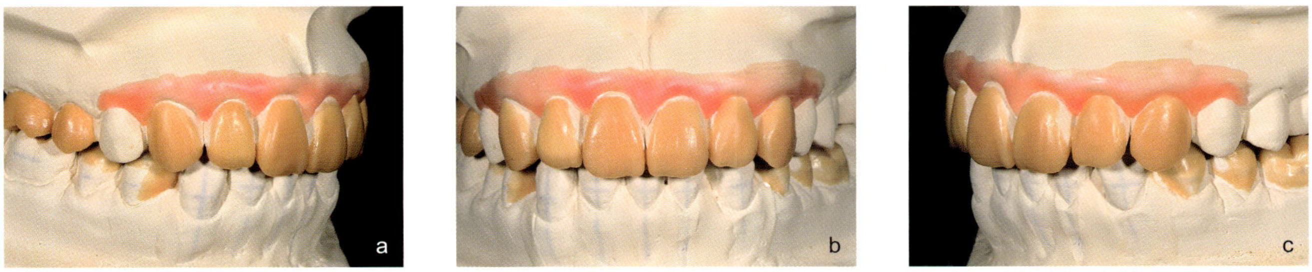

그림 1-2-8a~c. 마지막으로 상악 전치의 치은퇴축에 대한 치은 이식을 검토한다. 여기에서는 치은의 두께나 치은 레벨을 고려하면서 부족 범위나 분량을 특정한다. 이식량이 많아지는 경우는 패턴 레진 등을 사용하여 형성하고, 가철성 방식의 마무리로 구현할 수 있다.

Chapter 1

3 심미 수복 재료의 선택

그리고 심미 수복 치료를 구성하는 마지막 과정이 수복 재료의 선택이다. 이것은 치료계획에 근거한 보철 설계에서 재료를 통해 어떻게 효율적으로 심미성을 얻을 것인지에 대한 고민으로 이어진다. 심미 수복 재료는 주로 올세라믹 재료의 선택이 첫 번째 선택으로 여겨지지만, 지르코니아 재료만 해도 종류와 사용 방식, 그에 따른 특성은 매우 방대하며 다양하다. 재료를 선택함에 있어서 '적재적소'의 관점에서 여러 가지 고려 사항이 있지만 각 재료의 특성에 대한 이해와 임상 상황에 맞게 재료의 특성을 살릴 수 있는 판단과 선택이 중요하다. 높은 투명성을 장점으로 한 적층형 지르코니아가 있으나, 심미성과 강도에 대한 연구 결과는 리튬디실리케이트(lithium disilicate; LDS)를 주성분으로 한 고강도 글라스 유리 세라믹과의 경계도 불명확하며 사용 구분도 매우 어렵다.[1] 단, 화학적으로는 완전히 조성이 다른 소재이므로 접착 양식이나 광학 특성 등에 큰 차이가 나타나, 수복 용도에 따라서는 장점이 단점이 되는 일도 있다. 그리고 최근 심미 수복 재료의 발전으로 축성용 도재에 의지하지 않는 익스터널 스테인(external stain)만으로의 마감이 주목되고 있고 해당 기술들도 점점 간략화되고 있는 실정이며, 증례 적용이나 임상 평가도 크게 다르다(표 1-3-1, 그림 1-3-1).

또한 재료 선택의 시기가 중요하며, 임상적인 판단을 통해 재료가 어느 정도 정해진 상태에서 치과의사와 논의하면서 최종적인 결정을 내리는 것이 바람직하다(그림 1-3-2).

표 1-3-1. 심미 수복 재료의 증례 적용. 각각의 장·단점을 이해하여 특성을 살리면서 대응하지 않으면 뜻밖의 실수나 고심할 일이 생긴다.

LDS Staining	LDS Layering	Zirconia Staining	Zirconia Layering	Metal Ceramics	Glass Ceramics
360~500MPa 정도의 강도와 높은 투과성을 갖지만, 단색 구조가 되므로 색조 재현에는 익스터널 스테인에 의한 조정이 필요해진다. 또한 지대치 상태에 따라 심미적인 영향을 받기 쉬우므로, 적용 증례나 심미적 재현에는 제한이 있다.	리튬디실리케이트를 베이스로 한 세라믹 크라운이며, 축성용 도재를 병용하는 것으로 상대적으로 투명도 조절이 용이하여 심미 재현성이 높고, 어느 정도 지대치 색의 마스킹(mask-ing)도 가능하다.	심미 수복 재료 중 가장 강도가 뛰어난 재료다. 특히 구치나 임플란트 상부 구조와 같이 강도를 요하는 증례에 적합하지만, 고투광형이나 적층형을 선택하여 전치의 수복에 적용할 수 있다. 또한 지대치색의 마스킹 정도가 LDS보다 뛰어나기 때문에 적용 범위는 넓지만, 스테이닝법에 의한 심미 재현성은 LDS와 비슷하다.	적절한 투명도의 지르코니아를 선택하는 것으로 지대치색의 영향을 최소화하면서 색조 표현을 할 수 있으므로, 명도 조절의 폭이 가장 넓어진다. 단, 축성용 도재에 관해서는 LDS와 팽창계수가 유사하므로, 축성형 크라운으로서의 강도는 물성상 메탈 세라믹보다 떨어진다.	금속 프레임을 사용하는 것으로 지대치 조건에 좌우되지 않는 세라믹 시스템이지만, 오팩 라이너(opaque liner)를 도포해야 하므로 축성 공간에 따라서는 색조 재현이 어려워지는 일이 있다. 또한 설계의 자유도도 높아 프레임재로서의 두께도 가장 얇게 조정할 수 있지만, 메탈 조정에는 숙련된 가공 기술이 요구된다.	라미네이트 비니어나 자켓 크라운과 같은 내화재를 사용한 세라믹과 원내 가공형 CAD 블록이 사용된다. 기본적으로는 치면과의 접착에 의존한 취성 재료(brittle material)이므로, 수복 조건이 갖추어지지 않은 경우는 파절 등의 위험에 노출되어 버린다.

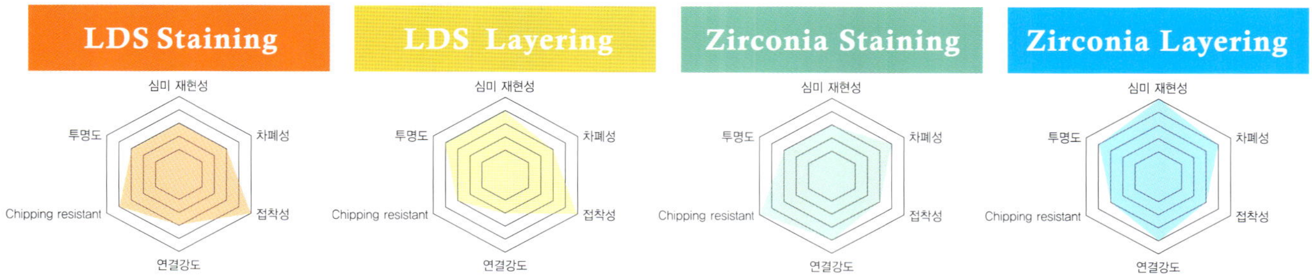

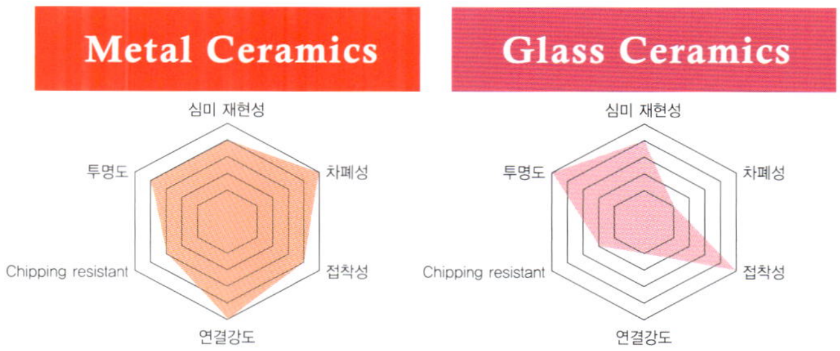

그림 1-3-1. 각종 재료와 재현 기법을 조합한 임상 평가. 이 그래프는 심미성과 강도에 초점을 맞춰 경험을 토대로 평가하고 있다(참고문헌 2에서 인용 및 변경).

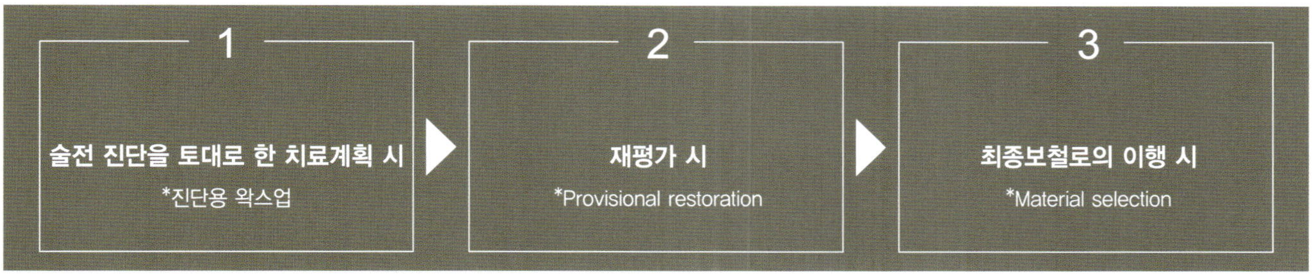

그림 1-3-2. 재료 선택을 생각하는 타이밍. 재료의 선택에는 대략 세 가지 타이밍이 있는데, 어느 것이든 빠른 단계에서 치과기공사가 개입하는 것이 바람직하다. 최종 보철물로 이행하는 단계에서 여러 요소를 고려하여 실제로 재료를 다루는 치과기공사가 전문적인 지식을 바탕으로 최종적으로 판단하는 것이 바람직하다.

1. 재료 선택 기준과 임상적 고찰점

여기에서 재료의 선택 기준과 임상적 고찰점에 대해 이야기해 보자. 우선 재료를 선택하는 데 있어서 '심미성과 강도의 균형'을 최우선으로 고려하여 적절하게 선택해야 한다. 그러나 전치부와 구치부에서는 우선순위가 다르기 때문에 전치에서는 심미 재현성을 어느 정도 우선시하고, 구치는 강도를 우선시한 선택이 역시 기본이 되고 있다. 단, 심미성을 고려한 전치부의 재료 선택에서도 다양한 수복 조건이 영향을 미치므로 심미 재현을 목표로 항상 최선의 선택이 이루어질 수 있는 것은 아니며, 여러 요소를 함께 고려해야 한다(그림 1-3-3).

재료 선택 기준

〈심미 재현에 대한 고려 사항〉
1. 수복 부위
2. 수복 개수
3. 형성 디자인과 형성량(수복물의 두께)
4. 지대치 조건
5. 목표 치아의 색조
6. 환자의 요구 사항

〈강도에 대한 고려 사항〉
1. 결손 수(연결 개수)
2. 대합관계(교합 양식)
3. 형성량(수복물의 두께)

그림 1-3-3. 재료 선택에 수반되는 심미성과 강도에 대한 고려 사항.

2. 재료 선택에서 증례의 고찰점

심미 수복 치료에서 최적의 수복 재료를 선택하여 효율적으로 심미성을 획득하기 위해서는 우선 수복 조건을 확인하여 증례의 난이도를 파악하는 것이 필요하다. 여기에서 재료 선택을 좌우하는 인자에 대해 설명하고자 한다(그림 1-3-4).

Step 1	수복 부위	전치부 중에서도 수복에 따른 심미 재현의 난이도는 각각 다르다. 그중에서도 중절치는 유일하게 반대측 동명치가 인접하는 부위이며, 단일치에서 수복의 난이도는 한층 더 높아진다. 그리고 심미 재현의 기준이 되는 동명치와의 거리가 멀어질수록 난이도는 낮아진다.
Step 2	수복 개수	수복 개수는 심미 재현의 레벨에 크게 영향을 준다. 그 상황으로서 단일치의 수복, 짝수치의 수복, 홀수치의 수복으로 크게 분류되는데, 그중에서도 반대측 동명치를 포함하는지 포함하지 않는지에 따라 난이도는 다르다. 당연히 동명치를 포함하지 않는 복수치의 수복이 가장 난이도가 높다.
Step 3	대합관계	전치의 피개관계 및 교합관계는 특히 절연부에서 강도에 대한 고려가 달라진다. 이것은 Step 4의 프레임워크 디자인으로 직결되는 인자가 되지만, 절연은 개성을 표현하는 심미적인 영역이므로 투명도나 강도를 고려한 재료 선택이 필수다.
Step 4	프레임워크 디자인	주로 전면에 세라믹을 축성하는 풀커버, 순측에만 축성하는 페이셜 컷백, 프레임재로 단일 구조체로 하는 monolithic의 3타입으로 분류되며, 수복 부위의 필요 강도에 따라 구분하여 사용하는데, 심미 표현성은 각각 정도가 다르다.
Step 5	연결 개수	연결 개수나 결손 영역에 따라 보철물에 요구되는 강도는 다르며, 올세라믹 재료에서는 보상되는 강도나 적응 범위가 재료마다 다르다.
Step 6	지대치색	특히 올세라믹 수복에서 고려해야 할 점인데, 지르코니아나 LDS의 특성으로서 재료의 불투명도를 이해할 필요가 있다. 변색치의 경우 그 변색의 정도를 확실히 파악하여 바탕의 차폐가 어느 정도로 필요한지 확인해야 한다. 동시에 차폐에는 재료의 두께가 반드시 필요하므로 지대치의 형성량에 대해 치과의사와 의논해야 한다.
Step 7	목표 치아와의 색조 차	지대치색의 반영을 목적으로 글라스 세라믹을 이용하는 경우는 목표 치아에 대한 지대치색과의 색조 차이에 주의해야 한다. 또한 지르코니아와 같은 파인 세라믹을 이용한 경우도 지르코니아의 불투명도에 따라 지대치색을 반영해 버릴 우려가 있으므로 지대치색, 목표 치아와의 색조 차이 그리고 Step 8의 형성량은 색조 재현성에 밀접하게 관련된다.
Step 8	형성량	지대치의 형성량 및 수복물의 두께 확보는 심미적인 관점과 함께 강도 보상의 측면에서도 중요하다. 특히 심미적인 관점에서는 도재의 축성 공간 유·무에 따라 색조 재현의 접근법이 한정되는 일도 있으며, 또한 변색치나 메탈 코어 등에 대한 대응도 수복 공간이 부족한 경우는 재료의 불투명도에 의존한 대응이 된다.

재료 선택과 재현 기법 결정

LDS Staining	LDS Layering	Zirconia Staining	Zirconia Layering	Metal Ceramics	Glass Ceramics

그림 1-3-4. 수복 조건의 정밀검사와 적절한 재료의 선택. Step 1~8의 순서로 평가를 하여 재료와 재현 기법을 결정해 나간다(참고문헌 2에서 인용 및 변경).

3. MI 콘셉트를 고려한 재료 선택

현대의 심미 수복 치료를 되돌아보면, 올세라믹 재료의 진화와 동시에 비약적으로 향상된 접착 기법 확립이 임상에 큰 발전을 가져왔다. 특히 bonded restoration[3-5]에서는 MI(minimal intervention) 콘셉트를 기반으로 최소한의 치질 삭제로 접착 수복하는 것을 전제로 한다. 에나멜과 강력한 접착을 얻기 위해서는 지대치 형성에 유의해야 하며, 심미 회복을 위해서는 계획에 따른 재료 선택이 필수적이다(그림 1-3-5, 1-3-6).

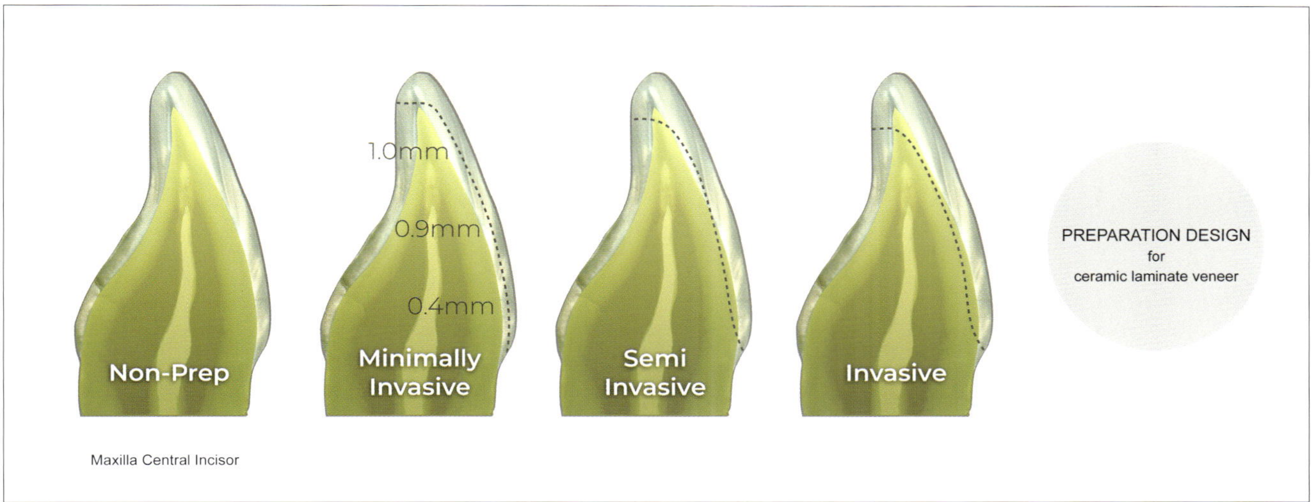

그림 1-3-5. MI 콘셉트에 기초한 라미네이트 비니어 형성 디자인.[6]

INDICATION & THICKNESS	Additional Veneer Non-Prep Type	Laminate Veneer Incisal Reduction	Laminate Venner Proximal Reduction	Half Ponic 360° Veneer
< 1.0mm Maximum Thickness	IPS e.max CAD IPS e.max Press (HT)	IPS e.max CAD IPS e.max Press (HT)	IPS e.max CAD IPS e.max Press (HT, MT)	–
1.0mm < Maximum Thickness	Feldspar(Build up) IPS e.max CAD IPS e.max Press (HT)	Feldspar(Build up) IPS e.max CAD IPS e.max Press (HT, MT)	Feldspar(Build up) IPS e.max CAD IPS e.max Press (HT, MT, Multi)	Feldspar(Build up) IPS e.max CAD IPS e.max Press (MT, Multi)

MATERIAL SELECTION for ceramic laminate veneer

그림 1-3-6. 라미네이트 비니어의 형성 디자인과 두께에 따른 재료 선택. 라미네이트 비니어 수복은 특히 투명도 조절이 중요하므로 심미 재현에는 신중한 선택이 요구된다.

이개 치열에 대해 MI 콘셉트를 고려하여 심미 개선을 도모한 증례

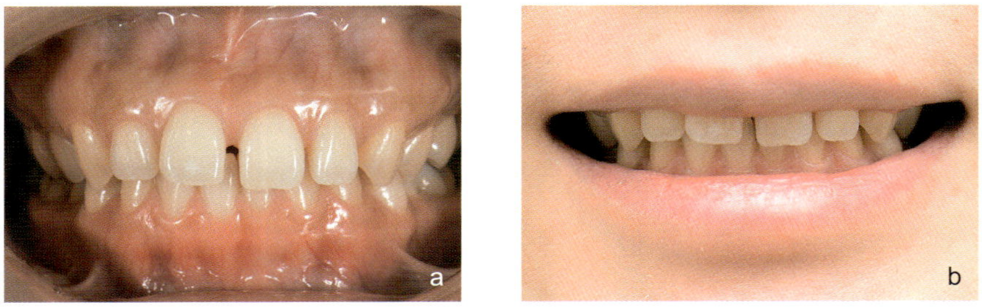

그림 1-3-7a, b. 초진의 상태. 이개 치열에 따른 심미장애를 호소하며 내원했다.

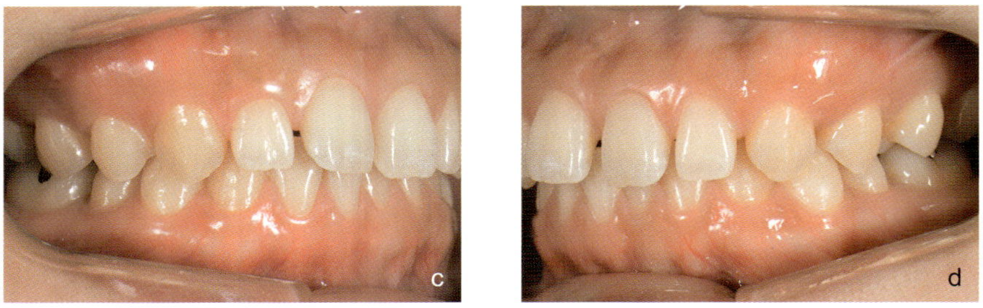

그림 1-3-7c, d. 견치에서 구치에 걸쳐 대합치와의 관계는 특별히 문제는 없었다. 또한 치열궁의 형태나 치주 환경에도 큰 문제는 없었다.

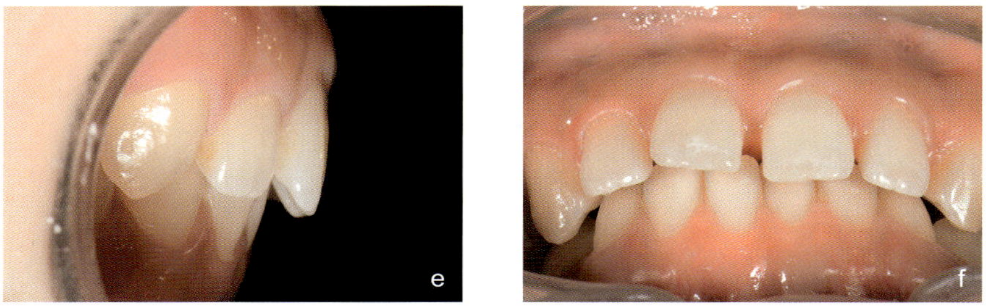

그림 1-3-7e, f. 전치의 결합(coupling) 상태. 상악 우측 중절치에 염전(torsiversion)과 전돌(labioversion) 경향이 나타났다.

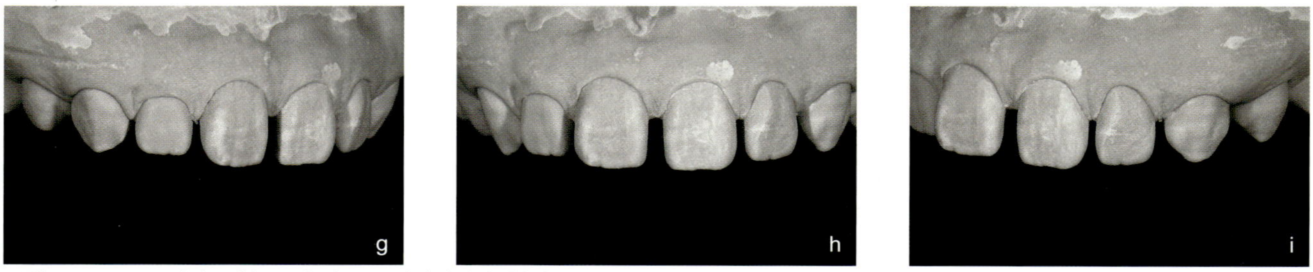

그림 1-3-7g~i. 진단 모형. 교정 치료를 제안했지만, 환자의 요구에 따라 보철 치료를 진행하기로 하였다. 이개량은 1.5mm부터이며 정중에서는 3.0mm였다.

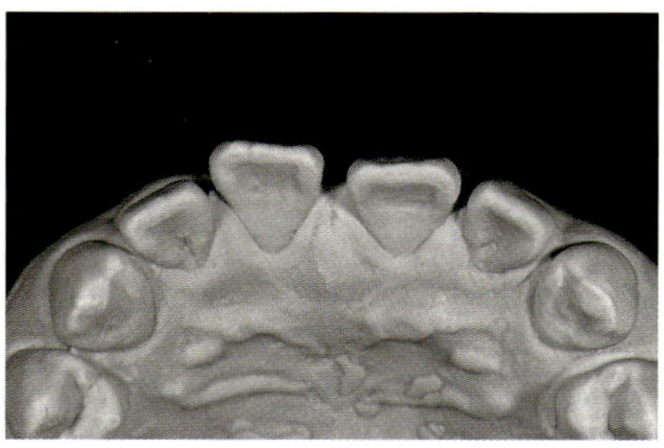

그림 1-3-7j. 절단연의 상태. 구강 내 사진에서 상악 우측 중절치 위치관계의 불량을 확인했다.

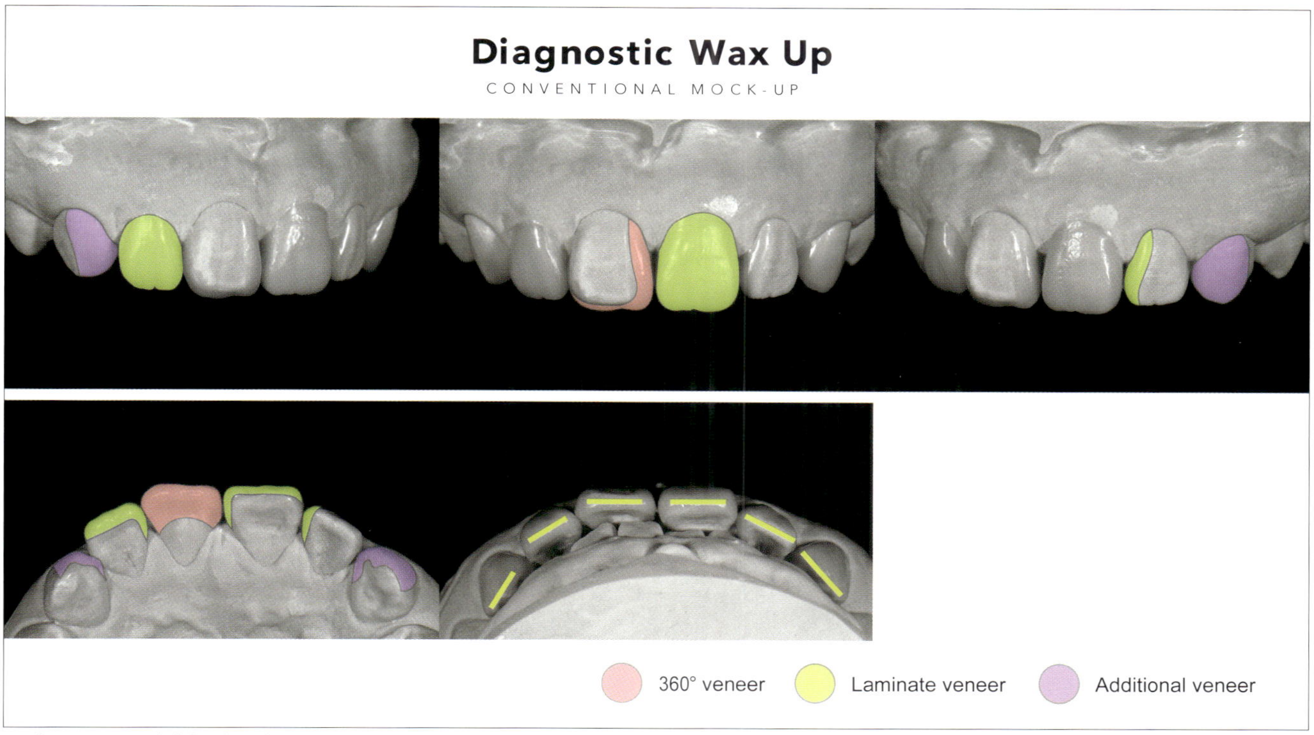

그림 1-3-7k. 진단용 왁스업의 상태. 필요한 부위에서 최소한으로 왁스업을 하여 수복 범위를 명확하게 확인한다. 그러나 왁스업 후 중절치에서 11.5mm, 측절치에서 9.5~10.0mm, 견치에서 10.0~11.0mm의 치관 폭경이 되어 해부학적인 평균치보다 훨씬 큰 크기가 되었다.

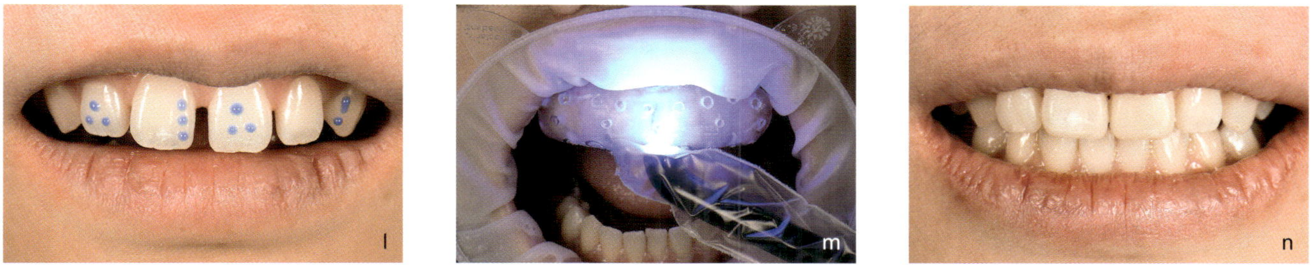

그림 1-3-7l~n. 진단용 왁스업을 활용하여 구강 내에 mock-up 작업을 한다. 치관 폭경의 설정에 불안감이 있지만, mock-up 후 허용 범위의 상태에 있다고 판단했다. 공간이 폐쇄되어 양호한 심미 결과를 얻었다.

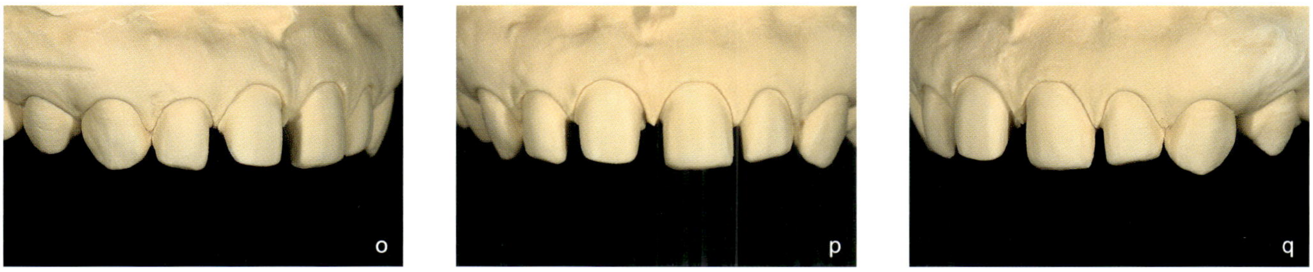

그림 1-3-7o~q. 구강 내로의 mock-up 작업 후, 왁스업 모형을 복제인상(duplicating impression) 하여 MI 콘셉트를 고려하면서 최종적으로 지대치 형성을 시뮬레이션한 preparation 가이드 모델을 제작한다.

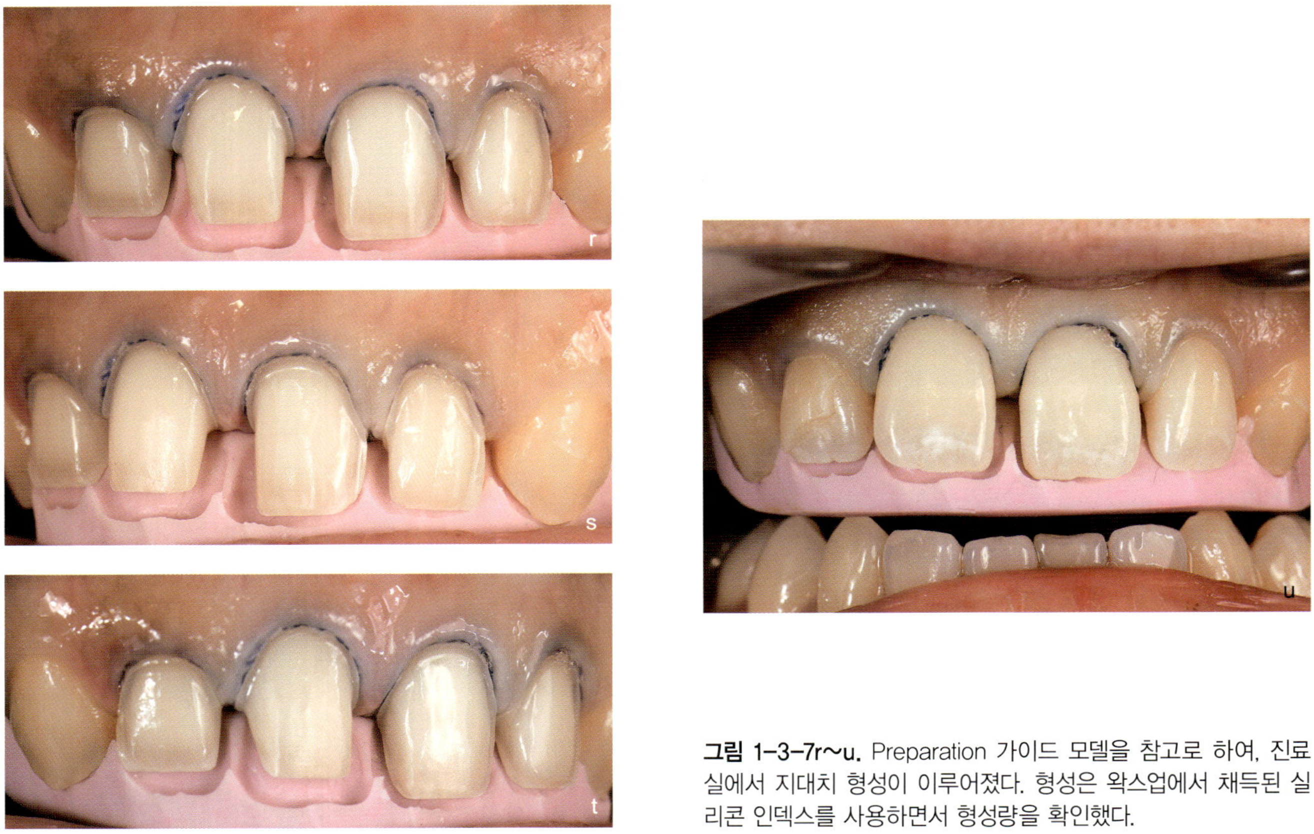

그림 1-3-7r~u. Preparation 가이드 모델을 참고로 하여, 진료실에서 지대치 형성이 이루어졌다. 형성은 왁스업에서 채득된 실리콘 인덱스를 사용하면서 형성량을 확인했다.

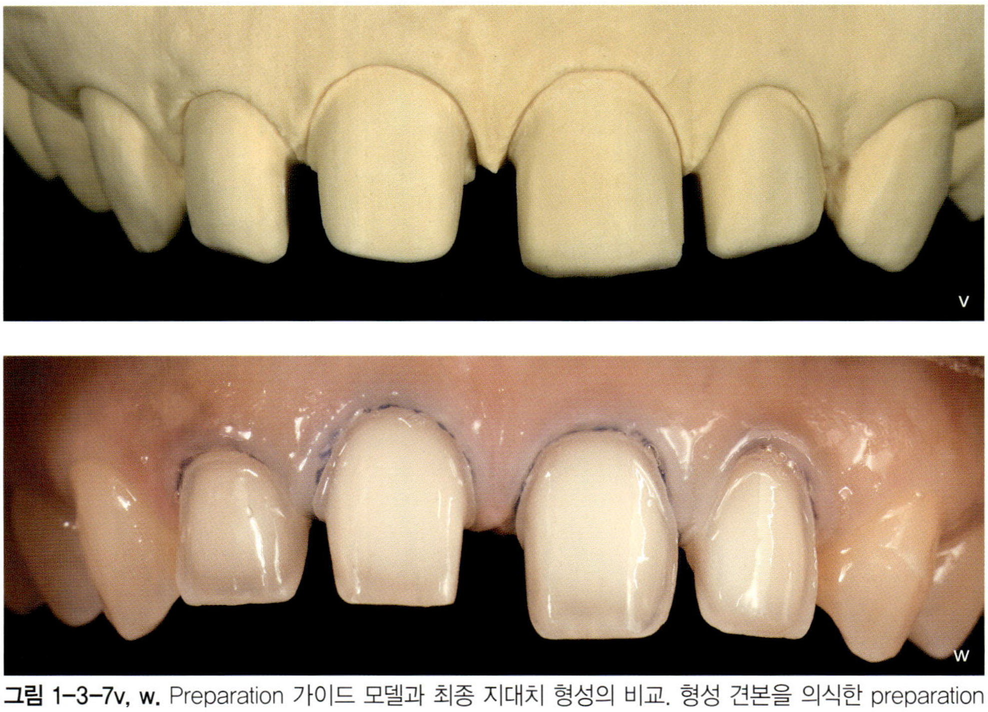

그림 1-3-7v, w. Preparation 가이드 모델과 최종 지대치 형성의 비교. 형성 견본을 의식한 preparation 디자인이 이루어졌다.

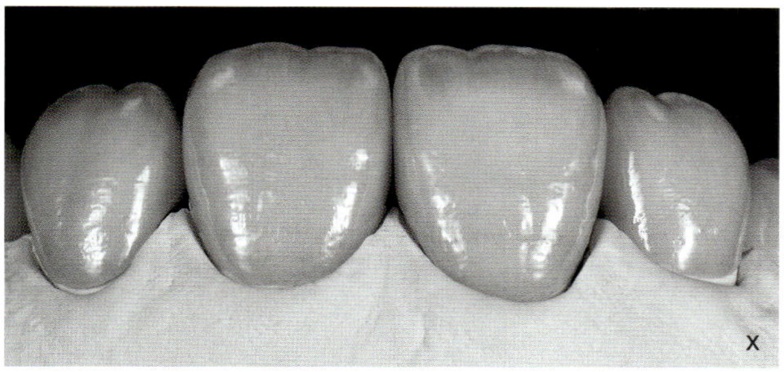

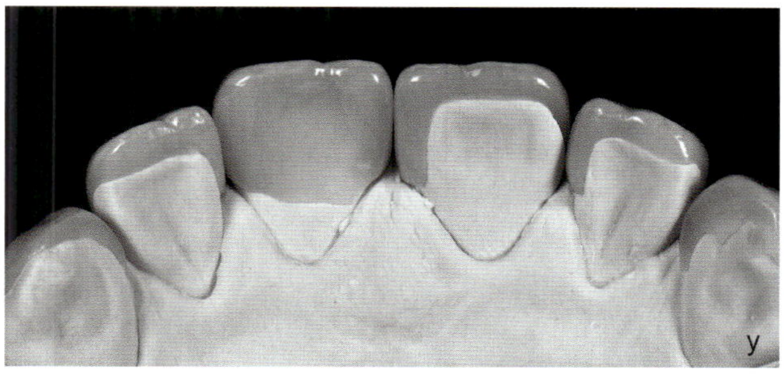

그림 1-3-7x, y. 완성된 최종 보철물. Black triangle을 형성하지 않도록, 필요한 곳은 치은연하에 피니시 라인을 설정하여 half pontic으로 대응했다.

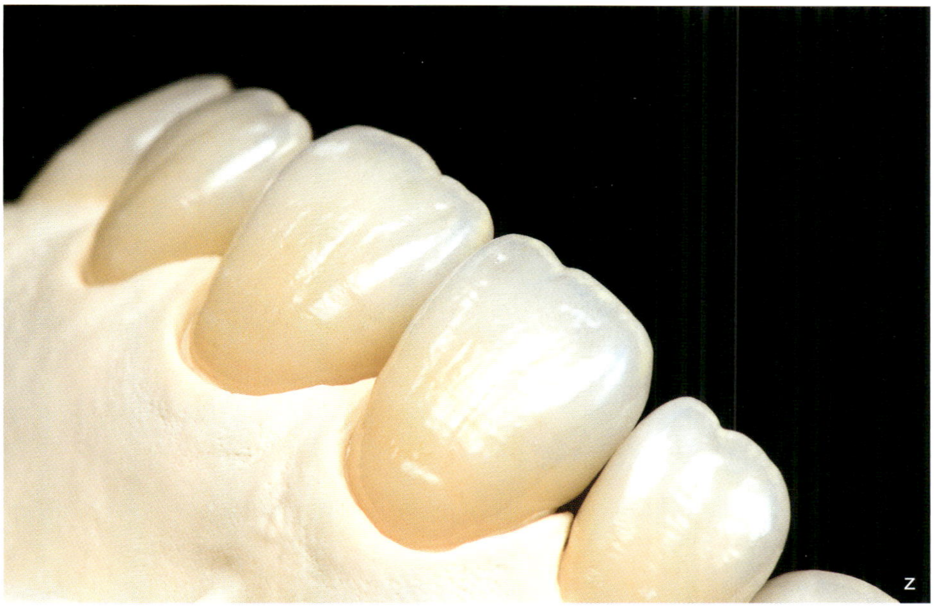

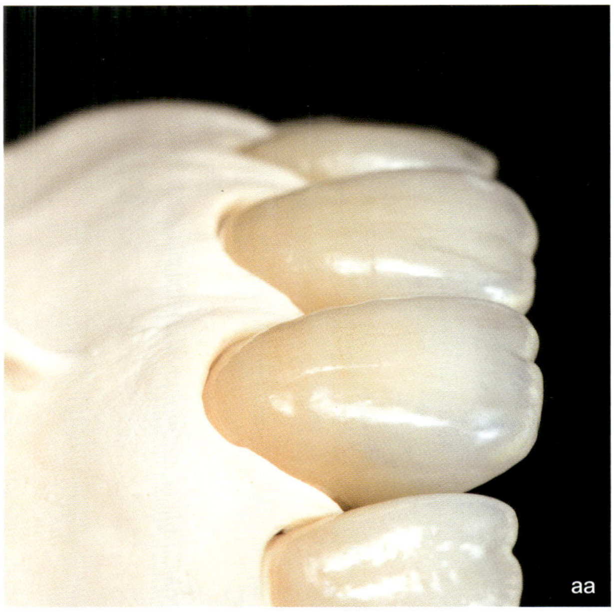

그림 1-3-7z, aa. #12~#22는 IPS e.max Press Multi ingot, #13, #23은 IPS e.max Press HT ingot을 사용하여 스테이닝법으로 마무리했다. 이러한 정밀한 심미 재현이 요구되는 증례에서는 형태에 대한 고려와 색조에 대한 고려를 각각 개별로 하므로 스테이닝법도 매우 효과적인 테크닉이라고 생각한다.

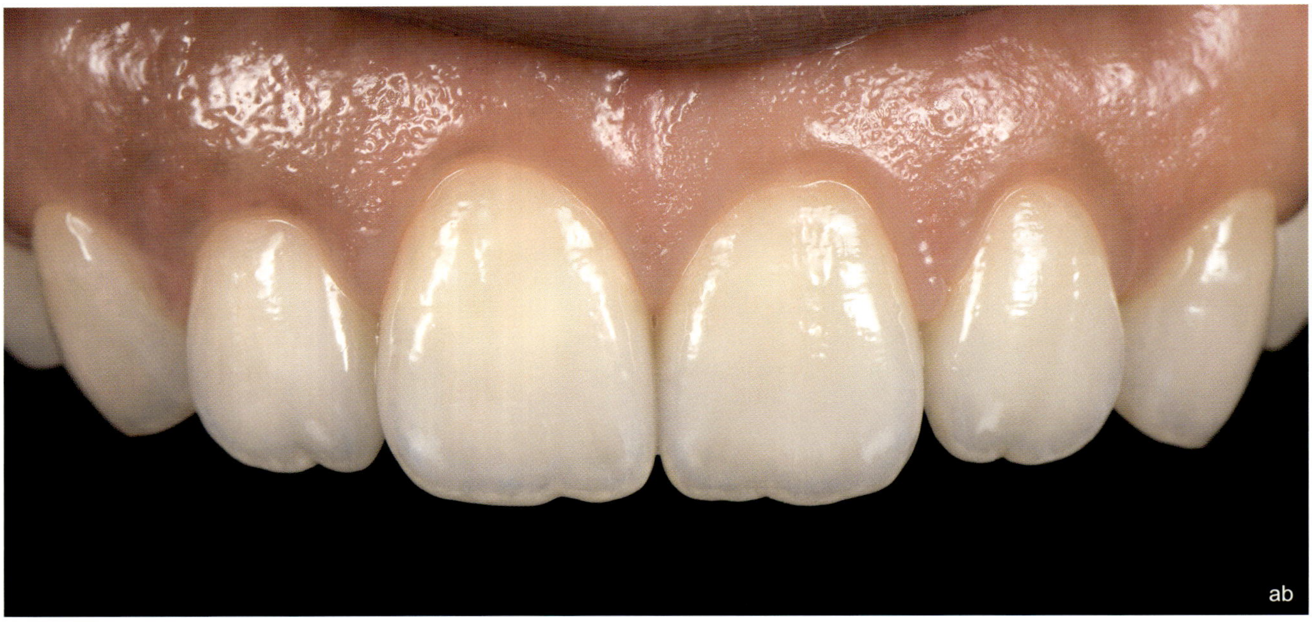

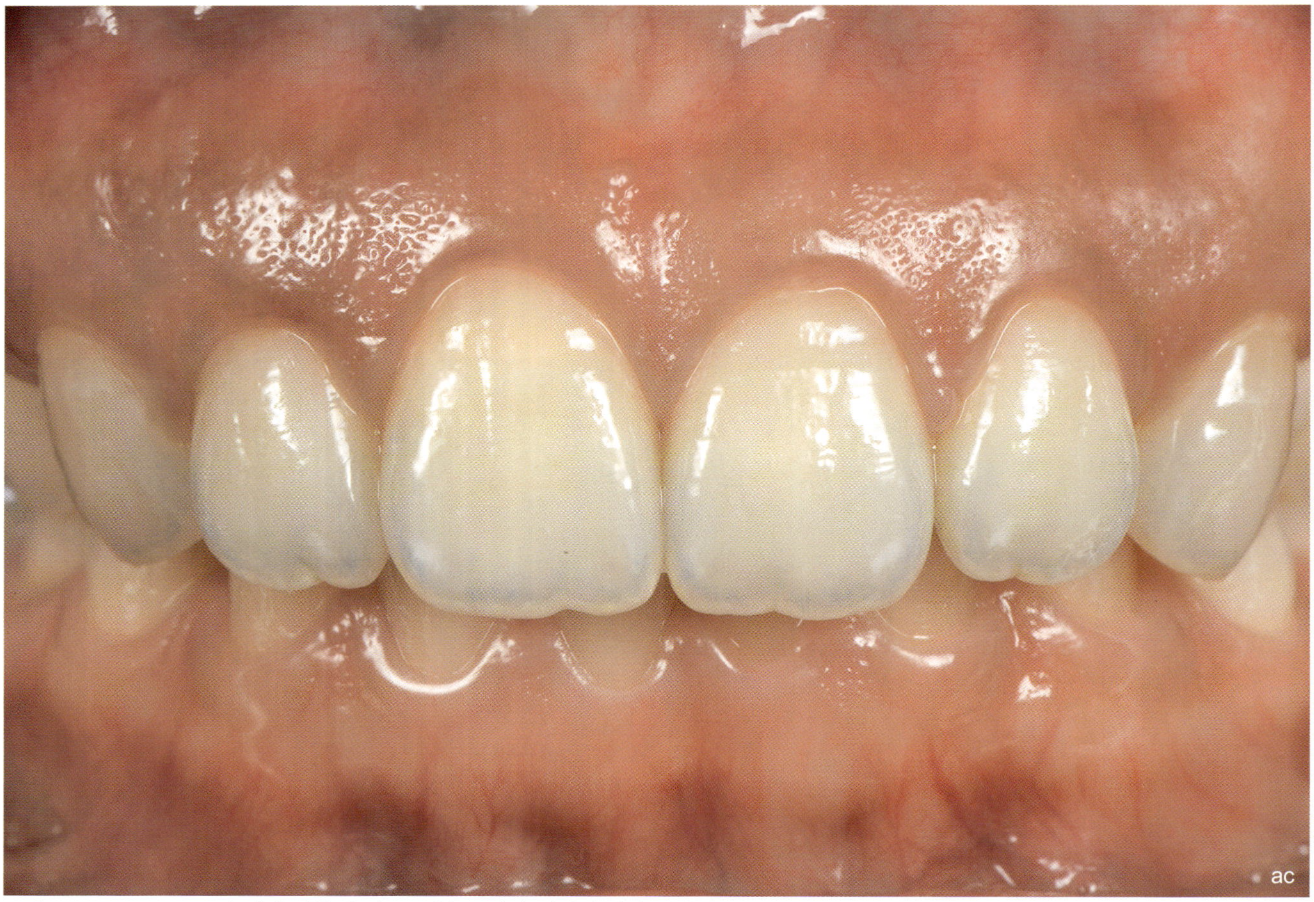

그림 1-3-7ab, ac. 구강 내에 장착된 최종 보철물. 이개 치열에 대해 계획적으로 접근하여 양호한 심미 결과를 얻을 수 있었다. 또한 적절한 인접면 형태를 형성하여 치간유두 연조직의 증대를 보인다.

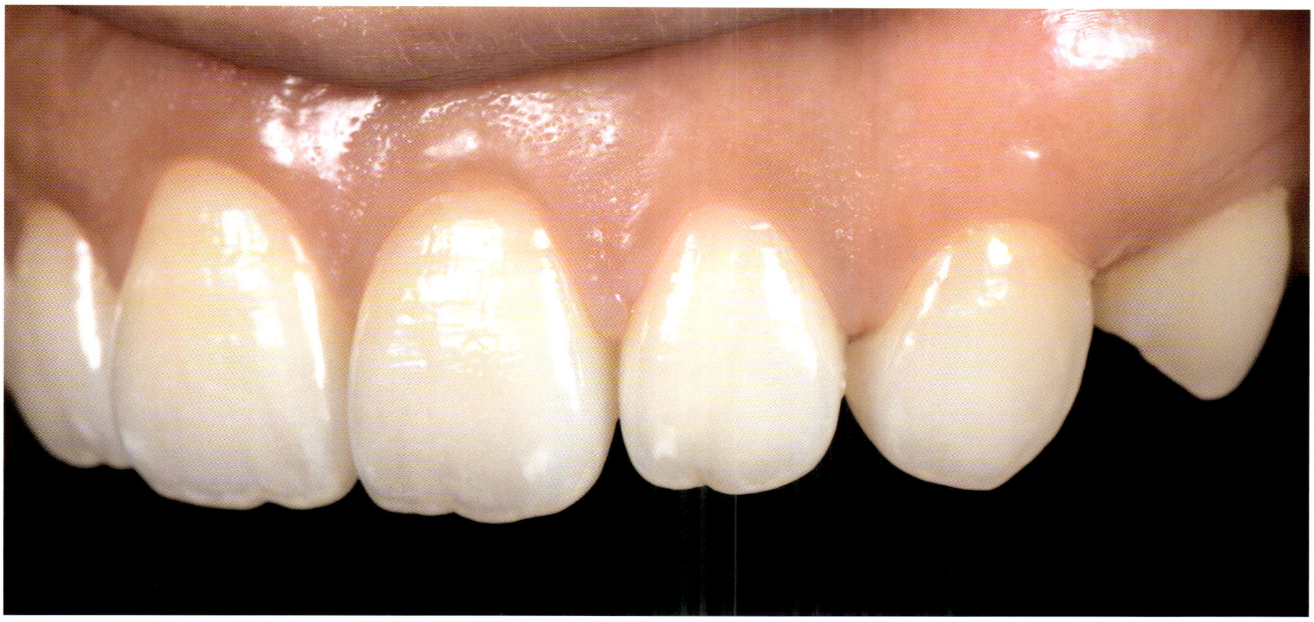

그림 1-3-7ad. 측면에서 확대한 사진. 자연스러운 색조를 재현할 수 있었다[(담당 치과의사: Tsuda Yu(津田 祐: 쓰다덴탈클리닉)].

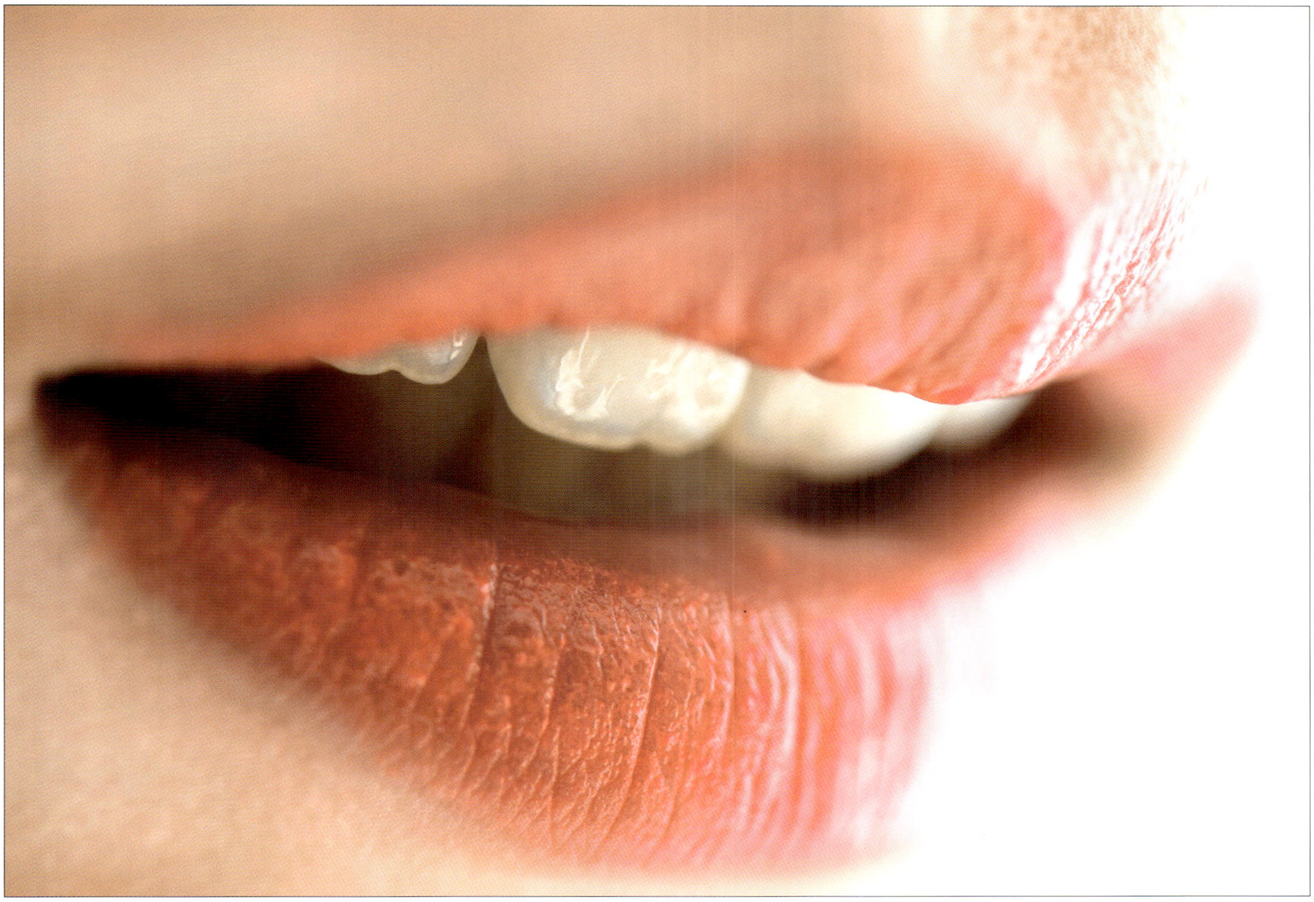

그림 1-3-7ae. 세팅 후 입술과의 관계. 절연 영역의 자연스러운 색조 표현을 엿볼 수 있다.

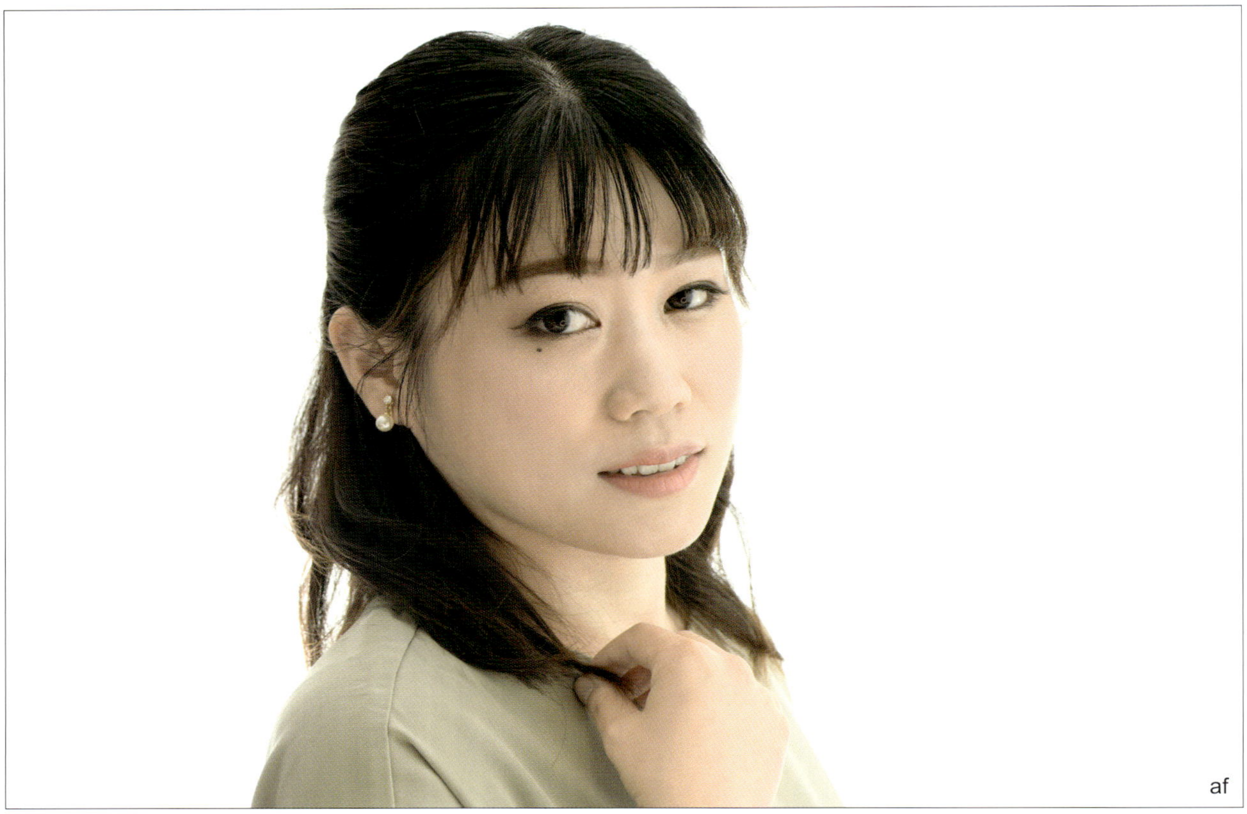

af

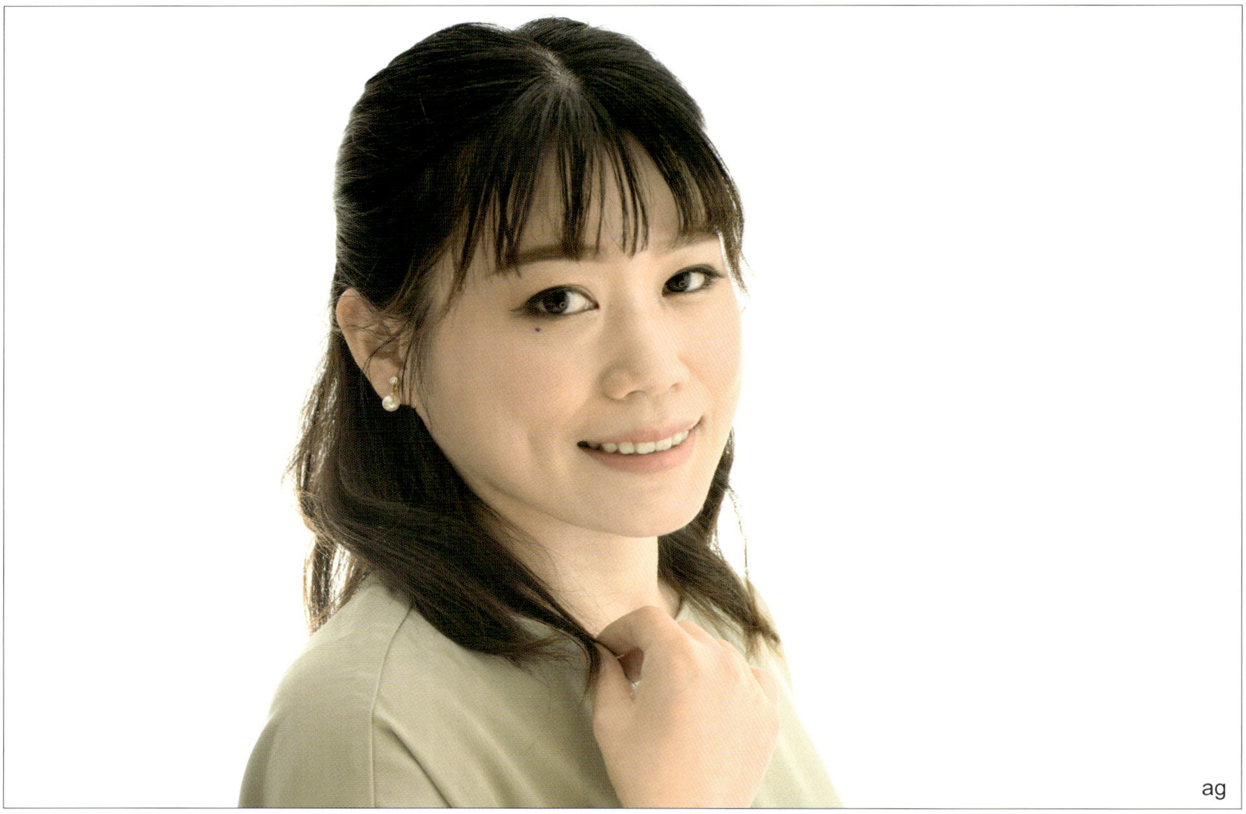

ag

그림 1-3-7af, ag. 세팅 후의 안모 평가. 환자는 큰 기쁨과 함께 새로운 미소를 얻게 되었다.

Chapter 1 - 1 참고문헌

1. 土屋賢司．包括的治療戦略─修復治療成功のために─．東京：医歯薬出版，2010.
2. 山﨑長郎(監)，茂野啓示，西川義昌，植松厚夫，北原信也，鈴木真名，天川由美子，小濱忠一，瀬戸延泰，土屋賢司，大河雅之(編)．歯科臨床のエキスパートを目指してI コンベンショナルレストレーション．東京：医歯薬出版，2004.
3. 山﨑長郎．エステティック クラシフィケーションズ 複雑な審美修復治療のマネージメント．東京：クインテッセンス出版，2009.
4. 林直樹．Past＜＜FUTURE　ENVISION 77 HEART BEATS．東京：医歯薬出版，2011.

Chapter 1 - 2 참고문헌

1. 土屋賢司．包括的治療戦略─修復治療成功のために─．東京：医歯薬出版，2010.
2. Cohen M. Interdisciplinary Treatment Planning. Berlin：Quintessenz Verlags, 2008.

Chapter 1 - 3 참고문헌

1. 伴清治(編著)．CAD/CAMマテリアル完全ガイドブック フルジルコニアクラウン 保険適用ハイブリッドレジン プレスセラミックス 金属冠．東京：医歯薬出版，2017.
2. 山﨑治，高橋健，都築優治(編著)．月刊歯科技工別冊 マテリアルセレクション チェアサイドとラボサイドの円滑なコミュニケーションのために．東京：医歯薬出版，2020.
3. 山﨑長郎(監)．歯科臨床のエキスパートを目指してII ボンディッドレストレーション．東京：医歯薬出版，2006.
4. Magne P, Belser UC. Bonded Porcelain Restorations in the Anterior Dentition. Illinois；Quintessence Publishing, 2002.
5. 土屋賢司，土屋覚(編)．月刊「歯科技工」別冊 Chairside & Laboside ラミネートベニアテクニック．東京：医歯薬出版，2003.
6. Blunck U, Fischer S, Hajtó J, Frei S, Frankenberger R. Ceramic laminate veneers：effect of preparation design and ceramic thickness on fracture resistance and marginal quality in vitro. Clin Oral Investig 2020；24(8)：2745-2754.

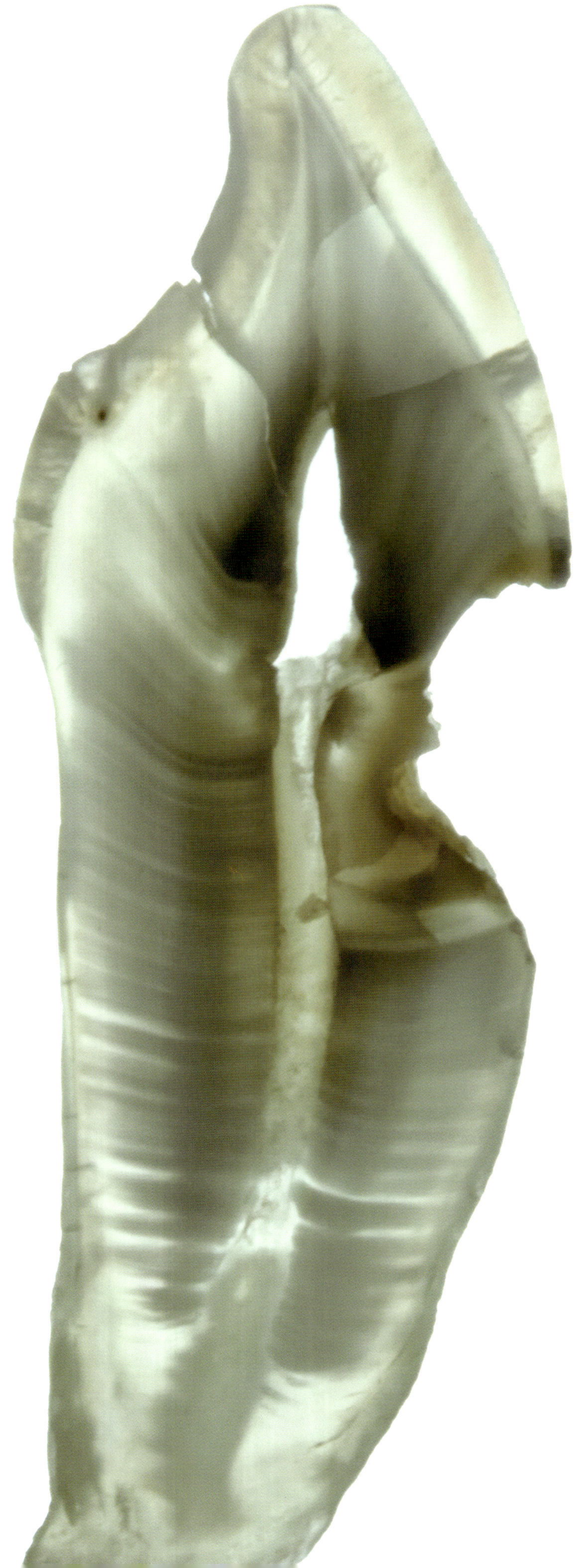

CHAPTER 2

Achievement of White Esthetics

치관 심미의 획득

심미 수복 치료를 성공시키는 요건 중 Chapter 2에서는 치관 심미 획득을 목표로 한 재현 콘셉트를 소개하고자 한다.

우선 치관 심미의 획득에서는 역시 자연치를 기초로 한 형태나 색조의 재현이 중요한 열쇠를 쥐고 있다. 치관 형태의 재현에서는 자연치가 가지는 해부학적인 형태나 배열의 규칙성을 알고, 색조 재현에서는 자연치의 내부 구조나 특성을 이해하여 그것을 재현하는 이론과 기술이 필요하다. 지금까지 재현 기술을 몸에 익히는 데에는 긴 시간과 경험이 필요했지만, CAD/CAM 보급으로 치관 형태의 재현을 아주 간단히 이룰 수 있게 되었다. 그러나 심미 영역의 대응은 1 치아 단위의 재현성에 그치지 않고, 만곡된 치열에서 얼마나 3차원적인 배열의 조화를 기능적으로 이루어 나가는지가 큰 포인트가 되며, 또한 환자가 가지는 개성을 어떻게 치열에 반영하는지가 중요하다.

Chapter 2에서는 치관 심미를 향상시키는 재현 콘셉트에 대해 상세하게 해설하고자 한다.

Chapter 2

1 치관 심미의 파악법

1. 치열의 심미 평가 항목

우선 전치부 치열을 심미적으로 배열하기 위해서는 그림 2-1-1의 조건을 충족시키는 것이 필요하다. 또한 안모나 입술, 치은과의 조화를 어떻게 도모해 나가는지도 중요한 요건이 된다(Chapter 3-1 참조). 그때 구강의 대략적인 심미성을 평가하기 위해 gingival 프레임워크[1]와 incisal 프레임워크[1]의 양호한 균형관계를 알 필요가 있다. 거기에는 정중앙을 경계로 한 좌·우의 대칭성과 치은-치관의 연속성이 필수적이며, 그 수직·수평적인 거리관계는 해부학적인 임상치관 크기에 그치는 것으로, 아름답고 자연스러운 치열이 완성된다(그림 2-1-2).

1. 평균적인 치관 폭경 및 길이를 가질 것
2. 연속된 좌우 대칭성이 높은 gingival 프레임워크가 갖추어져 있을 것
3. 이상적인 치아의 위치와 거리 관계가 유지되고 있을 것
4. 전치 유도(anterior guidance)를 저해하지 않는 결합(coupling) 상태에 있을 것
5. 안정된 교두감합위를 얻을 것
6. 치조점막의 형태에 치아의 총생이나 결손에 의한 흐트러짐이 없을 것

그림 2-1-1. 전치의 심미적인 배열을 이끌어 내는 조건.

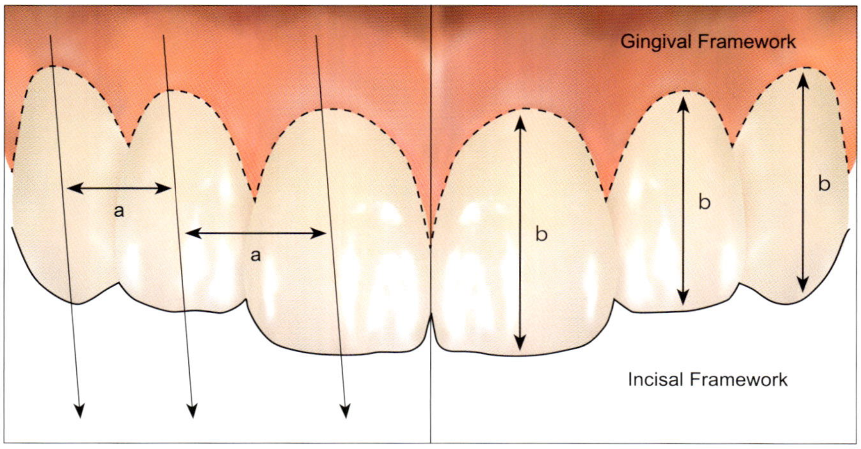

그림 2-1-2. 치열이 구성하는 gingival 프레임워크와 incisal 프레임워크. 정중앙을 경계로 좌·우의 대칭성과 연속성이 전치부 치열의 심미성을 결정하고 있다. 또한 치관 폭경의 중앙선으로부터의 거리 a와 치은연으로부터의 치관의 길이가 해부학적인 평균치에서 연속성을 유지하는 것이 심미성에 중요한 요소이다(참고문헌 1에서 인용 및 변경).

또한, gingival 프레임워크와 마찬가지로 incisal 프레임워크에도 개성이 존재한다(표 2-1-1). 이것은 치아 형태의 특징과 관련된 것인데, 치주조직의 해부학적인 형태나 골격 그리고 안모와의 관련성도 평가 대상이 된다.

표 2-1-1. 치관 형태와 gingival 프레임워크, incisal 프레임워크의 관계성

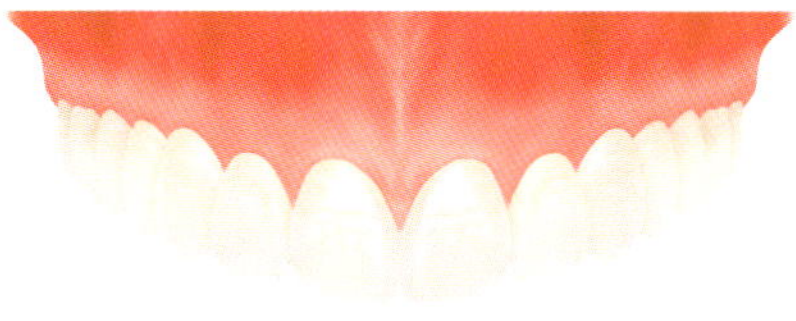 Tapered	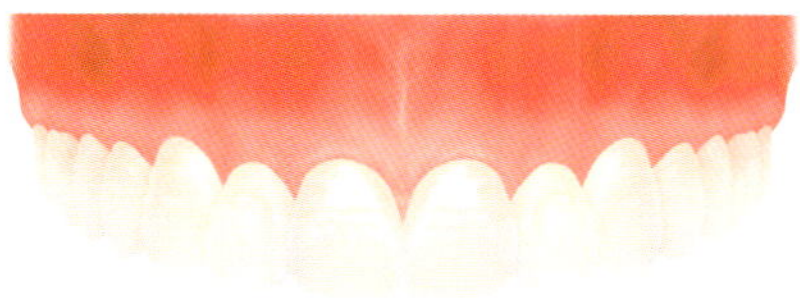 Ovoid	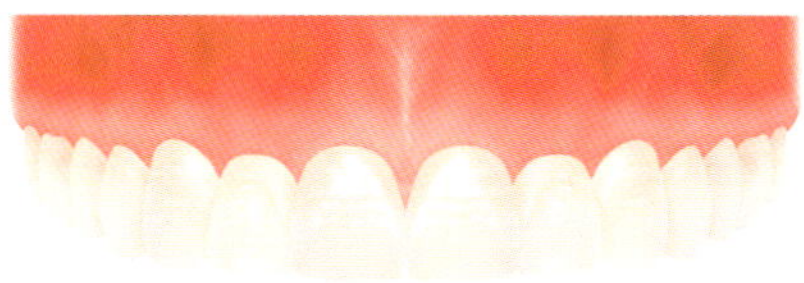 Square
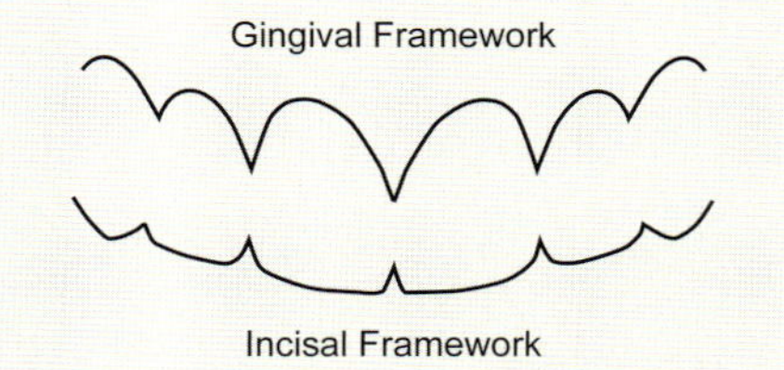	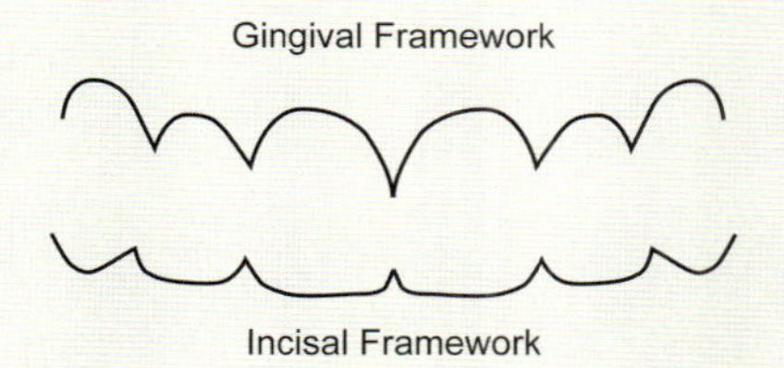	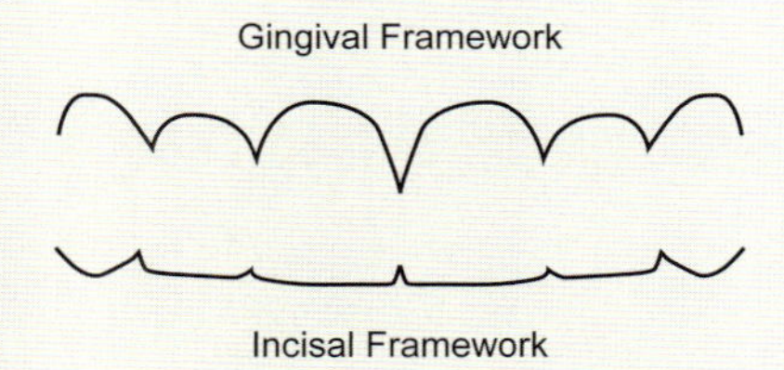
통계적으로 smile arc(Chapter 3-1 참조)의 만곡이 심해져, 치아 형태의 특징으로 인해 치근 간 거리가 벌어지므로, 치간유두의 면적이 넓어지며 gingival 프레임워크의 기복은 심해진다. 또한 incisal 프레임워크의 근심 우각부는 예각, 원심 우각부는 둔각이 되며, 중절치-측절치-견치와 절연의 위치가 연속적으로 높아진다.	통계적으로 중간의 smile arc가 되어 치아 형태의 특징으로부터 인접면 접촉의 위치관계가 낮아지며 gingival 프레임워크는 둥그스름한 만곡이 된다. 또한 치간공극이 깊게 개방되어 incisal 프레임워크는 기복이 심하며, 절연 중앙부가 발달된 형태로 윤곽이 유지된다.	통계적으로 smile arc가 완만해지며 치아 형태의 특징으로부터 치근 간 거리가 근접하므로 치간유두도 낮아지고 gingival 프레임워크의 기복은 훨씬 완만해진다. 또한 인접면 접촉 영역이 길어지므로 상부 치간공극은 막혀 incisal 프레임워크는 편평한 라인이 된다.

그리고 아름다운 전치 치열의 심미를 더욱 고찰해 가면, 규칙성과 연속성을 나타내는 기준이 많이 보인다(그림 2-1-3). 치관 수복 작업에서 이들 기준을 어떻게 대칭적으로 마무리하는지가 중요해진다.

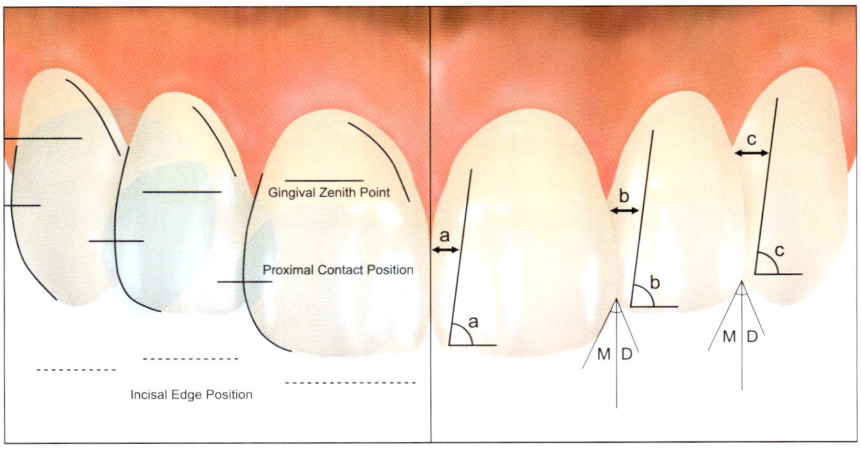

그림 2-1-3. 전치부 치열의 규칙성과 연속성. 전치는 근심의 라인 앵글의 경사 각도와 인접 이행면이 보이는 폭에 따라 후속치에 대한 연속성을 나타내고 있다(a<b<c). 또한 정면에서 본 원심 외형 라인은 후속치와 규칙적으로 유사하게 치열의 윤곽을 결정하고 있다. 그리고 상부 치간공극(embrasure)은 원심으로부터 근심에 걸쳐 우각의 벌어짐에 규칙성이 있어 정돈된 치열이 완성된다. 또한 incisal edge position과 gingival zenith point, proximal contact position에서도 규칙성을 가지며 후속치와의 연속성을 나타내는 지표가 된다.

2. 전치의 균형과 치관 크기

일반적으로 전치의 비율을 평가하기 위해 황금비와 백은비(silver ratio)라는 개념이 존재한다. 1973년에 Lombardi가 Golden Proportion을 제창하고,[3] 그후 1993년에 Preston,[4] 2002년에 Magne가 평가했다(그림 2-1-4).[5]

그러나 이러한 비율은 어디까지나 하나의 지표이며, 치과 임상 응용은 어렵다고 생각한다. 따라서 임상에서는 안모나 입술과의 균형을 우선해서 고려해야 한다. 여기에서는 일본인 영구치의 치관 크기에 대해 다루고, 치열 레벨 평가를 하고자 한다. 우선 "일본인의 영구치 해부학"[7]에서 Kamijo(上條), Okumura(奥村), Kono(河野), Hirose(広瀬), Katayama(片山), Fujita(藤田) 등이 산출한 치관 크기로부터 평균치를 구한 Naito(内藤)의 연구[8]를 참고로 한다(표 2-1-2).

그리고 이 수치를 근거로 상·하악 치관 크기 관련 내용을 정리했다(표 2-1-3).

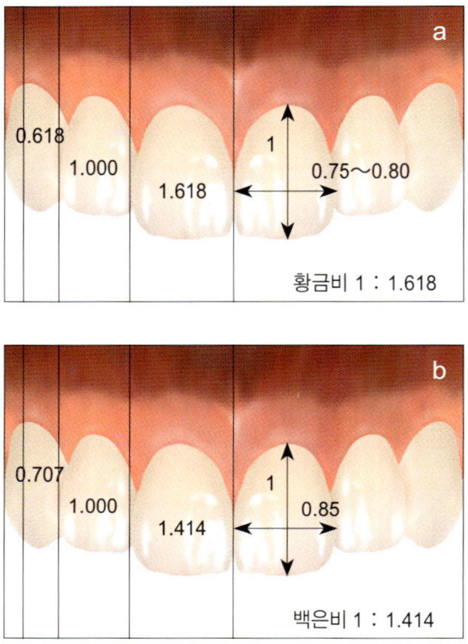

그림 2-1-4a, b. 황금비와 백은비의 응용[3-5] (참고문헌 6에서 인용).

표 2-1-2a, b. 일본인 영구치 치관 크기의 평균치(참고문헌 8에서 인용) a | b

상악	치관 길이	치관 폭
중절치	11.3	8.5
측절치	9.7	6.9
견치	10.5	7.8
제1소구치	8.2	7.2
제2소구치	7.4	6.8

하악	치관 길이	치관 폭
중절치	8.8	5.3
측절치	9.2	5.9
견치	10.3	6.8
제1소구치	8.3	7.1
제2소구치	7.6	7.2

표 2-1-3. 해부학적 평균치를 참고로 한 상·하악 치관 길이·폭의 관련성

치관 길이	치관 폭
상악 중절치≒상악 견치 상악 측절치≒하악 측절치 상악 견치≒하악 견치 상악 중절치>상악 견치>상악 측절치 하악 견치>하악 측절치>하악 중절치	상악 중절치≒하악 중절치+하악 측절치 1/2 상악 측절치≒상악 제2소구치≒하악 견치 상악 견치≒하악 견치+1mm 상악 중절치>상악 견치>상악 측절치 하악 견치>하악 측절치>하악 중절치

이러한 치아의 크기에 대한 해부학적인 평균 수치를 임상에 응용할 수 있다. 치관 수복을 하는 데 있어 기존 잔존치의 크기를 참고로 수복치의 치관 크기를 산출하는 것은 합당한 재현 방법이다.

3. 치관 형태의 파악법과 배열 조작

마지막으로 치관 형태의 파악법과 배열 조작에 대하여 다루고자 한다. 전치부 수복에서 이미 보철 치료가 이루어져 있는 상태나 결손 부위가 존재하는 등 본래 환자가 가지고 있던 치관 형태의 정보가 전혀 없는 상태에서 보철물을 설계하는 경우는 매우 많다. 이때 어떤 방법으로 인접치나 주위 조직과 조화를 이룬 치관 형태를 도출하는지가 매우 중요한 작업이 된다. 여기에서는 상악 6전치의 치관 형태 설계의 순서와 배열 조작의 포인트에 대해 설명하고자 한다(그림 2-1-5).

우선 치관 형태를 결정하는 데에서 중요한 것은 치관 크기를 정확하게 아는 것이다. 여기에서 말하는 치관 크기란 치관이 들어가는 틀(outline)이다. 그리고 적절한 치관 크기나 형태를 파악하는 데 있어 중요한 것은 항상 치관 순측면의 정면으로부터 고찰하여 치관 폭의 최대 범위가 되는 치간유두정을 파악하는 것이다(그림 2-1-6). 특별히 눈에 띄는 총생(crowding) 상태가 보이지 않는 경우 인접하는 치간유두정 사이의 수평거리가 치열이 허용하는 최대 폭경이라고 생각한다. 이 폭경 내에서 해부학적인 근·원심 폭을 명확하게 얻을 수 없는 경우는 배열 조작으로 대처하지만, 청소성은 저하된다.

1. 치관 크기의 파악
2. 치은연 형태의 확인과 치관 형태의 결정
3. 인접면 접촉 부위의 결정
4. 상·하 치간공극의 처리
5. 순측면 형태의 부여

그림 2-1-5. 치관 형태를 이끌어 내는 순서. 치열과의 조화를 위해 주위 치주조직을 고려하여 형태를 디자인한다.

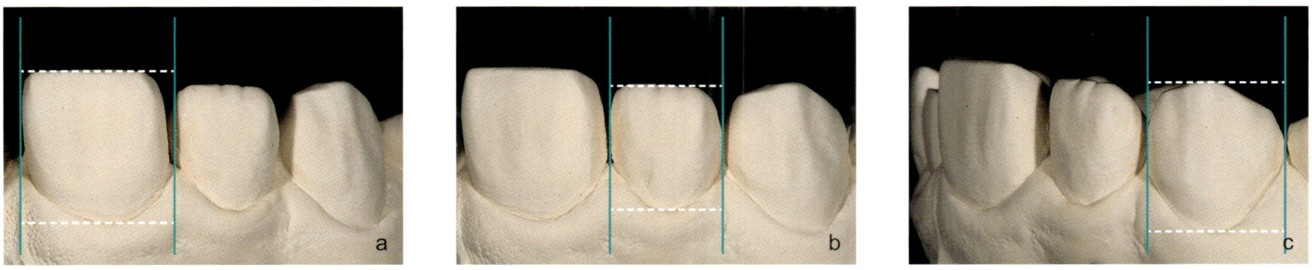

그림 2-1-6a~c. 치관의 올바른 관찰 방법. 치관 형태와 크기를 확인할 때는 치관 순측면의 정면에서 관찰하여 치열의 배열 상태를 포함하여 평가해 나간다.

다음으로 치관 형태의 파악법에 대해 소개하고자 한다. 치관 형태를 이끌어 내기 위해서는 다음의 순서로 진행한다(그림 2-1-7).

① 치간유두정을 결정하여 아웃라인을 파악한다.
② Gingival 프레임워크로부터 치은연 형태를 고찰하여 치관 형태를 결정한다.
③ 치관 형태의 특징으로부터 인접면 접촉 위치를 결정한다.
④ 마찬가지로 상·하 치간공극의 전개각을 결정하여 해부학적인 특징을 부여하면서 우각을 마무리한다.
⑤ 융선이나 고랑 등 절연 형태와 함께 순측면의 특징을 더해 완성시켜 나간다.

치관 외형의 결정은 반드시 정해진 틀 안에서 이루어져야 하며, 또한 치은 형태와도 정합성을 취해야 하므로 해부학적인 규칙 안에서의 형태 표현은 자유도가 높지 않다.

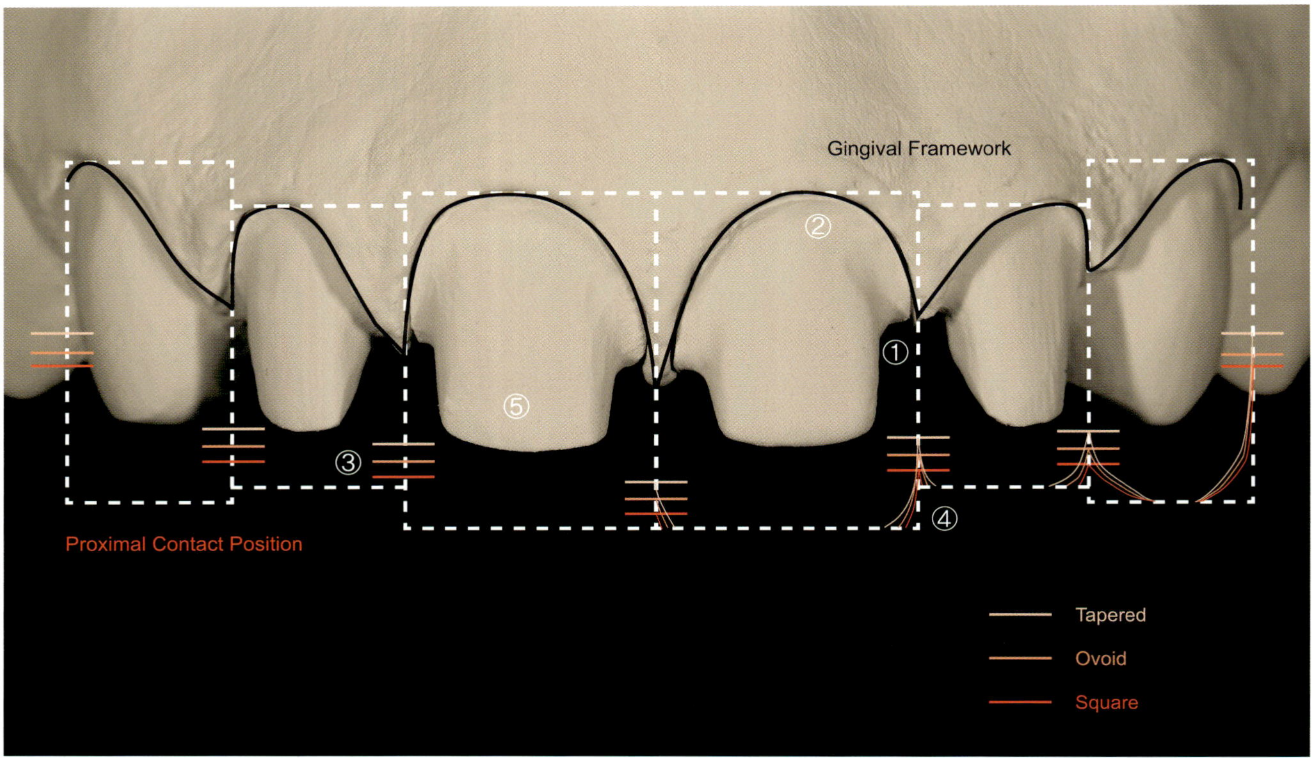

그림 2-1-7. 전치부 치열에서 치관 형태의 파악법. 순서에 따라 외형을 이끌어 내는 것으로 치열에 조화된 치관 형태를 찾아낼 수 있다.
① 치간유두정을 결정하여 아웃라인을 파악한다.
② Gingival 프레임워크로부터 치은연 형태를 고찰하여 치관 형태를 결정한다.
③ 치관 형태의 특징으로부터 proximal contact position을 결정한다.
④ 마찬가지로 상·하 치간공극의 전개각을 결정하여 해부학적인 특징을 부여하면서 우각을 완성한다.
⑤ 마지막으로 융선이나 고랑 등 절연 형태와 함께 순측면의 특징을 추가하여 완성시켜 나간다.

여기에서는 치관 배열의 기본 조작에 대해 다루고자 한다. 치관의 배열 조작은 우선 상악 중절치의 절연 위치 결정에서 시작하여, 대합치와의 피개관계를 확인하면서 치열의 arch form을 유사하게 해야 한다. 기본적으로는 상·하악치의 수직·수평적인 피개량은 기능에 영향을 미친다. 또한 arch form은 치아의 위치관계나 대합관계에 크게 영향을 받지만, 본래 정상인 치열궁에는 형태적인 특징이 갖추어져 있다(그림 2-1-8). 그리고 배열은 arch form에 준하여 하게 되지만, 아름답게 정돈된 배열을 하기 위해서는 이 아치 라인 위에 전치 절연의 중심점을 넣는 것이 중요하다(그림 2-1-9).

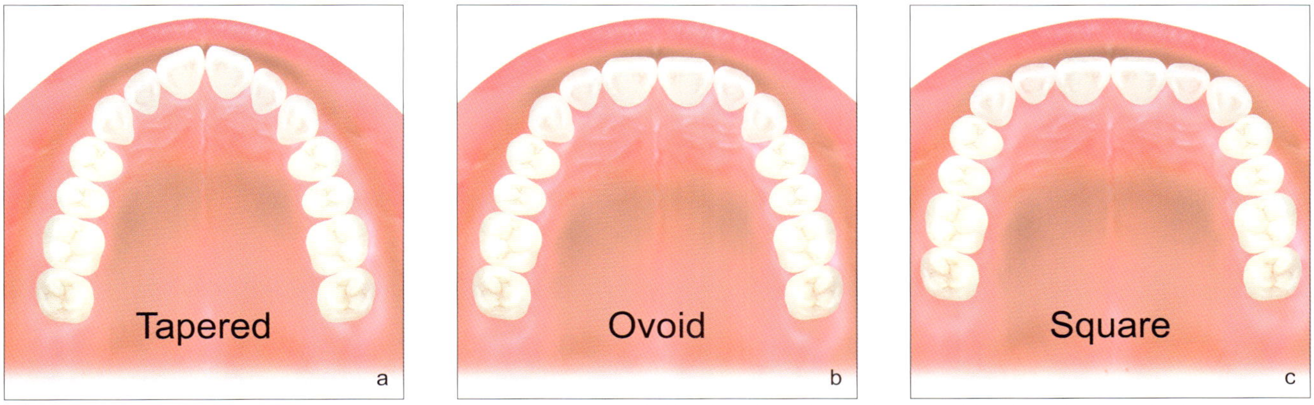

그림 2-1-8a~c. 치열궁 형태의 차이와 특징. 전치부의 arch form은 뚜렷하게 차이가 나타나며, 치열궁의 형태에 따라 절연을 연결하는 아치 라인도 달라진다. 이것은 치관 형태와도 관련되므로 치열궁의 형상으로부터 치관 형태를 이끌어 낼 수도 있다.

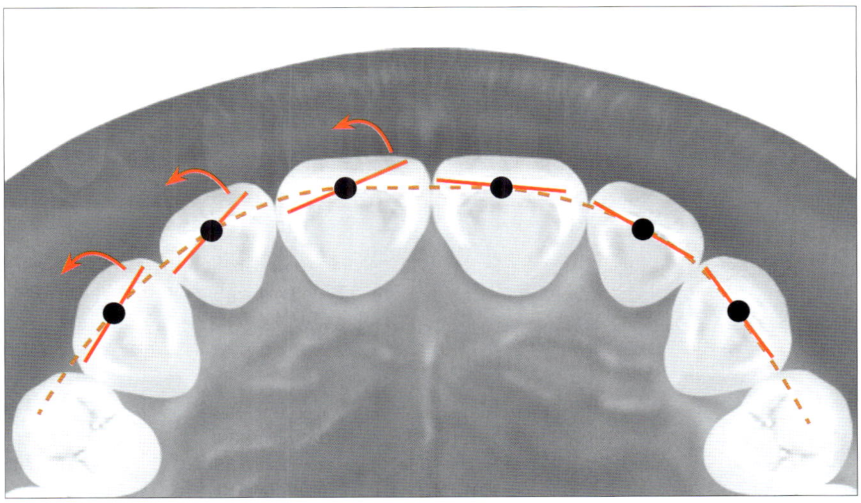

그림 2-1-9. 절연이 그리는 아치 라인(주황색 점선). 이 라인 위에 절연의 중심점을 두는 것으로 정돈된 치열이 완성된다. 또한 이 라인으로부터 절연이 벗어나면 순측면의 심미성에도 영향을 미친다. 따라서 전치의 배열 조작으로 치열의 외형이나 크기를 조절할 때에는 이 중심점을 남기고 인접면 접촉의 위치를 순·설적으로 바꾸면서 절연의 방향을 회전시켜 나간다(빨간색 선).

Chapter 2

2 자연치의 발색을 고려한 색조 표현

색이 가지는 표현력은 매우 다채로우며, 시각으로 파악한 정보에서 때로 강한 개성을 느끼는 것 같이 다양한 이미지를 표현한다. 이것은 자연치에서도 마찬가지인데, 생활 습관이나 환경 속에서 변화를 이루는 치아의 색조는 정말 우연의 산물이라 할 수 있다. 따라서 이러한 살아있는 조직을 상대하는 치과기공사는 한 시점의 특징을 파악해 충실히 표현하게 된다.

자연치는 형광성이나 오팔 효과(유색 효과) 등의 독자적인 광학 특성을 가지므로 심미 수복 재료에는 빛에 작용하는 물리적 특성이 적절하게 포함되어 있어야 한다.

본 항에서는 색의 메커니즘을 풀어 가면서 자연치의 발색 메커니즘을 다루고 '발색을 고려한 색조 표현'을 임상에 도입하는 방법을 소개하고자 한다.

1. 색의 분류

자연계에 존재하는 물체의 대부분은 빛을 통해서 비로소 그 존재를 눈으로 확인할 수 있다. 색은 크게 두 가지로 분류되는데, 광원 그 자체가 발하는 색인 광원색(light source color)과, 광원으로부터의 빛이 물체에 닿았을 때 보이는 색인 물체색(object color)으로 나누어진다(표 2-2-1). 또한 광원의 종류(백열전구·태양광·형광등·백색 LED 등)에는 각각 다른 파장 특성이 있으므로 광원이 바뀌면 색은 다르게 보인다. 그리고 색은 물체 표면의 광택도에 따라서도 다르게 보여, 광택도가 높은 경우는 정반사가 심해지고 낮은 경우는 확산 반사가 심해지므로 보이는 방식에도 충분히 영향을 미친다.

자연치를 이 분류에 대입하면, 자연치는 물체색과 광원색의 두 요소가 모두 갖추어진 발색 구성이 되어 자연계에서 유례가 없을 정도로 드문 발색 구조가 된다(그림 2-2-1).

표 2-2-1. 색의 발색 상태에 따른 분류(물리학적 분류)(참고문헌 1, 2에서 인용)

광원색 (light source color)	태양, 불, 전등, 형광등, 네온, 기타 발광체 [형광, 인광(phosphorescence) 등]의 빛	
물체색 (object color)	표면색	불투명한 물체의 표면 반사에 의한 색 (일반적인 색)
	투과색	투명한 물체를 투과하여 보이는 색(색유리, 술 등)
	기타	빛의 분광(spectrol), 간섭, 회절(diffraction) 등으로 인해 보이는 색(무지개, 비단벌레, 나비, 비눗방울, 진주 등)

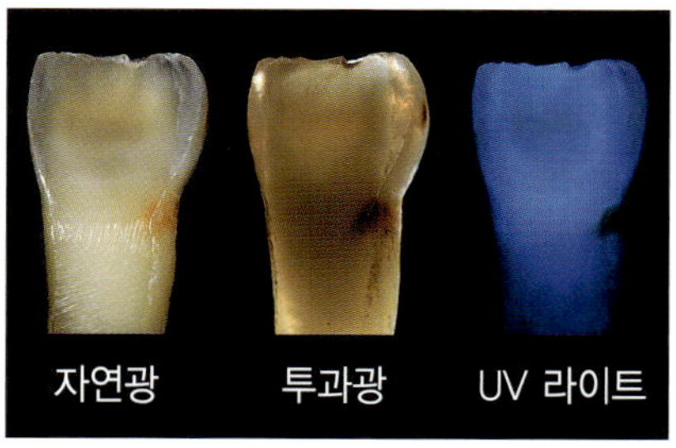

그림 2-2-1. 빛의 작용에 따라 자연치가 보여 주는 다양한 색조. 자연치의 구조를 이해하면서 적재적소에 그 특성을 부여해야 한다. 또한 이들 광학 특성을 보철물에 효율적으로 도입하면 색조 표현의 다양성도 증가하여 임상 응용의 폭도 넓어질 것이라 생각한다.

2. 자연치의 발색성에 영향을 미치는 인자

우선 자연치는 투명층, 반투명층, 불투명층에 의한 삼차원적인 그라데이션으로 이루어지는 매우 복잡한 색구조가 된다. 그리고 각 층은 치아의 구조 차이에 따라 색조나 광학 특성도 다르다. 그리고 자연치의 색조는 시간이 지나면서 변화하여 그 발색 양상도 똑같이 변화를 보인다. 여기서는 자연치의 색조에 영향을 미치는 발색 인자(그림 2-2-2)에 대해 다루고, 그 영향과 응용에 대하여 설명하고자 한다.

① 에나멜·상아질의 불투명도
② 형광성
③ 에나멜의 투명도와 오팔 효과
④ 상아질의 색
⑤ 표면 광택도 등

그림 2-2-2. 자연치의 발색성에 영향을 주는 인자.

형광성

자연치의 형광성을 확인하는 수단으로서 UV 라이트하에서 창백하게 발광하는 모습을 확인할 수 있다. 자연치는 특히 상아질층이 발광하며 절단결절(mamelon)에서도 똑같이 반응한다(그림 2-2-3).

그러나 실제로 이러한 특수한 환경에서의 영향이 아니라, 태양광이나 다른 광원으로부터의 자외선에 의한 자연치에 대한 색의 영향을 고려해야 한다. 여기에서 형광성이 가지는 성질을 정리해 보자. 우선 형광이란 자외선을 가시광선으로 변환하는 성질(photoluminescence)을 가지며, 형광성을 포함하지 않는 일반 색보다 강한 가시광선을 방출하여 반사와 합쳐져 선명하게 색을 낸다.[3,4] 또한 형광색과 일반색(형광성을 포함하지 않는 색)을 비교했을 때 형광색은 일반색보다 시인 거리(visibility distance)에서 뛰어나므로, 시인 거리에 2배 이상의 차이가 생긴다.[5,6] 그리고 형광성을 포함하는 물체는 자외선을 포함하여 흡수한 빛에너지의 파장을 바꾸어 일반적인 반사광과 합쳐 반사하는 성질을 가지며 높은 명도와 채도를 나타낸다.[7] 그 효과를 극단적으로 비유하면, 형광 성분이 많이 포함되는 의류나 물체가 유난히 눈길을 끄는 것은 이러한 이유로 생기는 현상이다. 그리고 태양광의 자외선 또는 단파광으로 인해 발색하는 것으로, 그 형광성이 강할수록 자외선을 포함하는 태양광 아래에서는 뿌옇게 흐려 보이는 등 물체의 투명도에도 영향을 미친다. 예를 들어, 천연 다이아몬드는 형광성을 포함하는데, 형광성을 많이 포함하면 다이아몬드의 투명도가 낮아지므로 상품 가치가 떨어진다고 한다.[8] 또한 실내 환경의 광원에서는 형광등이나 LED 조명이 일반적이지만, LED 조명의 대부분은 자외선을 발생시키지 않는 구조이다.

이러한 성질로부터 형광성은 이른바 색의 발색성을 크게 좌우하는 광학적인 물성이며, 자연치에서도 그 영향은 크다고 생각한다. 그리고 자연치와 같은 발색을 재현하기 위해서는 본래 자연치에 보이는 적절한 위치에 적절한 형광성을 부여하면서 적층 구성을 할 필요가 있지만, 치과 수복 재료는 불투명도가 높은 재료일수록 형광성이 많이 함유되는 경향이 있다(그림 2-2-4). 자연치는 광원의 종류에 따라 자기도 모르는 사이에 미세하게 그 색조를 변화시키고 있는 것을 알 수 있는데, 형광성은 틀림없이 치관 수복장치에 생명감을 부여하는 중요한 역할을 담당하고 있다고 생각한다.

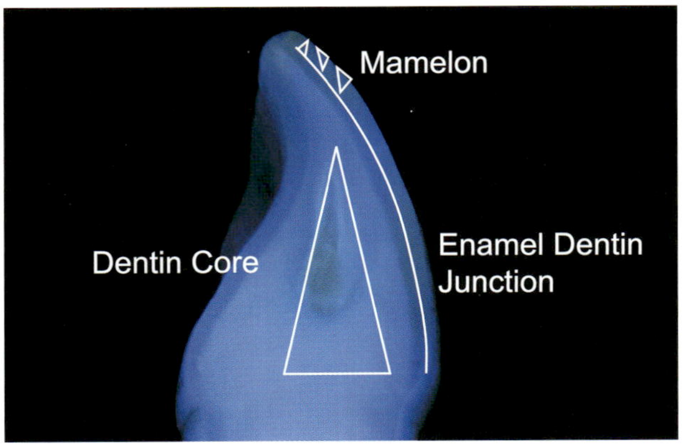

그림 2-2-3. 자연치 구조에서 볼 수 있는 발광 부위. 핵이 되는 상아질 부위와 mamelon의 발광을 확인할 수 있다.

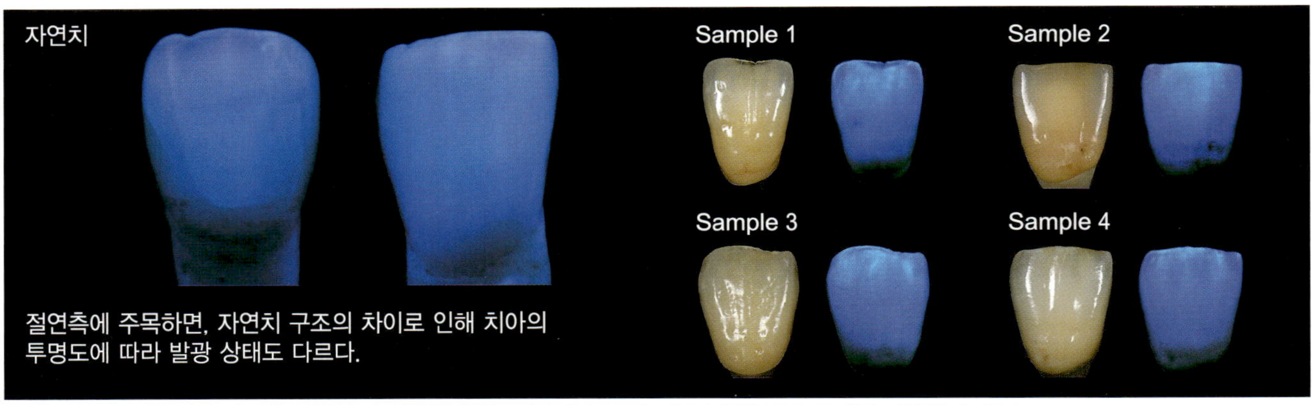

그림 2-2-4. 자연치의 발광을 의식하여 제작한 샘플. 자연치에 보이는 불규칙한 발광 상태를 재현할 수 있다.

불투명성과 형광성의 관계

자연치의 발색 인자 중에서도 상아질이 가지는 불투명도는 자연치의 발색성에 가장 큰 영향을 주며, 치아의 명도와 밀접하게 관련된다. 또한 앞서 이야기한 것처럼 형광성은 명도를 끌어올리는 특성을 가지므로 상아질의 불투명성을 보조하는 형태로 발색성을 향상시키고 있다고 생각한다.

UV 라이트 하에서 발거 치아를 관찰했더니, 자연치 발색에는 하나의 규칙이 있어 불투명층의 불투명도가 높아짐에 따라 강한 형광을 발하는 것을 알 수 있었다(그림 2-2-5). 또한 0.4mm로 얇게 슬라이스 컷 한 발거 치아를 확인해도 형광성을 가지는 불투명층은 더욱 강력하게 발색하고 있는 것을 엿볼 수 있다(그림 2-2-6). 이렇게 치아에 보이는 광원색은 에나멜층 내부의 불투명층으로부터 나타나고 있다(그림 2-2-7). 따라서 자연치와 유사한 발색 기구를 재현하기 위해서는 자연치색에 준하여 적절하게 불투명도 조절(opacity control)과 형광성 조절(fluorescent control)을 할 필요가 있다.

최근 리튬디실리케이트와 지르코니아를 사용한 monolithic restoration이 급증하여 익스터널 스테인(external stain) 후에 형광성을 함유한 글레이즈 페이스트를 사용하여 코팅하는 방법이 많이 사용된다. 그중에서도 지르코니아를 사용한 monolithic restoration에서는 조금 주의가 필요해진다. 본래 높은 강도를 가지는 초기의 지르코니아는 매우 불투명하며, 고투광성 지르

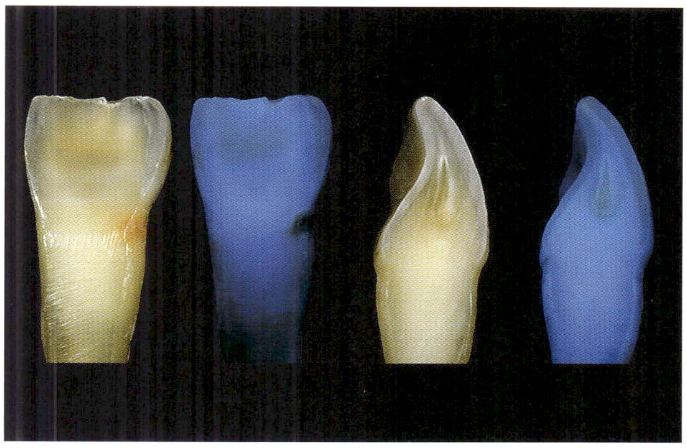

그림 2-2-5. 불투명층과 형광성의 관계. 불투명 부위일수록 심한 형광성을 확인할 수 있다.

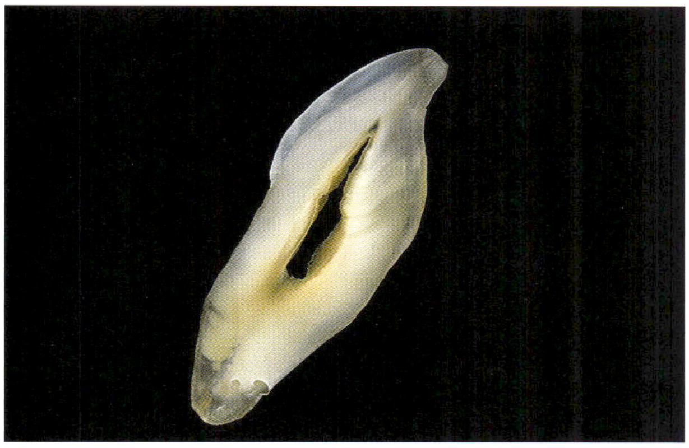

그림 2-2-6. 0.4mm로 슬라이스 컷 한 발거 치아. 0.4mm라는 얇은 조각이지만 불투명층을 주의해서 보면 매우 강한 발색 상태를 나타내고 있다.

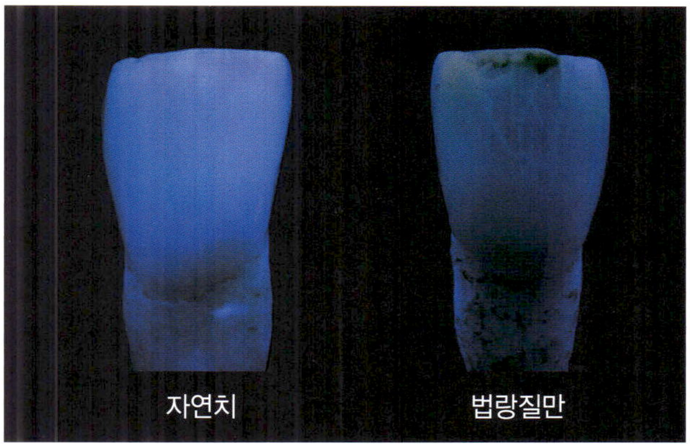

그림 2-2-7. 오른쪽은 상아질을 깎아내 법랑질만 남긴 상태. 법랑질의 형광성은 매우 미약한 것을 확인할 수 있다.

코니아를 제외하고 지르코니아의 불투명도에 의존한 발색 양상이 된다. 일부 지르코니아 제품에서는 형광성을 함유하는 것도 존재하지만, 기본적으로는 지르코니아가 가지는 불투명도에서 충분한 발색을 얻을 수 있다고 생각한다. 그러나 불투명도가 너무 높은 지르코니아를 선택하면 monolithic restoration에서는 색조 재현의 면에서 너무 난해할 것이다. 이것은 지르코니아가 가지는 불투명도에 따른 높은 광반사성으로부터 익스터널 스테이닝에 의한 색조 부여의 효과가 옅어져 버리기 때문이다(Chapter 2-5 참조).

자연치의 연령 증가에 따른 변화

다음으로 연령 증가에 따른 자연치의 색조 변화에 대해 다루고자 한다.

청년층의 입매는 밝고 건강하고 치아의 색이나 형태의 시각적인 이미지가 확실히 남는 데 비해, 노년층의 입매는 어둡고 치아의 시각적 이미지가 잘 남지 않는다는 느낌을 받은 적이 있을 것이다. 당연하지만 자연치는 연령 증가와 개인의 생활 습관에 따라 착색·변색·실활·교모 등 시간이 지남에 따라 변화해 간다. 또한 연령 증가로 인한 자연치의 색조 변화 경향을 살펴보면 에나멜·상아질의 투명도가 증가하여 전체적인 명도 저하와 함께 채도가 높아지는 경향이 있다.

그럼 치아의 광학적인 특성은 어떻게 변화하는지 그 경향을 알아보자. 발거 치아 중에서 청년층·중년층·노년층의 전형적인 치아를 선택하여 각각이 나타내는 색(물체색·광원색)으로부터 연령 증가에 따른 치아의 광학적인 색조의 변화를 관찰하였다(그림 2-2-8). 그 결과, 치아에는 각각 구조적인 차이가 존재하지만, 투과광 하에서는 치아의 연령 증가에 따른 투명도 상승으로 인해 탈광현상이 많이 나타났다. 또한 절연에서 오팔 효과의 변화와 UV 라이트 하에서의 형광성을 확인했더니, 이들의 광학 특성은 연령 증가와 함께 감퇴하는 경향이었다.

이러한 관찰로부터 자연치의 연령 증가 현상은 광학적인 색조에도 영향을 미치며 상아질의 불투명도 저하에 따라 형광 특성도 약해지는 것으로부터 불투명도와 형광성에는 상관관계가 입증된다. 이들의 광학적인 변화 경향을 색조 표현에 도입하는 것으로 더욱 합리적인 발색 조절이 가능해지지 않을까?

표면 광택도(Luster control)

마지막으로 표면 광택도의 차이가 주는 발색에 대한 영향을 다루어 본다. 우선 물체 표면의 광택도는 빛의 반사율이나 각도를 바꾸는데, 광택도가 높을수록 거울 반사에 가까운 각도로 반사하고, 광택도가 낮아질수록 빛이 확산 반사한다. 이것은 경면 연마된 유리와 불투명한 유리를 연상하면 이해하기 쉽다. 이러한 특성의 차이는 명확하며, 표면의 확산 반사가 증가하는 것으로 투명감이 탁해지고 불투명도가 높아진 것 같은 질감에 전체적으로 밝기도 더해진 것 같은 현상이 일어난다(그림 2-2-9). 이 현상은 확산 반사를 이용한 치아 미백 등에서도 응용된다. 임상에서 목표 치아와 동등하게 광택도를 맞출 필요가 있는데, 이것은 표면 광택도가 빛의 반사 양상에 영향을 주기 때문이다. 자연치와 같은 적층 구조의 경우 에나멜의 표층이 흐려짐에 따라 결과적으로 색조에까지 영향을 미치게 된다. 또한 이 구조를 이해하는 것으로 세라믹 표면의 광택도를 조절하고, 동시에 발색이나 색조를 조절하는 하나의 방법이 된다.

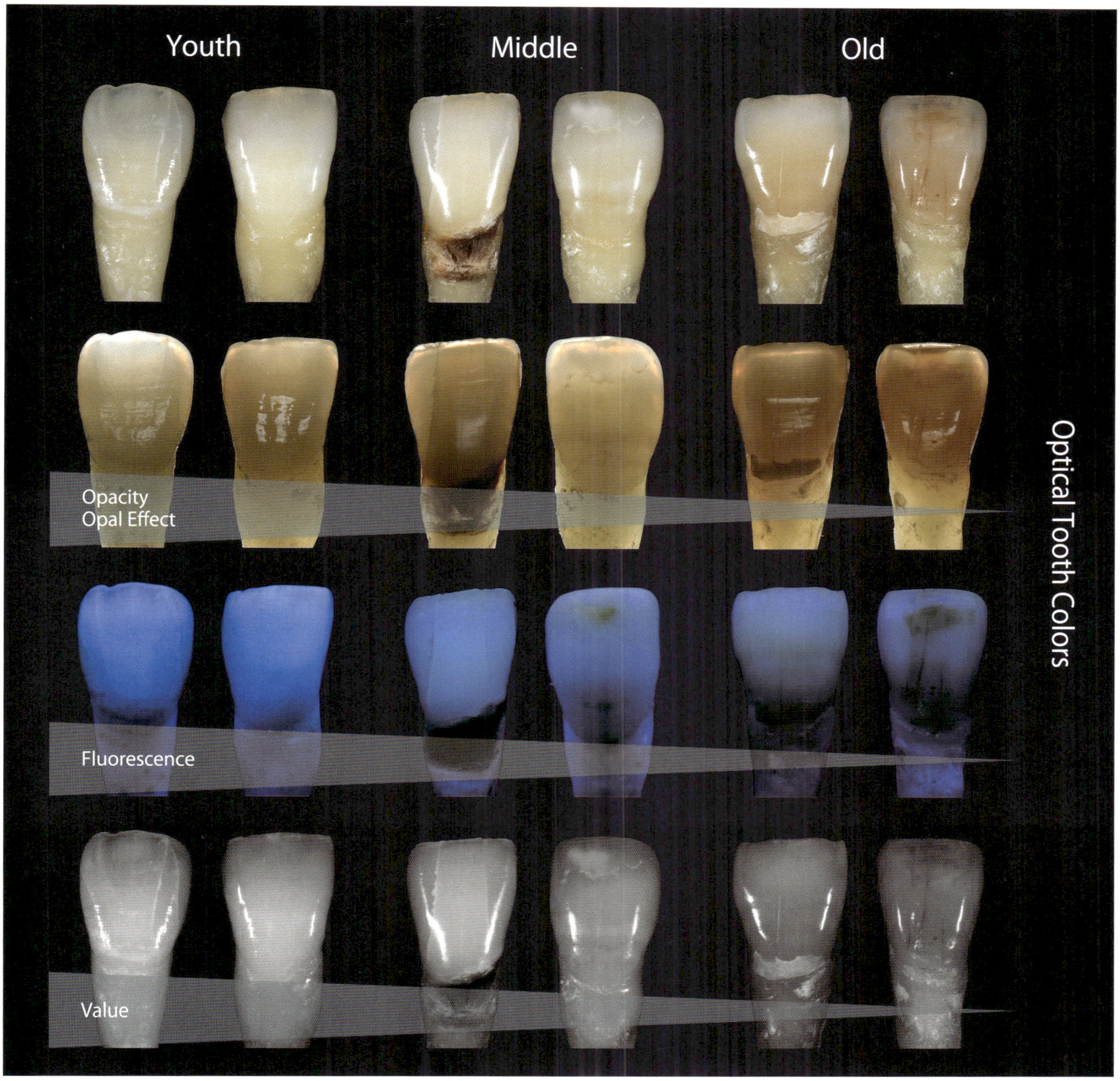

그림 2-2-8. 연령 증가에 따른 치아의 발색 경향. 치아의 구조적 차이는 당연하지만, 투과광 하에서는 연령 증가에 따라 치아가 투명화하고 상아질층은 호박색으로도 변화하고 있다. 또한 형광 특성·오팔 효과 등의 광학 특성은 연령 증가에 따라 감퇴하는 경향이 있다.

그림 2-2-9a, b. 표면 광택도와 색조의 확인. 높은 투명도의 프레스 세라믹을 사용하여 글레이즈 페이스트로 마무리한 0.6mm의 라미네이트 비니어를 표본(specimen)으로 준비했다. **a**는 광택을 내고 연마까지 했지만, **b**는 글레이즈 처리 후에 Shofu 실리콘 호일 PB(Shofu)를 사용하여 임상적 허용 범위 내에서 윤기를 떨어트렸다. 이 두 표본을 확인하면 **a**에 비해 **b**는 약간 명도가 증가한 것처럼 보인다.

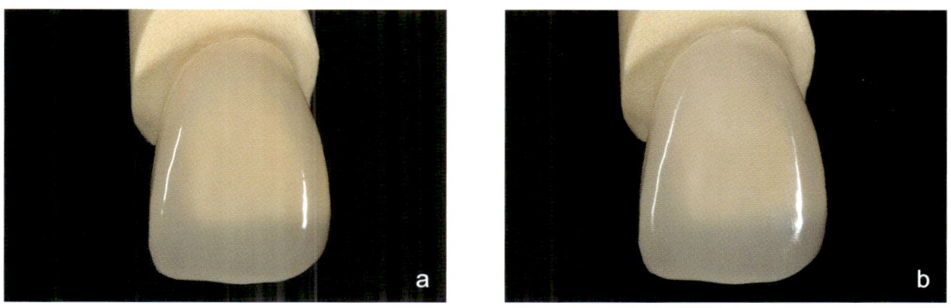

3. 자연치와 수복 재료의 차이

다음으로 자연치의 광학 특성을 근거로, 각종 치관 수복 재료의 임상적인 고찰을 하고자 한다. 우선 오늘날의 심미 수복 치료의 기반이 되고 있는 올세라믹 수복의 최대 장점은 적정한 투광성과 지대치색을 반영하는 특성으로부터 더욱 자연스러운 심미 수복 치료가 가능하다는 것이다. 또한 오늘날 각종 지르코니아를 포함하는 파인 세라믹이나 리튬디실리케이트를 주성분으로 한 프레스 세라믹이 널리 이용되고 있는데, 이러한 재료의 특성이 어떻게 색조 재현에 반영되고 있는지 몇 가지 실험을 했다. 여기에서는 지대치 형성된 발거 치아(그림 2-2-10)를 사용하여 각각 투광성이 다른 세라믹(그림 2-2-11)으로 피복하여, 자연치의 광학 특성이 어느 정도 수복물에 반영되어 있는지를 확인하였다.

그림 2-2-10a, b. 지대치 형성된 발거 치아를 실험에 이용했다. 형성 후의 지대치로부터 강한 형광성 발색을 확인할 수 있다.

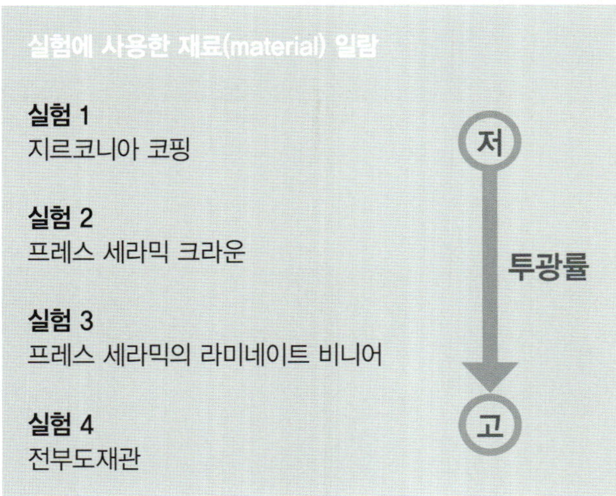

그림 2-2-11. 실험에 사용한 재료.

실험 1: 지르코니아 코핑으로 피복한 경우

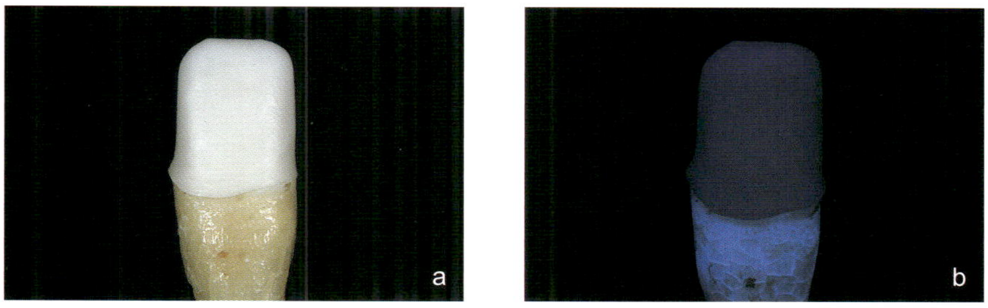

그림 2-2-12a, b. 0.2mm의 지르코니아 코핑을 장착. 자연치의 광원색을 차단하고 있다.

0.2mm의 두께로 조정하여 투광성을 높인 지르코니아 코핑을 지대치에 장착하여 자연치 색조(광원색)의 반영을 관찰했다. 여기에서는 형광성이 없는 지르코니아를 사용했다. 얇게 하여 투광성을 높이는 것으로 지대치로부터의 광원색 반영을 기대했지만 자연치로부터의 발색은 차단되었다(그림 2-2-12).

실험 2: 프레스 세라믹 크라운(IPS e.max Press)으로 피복한 경우

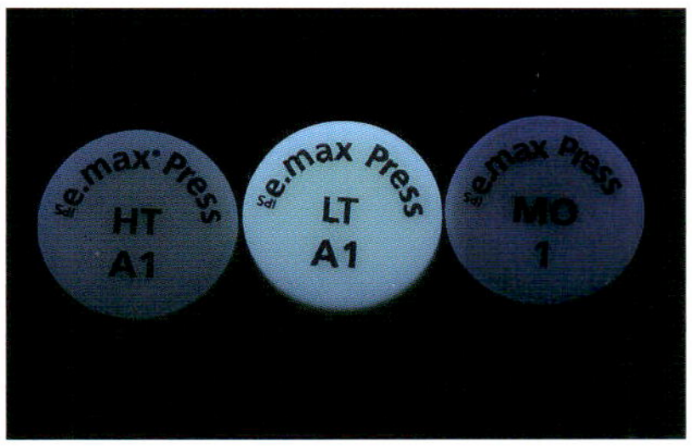

그림 2-2-13. IPS e.max Press ingot의 형광성. Ingot에 따라 발광 상태가 다르다.

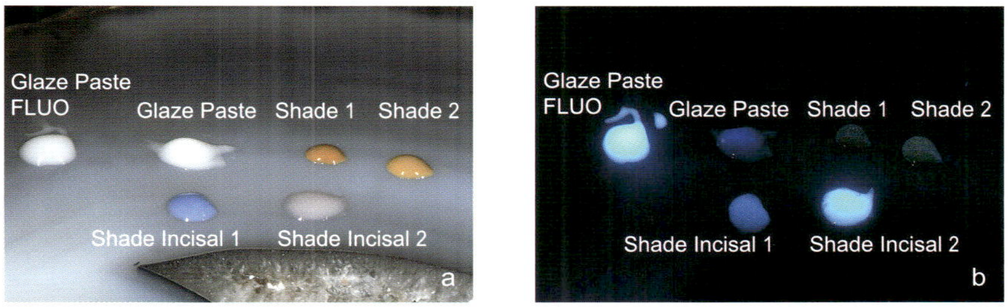

그림 2-2-14a, b. IPS e.max Ceram shade 스테인과 글레이즈 페이스트. 형광성이 있는 것과 없는 것이 있다.

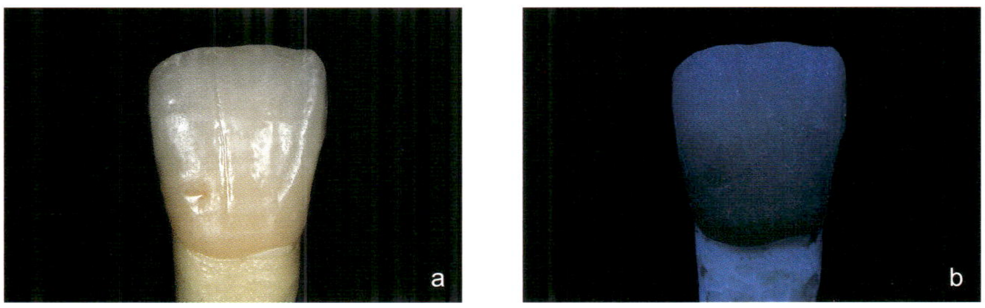

그림 2-2-15a. 두께 1.2mm의 IPS e.max Press HT A1 ingot으로 제작된 staining crown을 장착하였다.
그림 2-2-15b. 지르코니아와 마찬가지로 자연치로부터의 발색은 차단되었다.

투광성이 높은 IPS e.max Press HT ingot으로 1.2mm의 staining crown을 제작하였다. 그 결과 HT ingot이 가지는 미약한 형광성(그림 2-2-13)과 스테인재에 포함되는 형광 특성(그림 2-2-14)은 확인할 수 있었지만, 지르코니아와 마찬가지로 자연치로부터의 발색은 차단되었다(그림 2-2-15).

실험 3: 프레스 세라믹(IPS e.max Press)의 라미네이트 비니어로 피복한 경우

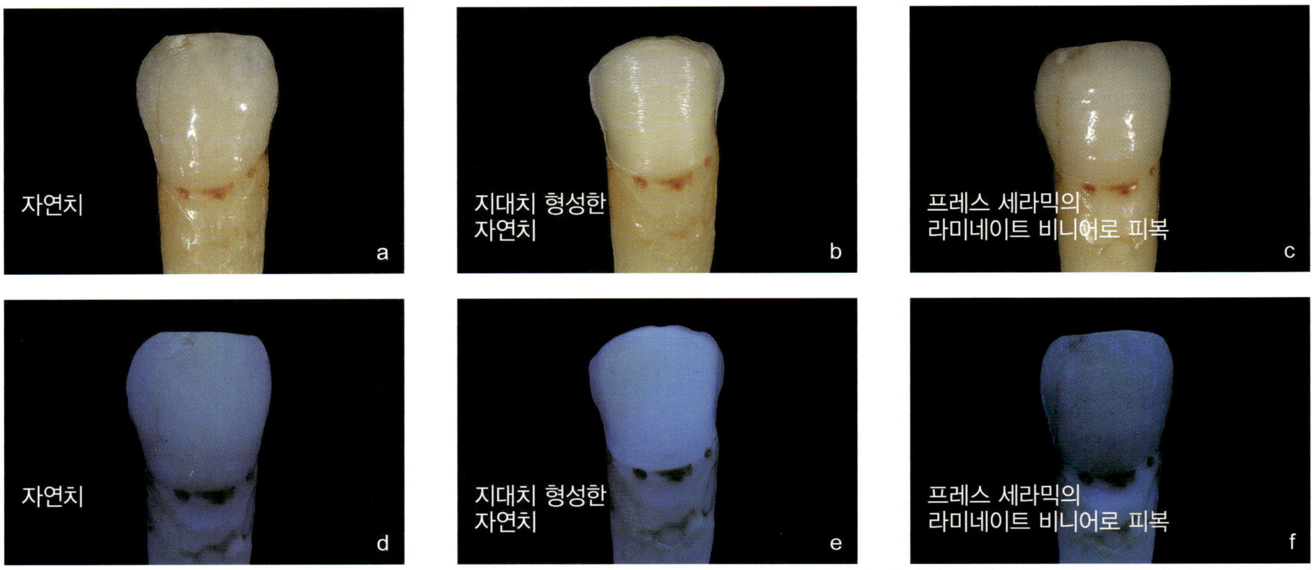

그림 2-2-16a~f. IPS e.max Press HT A1 ingot을 사용하여 라미네이트 비니어를 제작하여 자연치의 색조에 맞추어 총 3회의 스테이닝 처리를 하여, 어느 정도의 색조 재현을 했다. 프레스 세라믹으로 피복된 것은 형광성이 약간 저하되었음을 알 수 있다.

실험 3에서는 실험 2와 같은 IPS e.max Press HT ingot의 투광성을 최대한 높이기 위해 0.2~0.4mm로 조정한 라미네이트 비니어로 피복하여 스테이닝을 했다(그림 2-2-16). 그러나 이것도 마찬가지로 발색이 차단되어 있음을 알 수 있다.

실험 4: 전부도재관(porcelain jacket crown)으로 피복한 경우

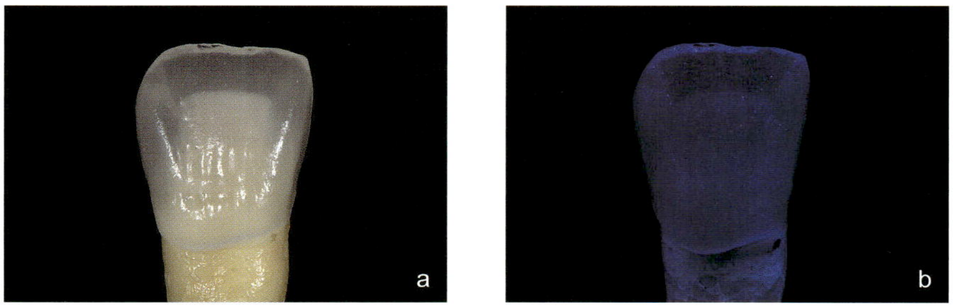

그림 2-2-17a, b. Porcelain jacket crown으로 피복한 경우도 지대치의 광원색이 차단되고 있다.

축성용 도재 중 가장 투명도가 높은 트랜스 도재를 사용하여 1.2mm의 porcelain jacket crown을 내화모형법으로 제작했다. 지대치색의 영향을 많이 받는 환경이었지만 본 실험에서도 지대치의 광원색을 얻는 것은 불가능했다(그림 2-2-17).

추가 실험: 레진으로 코어 형성한 경우

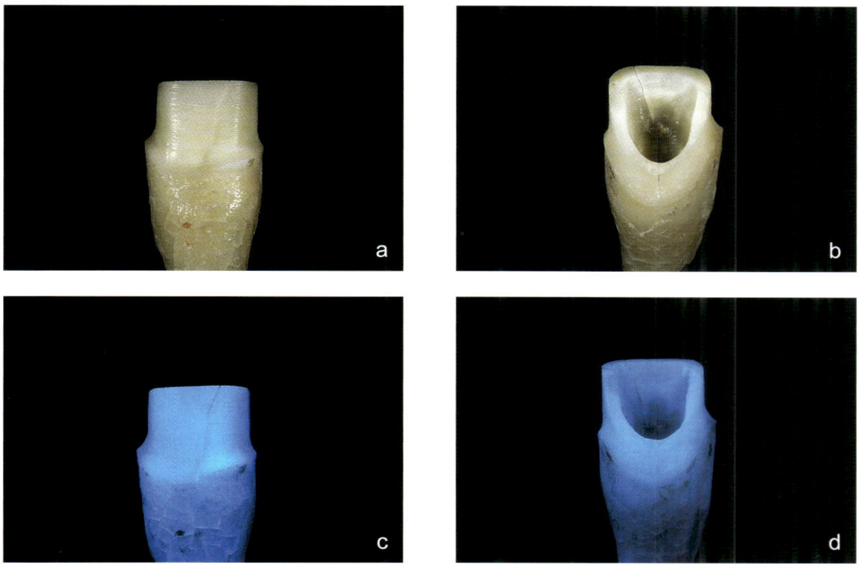

그림 2-2-18a~d. 치수가 없어져도 형광성은 변화하지 않는다.

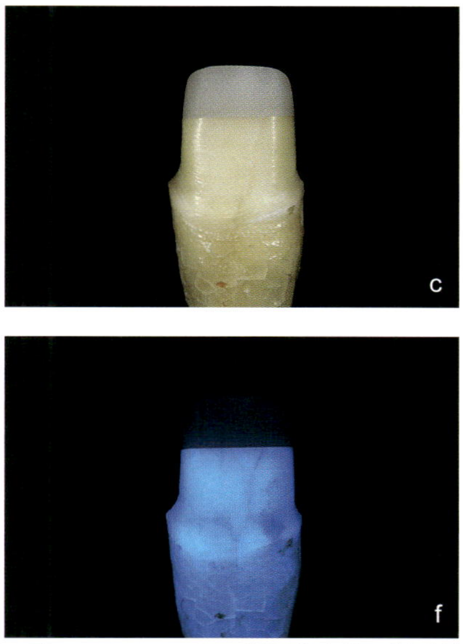

그림 2-2-18e, f. 코어용 레진에는 형광성이 없으므로 올세라믹 수복 시에는 발색을 다시 고려할 필요가 있다.

추가 실험에서는 발거 치아를 근관 형성하고 코어용 레진과 glass fiber post를 사용하여 포스트-코어를 형성해서 실활치 상태의 지대치 조건을 재현했다.

UV 라이트 하에서 발색을 확인하면 코어용 레진은 형광성을 포함하지 않으므로 발색은 나타나지 않았다(그림 2-2-18). 이것을 근거로 임상 상황에서 잔존치의 양이 없고 투명도가 높은 레진 코어재가 지대치의 대부분을 차지하는 경우, 생활 지대치와는 완전히 광학적인 환경이 다른 상태가 되는 것을 알 수 있다. 만약 이러한 지대치 조건에 프레스 세라믹 등 투광성이 높은 재료를 사용하여 수복하는 경우 발색의 관점에서 상당한 악조건이 되어 버린다.

Conclusion – 본 실험의 결론

올세라믹 수복 재료가 가지는 투광성은 지대치 조건이 양호할수록 수복 결과를 호전시키는 특성이 있지만, 투광성은 본래 자연치가 가지는 색정보를 모두 전달하는 것이 아니다. 본 실험으로부터 형광성(광원색)은 수복 재료와 관계없이 거의 발현되지 못했으며 그 원인으로서 자연치의 에나멜과 수복 재료의 물성의 차이, 특히 빛의 굴절률 차이가 영향을 주었다고 생각한다. 따라서 자연치의 색구조를 재현하기 위해서는 재료 특성을 파악하고 확실히 불투명성과 형광성을 보충할 필요가 있다.

또한 지대치 조건을 무시하고 높은 투광성을 너무 의식하면 발색 조건이 악화되어 극단적인 명도 저하를 일으키는 원인이 될 수 있다. 오늘날의 monolithic restoration은 강도를 우선하지만, 층에 따라 특성이 다른 자연치의 색조를 재현하기 위해서는 자연치와 같이 설계된 축성용 도재를 사용하는 것이 역시 이치에 맞는 것이 아닐까?

Chapter 2

3 프레스 세라믹을 사용한 색조 설계

여기서부터는 치관 심미를 유지하는 또 하나의 요건인 색조 설계에 대해 다루고자 한다. 여기에서는 IPS e.max Press 시스템을 사용한 색조 재현 이론을 중심으로 그 임상 응용을 제시해 나간다.

우선, 오늘날 올세라믹 수복의 선구가 된 프레스 세라믹 수복인데, 리튬디실리케이트(lithium disilicate)를 주성분으로 한 글라스 세라믹 ingot의 등장으로 높은 강도와 심미성을 양립시켜 전 세계의 임상가에게 계속 선택되어 왔다. 그 강도는 2축 굽힘강도(biaxial bending strength)를 평균 500MPa(IPS e.max Press: 470MPa, IPS e.max CAD: 530MPa) 발휘하여 다양한 임상 예에 대응 가능해진 것으로 세계적인 수요가 높아졌다. 또한 현재 지르코니아 수복이 전성기를 맞이하는 중인데, 글라스 세라믹의 장점인 높은 접착성의 특성으로 수복 상황에 따른 방식의 구분은 이루어지고 있는 듯하다. 앞으로 CAD/CAM 시스템을 통한 왁스 디스크의 밀링(milling)이나 3D 프린터의 활용(그림 2-3-1)으로 프레스 세라믹 수복은 계속 사용될 것이라 생각한다.

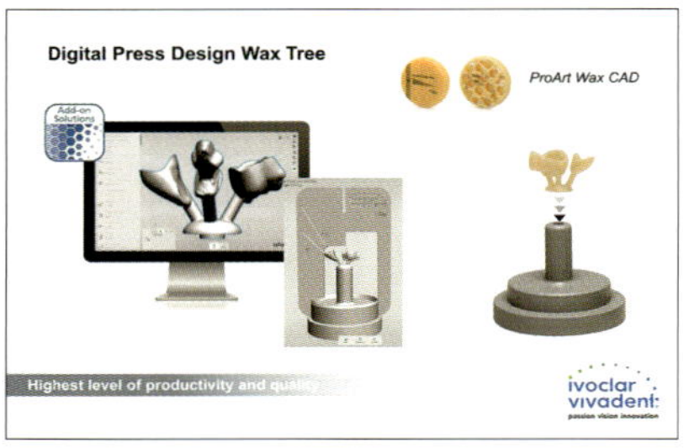

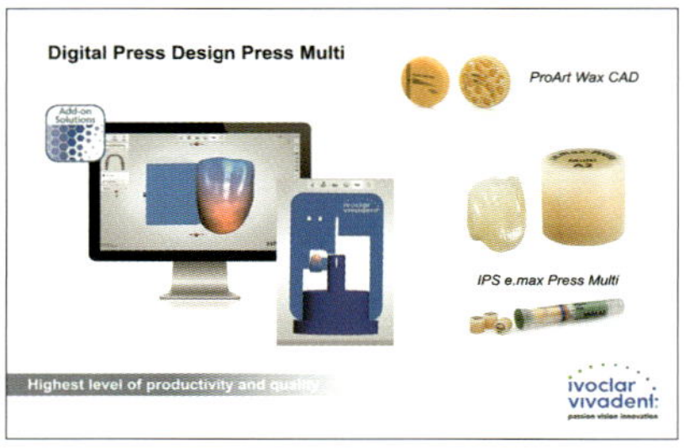

그림 2-3-1a. Ivoclar Vivadent와 3 Shape Dental System과의 공동 개발에 의한 Digital Press Design. CAD 소프트웨어에서 설계된 수복물을 스풀링(spooling)된 상태에서 왁스 디스크로 깎아낸다.
그림 2-3-1b. 동일하게 Digital Press Design으로 설계되는 IPS e.max Press Multi 전용 디자인 도구(자료 제공: Ivoclar Vivadent).

본서에서 컷백법과 레이어링법의 정의

여기에서 본서의 축성용 도재를 사용한 색조 재현 기법에 대한 표기를 정의하고자 한다.
본서에서는 축성용 도재를 이용한 재현 기법을 크게 컷백법과 레이어링법의 두 가지로 분류하여 이야기를 전개하고 있다. 컷백법의 일반적인 인식으로서는 톱다운(top-down) 방식으로 하는 최종 외형으로부터의 프레임워크 설계와, 축성 작업으로 상아질 구조를 도출하는 설계법으로서의 인식이 강할 것이다. 그렇지만 본서에서는 그러한 목적을 명확하게 가진 프레임워크에 대해 축성 작업을 하는 수법의 하나로서 컷백법을 정의하고자 한다.
이 정의에서 컷백법과 레이어링법의 명확한 차이는 축성량의 차이에 있다. 컷백법은 가능하면 축성량을 줄여 프레임재가 가지는 색조나 불투명도 그리고 강도 등도 그대로 활용하면서 상아질 구조나 최종 외형을 토대로 색조 설계를 시작하는 기법이라고 정의하고 있다. 그에 비해 레이어링법은 치아 내부 구조의 심부로부터 축성용 도재를 사용하여 적극적으로 색조 재현을 하는 기법이라고 정의하고 있다.
또한 컷백법과 레이어링법을 한정하지 않고, 축성용 도재를 사용한 색조 재현 기법 전반에 대해 언급하고 싶은 경우는 축성법이라고 표기한다.

1. IPS e.max Press 시스템을 사용한 임상

우선 IPS e.max Press 시스템을 사용한 색조 재현에 대해 소개한다. 오늘날, 프레스 세라믹 재료의 임상적인 사용의 대부분은 스테이닝법에 의한 monolithic restoration이다. 이것이 수복 재료의 진화와 시대의 흐름이라고 파악하고 있지만, 실제로 심미 재현의 요구가 높아지는 수복 치료에서 모두에 적용할 수 있는 것은 아니다. 여기에서 프레스 세라믹의 특징을 감안하여 임상에서의 사용 구분을 정리하고자 한다(표 2-3-1).

표 2-3-1. IPS e.max Press와 지르코니아의 임상적인 사용 구분. 편리성과 생산성을 너무 중시하면 임상 대응에도 반드시 편향이 생기므로 상황에 맞는 적절한 재료 선택을 해야 한다.

	IPS e.max Press	지르코니아
임상 대응	• 라미네이트 비니어와 같은 접착을 요하는 증례 • 구치의 치관 수복(In, On, Cr, 테이블 탑) • 단관으로부터 3치 연결 브릿지(후방 지대치가 제2 소구치까지) • 색조 재현에 영향을 주지 않는 경도의 변색 지대치 • 단관의 임플란트 상부 구조	• 강도를 최우선으로 하는 증례 • 단관으로부터 풀아치 연결 브릿지까지 • 목표 치아의 색조와 지대치색이 차이가 나는 마스킹을 요하는 증례(메탈 코어를 포함) • 임플란트 상부 구조 • 수복장치의 두께에 제한이 있는 등 지르코니아의 불투명도 활용이 필요한 증례

다음으로 스테이닝법과 축성법(컷백법/레이어링법)의 사용 구분에 대해 서술하고자 한다. IPS e.max Press, 지르코니아에 관계 없이 재료 선택을 한 후에 재료를 어떻게 활용할지는 선택하는 기법에 크게 좌우된다(표 2-3-2).

표 2-3-2. 재현 기법의 선택. 선택된 재료의 잠재력을 최대한 이끌어 내기 위해서는 재현 기법도 올바르게 선택해야 한다. 선택을 잘못하면 재료 특성을 살리려고 하는 의도와 정반대의 수복 결과를 초래하기도 한다.

	스테이닝법	축성법 (컷백법/레이어링법)
재현 기법의 선택	• 강도를 우선한 수복 • 반대측 동명치까지 수복하는 짝수 치아의 수복 • 색조 재현의 요구가 높지 않은 증례 • 충분한 축성 공간을 얻을 수 없는 증례 • 목표 치아의 색조가 하나거나 그라데이션이 약한 것 • 표면의 특성이 뚜렷한 치아나 테트라사이클린 치아 등 특수한 색조의 재현	• 높은 심미성이 요구되는 증례 • 전치의 단관 수복 등 심미 재현성이 관건인 증례 • 반대측 동명치를 포함하지 않는 홀수 치아의 수복 • 절연 공간에 뚜렷한 내부 구조가 확인되는 증례 • 스테인법으로는 미치지 않는 치경부의 밝은 명도 재현이 필요한 증례 • 더욱 높은 투명도를 재현해야 하는 증례

스테이닝법의 참고 증례 I

이 증례는 상악 양측 중절치의 올세라믹 수복 증례다. 지대치가 생활치이기도 하며 치경부나 절연측의 수복 공간은 1mm 이하가 되는 부분이 있었지만, 지대치색을 확인했더니 다행히도 목표 치아와의 색차는 없었다. 또한 대합치의 총생(crowding)이 나타나 강도에 대한 고려가 필요했지만, 양측의 수복이라는 조건이 있었으므로 IPS e.max Press를 사용한 스테이닝법에 의한 수복을 시도했다(그림 2-3-2).

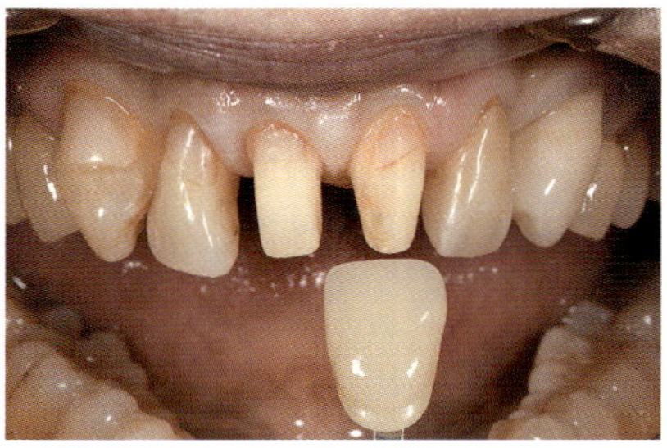

그림 2-3-2a. Shade take와 지대치색의 확인. 주위의 목표 치아와 비교했더니 변색이나 색차이는 없어, 프레스 세라믹으로도 충분히 재현할 수 있다고 판단했다.

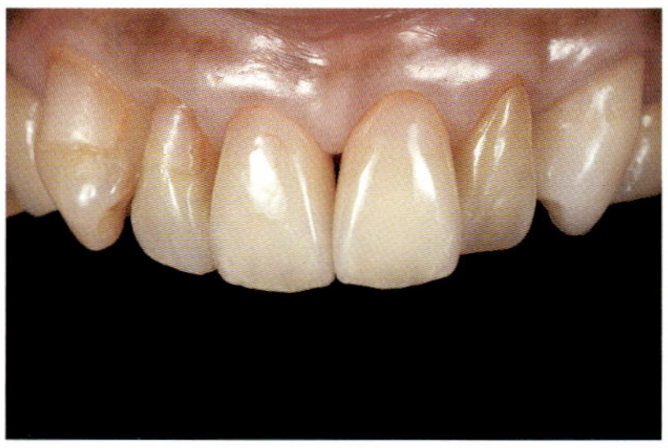

그림 2-3-2b. 장착된 수복물의 상태. 치근도 가늘고 인접면 부분의 축소(reduction)량이 많았기 때문에, 빛의 투과를 막기 위해 LT A1 ingot을 사용하여 명도 저하를 고려했다.

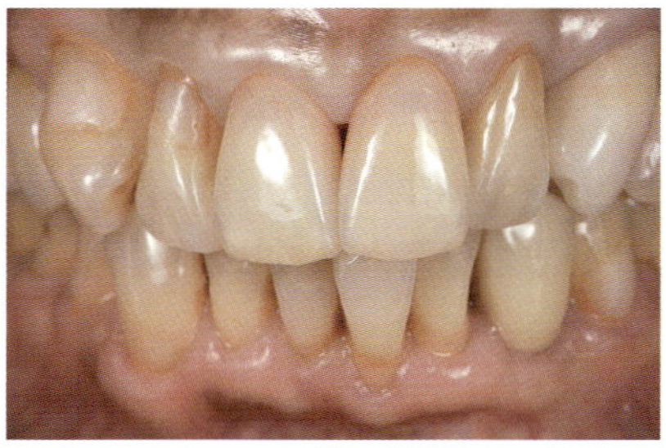

그림 2-3-2c. 이러한 대합관계로부터 전치부 수복은 절연 공간에 충분한 강도가 필요한 경우가 많다. 심미 영역에서도 현대의 수복 재료를 구사하면 스테이닝법이라 해도 충분한 수복 결과를 얻을 수 있다[담당 치과의사: Iida Masahito(飯田正人: 이다치과센터)].

스테이닝법의 참고 증례 II

이 증례는 상악 4전치의 올세라믹 수복이었다. 지대치 환경은 변색치와 메탈 코어 지대였지만 충분한 수복 공간을 얻을 수 있었다. 따라서 프레스 세라믹으로도 마스킹이 가능하다고 판단하고 4치 연속 수복이기도 하여 IPS e.max Press를 사용하여 스테이닝법으로 대응했다(그림 2-3-3).

오늘날 올세라믹 수복 재료는 매우 다양하지만 재료와 재현 기법을 적절하게 선택하면 보다 효율적으로 치관 심미를 획득할 수 있다.

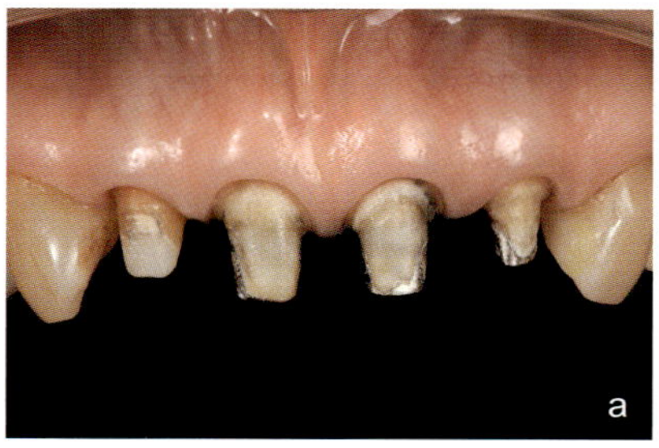

a

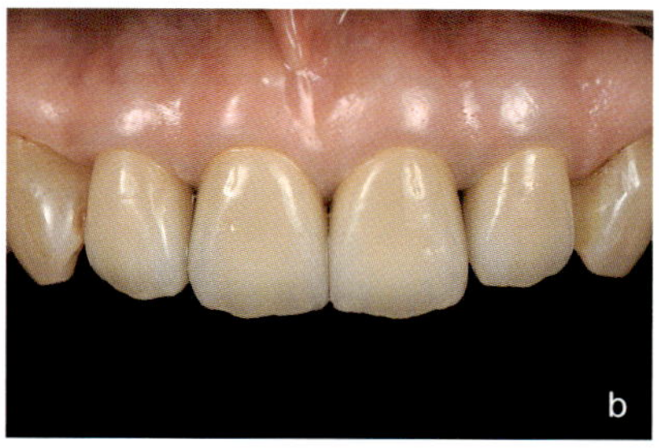

b

그림 2-3-3a. 지대치 환경의 확인. 변색 지대치와 메탈 코어가 섞여 있는데, 메탈 코어의 범위가 작아 스테이닝법으로 대응하는 것을 검토했다. 크라운의 두께는 치경부에서 1.5mm였다.
그림 2-3-3b. LT A1 ingot을 사용하여 수복했는데 충분한 두께를 얻을 수 있었으므로 지대치색의 영향은 나타나지 않는다. 스테이닝법에서는 크라운의 두께가 증가하면 자연히 불투명도가 높아지지만 지대치 환경 대응 범위는 넓어진다[담당 치과의사: Kubota Tsutomu(窪田 努: 구보타치과)].

프레스 세라믹 수복의 단점

이어서 프레스 세라믹 수복을 하는 데 있어서의 단점을 서술하고자 한다. 프레스 세라믹의 사용에서 사용자가 안고 있는 문제점은 다음과 같다.

① ingot의 선택

② 명도의 조절

③ 프레임워크 디자인

이들은 모두 색조 재현에 크게 관여하고 있는 요소이며 프레스 세라믹 수복 그 자체가 하이엔드(high end) 재료로서 좀처럼 자리잡을 수 없는 원인이 된다고 느껴지기도 한다. 특히 ingot 선택 시 IPS e.max Press 시스템에서는 72종류 중에서 적합한 ingot을 선택할 필요가 있으며, 또한 선택의 명확한 임상 기준이 지금까지 제시되지 않았기도 하여 많은 사용자를 힘들게 하는 원인이 되고 있다.

또한 명도 조절에서 그 사용 방법이 잘못되면 높은 투광성이 반대로 단점이 되는 일도 있다. 그림 2-3-4a는 특히 전형적인 임상의 실패 사례이지만 목표 치아에 대해 큰 폭으로 명도 저하를 일으키고 있는 것을 알 수 있다. 필자도 재료 특성을 이해하지 못한 시기에 이러한 실수를 경험한 적이 있다.

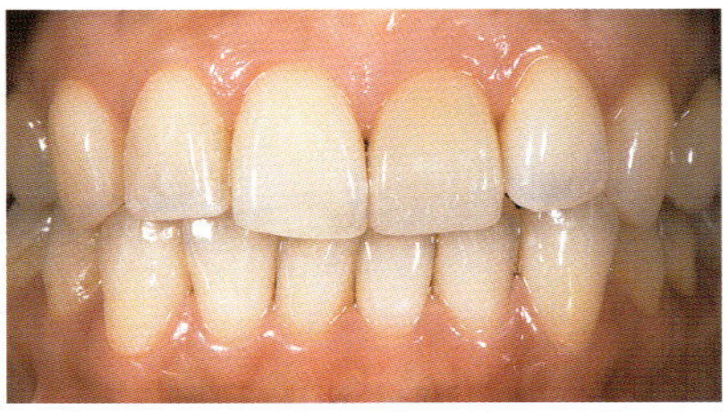

그림 2-3-4a. 본 증례는 상악 좌측 중절치에 이미 IPS e.max Press에 의한 수복이 이루어진 술후의 구강 내 모습이다. 목표 치아와는 크게 색조가 다르며 큰 폭으로 명도가 저하되어 있다. 환자는 심미적인 이유로 재치료를 원했지만, 이 수복 결과를 보고 지대치의 변색을 의심했다.

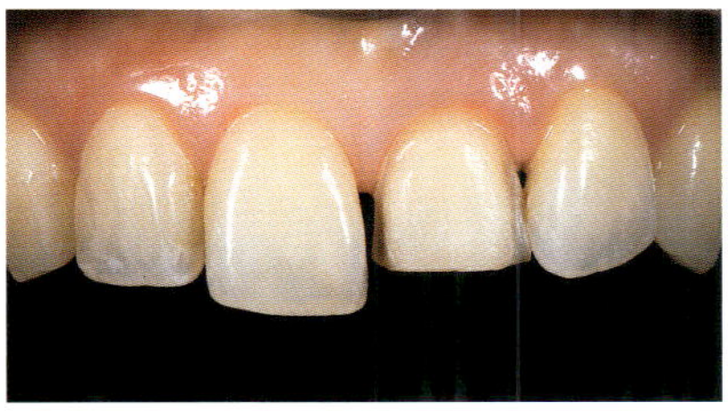

그림 2-3-4b. 보철물을 제거한 상태. 지대치에 변색은 나타나지 않았으며 충분한 수복 공간이 존재하고 있었다. 수복 환경에 큰 문제는 나타나지 않았다.

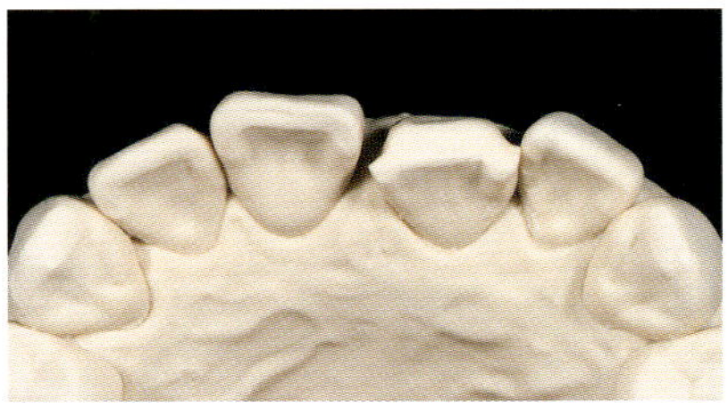

그림 2-3-4c. 절연측으로부터 지대치 포지션을 확인했더니 반대측과 비교하여 지대치는 설측으로 전위되어 있으며, 좌우 대칭성을 추구하면 절연에는 약 2.5mm의 차이가 생겨 있다.

프레스 세라믹으로 수복을 함에 있어 지르코니아를 사용한 수복 이상으로 주의해야 할 것은 지대치 환경에 대한 고려다. 특히 투광성이 높은 ingot을 선택할 때일수록 신중하게 관찰해야 한다. 이것은 지대치 변색에 한정하지 않고 레진 코어에서 수복된 변색이 없는 지대치 조건이었어도 마찬가지다. 그러나 그림 2-3-4b와 같이 색조에도 전혀 문제가 없는 생활치 지대치였음에도 불구하고 왜 이러한 오류가 일어나버린 것일까? 이 증례로부터 생각할 수 있는 실패의 원인으로 다음과 같은 것이 있다.

① Ingot의 선택 실수

② Over staining

③ 프레임워크 디자인의 설계 실수

④ 색조의 선택 실수

⑤ 색조의 전달 실수

모두 사용 재료에 대한 이해의 부족과 기술적인 오류가 원인이 된다고 할 수 있다. 또한 ③의 프레임워크 디자인은 색조 재현을 고려한 프레임워크 디자인, 그림 2-3-4c와 같이 삭제(reduction)량이 너무 많은 증례에서도 특히 주의가 필요하다.

프레스 세라믹 수복에서는 이렇게 전혀 생각하지 못한 수복 오류에 휘말리는 일이 있다. 그러나 실패에는 반드시 원인이 존재하므로 그때마다 원인을 찾아가야 한다. 다음 내용에서부터 프레스 세라믹 수복을 성공으로 이끄는 요인에 대해 상세히 소개한다.

2. IPS e.max Press의 ingot 선택

우선 IPS e.max Press의 ingot 선택에 대해 해설하고자 한다. IPS e.max Press ingot은 5단계로 나누어진 투명도의 ingot(HT×20, MT×7, LT×20, MO×5, HO×3)과 Impulse Opal ingot(Opal×2), Multi ingot(Multi×10)과 추가된 새로운 색 ingot 5색(MT A3.5, B2, C1, C2, D2)의 총 72종류의 ingot으로 구성되어 있다(그림 2-3-5). 그리고 그중에서 적절한 ingot을 선택해 나가는 것인데, 그 선택 방법은 증례에 따라 구분하여 사용할 수 있다. 여기에서부터 임상적 견해에 근거하여 설명하고자 한다.

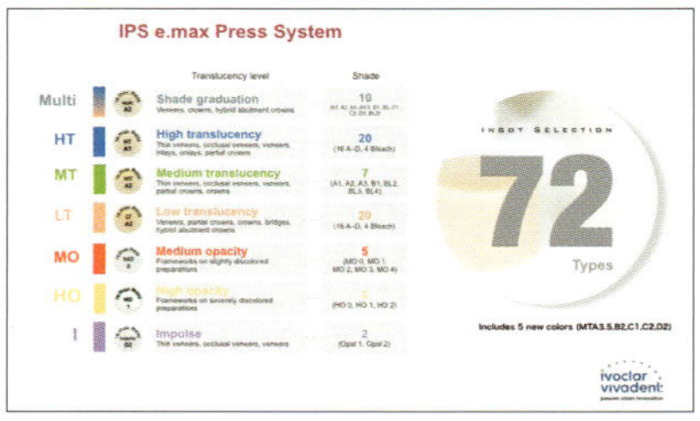

그림 2-3-5. IPS e.max Press ingot의 종류는 72종류(자료 제공: Ivoclar Vivadent).

자연치 구조를 기준으로 한 ingot 선택의 기본 콘셉트

Press ingot의 선택 기준으로 다음 네 가지를 들 수 있다(그림 2-3-6).

① 목표 치아의 색조
② 지대치의 색조와 환경
③ 수복물의 두께
④ 프레임워크 디자인

'① 목표 치아의 색조'에서는 수복 형식에 따른 제조사 권장 대응표가 기준이 되는데, 목표 치아의 명도나 투명도, 색상이나 채도까지 포함한 평가가 된다. 또한 수복 형식은 '③ 수복물의 두께'와도 관련되는데, 자연치 구조의 어느 층으로부터 색조를 재현하는지 파악해 둘 필요가 있다. 그리고 각 ingot의 색조 특성을 자연치 구조(투명층, 반투명층, 불투명층)에 대입하면 그림 2-3-7과 같이 분류할 수가 있다. 이때 자연치의 적층 구성이 하나의 기준이 되므로, 에나멜과 상아질의 구성을 이해해 두어야 한다(그림 2-3-8).

그림 2-3-7이 ingot 선택 전반에서 기본 콘셉트가 된다. 지대치색에 대한 고려를 그다지 필요로 하지 않고 고도의 색조 재현이 요구되지 않는 셰이드 가이드(shade guide)를 재현하는 경우는 이 기본 콘셉트에서의 선택이 효과적이다.

그러나 지대치색의 차폐가 필요하게 되는 경우는 이 기본 콘셉트를 기준으로 재검토해야 한다.

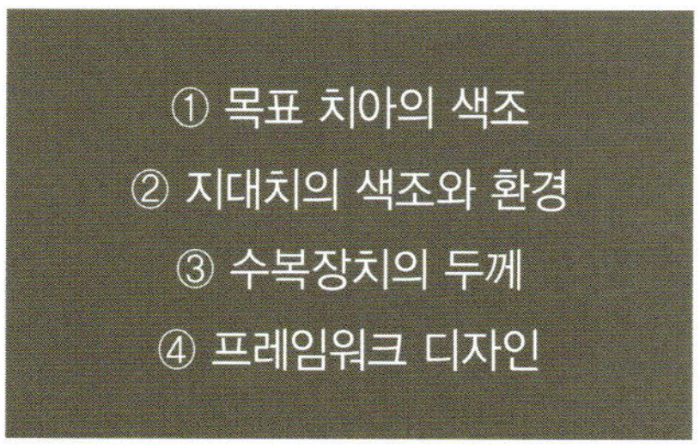

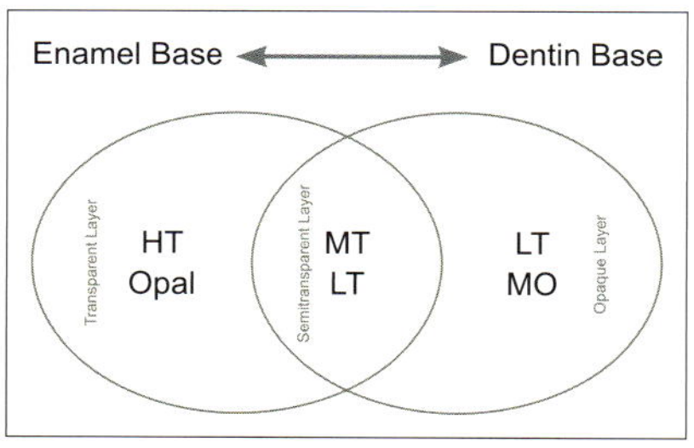

6 | 7

그림 2-3-6. Press ingot의 선택 기준. 모두 색조 재현에 영향을 주는 인자이다.
그림 2-3-7. 자연치 구조를 기준으로 한 선택법. Ingot의 색조 특성과 자연치 구조의 적응.

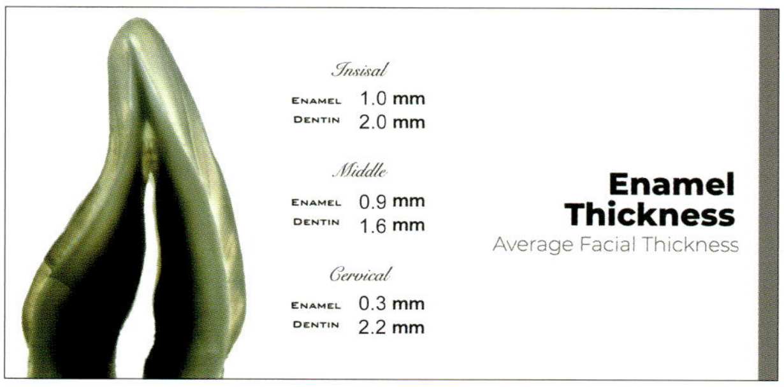

그림 2-3-8. 상악 중절치의 순측 에나멜과 상아질의 평균두께. 절연과 치경부를 비교해도 에나멜의 두께는 크게 다르다. 전치의 수복 작업을 할 때 수복물의 두께를 계측하면서 어떤 층부터 색조 재현이 필요한지를 확실히 파악한 다음 ingot을 선택해야 한다(참고문헌 1에서 인용).

색조 재현을 고려한 ingot 선택법

다음으로 더욱 고도의 색조 재현이 요구되는 케이스에서의 ingot 선택법에 대해 다루고자 한다. 여기에서는 Chapter 1–3에서 소개했던 심미 수복 재료의 선택을 위한 판단 기준을 근거로 이야기를 진행하겠다.

우선, 각각의 임상적 판단 기준을 색조 재현과 강도로 나누어 생각하면 그림 2–3–9와 같이 분류할 수 있다. 양방이 겹치는 부분은 모두 서로 영향을 주는 요소가 된다. 전치부 수복에서 이렇게 심미와 강도의 양면을 고려하면서 수복해야 하는 상황은 매우 많다. 따라서 이 선택법에서는 색조 재현에 대한 고려 ⑥, ⑦, ⑧과 ③, ④를 나누어서 단순하게 선택지를 정리하려고 한다. 또한 ① 수복 부위와 ② 수복 개수는 앞서 이야기한(표 2–3–1) 것처럼 재현 기법의 선택에 크게 관계하므로 ingot의 선택 요소로부터는 제외한다.

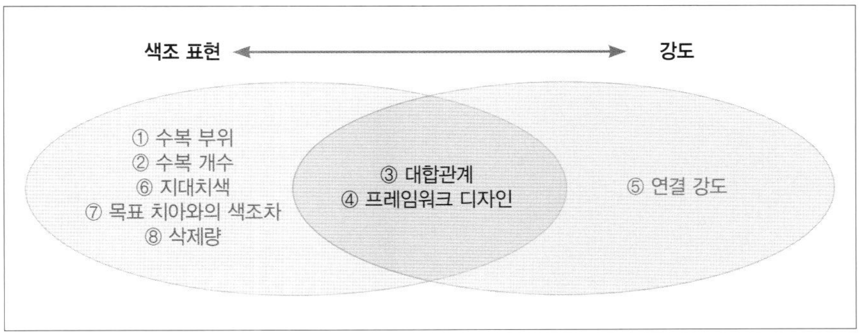

그림 2–3–9. 재료의 선택 기준과 고려의 차이. 전치의 심미 재현에서 색조 재현 및 강도에 대한 고려는 표리일체가 된다. 만약 강도를 첫 번째로 우선해야 하는 증례에서 프레스 세라믹을 사용했다 해도 불안 요소는 남을 것이다. 또한 전치부 수복에서는 ④와 ⑤의 강도에 대한 고려가 색조 재현성에도 영향을 미친다. 그러나 심미와 강도를 모두 고려하면서 수복해야 하는 상황은 매우 많다.

이번에는 색조 재현과 강도에 대한 고려 사항으로서 표 2–3–3과 같이 정의한다. 거기에서부터 순서대로 ingot의 심미 재현 가능성을 찾는다(그림 2–3–10~2–3–12). 또한 재현 기법도 스테이닝법, 컷백법, 레이어링법으로 분류하였으며 복잡화를 피하기 위해 모두 목표 치아의 색조 설정은 하지 않고 있다. 그리고 IPS e.max Press에서의 대응이 바람직하지 않은 조건에서는 지르코니아 수복을 제시하고 있다.

표 2–3–3a, b. Press ingot을 선택할 때의 수복 조건 설정. 모두 크라운의 색조 재현성에 영향을 주는 중요한 인자다.

	발색 조건이 좋은 지대치	발색 조건이 좋지 않은 지대치	차폐가 필요한 지대치
지대치 환경	• 목표 치아와의 색조차가 적은 지대치 • 생활치 또는 잔존치질량이 많은 레진 코어 지대치 • 수복 면적이 작은 골드 코어 지대치 • 지르코니아 지대주	• 잔존치질량이 적은 레진 코어 지대치 • 레진 코어의 투명도가 높은 지대치 • 목표 치아와 2 shade 이내의 색조차를 가지는 지대치	• 목표 치아와의 색조차가 큰 지대치 • 심한 변색이 나타나는 지대치 • 메탈 코어
수복물의 두께	1.5mm 이상	1.0~1.5mm	1.0mm 미만

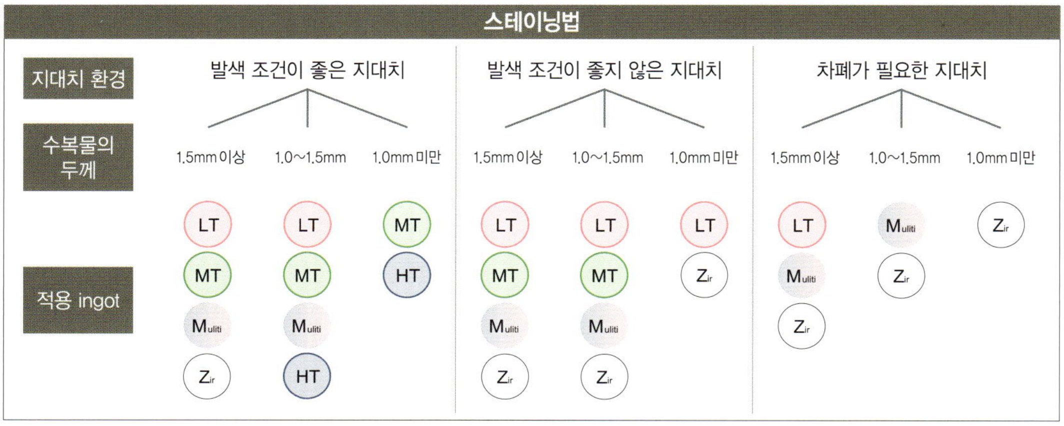

그림 2-3-10. 스테이닝법을 사용할 때의 색조 재현을 고려한 ingot의 선택 기준. 지대치 환경과 수복물의 두께에 따라 ingot의 선택지는 달라진다. Multi ingot의 덴틴색은 LT ingot보다 불투명도가 높게 설계되어 있으므로 대응할 수 있는 증례의 폭이 넓다.

* IPS e.max Press ingot 중, Impulse Opal은 기본적으로 크라운으로서 사용하는 일이 없으므로 포함시키지 않았다. 또한 임상에서는 HO ingot을 사용해야 하는 증례에서는 지르코니아를 우선적으로 선택하므로, HO ingot도 선택지에 포함시키지 않았다.

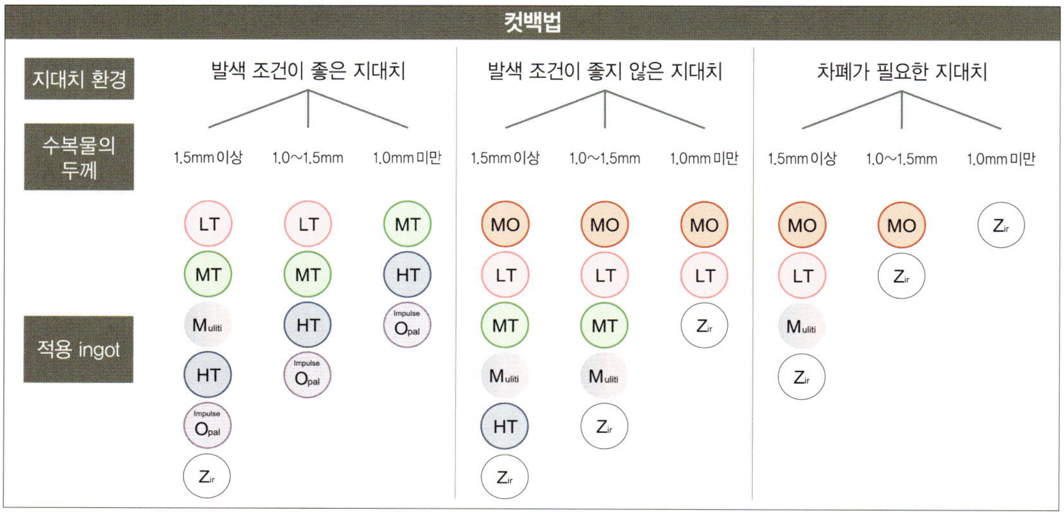

그림 2-3-11. 컷백법을 사용할 때의 색조 재현을 고려한 ingot의 선택 기준. 축성용 도재(IPS e.max Ceram)를 병용하는 것으로 불투명도의 조정 폭이 넓어지고 증례의 대응 범위도 넓어진다. 컷백법의 각 프레임워크 디자인에서의 선택 기준은 뒤에서 다시 설명한다.

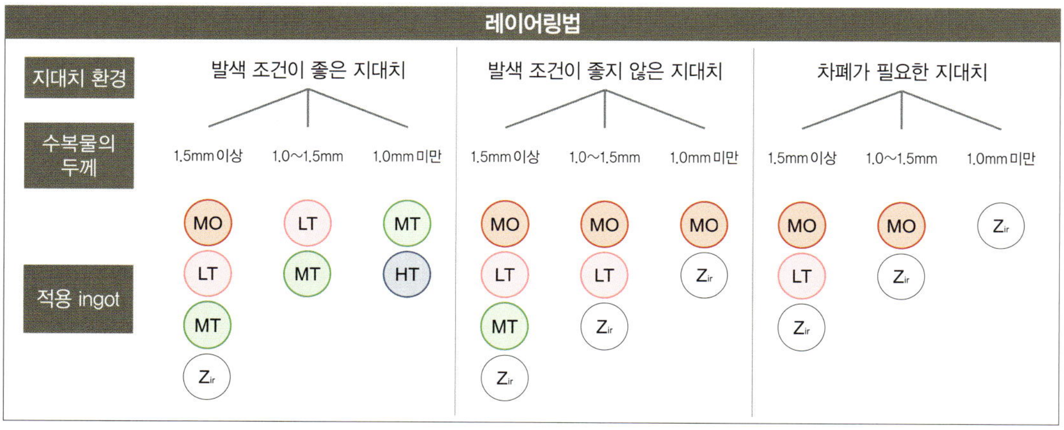

그림 2-3-12. 레이어링법을 사용할 때 색조 재현을 고려한 ingot의 선택 기준. 축성 공간을 확보할 수 있으면 지대치 환경이 나빠도 IPS e.max Press로 대응할 수 있다.

제시한 ingot의 대응도로부터 ingot의 선택지는 의외로 많이 존재한다는 것을 알 수 있다.

그리고 치열에 기능적인 문제를 안고 있으며, 절연 강도를 필요로 하면서도 스테이닝법에서는 색조를 재현할 수 없는 경우는 컷백법으로 절연까지 프레임워크를 남긴 페이셜 컷백 디자인을 채용한다. 컷백법의 프레임워크 디자인에 대해서는 뒤에서 자세히 소개하겠다.

3. 지대치 환경의 영향

다음으로 프레스 세라믹 크라운에 대한 지대치 환경의 영향을 다루려고 한다. 올세라믹 수복은 지대치 환경의 영향을 크게 받아 유사 지대치를 제작하는 등 항상 지대치색을 의식하면서 크라운 제작을 해야 한다. 특히 지르코니아보다 높은 투광성을 가지는 프레스 세라믹을 사용한 수복 작업에서는 더욱 높은 지대치 환경에 대한 고려가 필요해진다. 그림 2-3-13에 지대치의 고찰 사항을 작성하였다.

또한 임상에서는 그림 2-3-14와 같이 다양한 지대치 조건에서의 치관 수복 작업을 상정한다. 그중에서도 하단(G-I)의 변색치와 메탈 코어가 장착되어 있는 지대치 조건에서는 망설임 없이 불투명도가 높은 수복 재료를 우선적으로 선택할 것이라 생각한다. 한편 언뜻 보면 지대치 조건이 양호하게 보이는 상단(A~F)의 지대치이지만, 엄밀하게 고찰하면 발색 조건은 각각 다르다. Chapter 2-2에서 소개한 것처럼, 크라운의 발색성을 좌우하는 인자로서 불투명도와 형광성이 큰 역할을 하고 있다. 또한 지대치는 그 색조와 불투명도가 발색을 돕는 역할을 하므로 크라운을 통과하여 지대치까지 빛이 도달하는 투광성 높은 피복 재료를 선택하는 경우는, A~F와 같은 지대치 조건에서도 주의가 필요하다. 특히 D, F와 같은 실활 지대치에는 주의가 필요하며, 투명도가 높아 지대치로부터 빛의 반사를 기대할 수 없는 지대치 환경은 변색 지대치 등과 똑같이 주의해야 한다. 왜냐하면 크라운에 입사된 빛이 지대치를 통과해 버리면 크라운 명도 저하를 뚜렷하게 일으키는 원인이 되기 때문이다.

① 변색의 정도와 목표 치아와의 색조 차이
② 메탈 코어(은색 또는 금색)
③ 잔존치질량
④ 코어재의 불투명도 등

그림 2-3-13. 고투광성 물질을 사용할 때의 지대치 고찰 사항.

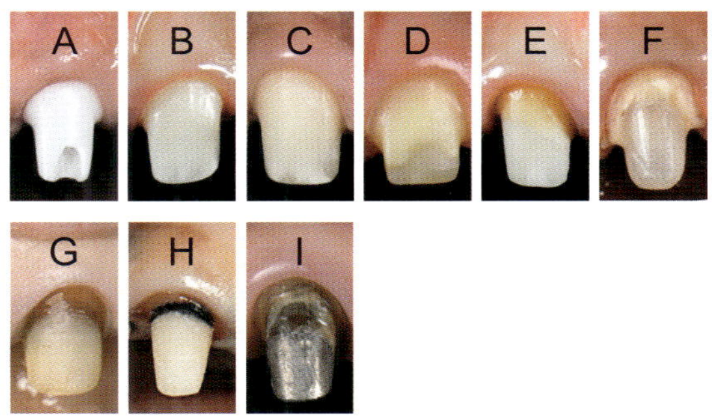

그림 2-3-14. 지대치 환경의 일례. 투광성이 높은 재료를 선택할 때에는 크라운의 발색성을 고려하면서 확실히 조건을 파악해야 한다.
투광성이 높은 피복 재료를 선택하는 경우는 하단(G~I)뿐만 아니라 상단(A~F)과 같이, 언뜻 양호하게 보이는 지대치 조건에서도 주의가 필요하다. 특히 D, F와 같은 실활 지대치는 뚜렷하게 크라운의 명도 저하를 일으키는 원인이 되므로 변색 지대치 등과 마찬가지로 주의해야 한다.

고투광성 크라운에 입사한 빛의 행방

임상적인 지대치 조건을 재현하기 위해 그림 2-3-15와 같이 극단적으로 불투명도가 다른 지대치를 예로 들어, 그것을 재현하기 위해 하이브리드 레진인 Opaqus Dentin과 에나멜 레진으로 유사 지대치를 제작했다(그림 2-3-16). 그리고 IPS e.max Press LT ingot(치경부의 두께는 1.5mm)로 제작한 크라운을 장착하고 투과광을 비추어 빛의 투과 양상을 관찰했다(그림 2-3-17, 2-3-18).

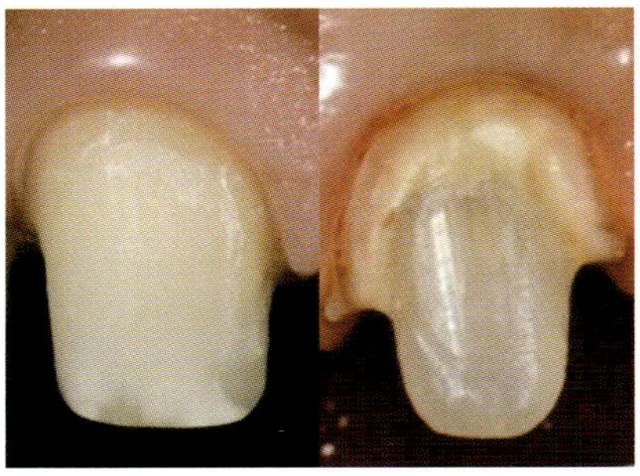

그림 2-3-15. 왼쪽은 생활 지대치이며 오른쪽은 실활치에 매우 투명도 높은 레진으로 지대 축조한 지대치다.

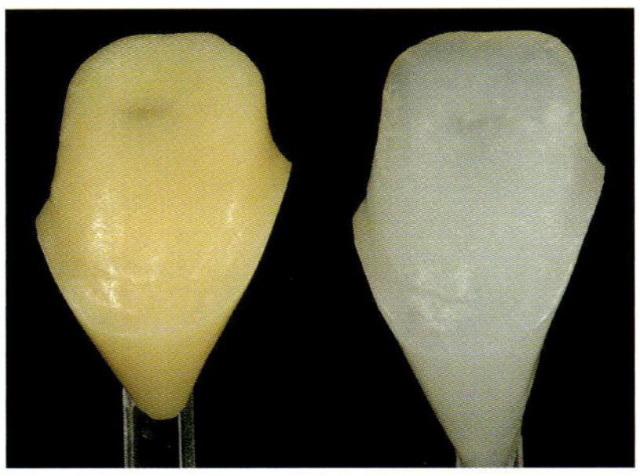

그림 2-3-16. 왼쪽은 생활치의 불투명도를 모방하기 위해 Opaqus Dentin을 사용하고, 오른쪽은 투명도가 높은 지대치를 모방하기 위해 에나멜 레진을 사용하여 유사 지대치를 제작했다.

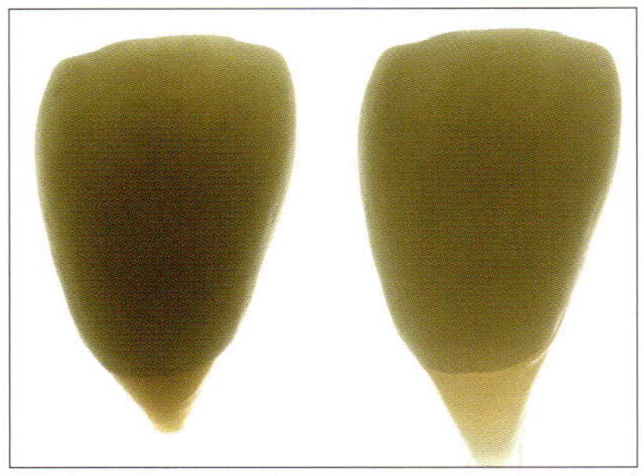

그림 2-3-17. 각각에 투과광을 비추었더니 에나멜 레진으로 제작한 투명도 높은 지대치 측에서 뚜렷한 빛의 투과 양상을 나타내고 있다.

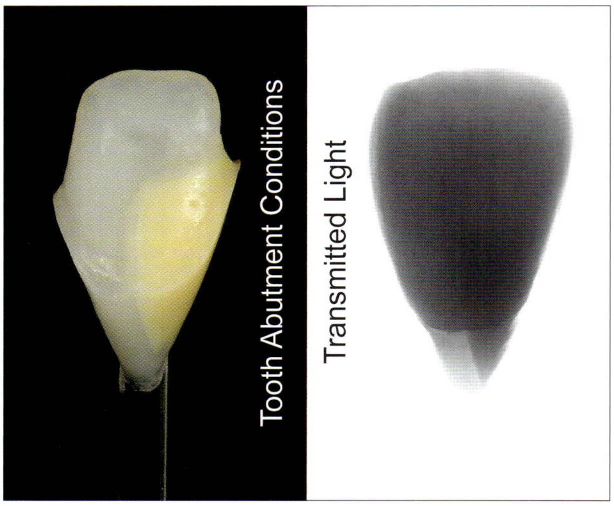

그림 2-3-18. 그 후 임상적인 조건을 반영시키기 위해 에나멜 레진으로 제작한 유사 지대치에 상아치질이 적절하게 남아 있는 상태를 오른쪽 반쪽에 재현하고(그림 왼쪽), 마찬가지로 크라운을 장착하여 투과광을 비추었다(그림 오른쪽). 결과적으로 잔존치질을 나타내는 영역에 대한 빛의 투과는 차단되어 충분한 빛의 반사를 얻고 있음을 알 수 있다.

프레스 세라믹 수복은 지대치에 수복물이 장착되어 있어야 비로소 색조가 완성되는 시스템이다. 따라서 이러한 세세한 고려가 수복 결과를 좌우하며, 이 실험도 지대치의 불투명도와 잔존치질량에 대한 고려가 필수라는 것을 증명하고 있다. 따라서 지대치의 발색 조건을 정확히 파악하여 ingot의 불투명도를 선택하지 않으면 장착된 크라운이 심한 명도 저하를 일으킬 위험성이 있다. 당연히 형성량이나 두께에 따라서도 크라운의 불투명도는 변화하므로 이러한 조건도 포함하여 고찰할 필요가 있다.

변색 지대치에 대한 프레스 세라믹의 대응

이어서 프레스 세라믹 수복의 변색 지대치 대응을 다루어 보자. 앞서 이야기한 것처럼 변색 지대치에 대한 프레스 세라믹의 대응은 수복 조건으로서 색조 재현에 어려움을 초래하는 일이 많다. 또한 일반적으로 이러한 경우는 지르코니아를 우선적으로 선택하는 경향이 많다.

그럼 변색 지대치에 대해 고투광성을 가지는 프레스 세라믹 수복은 절망적인 것일까? 그렇다고는 단언할 수 없다. 변색 지대치 대응에서 가장 중요한 것은 변색의 정도와 목표 치아와의 색조차를 얼마나 정확하게 파악할 수 있는지다. 여기에서 변색 지대치에 프레스 세라믹으로 대응한 예를 들어 보자.

이 증례는 실활에 따른 변색에 대해 심미 개선을 원하여 내원한 환자다(그림 2-3-19). 지대치 환경을 확인해 보니 심한 색조차가 나타났다(그림 2-3-20). 이러한 증례의 경우 프레스 세라믹에 의한 수복은 꺼려지지만, 실제로 그것이 불가능한 것인지 지대치 사진을 사용한 시뮬레이션을 하기로 했다.

우선 지대치의 변색 정도를 파악하기 위해 디지털 시뮬레이션을 사용하여 경향성을 파악하였다(그림 2-3-21, 2-3-22).

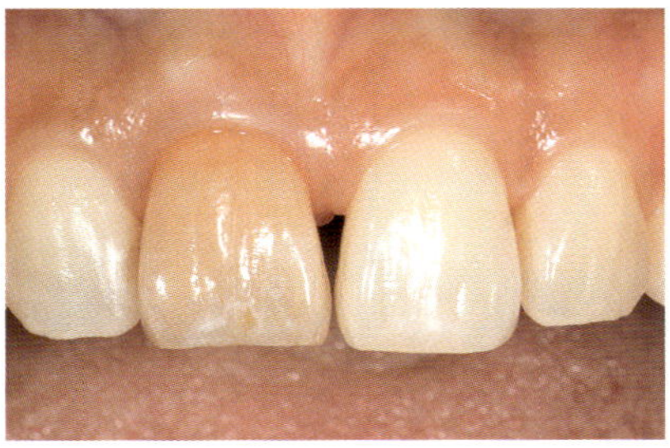

그림 2-3-19. 앞에서 말한 상태. 상악 우측 중절치에 심한 변색이 보인다.

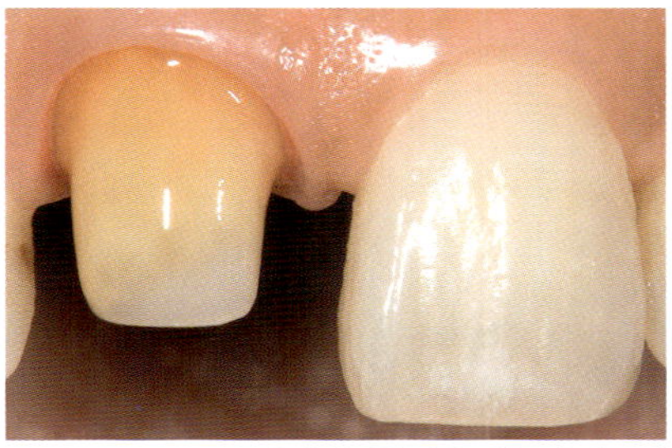

그림 2-3-20. 지대치 형성을 한 상태. 잔존치질의 양은 많지만 2 shade 이상의 색조차가 나타났다.

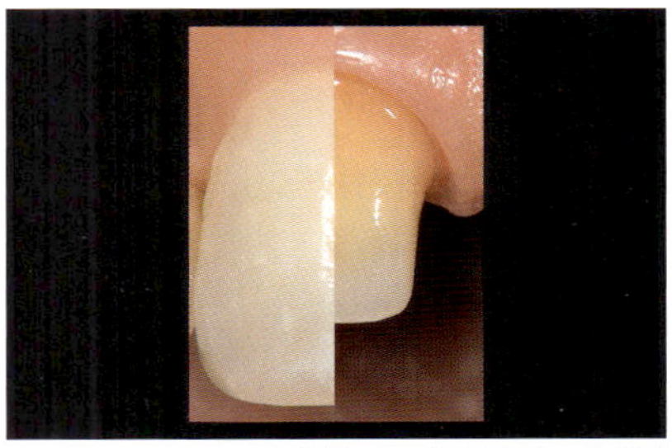

그림 2-3-21. 반대측의 자연치를 지대치에 합성하여 색조차를 더욱 명확하게 한다.

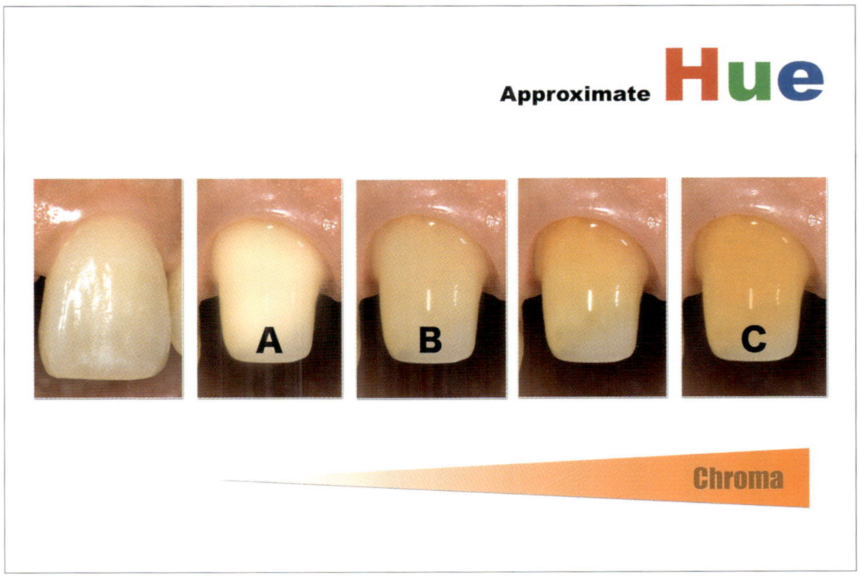

그림 2-3-22. 그림은 지대치의 변색 경향을 파악하기 위한 시뮬레이션이다. 지대치 A, B는 원래의 지대치 영상에서 채도를 낮춘 것이며 지대치 C는 채도를 올린 것이다. 이것들을 관찰하면 지대치 A의 색조는 목표 치아의 색조에 매우 가까워졌음을 알 수 있다. 이 시뮬레이션으로부터 변색 지대치는 목표 치아와 같은 색조이며 실활에 따라 채도가 큰 폭으로 변화한 상태임을 알 수 있었다.

이어서 이 변색 지대치에 대한 마스킹 방법을 검토하기 위해 불투명도와 채도가 다른 IPS e.max Press의 디지털 유사 프레임을 사용하여 시뮬레이션을 시도했다. 일반적으로 올세라믹의 변색 지대치에 대한 마스킹 조작은 수복 재료의 불투명도에 따라 변색을 차폐하는 opaque liner를 사용하는 등으로 대처할 수 있다. 그러나 지대치색의 차폐를 우선하여 너무 높은 불투명도를 주어 버리면, 충분한 수복 공간이 있다 해도 불투명도를 억누를 수 없어 부자연스러워진다. 따라서 이러한 같은 색조의 변색 지대치에서는 LT나 MO ingot으로의 차폐를 검토하여 변색의 정도와 수복 공간의 균형에 따라 선택한다. 이 증례에서는 지대치색을 완전히 차폐하지 않고 적절하게 활용하면서 목표 치아를 재현하는 것으로 하고, 치경부에는 1.2mm의 충분한 공간이 있었으므로 지대치와의 색의 친숙함을 우선하여 LT ingot을 선택했다(그림 2-3-23).

다음으로 LT ingot의 색조 대응을 살펴보는데, A1, A2, A3 셰이드 가이드에 해당하는 색조를 조정한 LT 프레임의 시적 상태로부터, 채도가 낮은 A1 프레임으로 마스킹이 적당하다고 판단했다(그림 2-3-24).

그림 2-3-25~2-3-28에 이 증례의 임상 대응을 나타낸다.

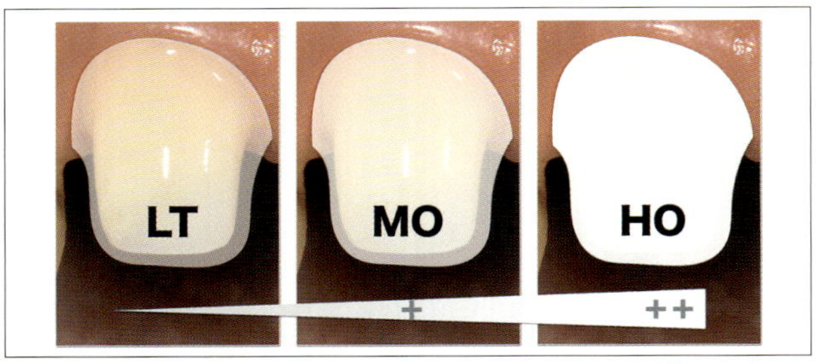

그림 2-3-23. LT, MO 프레임은 HO 프레임의 흰색을 베이스로 각 ingot의 특성에 맞추어 투명도를 조정하여 지대치에 시적한 상태를 시뮬레이션했다. HO 프레임은 완전히 지대치색을 차폐할 수 있었지만 LT, MO 프레임하에서도 약 60~80%의 차폐에 성공하여, 이 증례에서는 지대치와 색의 친숙함을 우선하여 LT ingot을 선택했다.

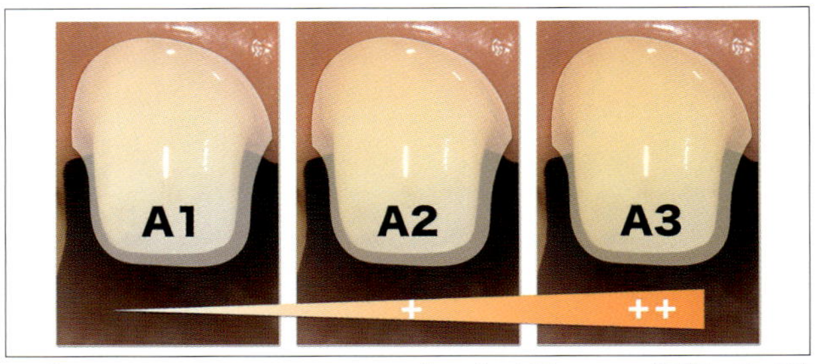

그림 2-3-24. A1, A2, A3으로 채도가 다른 LT 프레임을 준비하여 지대치에 대한 시적을 시뮬레이션한 상태. 각각을 비교하면 프레임의 색조에 따라 변색의 차폐 상황이 다르다. 이 증례에서는 채도가 낮은 A1 프레임으로의 마스킹이 적당하다고 판단했다.

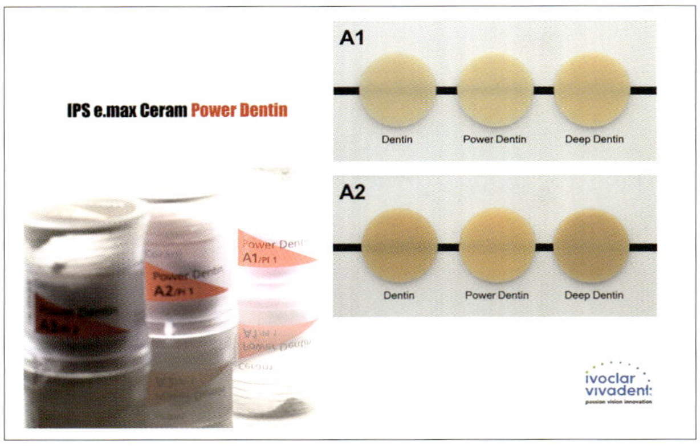

그림 2-3-25. IPS e.max Ceram의 Power Dentin의 색조 특성. Power Dentin은 Deep Dentin과 동등한 불투명도를 가진다. 표본을 확인해 보면 Power Dentin은 Dentin, Deep Dentin보다 채도가 낮게 설계되어 있다. 이 증례에서는 지대치로부터 반영되는 색조를 고려하여 채도가 낮은 Power Dentin을 선택했다(자료 제공: Ivoclar Vivadent).

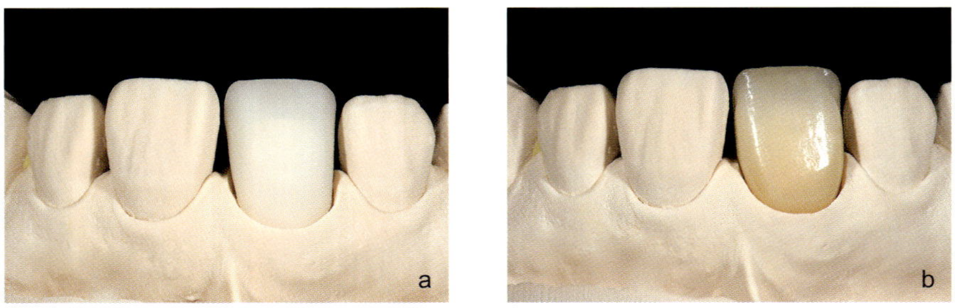

그림 2-3-26a, b. 설계된 LT A1 프레임워크. 대합관계와 목표 치아의 색조를 고려하여 페이셜 컷백 디자인을 채용했다. 여기에서 파운데이션 스테인을 하여 Power Dentin A3로 opacity control을 실시했다. 최종 목표 색조는 A3.5다.

그림 2-3-27a~d. IPS e.max Ceram을 사용한 축성 맵. 축성의 순서는 다음 4 공정으로 한다.
① Foundation Stain(a)
② Opacity Control(b)
③ Internal Characterize(c)
④ Enamel Skin Layer(d)
또한 필요에 따라 internal staining으로 색조 보정을 한다.

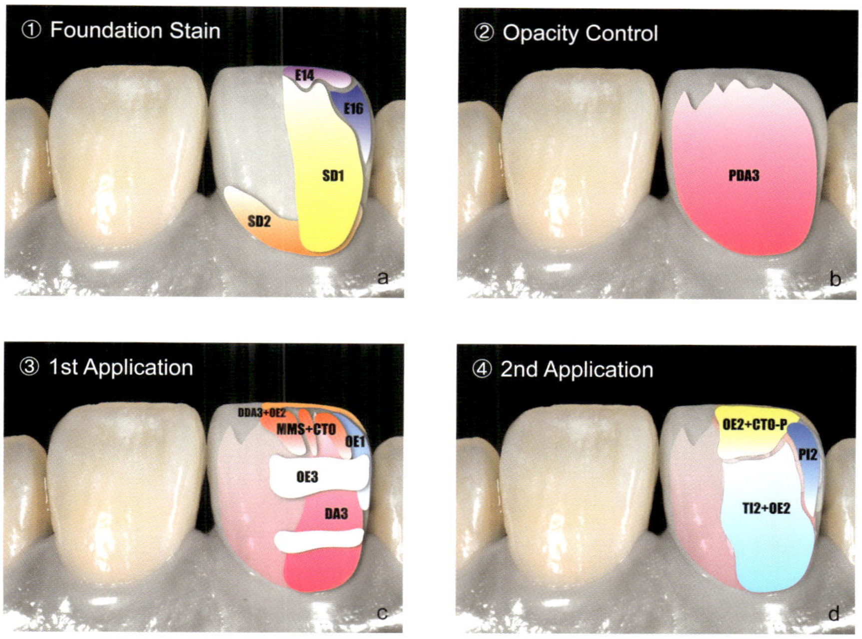

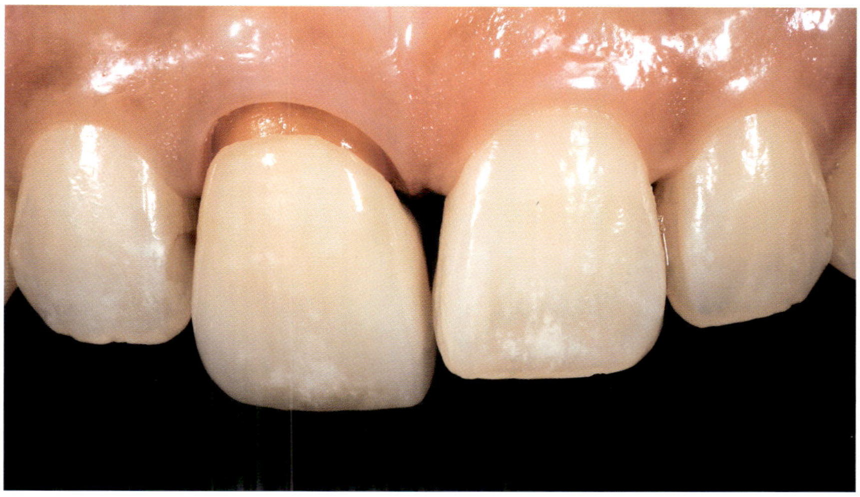

그림 2-3-28a. 최종 보철물의 장착. 변색 지대치와의 색차에 주목하기 바란다.

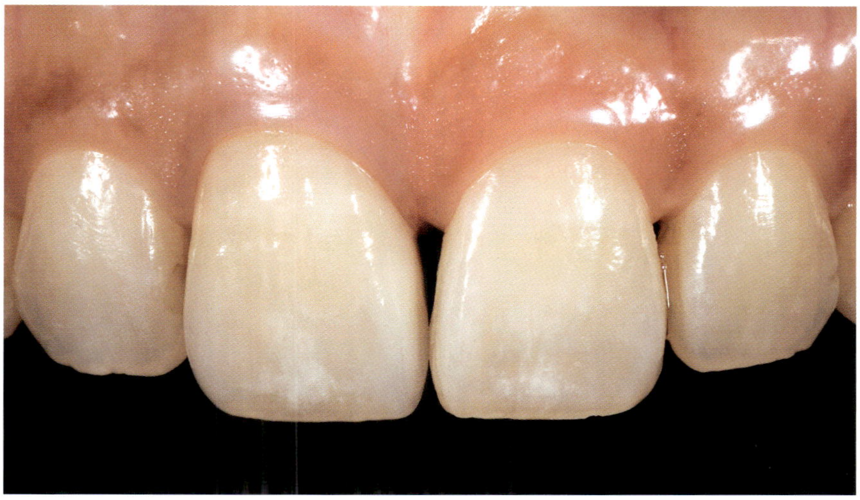

그림 2-3-28b. 지대치색을 차폐하여 목표 치아와의 충분한 조화를 얻을 수 있었다. 이렇게 IPS e.max Press를 사용한 수복으로도 변색치 대응 가능성이 전혀 없는 것은 아니다. 당연히 지대치 환경을 포함하여 조건을 확실히 파악할 필요가 있는데, 재료 특성을 숙지하는 것으로 그 가능성과 응용 범위도 넓어진다[담당 치과의사: Kubota Tsutomu(窪田 努: 구보타치과)].

4. IPS e.max Press의 명도 조절

여기에서 프레스 세라믹의 색조 재현에서 가장 중요한 작업이 되는 명도 조절법을 소개한다. 특히 스테이닝법에서는 선택한 ingot의 불투명도로 대략적인 명도가 결정되는데, 축성법(컷백법/레이어링법)에서는 일관된 명도 재현 콘셉트가 필요해진다.

스테이닝법의 명도 조절

프레스 세라믹의 스테이닝 조작에서 가장 주의해야 할 점은 명도 저하에 대한 고려다. 스테이닝법이 명도 저하를 일으키는 원인으로서 ingot의 선택과 오버 스테이닝(over staining)을 주요 원인으로서 들 수 있는데, 그 메커니즘에 대해 발색의 관점에서 설명하고자 한다.

우선 스테이닝법에서 주로 선택되는 IPS e.max Press ingot은 HT(high translucency), MT(medium transparency), LT(low translucency)와 multi ingot이다. 특히 여기에서는 multi ingot을 제외한 단층 ingot의 특성을 다루고자 한다. 스테이닝법의 ingot 선택 기준에 대해서는 이미 소개했는데, 우선 수복물의 두께를 고려하면서 상아질층으로부터 색조를 회복시키든 에나멜층 안에서 표현하든, 자연치 구조를 기준으로 색조의 재현 부위를 확실히 파악해 둘 필요가 있다(그림 2-3-29). 그러나 자연치와 같은 3차원적인 적층 구성을 단층 ingot으로 완벽하게 재현하는 것은 물리적으로 불가능하므로, 더욱 양호한 수복 결과를 이끌어내기 위해 명도 재현성이 더욱 중요해진다.

여기에서 명도 조절에 영향을 주는 스테인재의 특성에 대해 다루어 본다. IPS e.max Press의 스테인재의 특성을 UV 라이트 하에서 확인했더니 각각 발색성에 차이가 나타났다(그림 2-3-30). 그 경향을 관찰하면 치경부에 사용하는 난색계(따뜻한 색 계열) 스테인은 형광성을 포함하지 않고 절연에 사용하는 한색계(차가운 색 계열) 스테인에는 형광성이 포함되어 있다. 이것은 자연치와 비교하면 발색 부위가 역전되도록 설계되어 있다(그림 2-3-31). 그러나 Chapter 2-2에서 이야기한 것처럼 자연치의 연령 증가에 따른 발색 저하는 필연적인 현상이라 할 수 있으므로, 난색계 스테인에 의한 채도 부여가 발색 효과를 떨어트리는 것도 자연스러운 추세라고 생각하고 있다. 또한 지르코니아를 사용한 monolithic restoration이 있는데, 불투명도가 높은 지르코니아에 대한 스테이닝에서 이 특성은 더욱 좋아질 것이다.

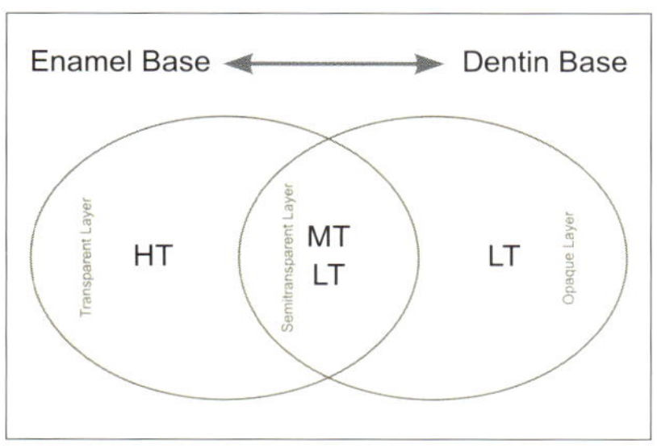

그림 2-3-29. 스테이닝법에서 자연치 구조를 기준으로 한 ingot의 적응. HT, MT ingot은 에나멜색 베이스로 색조 구성되어 있으며 LT ingot은 상아질색 베이스로 구성되어 있다.

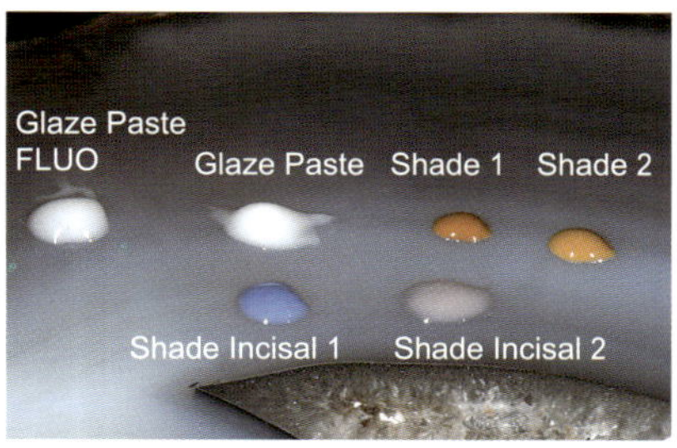

그림 2-3-30a. IPS e.max Ceram의 스테인재. 상단 왼쪽에서부터 Glaze Paste FLUO, Glaze Paste, SD2, SD1. 하단 왼쪽에서부터 SI1, SI2.

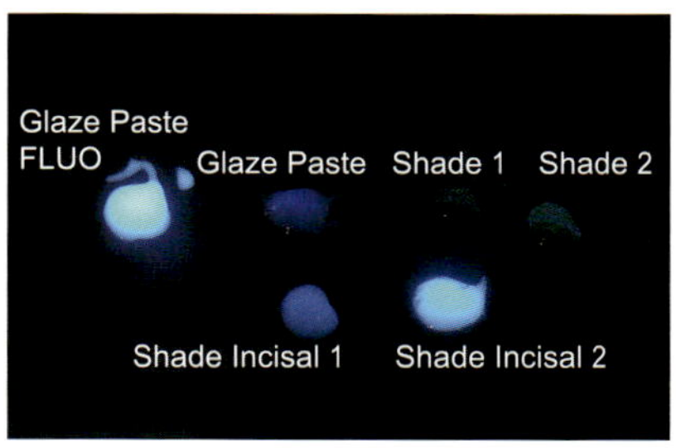

그림 2-3-30b. UV 라이트 하에서 스테인재의 발색 상태.

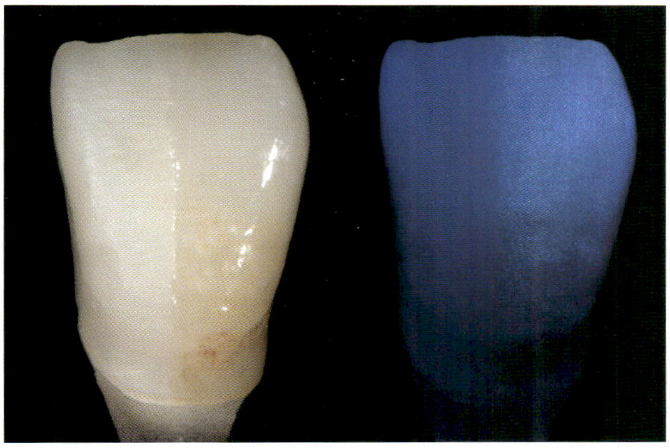

그림 2-3-31a. HT BL4 ingot의 오른 반쪽에 스테이닝을 한 상태. 치경부와 절연의 발색 상태가 자연치와 역전되어 있음을 알 수 있다.

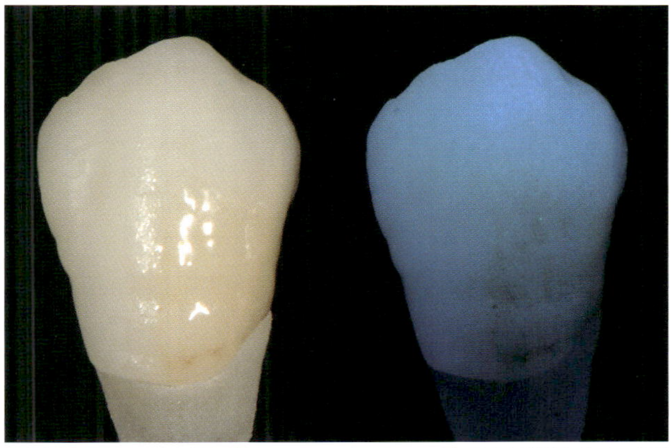

그림 2-3-31b. 마찬가지로 LT BL4 ingot의 오른 반쪽에 스테이닝을 한 상태인데, 마찬가지로 발색 상태가 저하되어 있다.

이들 관찰로부터 스테이닝 작업으로 인한 발색 저하는 명백하며, 이 현상을 전제로 하여 ingot을 선택할 필요가 있다. 이것은 즉, 발색 저하에 대비하여 미리 발색성이 높은 ingot을 선택해 둘 필요가 있다는 뜻이다.

그림 2-3-32는 대조적인 HT ingot과 LT ingot을 준비하여 각각의 형광 특성을 관찰한 것이다. 상아질색 베이스의 LT ingot에는 높은 형광성이 포함되어 있으며, 에나멜색 베이스의 HT ingot에는 bleach shade를 제외하고 낮은 형광성을 보인다. 이것을 색조별로 비교하면 명도 높은 ingot일수록 형광성의 함유량이 많아 발색성도 높다는 것을 알 수 있다. 따라서 스테이닝법에서 ingot의 색조 선택은 명도 저하에 대비하여 목표 치아보다 항상 1~2셰이드 이상 밝은 ingot을 선택해 둘 필요가 있다. 또한 여러 스테인재를 이용하는 증례에서는 더욱 밝은 ingot을 선택하여 스테이닝을 하는 것이 효과적일 것이다.

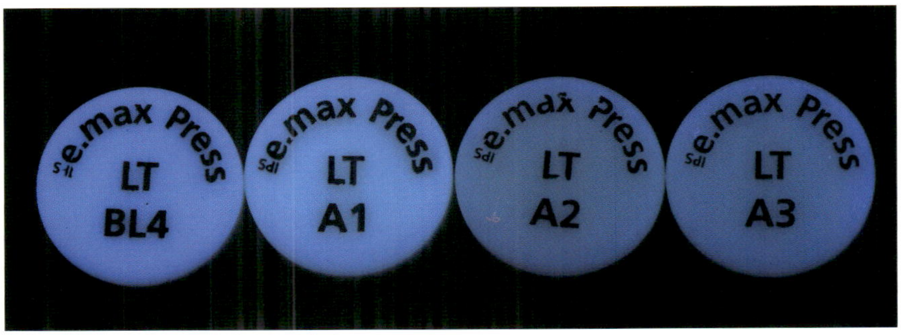

그림 2-3-32a. LT ingot의 색조별로 본 발색성의 차이. 명도순으로 형광성의 함유량도 다르다.

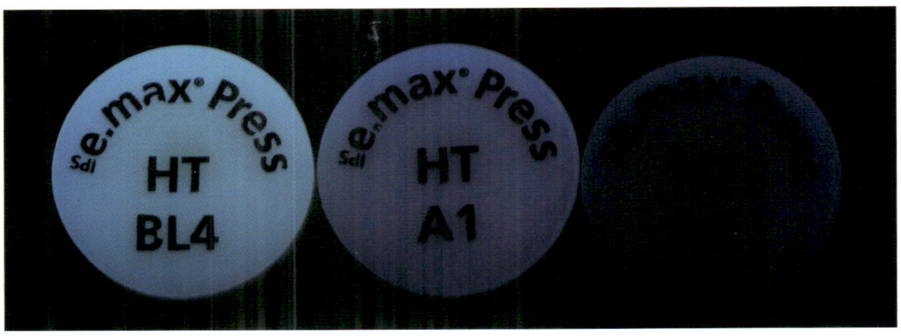

그림 2-3-32b. HT ingot의 색조별로 본 발색성의 차이. HT ingot 중에서도 bleach shade에서는 높은 형광 특성을 보인다.

컷백법의 명도 조절

다음으로 컷백법의 명도 조절을 소개하고자 한다. 일반적으로 축성법(컷백법/레이어링법)은 LT, MO ingot을 사용한 축성 작업이 기본 조작이 되고 있는데, 이것은 지대치색이나 수복 공간에 따라 구분하여 사용하고 있다. 그러나 발색 환경이 그다지 나쁘지 않은 조건이면 장착 시 색의 친숙함을 고려하여 LT ingot을 우선적으로 선택하고 있다.

LT ingot을 사용한 컷백법의 명도 조절에서 중요한 인자가 되고 있는 것이 다음 네 가지이다(그림 2-3-33).

① Ingot의 색조 선택
② 프레임워크 디자인
③ 덴틴 도재의 선택(Dentin, Deep Dentin, Power Dentin)
④ 시멘트 컬러

각각 순서대로 하나의 증례를 따라가면서 해설하고자 한다.

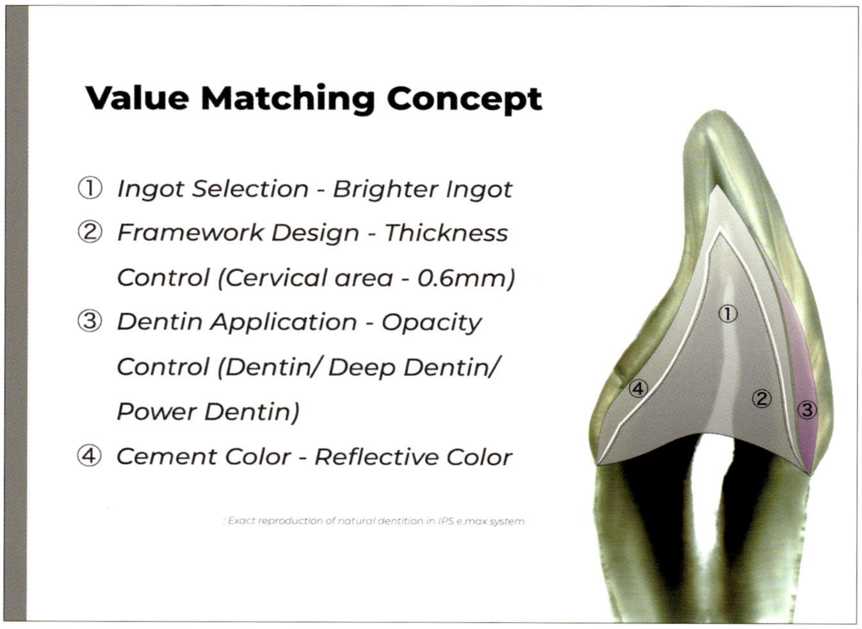

그림 2-3-33. 컷백법에서 명도 조절의 콘셉트. 목표 치아의 색조에 대하여 가능한 범위에서 내부로부터 보다 밝은 상태로 마무리하도록 주의하고 있다.
① Ingot의 색조 선택
② 프레임워크 디자인
③ 덴틴 도재의 선택(Dentin, Deep Dentin, Power Dentin)
④ 시멘트 컬러

① Ingot의 색조 선택

우선 컷백법에서도 ingot의 선택 기준은 일관되며 변하지 않는다. 명도 저하에 대한 고려로서 스테이닝법과 마찬가지로 목표 치아보다 반드시 밝은 색조를 선택하고 있다(그림 2-3-34).

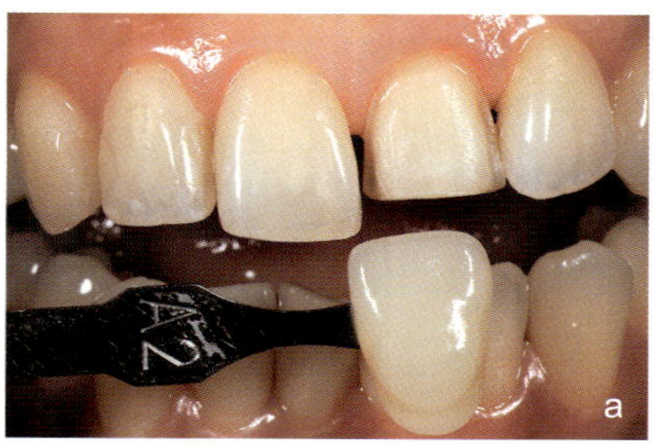

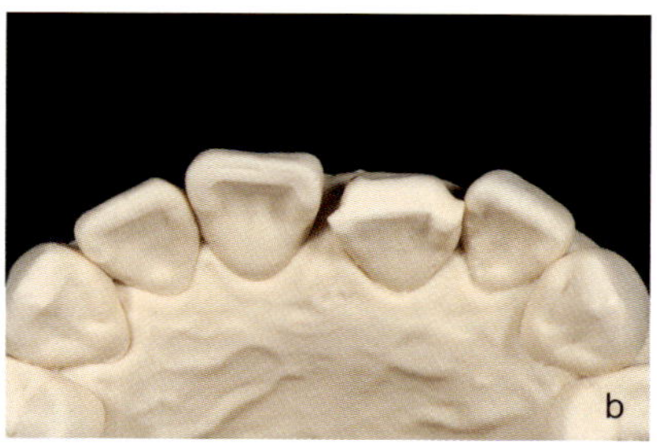

그림 2-3-34a. 상악 좌측 중절치에 대한 라미네이트 비니어 수복 증례다. Shade taking으로 목표 치아를 A3 shade로 설정하고 있다.
그림 2-3-34b. 일반적으로 라미네이트 비니어에서는 HT ingot 등의 고투광성 ingot을 선택하는데, 지대치의 위치관계로 인해 매우 두꺼워지므로 명도 저하를 고려하여 LT A1 ingot을 선택했다.

② 프레임워크 디자인

여기에서 제시하는 프레임워크 디자인이란 특히 치경부의 프레임의 두께 설정이다. 이 두께 설정은 프레임의 불투명도에 관여하므로 명도의 차폐성에도 직결되어 있다. 그림 2-3-35a는 Dentin A1, LT A1 ingot, Deep Dentin A1을 각각 두께 0.6mm로 조정한 것이므로 그것을 확인하면 색조에 차이가 나타난다. 특히 Deep Dentin은 다른 것보다 채도가 높게 설계되어 있으며 A2에 가까운 색조를 띠고 있다. 또한 그것을 UV 라이트 아래에서 확인하면 LT ingot < Dentin < Deep Dentin의 순으로 강한 발색성이 확인되었다(그림 2-3-35b). 이것을 근거로 LT ingot을 사용한 프레임워크 디자인은 LT ingot의 특성을 손상시키지 않도록 치경부 두께가 항상 0.6mm 이하가 되지 않도록 설정한다(그림 2-3-36).

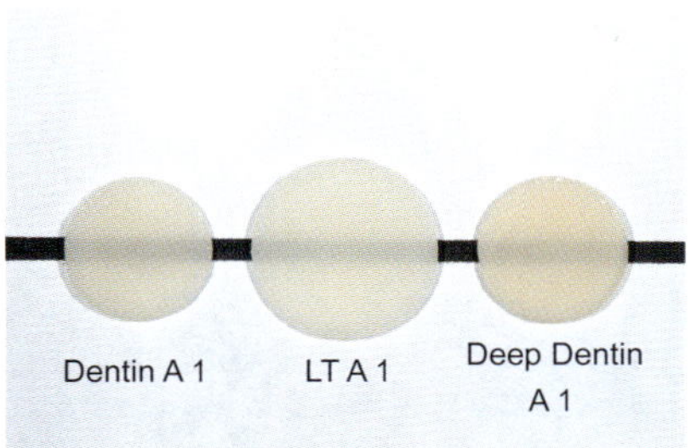

그림 2-3-35a. 왼쪽에서부터 Dentin A1, LT A1 ingot, Deep Dentin A1의 순으로 나열되어 있다. 두께 0.6mm에서 Dentin과 LT ingot의 불투명도는 거의 동등했다.

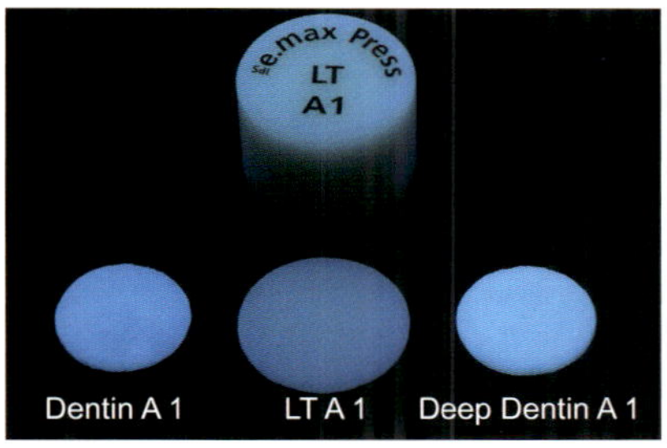

그림 2-3-35b. UV 라이트 하의 확인. LT ingot의 pellet은 압축된 것인데, 0.6mm라는 얇은 상태에서는 Dentin보다 발색이 떨어져 있다.

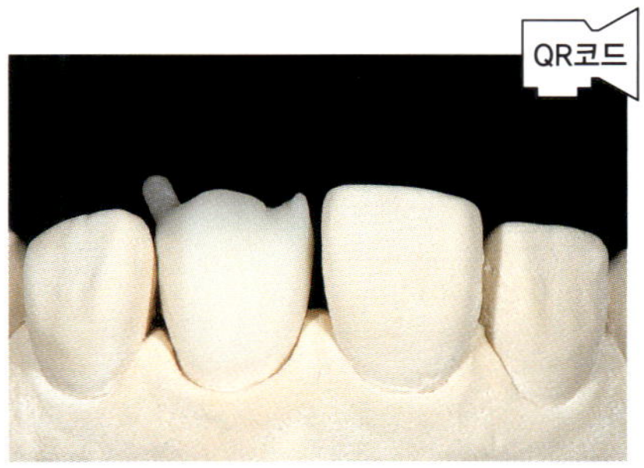

그림 2-3-36. 동영상[프레임워크 디자인 ① 해부학적 컷백 디자인].
LT A1 ingot을 사용하여 치경부의 두께는 0.6mm 이상으로 설정했다.

③ 덴틴 도재의 선택

이어서 색조의 기초가 되는 치관의 명도를 결정하는 덴틴 도재의 선택에 대해 설명한다. 이미 그림 2-3-35에서 Dentin과 Deep Dentin의 특성을 다루었는데, 이번에는 사용 구분의 기준을 나타내고자 한다(표 2-3-4, 그림 2-3-37).

표 2-3-4. 각종 덴틴 도재의 용도와 선택 기준. 명도의 조절에 직결되는 중요한 특성이다.

Dentin	자연치 구조의 반투명층에 해당하는 상아질 재현에 사용한다. 선택한 ingot의 불투명도에 따라 사용 빈도는 달라지지만, LT ingot과 같이 투광성이 높은 ingot을 프레임재로서 사용하는 경우는, 사용량에 주의하지 않으면 명도 저하로 이어져 버린다.
Deep Dentin	자연치 구조의 불투명층에 해당하는 상아질의 재현에 사용한다. 덴틴 도재보다 불투명하지만, 채도가 높게 설정되어 있으므로 재현하는 목표 치아보다도 1 shade 밝은 색조를 선택해야 한다.
Power Dentin	Deep Dentin과 마찬가지로 불투명도를 갖는 도재이지만, Deep Dentin보다 채도가 낮게 설계되어 있으므로 목표 shade에 맞게 선택한다. 상아질층의 높은 명도 재현에 가장 적합하지만, 익스터널 스테인으로 다소 채도 보정이 필요해진다.

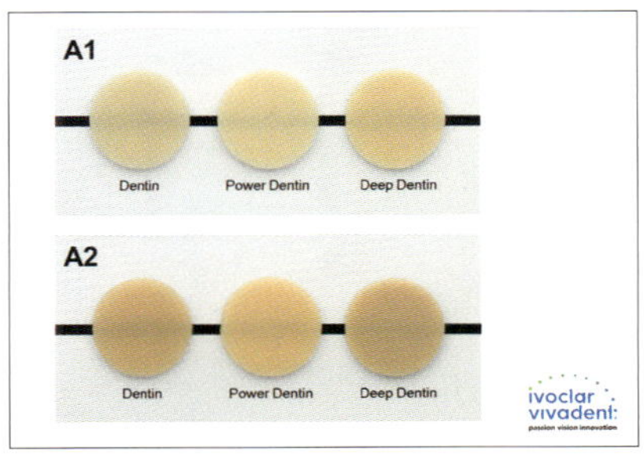

그림 2-3-37. Dentin, Power Dentin, Deep Dentin의 색조와 불투명도(자료 제공: Ivoclar Vivadent).

앞서 말한 것처럼 LT ingot을 사용한 컷백법에서는 순측 치경부에서 프레임의 두께를 0.6mm 이상으로 설정한다. 예를 들어, 1.5mm의 수복 공간을 얻을 수 있는 경우 치경부 에나멜의 축성 공간은 0.3mm 정도 필요하게 되므로, 실제로 남은 0.6mm의 공간에서 명도를 조절해야 한다. 이것은 MO ingot을 사용한 일반적인 레이어링법과 비교하면 조작할 수 있는 덴틴 공간이 적어 명도의 재현 폭도 좁게 느껴지지만, 이 0.6mm의 조작 공간에서 최대한 명도를 발휘할 수 있도록 효과적으로 덴틴 도재를 선택해야 한다.

따라서 0.6mm의 덴틴 공간에서는 표 2-3-5와 같이 다양하게 명도를 조절하고 있다.

표 2-3-5. 1.5mm의 수복 공간에서 LT ingot의 컷백 프레임을 사용했을 때 치경부의 명도 조절법. 0.6mm의 덴틴 공간에서 Dentin, Deep Dentin, Power Dentin을 구분하여 사용해 적층한다. 셰이드 가이드보다 높은 명도를 확보하기 위해서는 덴틴을 사용하지 말고 Deep Dentin 또는 Power Dentin만으로 대응하도록 하고 있다(그림 2-3-38~2-3-40). 이것보다 더 높은 명도가 필요하게 되는 경우는, MO ingot이나 지르코니아 프레임으로 대응하도록 하고 있다. 또한, 발색 조건이 좋지 않은 지대치 환경에서도 마찬가지로 덴틴을 사용하지 않는 수법으로 어느 정도 지대치 환경의 영향을 차폐할 수 있다.

	Dentin	Deep Dentin	Power Dentin
셰이드 가이드보다 낮은 명도	~100% (~0.6mm)		
셰이드 가이드와 같은 명도	50% (0.3mm) (and)	50% (0.3mm)	
셰이드 가이드보다 높은 명도		~100% (~0.6mm) (or)	~100% (~0.6mm)

*셰이드 가이드는 VITA classical shade를 기준으로 하고 있다.
*Deep Dentin은 목표 치아보다 1 shade 밝은 것을 선택한다.

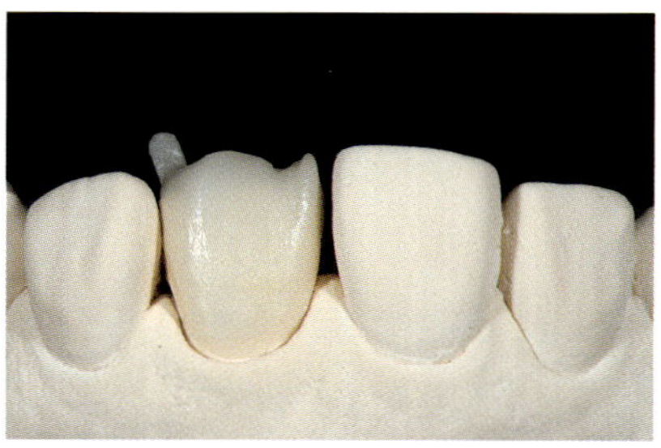

그림 2-3-38. 파운데이션 스테인은 밑바탕의 채도를 보정하는 공정이며, 이 단계에서 최종 목표가 되는 채도를 완전히 재현할 필요는 없다. 명도 저하를 일으키는 원인이 되기 때문이다.

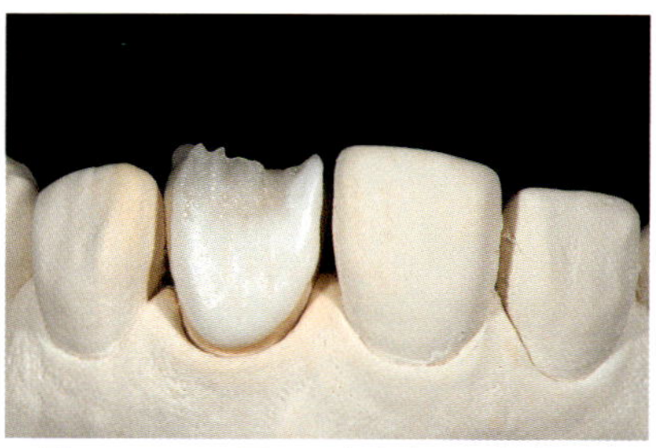

그림 2-3-39. 목표 치아가 A2여서 Deep Dentin A2를 사용하여 불투명도 조절(opacity control)을 했다. 축성 두께는 0.6mm로 설정했다.

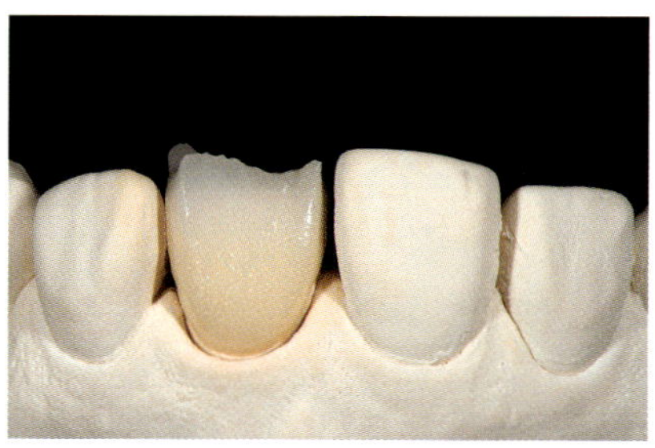

그림 2-3-40. 소성 후의 상태. 여기에서 목표 치아와의 명도를 비교하여 평가한다. 다음으로 치경부에는 에나멜 도재를 적층하기 위해, 이 시점에서 목표 치아보다 약간 밝은 상태로 마무리해 둘 필요가 있다.

④ 시멘트 컬러의 선택

마지막으로 시멘트 컬러의 선택에 대하여 다루어 보자. 올세라믹 수복의 초기에는 접착용 레진 시멘트의 색조 선택도 중요시되었지만, 지르코니아를 기반으로 한 수복에서는 색조에 미치는 영향이 적어, 변색 지대치의 마스킹 대책의 옵션 정도로 용도가 제한되어 있다. 그러나 시멘트 컬러의 영향을 좋게든 나쁘게든 받는 것이 프레스 세라믹이며, 모두 똑같이 트랜스 색이나 유니버설 색을 선택하는 것이 좋다는 것은 아니다. 특히 시멘트 컬러는 프레스 세라믹 크라운의 색조를 마무리하는 최후의 역할을 담당하고 있다. 따라서 진료실에서는 일반적인 시멘트 컬러와 함께 bleach나 opaque white 등 광반사성이 강한 시멘트 컬러가 준비되어 있어야 한다. 이것은 프레스 세라믹을 통과한 빛이 최하층부에서 미약한 반사를 일으켜 조금이라도 크라운의 명도 재현을 보조해 주는 환경을 조성하기 위해서다(그림 2-3-41, 2-3-42).

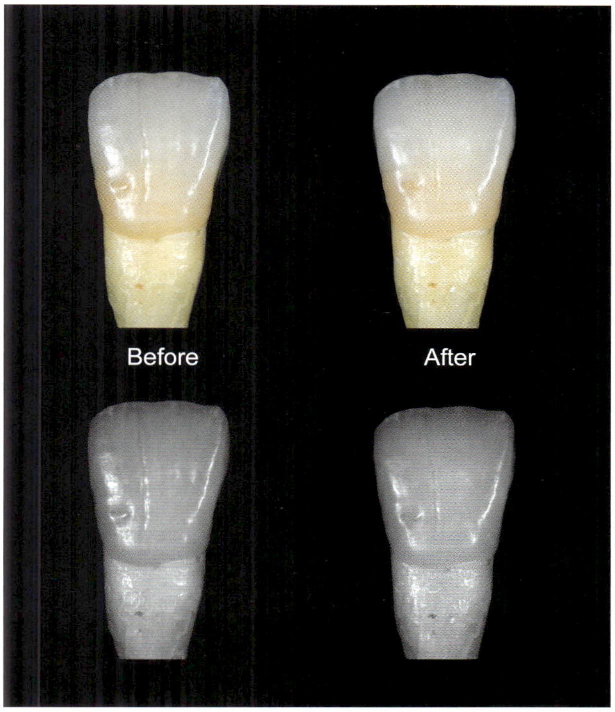

그림 2-3-41. 발거 치아에 HT ingot로 제작된 두께 1.2mm의 staining crown이 장착된 상태. Opaque white색의 try-in paste를 개재시키면 그림 오른쪽과 같이 약간 명도가 향상되어 있는 것을 확인할 수 있다.

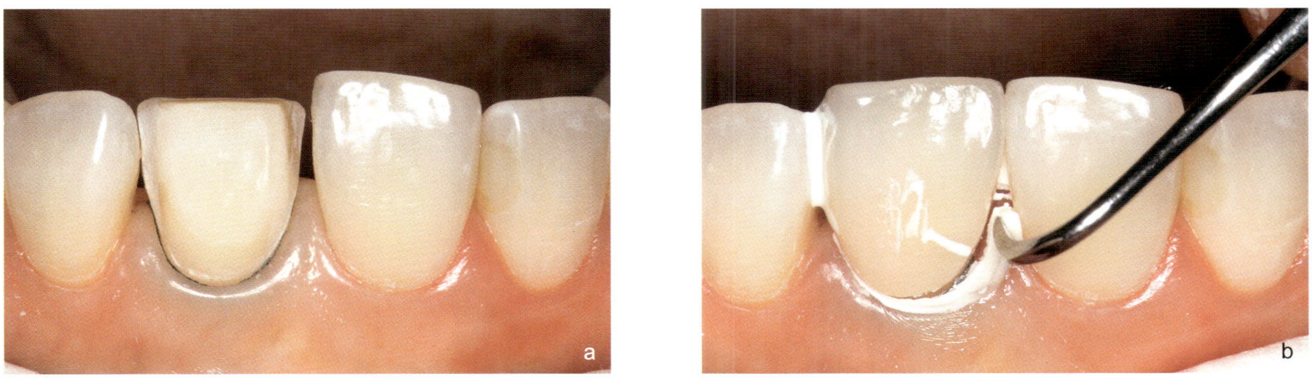

그림 2-3-42a, b. IPS e.max Press 라미네이트 비니어의 장착. 지대치색의 차폐가 목적이 아니라, 최하층부로부터의 광 반사를 재촉하기 위해 opaque white색의 접착성 레진 시멘트로 장착을 의뢰했다.

IPS e.max Press 컷백법에서 명도의 조절은 앞의 4개의 콘셉트로 성립되어 있다. 투광성이 높은 재료일수록 명도 재현에 대해 신중하게 고려해야 한다. 술후의 수복 결과로부터 색조에 대한 충분한 대응을 엿볼 수 있다(그림 2-3-43).

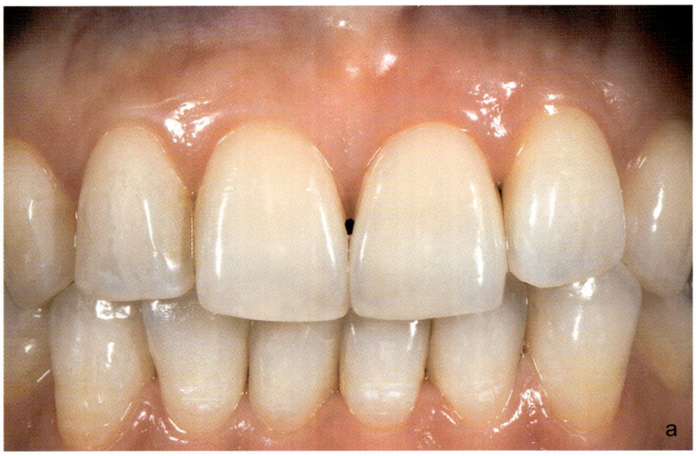

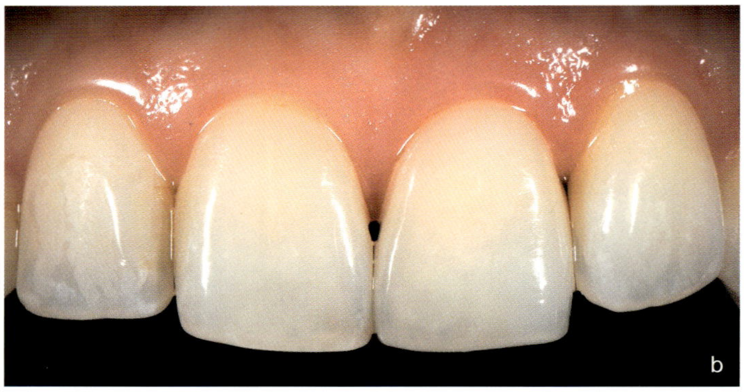

그림 2-3-43a, b. 세팅 후의 상태. 앞서 말한 상태와는 달리 충분히 명도에 대해 대응할 수 있다. 명도 재현을 고려한 4개의 콘셉트를 확실하게 실행하는 것으로, 더욱 안정된 색조 재현이 가능해질 것이다[담당 치과의사: Kubota Tsutomu(窪田 努: 구보타치과)].

다음이 이 증례의 축성 맵과 그 동영상이다(그림 2-3-44).

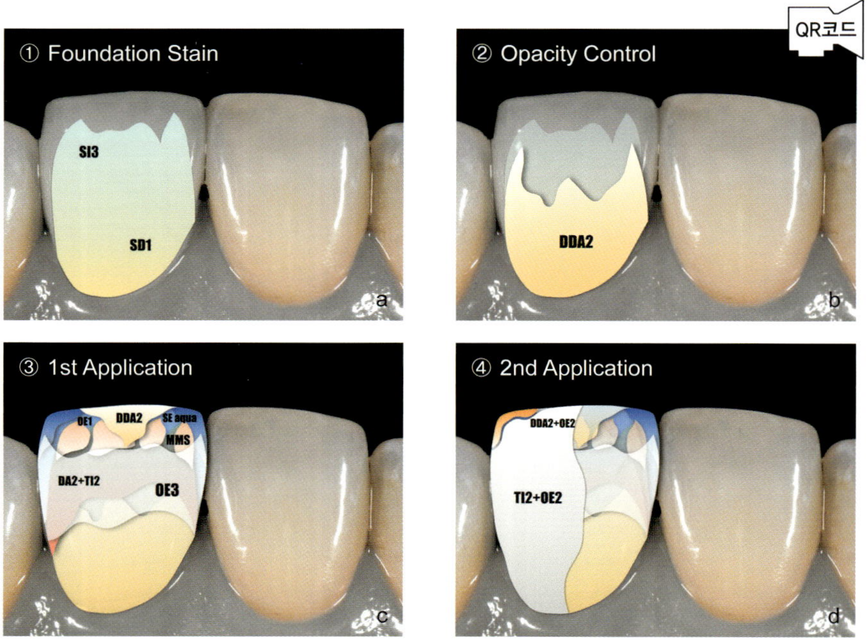

QR코드

그림 2-3-44a~d. 동영상[다색축성법 ① IPS e.max Press-1]
이 증례의 축성에서 사용한 재료. 특히 명도 재현은 ①, ②의 공정으로 약 90%의 작업이 완료되므로 올바른 선택 기준이 필요하다.
① Foundation Stain(**a**)
② Opacity Control(**b**)
③ Internal Characterize(**c**)
④ Enamel Skin Layer(**d**)

5. 색조 재현을 고려한 컷백법에서 프레임워크 디자인

다음으로 색조 재현을 고려한 컷백법에서 프레임워크 디자인에 대해 제안하고자 한다. 통상 프레임워크 디자인이란 구치의 축성 작업에서는 파절 강도를 높이기 위한 설계이지만, 전치에서는 그와 더불어 색조 재현성까지 고려할 필요가 있다. 이것은 지르코니아를 사용한 수복 작업에서도 마찬가지다. 또한 심미성이 관건인 전치부 수복에서 수복 환경이 정돈되지 않은 채로 보철 작업을 진행하면 몇 가지 기능적인 장애에 직면하는 일이 많다. 여기에서는 전치부 수복에서 사용하는 심미와 강도를 고려한 프레임워크 디자인을 소개한다.

우선 컷백법에서 전치의 프레임워크 디자인은 다음 세 가지를 기본 설계로 하고 있다.

① 해부학적 컷백 디자인

② 부분 컷백 디자인

③ 페이셜 컷백 디자인

각각 선택하는 ingot이나 적용 증례도 다르므로 여기에 정리하고자 한다(표 2-3-6, 그림 2-3-45~2-3-47).

표 2-3-6. 컷백법에서 전치부의 프레임워크 디자인. 수복 환경에 따라 설계를 구분하여 사용하는데, 적용 ingot과 색조 재현성도 고려해서 대응해야 한다.

	특징	적용 증례
해부학적 컷백 디자인	목표 치아의 해부학적인 특징을 파악하여 내부의 상아질 구조를 모방한 프레임워크 디자인	색조 재현성을 우선하여 치밀한 내부 구조의 재현이 필요한 증례
부분 컷백 디자인	베이스는 스테이닝법으로 제작하고, 순측 치경부 또는 절연 부위를 최소한으로 컷백하여 축성한다	복수치의 증례나 부분적인 축성 작업으로 충분한 심미적 요구를 충족시키는 증례
페이셜 컷백 디자인	순측 형태를 컷백하여 절연을 남긴 상태에서 순측만 축성한다. 심미와 강도를 겸비한 설계가 된다	대합관계가 좋지 않은 증례나, 치경부로부터 절연까지의 색의 계조가 완만한 증례

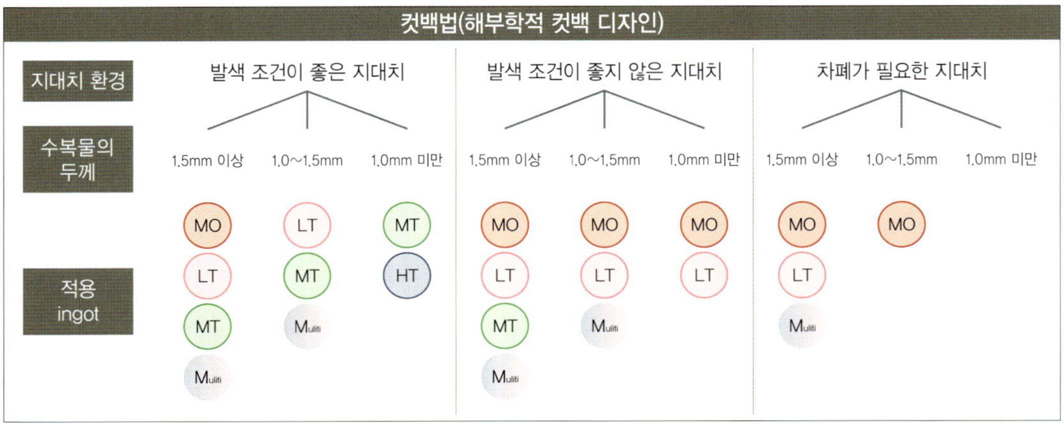

그림 2-3-45. 컷백법(해부학적 컷백 디자인)에 사용할 때의 ingot 선택 기준. 축성용 도재를 사용한 색조 재현의 기본 테크닉이 된다.

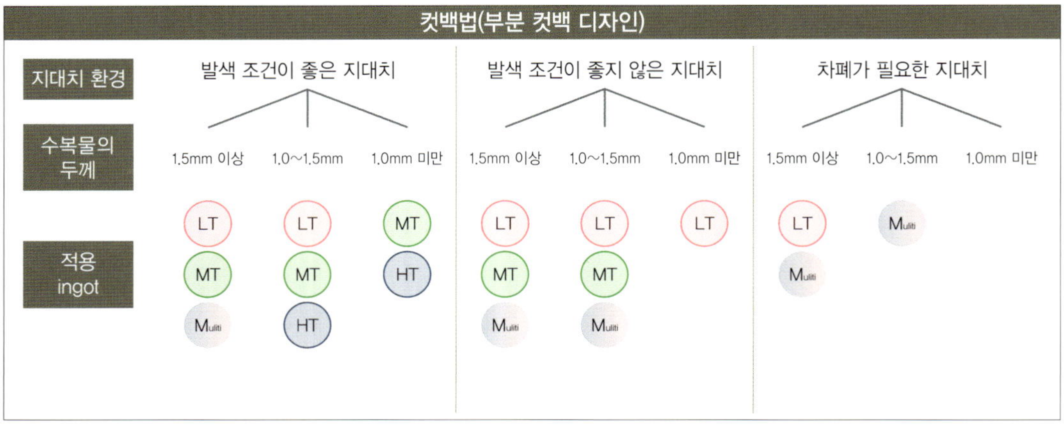

그림 2-3-46. 컷백법(부분 컷백 디자인)에 사용할 때의 ingot 선택 기준. 본법은 스테이닝법을 베이스로 하여 치경부 또는 절연측에 부분적으로 축성하여 수정한다.

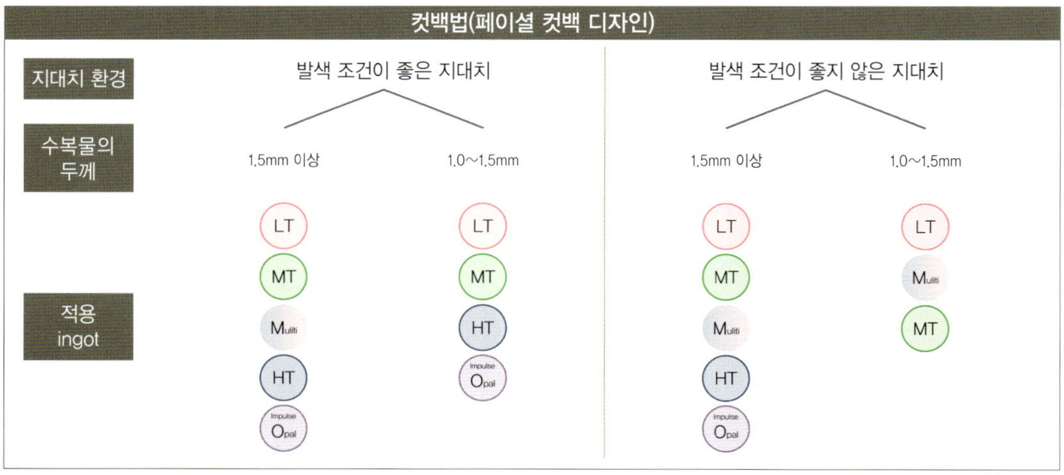

* 페이셜 컷백 디자인에서는 특히 순측의 컷백량이 많게 설정되어 있으므로 차폐가 필요한 증례에서는 불투명 도재의 사용을 전제로 한 것이 되며, 여기에서는 생략하고 있다. 그러나 충분한 차폐 조건이 갖추어지면 적용도 가능하다.

그림 2-3-47. 컷백법(페이셜 컷백 디자인)에 사용할 때 ingot의 선택 기준. 크라운의 기본적인 색조는 축성용 도재로 구성한다.

해부학적 컷백 디자인(Anatomical cutback design)

해부학적 컷백 디자인은 목표 치아의 상아질 구조를 모방한 프레임워크 디자인으로 프레임의 색조를 그대로 상아질색으로 보고 작업할 수 있으므로 레이어링법과 비교하여 축성량도 줄일 수 있다. 또한 컷백량이나 순서가 결정된 통법의 컷백과는 달리 인접으로부터 절연 투명층의 폭이나 내부 구조의 형태를 계측하면서 다양한 자연치의 색조에 맞춘, 보다 임상적인 설계가 된다. 그리고 해부학적 컷백 디자인을 효과적으로 설계하기 위해서는 우선 목표 치아의 색조로부터 정확하게 상아질 구조를 파악할 필요가 있다(그림 2-3-48). 그리고 명도 조절을 위해 치경부 프레임의 두께는 0.6mm를 밑돌지 않도록 설계하여 축성 작업을 한다(그림 2-3-49, 2-3-50).

그림 2-3-48. 상아질 구조의 확인. 인접에서 절연의 투명층을 확인해 가는 것으로 대략적인 상아질의 형태가 부각되지만, 그림과 같이 대비 정도가 약한 자연치의 경우 영상 처리를 하면 내부 구조도 확인하기 쉬워진다.

그림 2-3-49. 완성된 해부학적 컷백 프레임. 최종 외형의 축소형을 의식하여 절연이나 라인 앵글 등의 기준선을 확인하여 축성 공간을 조절한다.

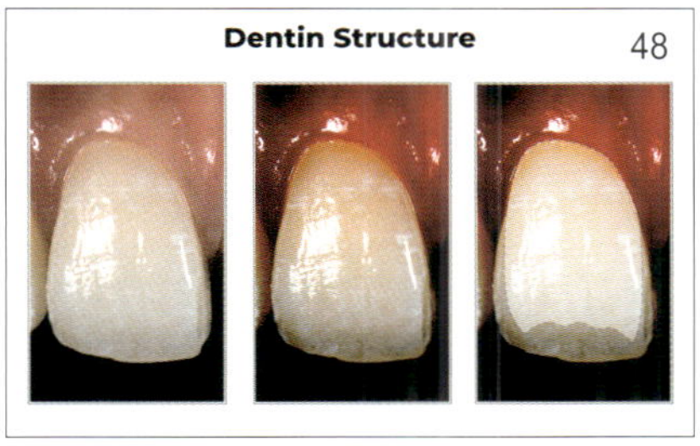

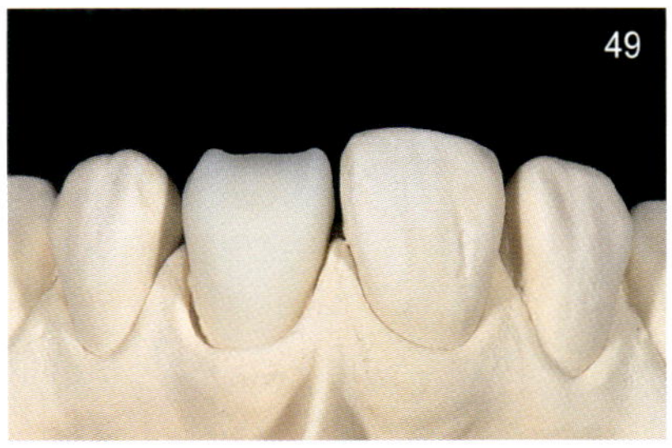

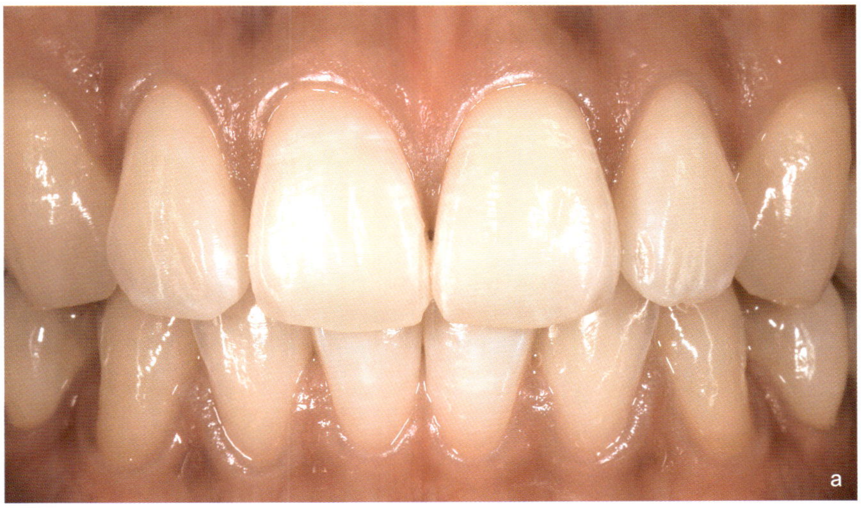

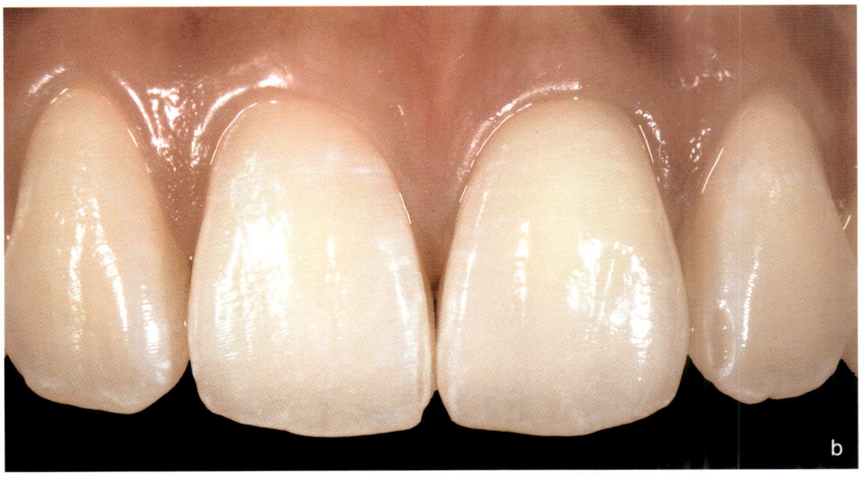

그림 2-3-50a. 구강 내에 장착된 최종 보철물.

그림 2-3-50b. 정확하게 상아질 구조를 복제하는 방법으로 균일한 축성 공간을 확보할 수 있어 안정된 색조 재현이 이루어진다[담당 치과의사: Kubota Tsutomu(窪田 努: 구보타치과)].

다음은 이 증례의 축성 맵(그림 2-3-51), 형태 수정(그림 2-3-52), 익스터널 스테인+글레이즈 처리(그림 2-3-53)의 동영상이다.

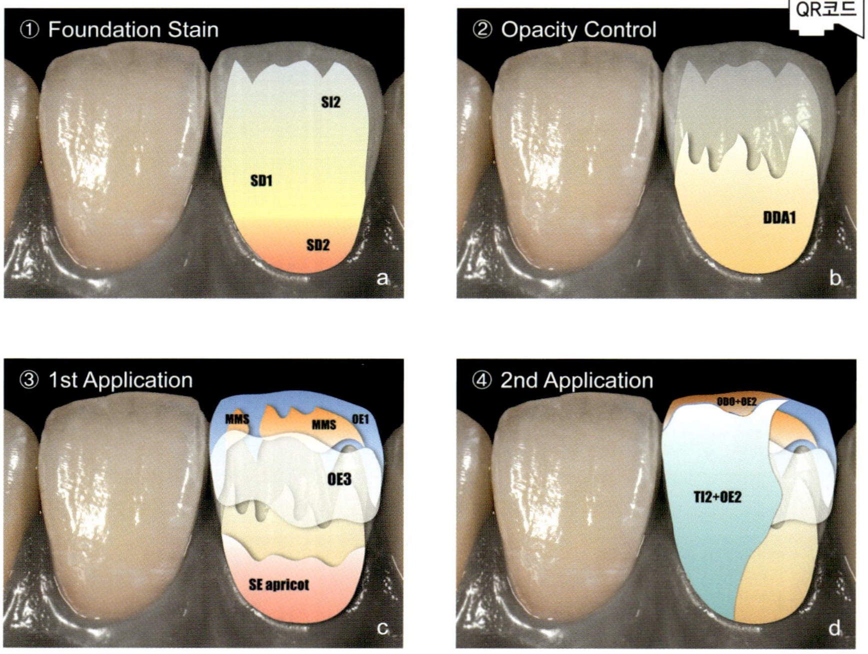

그림 2-3-51a~d. 동영상[다색축성법 ② IPS e.max Press-2]
본 증례에서는 프레임의 색조를 활용하여 다색축성법을 했다.
① Foundation Stain(**a**)
② Opacity Control(**b**)
③ Internal Characterize(**c**)
④ Enamel Skin Layer(**d**)

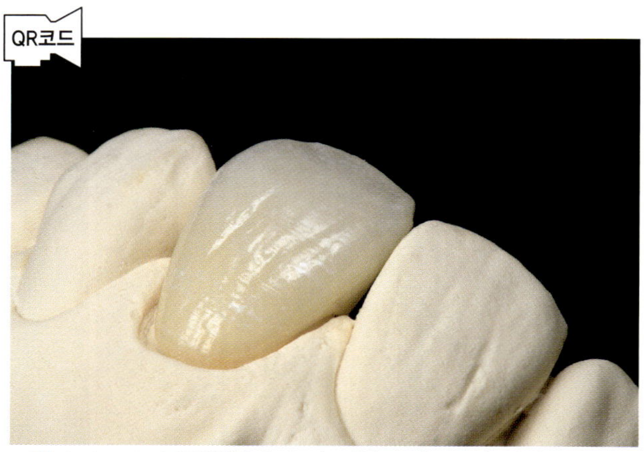

그림 2-3-52. 동영상[형태 수정 외형 조정~표면 성상의 부여~질감의 조정].

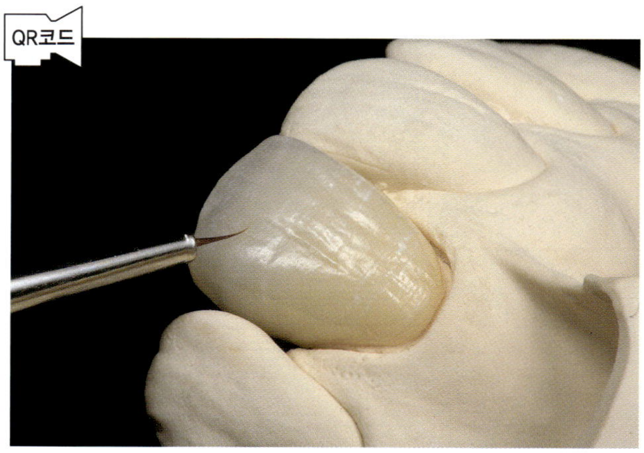

그림 2-3-53. 동영상[익스터널 스테인~글레이즈 처리].

부분 컷백 디자인(Partial cutback design)

부분 컷백 디자인은 스테이닝법과 부분적인 축성을 조합한 컷백 디자인이다. 컷백의 대상은 명도를 향상시키기 위한 치경부와, 특징 부여(characterize)를 목적으로 한 절연 영역이다. 예를 들어, 이 증례와 같이 명도의 조화를 도모하는 경우도 효과적이라고 생각한다(그림 2-3-54~2-3-60).

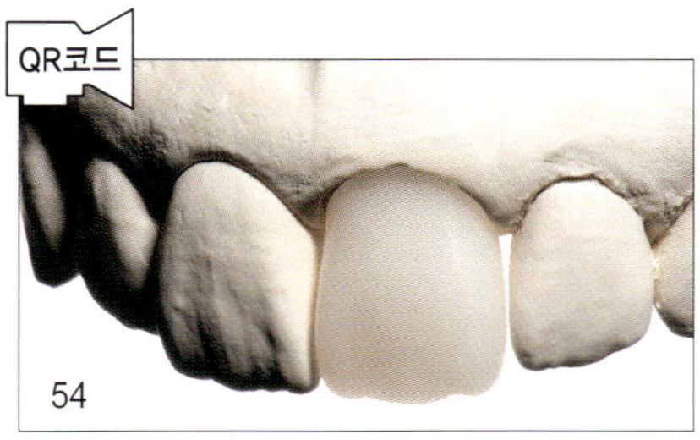

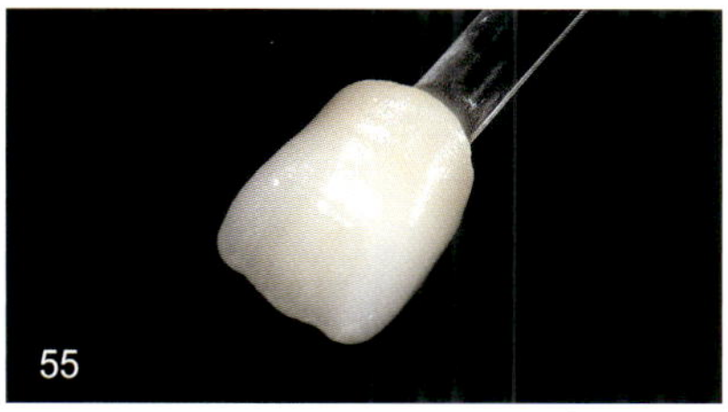

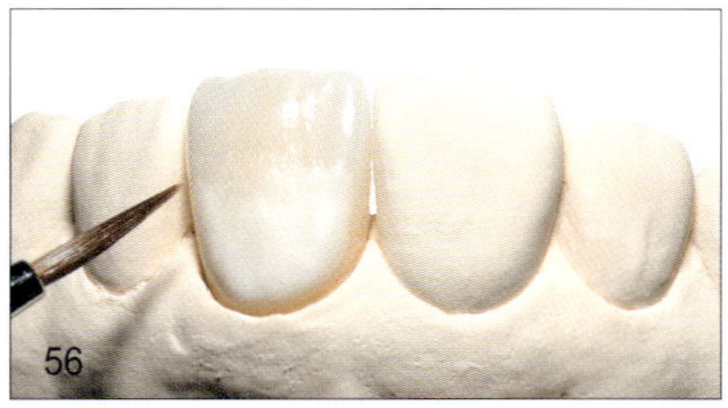

그림 2-3-54. 동영상[프레임워크 디자인 ② 부분 컷백 디자인].
이 증례는 상악 4 전치의 라미네이트 비니어 수복으로 상악 좌측 중절치만 크라운이다. MT ingot을 사용한 스테이닝으로 심미 재현을 하는데, 이 방법에 의한 크라운의 명도 저하를 고려하여 치경부에 축성을 하기 위해 부분 컷백을 실시했다.
그림 2-3-55. 축성 작업 전에 스테이닝 공정을 완성시킨다. 또한 축성을 하지 않는 영역은 먼저 글레이즈 처리까지 완결시켜 둔다.
그림 2-5-56. 치경부의 명도를 높이기 위해 표층에 0.4~0.6mm 정도 Deep Dentin을 축성했다.

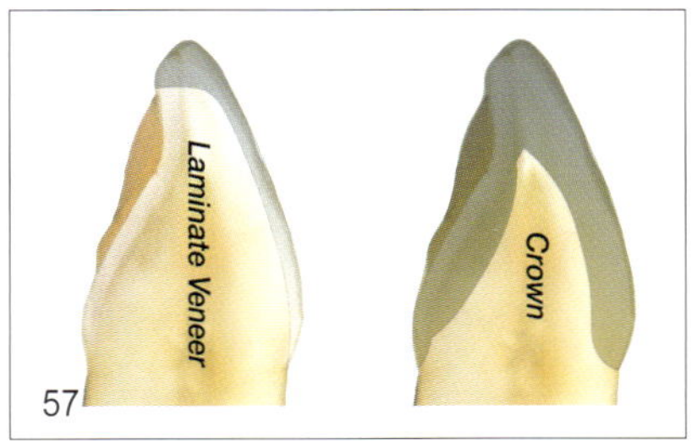

그림 2-3-57. 라미네이트 비니어와 크라운에 대한 스테이닝 조작의 차이. 이 증례와 같은 복합적 증례의 경우 스테이닝 조작에 의한 발색의 원리를 고려할 필요가 있다. 통상 라미네이트 비니어는 에나멜층에서의 색조 재현에 그치고, 치경부의 색조는 장착 후에 지대치색과 함께 발색한다. 따라서 라미네이트 비니어의 치경부에 대한 스테이닝은 최소한에 그친다. 크라운의 경우 라미네이트 비니어와 두께가 다르므로 치경부의 색조는 기본적으로는 적극적인 스테이닝에 따라 재현해야 한다. 이 경우 같은 ingot을 사용했다 해도 스테이닝의 도포 횟수가 증가하므로 결과적으로 치경부의 두께가 증가했다 해도 크라운 측의 발색 조건이 나빠진다. 따라서 크라운 측의 명도 조화를 도모하기 위해 부분 컷백을 해 축성용 도재로 명도를 끌어올리도록 하고 있다.
그림 2-3-58. 완성된 부분 컷백 크라운. 글레이즈 페이스트를 사용하여 축성층과 질감을 조화시켜 나간다.

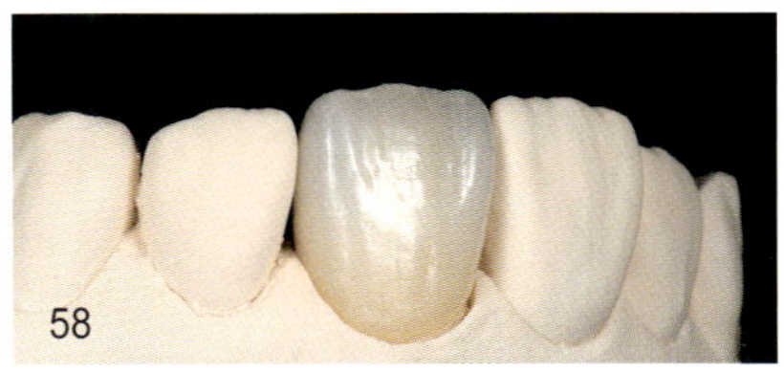

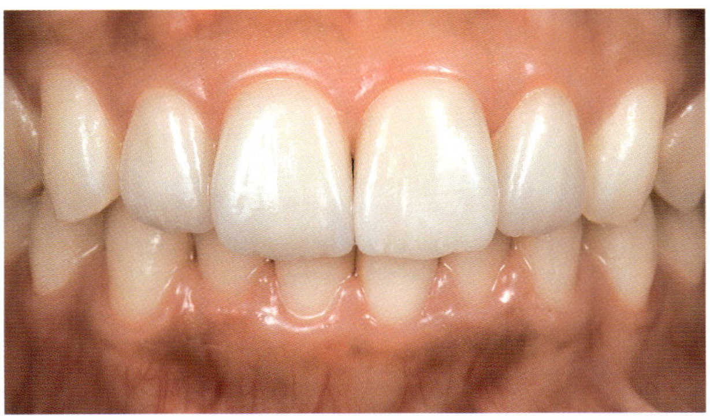

그림 2-3-59. 구강 내에 장착된 라미네이트 비니어(laminate veneer)와 부분 컷백 크라운(partial cutback crown).

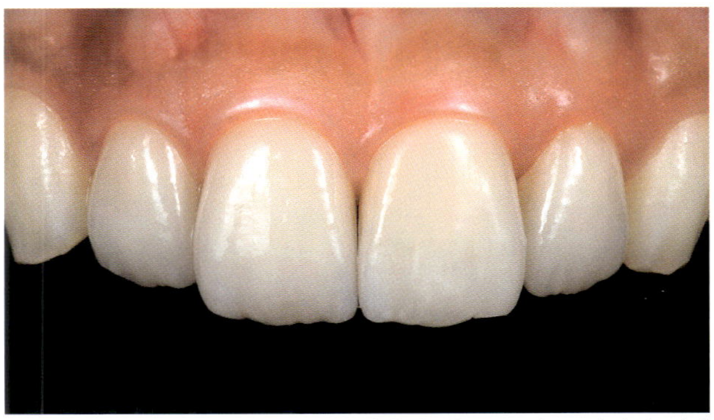

그림 2-3-60. 라미네이트 비니어와의 명도도 잘 조화되어 있다[담당 치과의사: Nagao Tatsunori(長尾龍典: 나가오치과클리닉)].

페이셜 컷백 디자인(Facial cutback design) Ⅰ

페이셜 컷백 디자인의 특징은 전치의 절연 강도를 프레임재로 유지하면서, 동시에 높은 색조 재현성을 요구한 설계다(그림 2-3-61). 이것은 프레스 세라믹뿐만 아니라 지르코니아를 사용한 수복에서도 효과적이지만, 프레임의 색조 선택이 색조 재현성을 크게 좌우한다. 그 중에서도 그림 2-3-47에서 고투광성의 impulse opal ingot이 선택지에 들어가는 것에 주의를 기울이기 바란다. 페이셜 컷백 디자인의 경우 수복 조건이 갖추어지면 impulse opal ingot과 같은 고투광성 ingot을 사용하여 절연의 투명도에 기준을 맞춘 선택까지 효과적이다(그림 2-3-62~2-3-71).

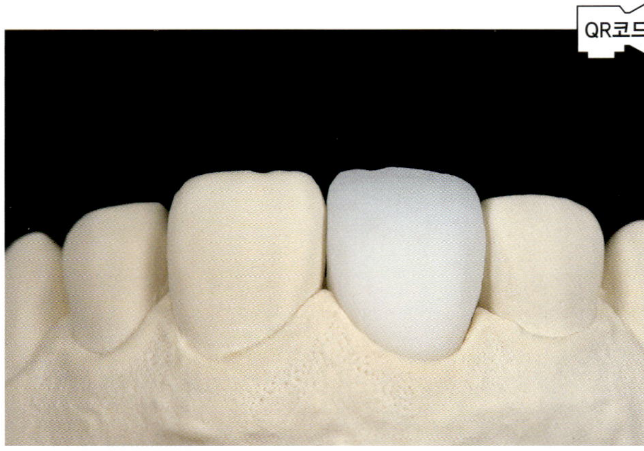

그림 2-3-61. 동영상[프레임워크 디자인 ③ 페이셜 컷백 디자인]. 그림 2-3-62~2-3-71과는 다른 증례.

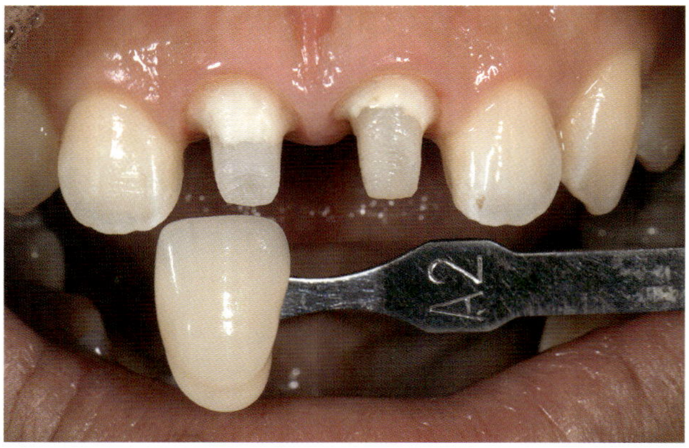

그림 2-3-62. 이 증례는 상악 중절치에 올세라믹 수복이 된 증례다. 지대치 환경을 확인하면 변색은 나타나지 않지만, 투명도가 높은 레진 코어로 지대 축조되어 있어 지대치의 발색 조건은 양호하다고는 할 수 없어도 충분한 지대치 삭제로 수복물의 두께를 얻을 수 있었다. 또한 목표 치아의 색조를 확인하면 치경부의 높은 명도와 절연의 투명감이 두드러진 상태였다.
이 증례의 가장 큰 문제점은 대합관계이며, 절연에 대한 강도가 요구되는 증례였다는 것이다. 보통, 이러한 증례에서는 페이셜 컷백 디자인을 채용하지만, 치경부의 명도 재현을 중시하여 LT ingot과 같은 투광성 낮은 ingot을 선택한 경우 절연의 투명도를 재현하는 것이 불가능하다고 판단되었다. 따라서 이 증례에서는 충분한 수복 공간이 확보되어 있으므로, 절연의 투명도에 기준을 맞추어 ingot을 선택했다.

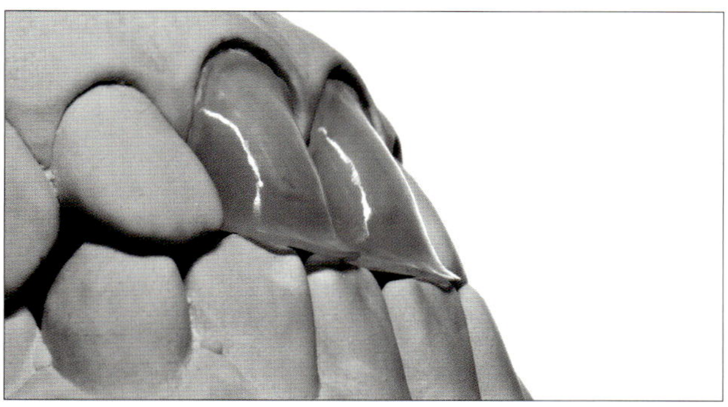

그림 2-3-63. 대합관계와 프레임워크 디자인. 이러한 경우 일반적인 절연에 대한 축성 작업은 피해야 한다.

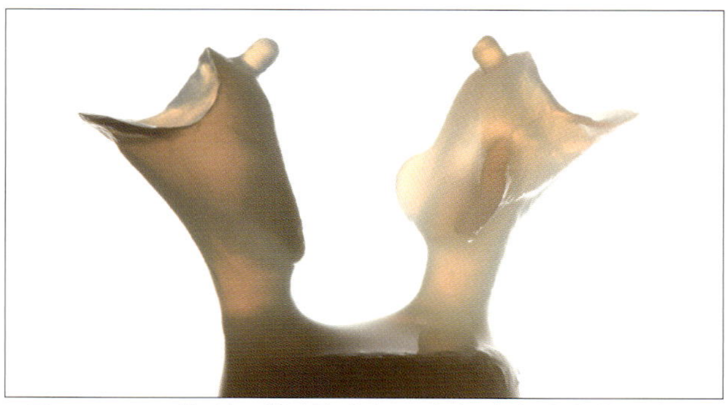

그림 2-3-64. 환자는 청년층이기도 하여 절연 영역에 오팔 효과를 주기 위해 opal 2 ingot을 선택했다.

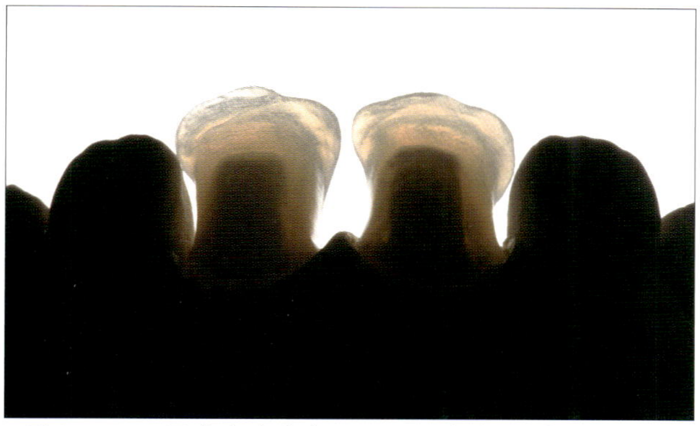

그림 2-3-65. 투과광 하에서 opal ingot의 아름다운 광학 특성.

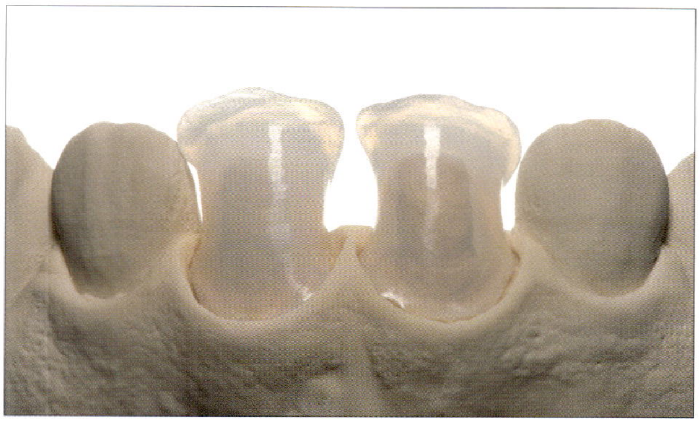

그림 2-3-66. 프레임워크 디자인. 순측부는 0.4mm의 두께로 조정하고, 특히 치경부의 축성 공간을 많게 설정했다. 또한 이 증례에서는 인접면으로부터 설측으로의 탈광을 막기 위해 인접면의 컷백도 시행하였다.

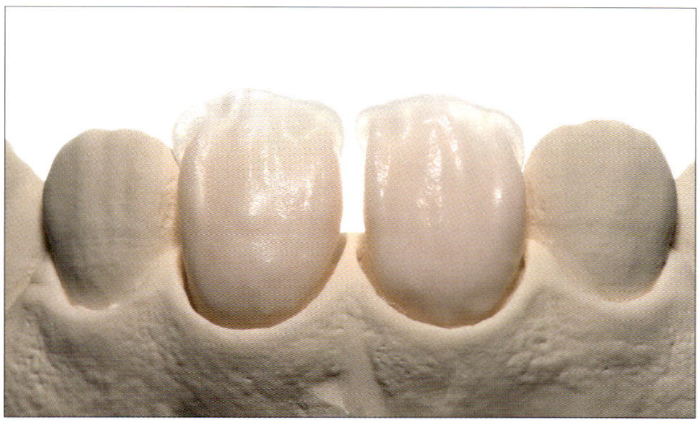

그림 2-3-67. 파운데이션 스테인 소성 후. 우선은 크라운의 기초 명도를 결정하기 위해 Power Dentin A2를 사용하여 불투명도 조절(opacity control)을 했다.

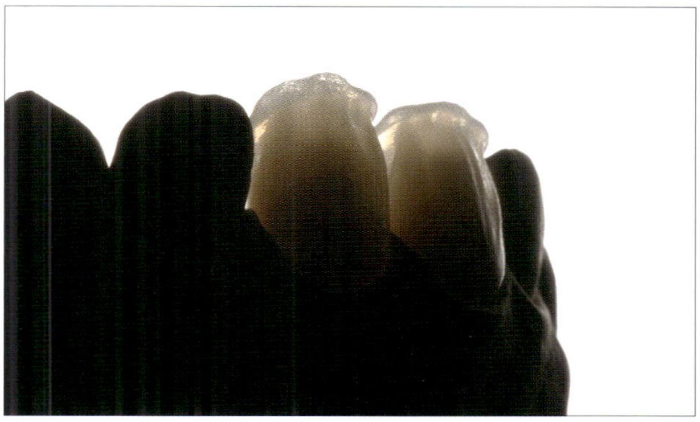

그림 2-3-68. 소성 후의 빛 투과 확인. Power Dentin에서 충분한 불투명도를 치경부에서 얻었다.

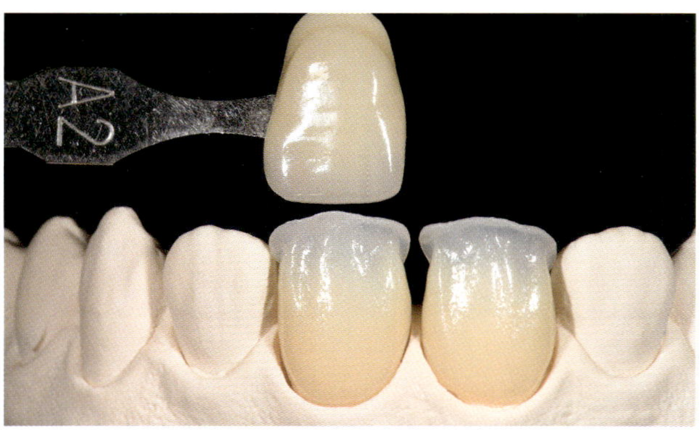

그림 2-3-69. 불투명도 조절 후, 목표가 되는 색조와 비교하여 필요에 따라 인터널 스테인으로 보정한다.

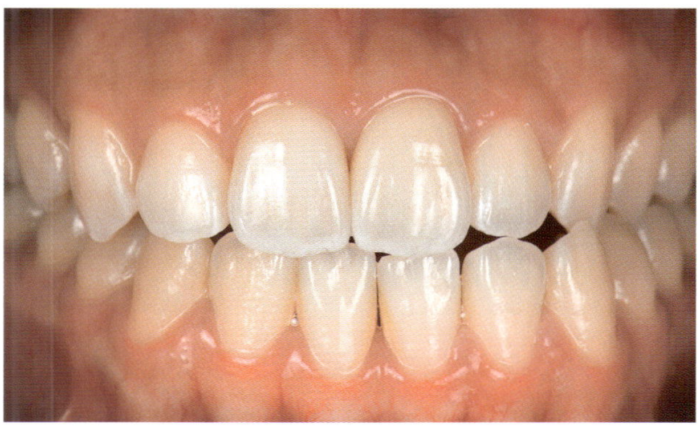

그림 2-3-70. 장착된 최종 보철물. 색조·형태 모두 치열과 조화를 이루고 있다.

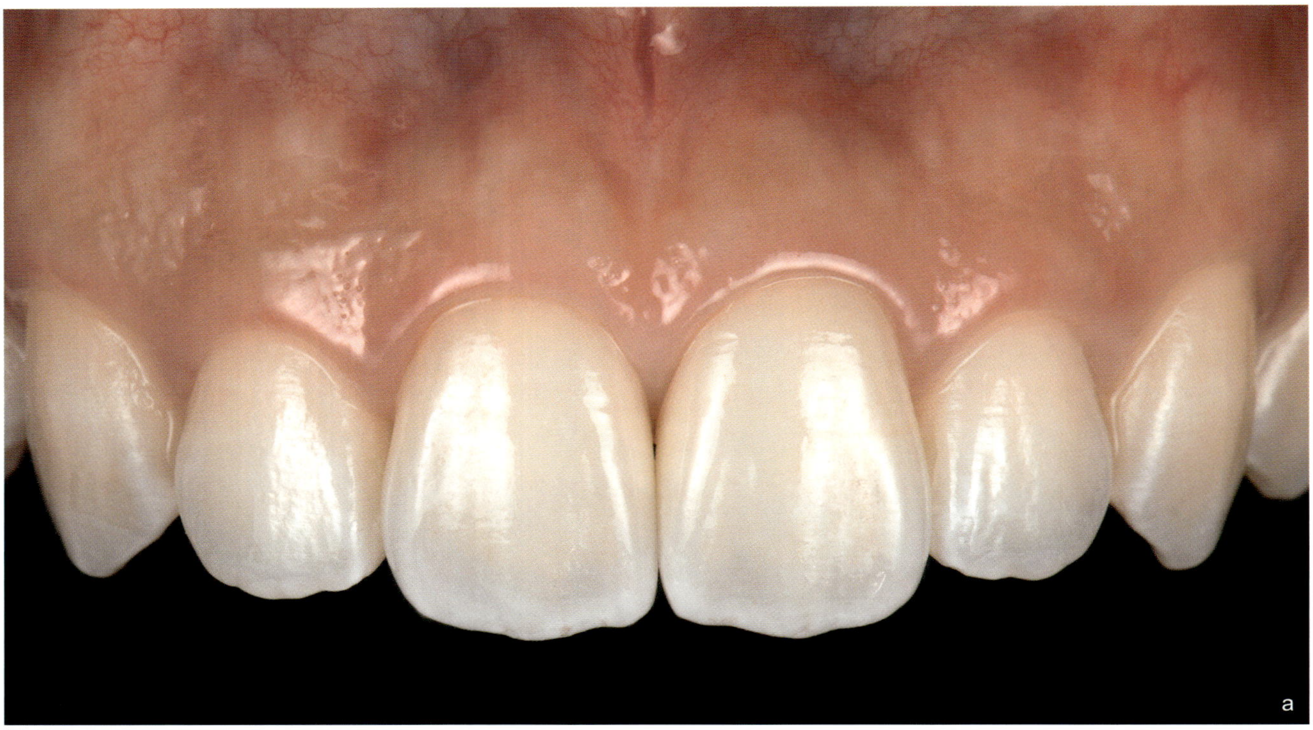

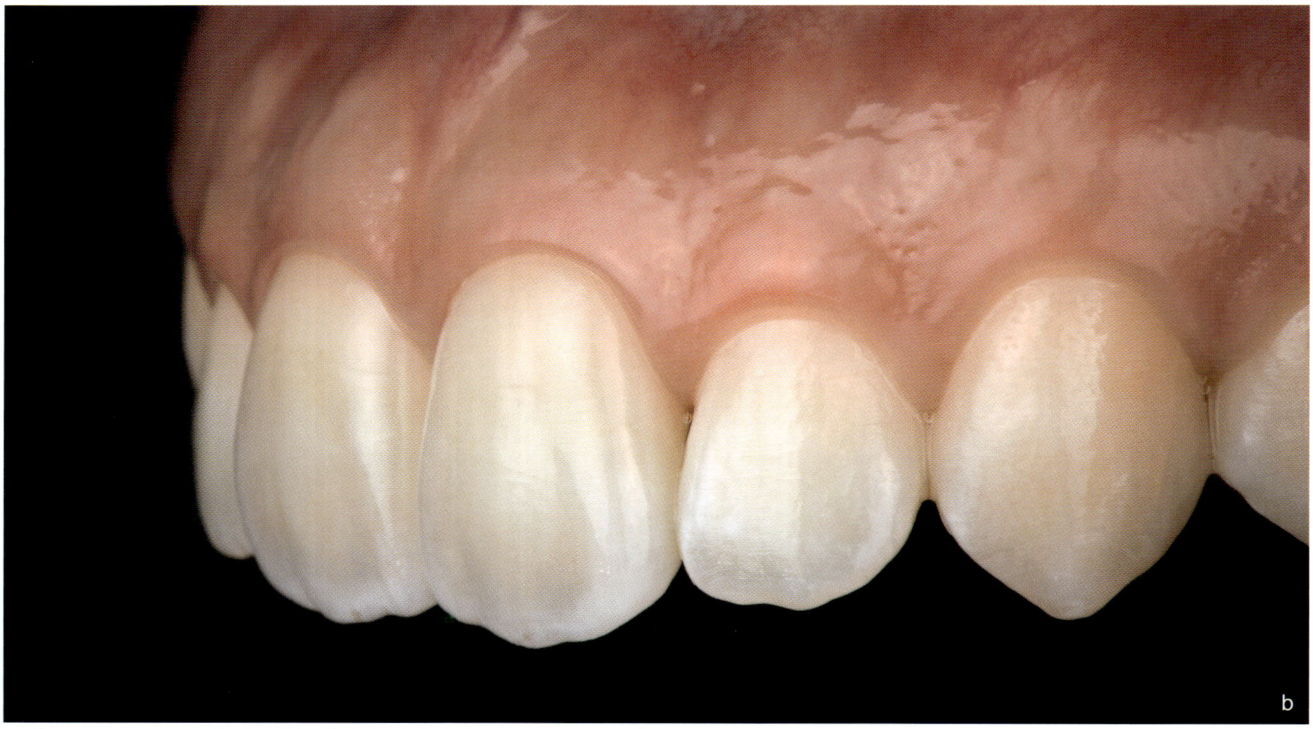

그림 2-3-71a, b. 구강 내 장착 시[담당 치과의사: Takino Hiroyuki(瀧野裕行: 다키노치과의원 페리오·임플란트센터)].

페이셜 컷백 디자인(Facial cutback design) II

지대치 환경이나 조건이 갖추어진 경우 복수치뿐만 아니라 단일치의 수복 작업에서도 적용이 가능할 수 있다(그림 2-3-72~2-3-74).

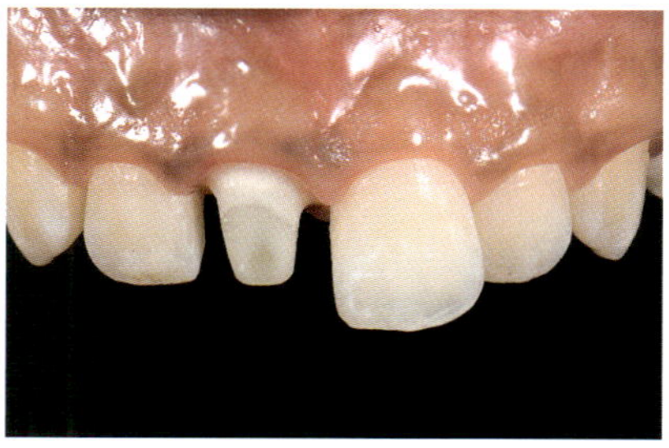

그림 2-3-72. 이 증례는 색조 재현성을 고려하여 페이셜 컷백 디자인을 선택했다. 특히 절연의 푸르스름하게 보이는 강한 반투명감을 효율적으로 재현하기 위해 Opal 1 ingot을 선택했다.

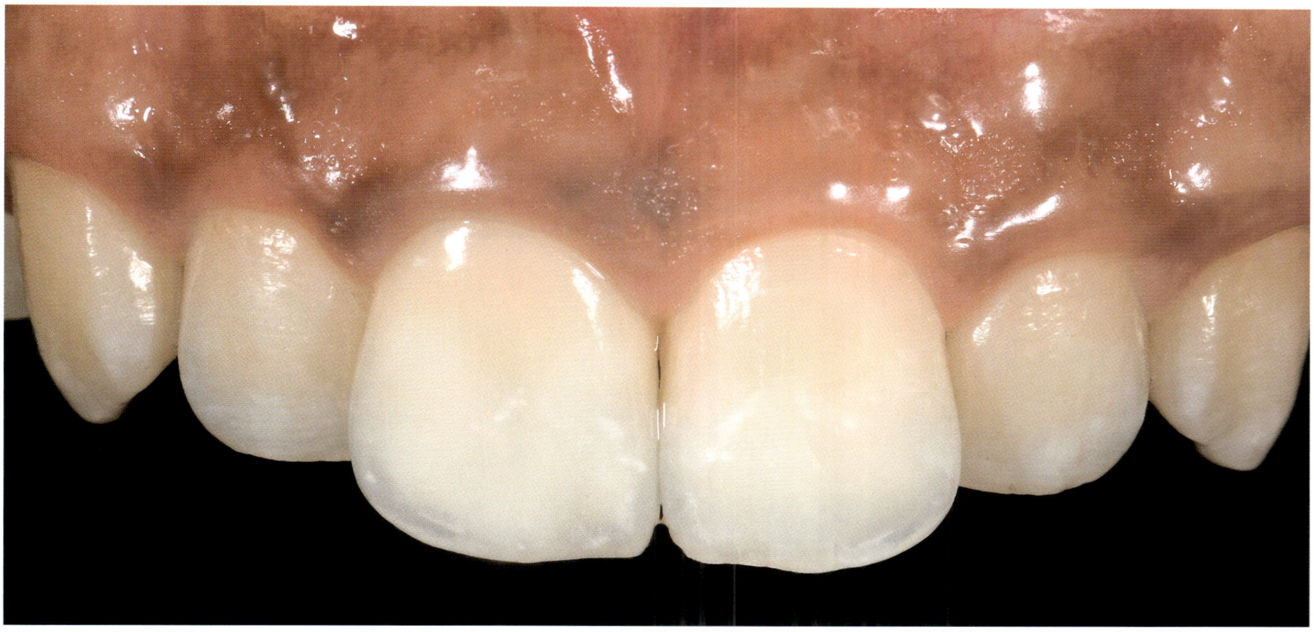

그림 2-3-73. 장착된 최종 보철물. 절연색의 조화로부터 페이셜 컷백 디자인의 가능 범위가 확대됨을 느낀다[담당 치과의사: Yamaguchi Yusuke(山口佑亮: 야마구치종합치과)].

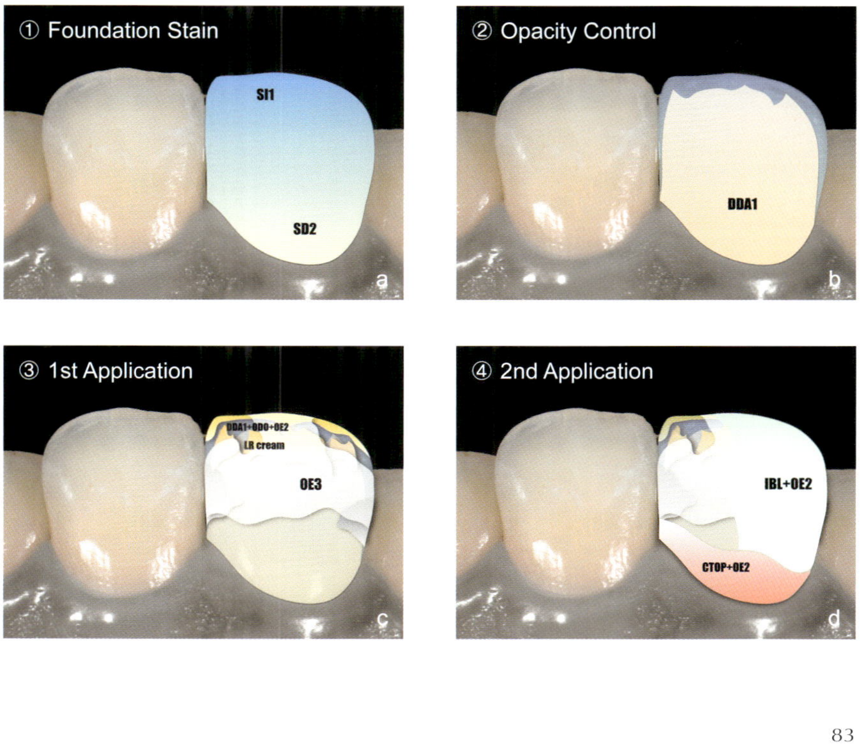

그림 2-3-74a~d. 이 증례의 축성 맵. 여기에서 가장 중요한 작업은 파운데이션 스테인과 Opacity Cotrol이다. 이 두 공정으로 치경부에서 절연까지의 대조를 얼마나 정확하게 구사하는지가 이 방법의 성공의 열쇠가 된다.
① Foundation Stain(**a**)
② Opacity Control(**b**)
③ Internal Characterize(**c**)
④ Enamel Skin Layer(**d**)

페이셜 컷백 디자인(Facial cutback design) III

페이셜 컷백 디자인의 장점으로서 강도에 대한 장점뿐 아니라 축성 작업의 스트레스 경감을 들 수 있다. 보통, 축성 작업은 소성 수축을 예측한 조작이 필요하지만, 페이셜 컷백 디자인의 경우는 소성 수축을 신경쓰지 않고 축성에 전념할 수 있으므로 특히 절연 내부 구조의 섬세한 표현이 필요한 경우는 매우 효과적이다.

이 증례는 #11~#13 브릿지의 올세라믹 수복이다. 대합관계로부터 전치 유도(anterior guidance)를 양호하게 얻을 수 없어 보철물에 대한 절연 강도가 요구되었다(그림 2-3-75~2-3-84).

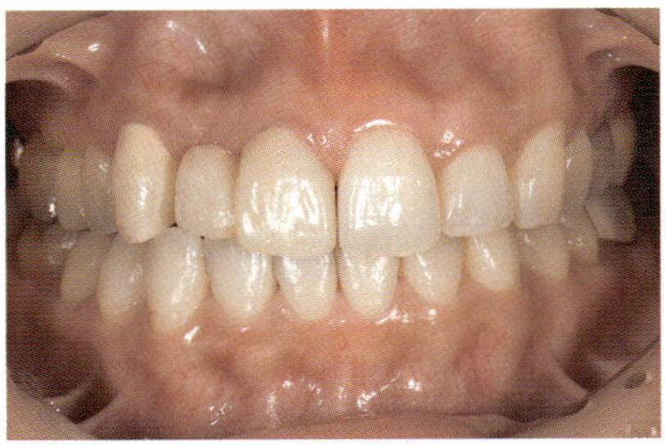

그림 2-3-75. 술전의 상태. 측절치의 결손과 견치의 위치관계로부터 우측 전치부는 절단교합에 가까운 상태가 되었다. 따라서 페이셜 컷백 디자인에 의한 프레임워크를 검토했다.

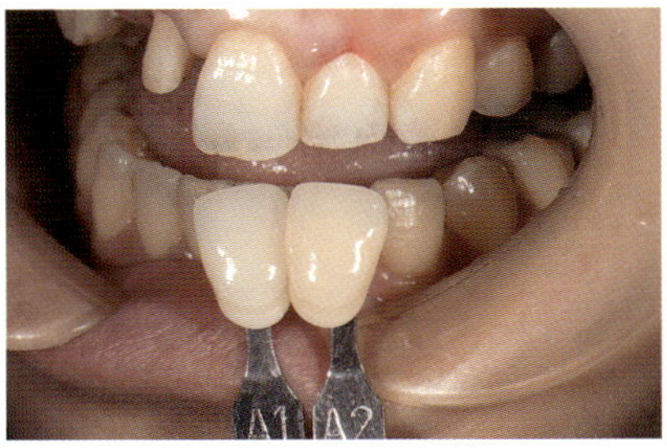

그림 2-3-76. 셰이드 테이킹(shade taking)으로부터 매우 밝은 치경부의 명도와 절연의 높은 투명층을 확인했다. 이러한 경우 절연의 투명도에 기준을 맞춘 프레임의 색조 선택을 우선시한다.

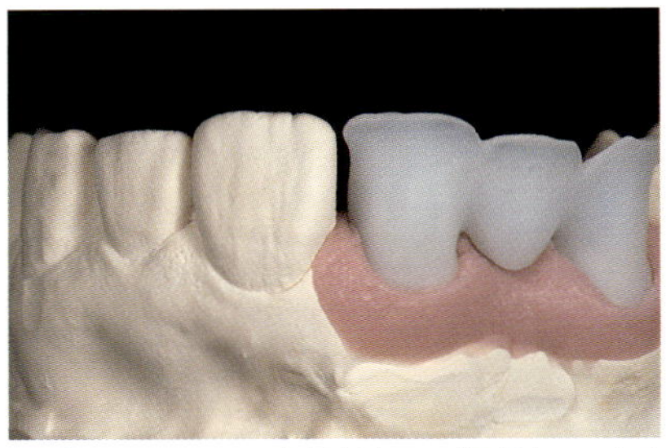

그림 2-3-77. 모형상의 프레임워크 디자인. Opal 1 ingot을 선택하여 색조 재현을 시도했다.

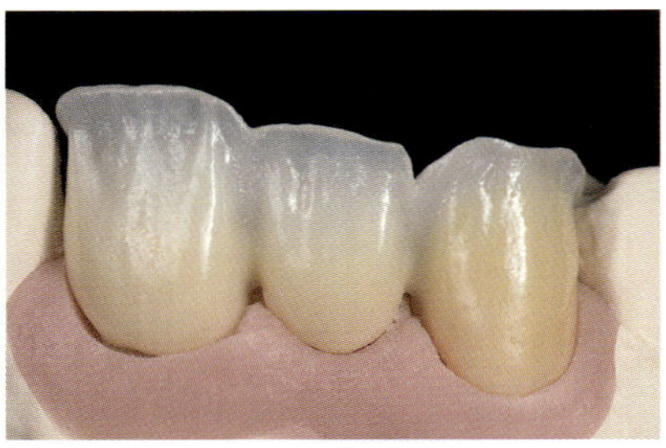

그림 2-3-78. 파운데이션 스테인을 한 후 Deep Dentin을 사용하여 불투명도 조절을 한다. 여기에서 확실히 강한 대조를 부여해 두는 것이 포인트다.

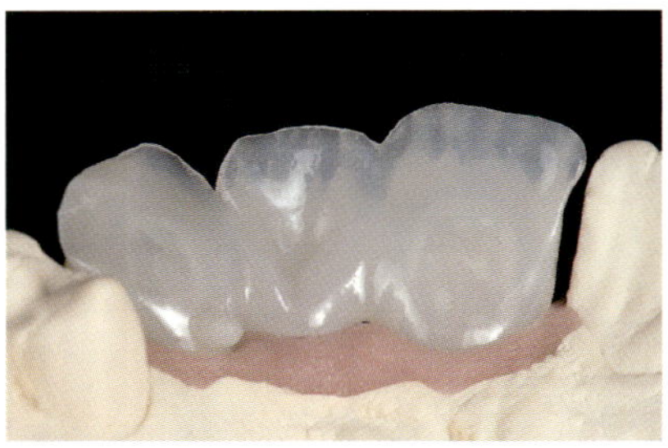

그림 2-3-79. 설측의 프레임 노출부는 우선 글레이즈 처리를 끝내 둔다.

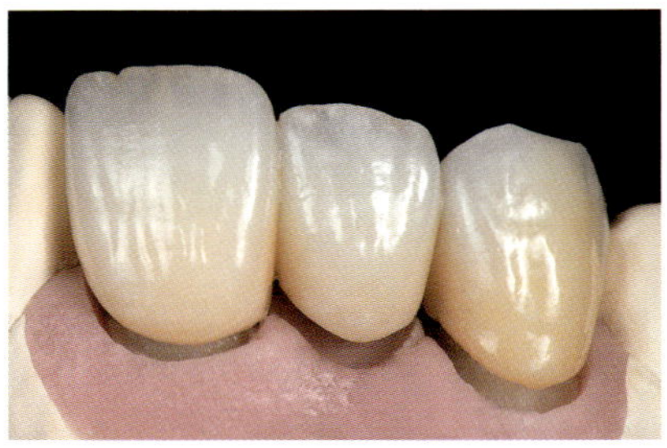

그림 2-3-80. 순측의 축성 작업이 완성된 상태. 치경부의 높은 명도와 절연의 투명감이 잘 표현되었다.

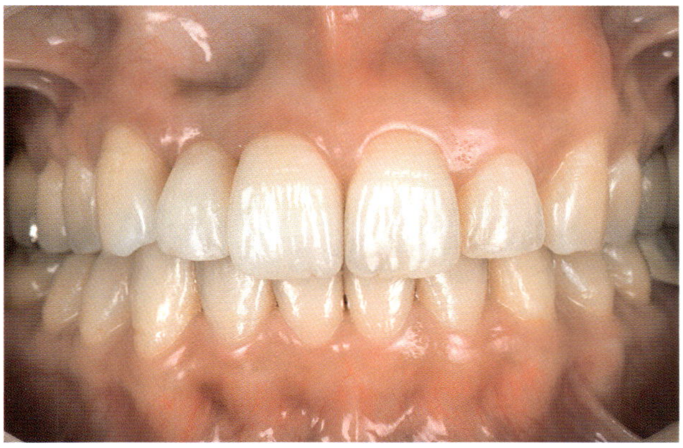

그림 2-3-81. 완성된 최종 보철물. 프레임워크 디자인과 배열 조작을 하는 것으로 어느 정도 좌우 대칭성을 얻을 수 있었다.

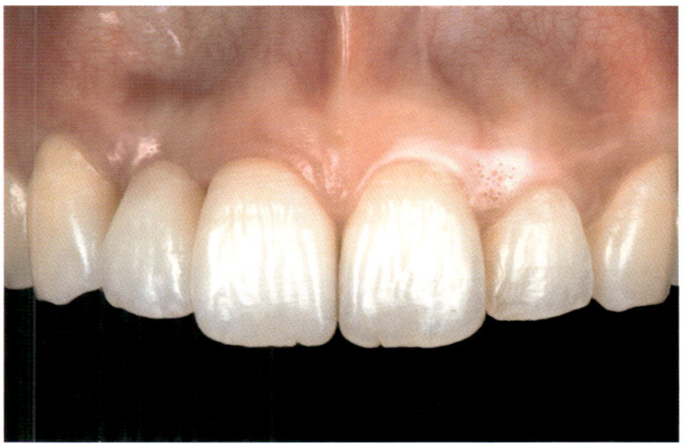

그림 2-3-82. 색조 재현을 고려하여 재료를 선택하는 것으로 충분한 심미성을 얻었다.

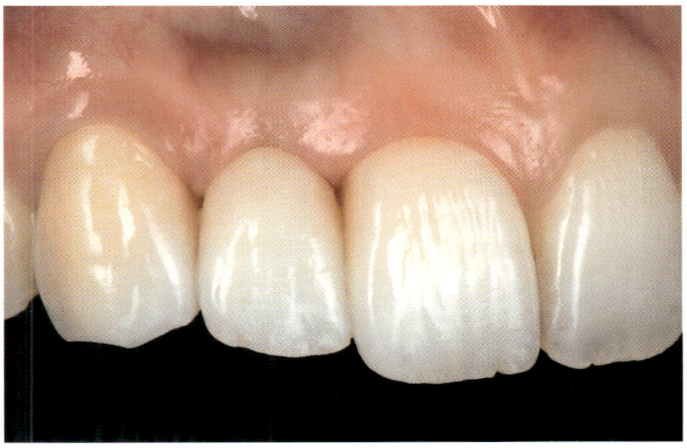

그림 2-3-83. 매우 투명도 높은 Opal ingot을 사용하고 있는데, 특히 두꺼워지는 연결부에서도 부자연스러운 명도 저하는 일어나지 않았다.

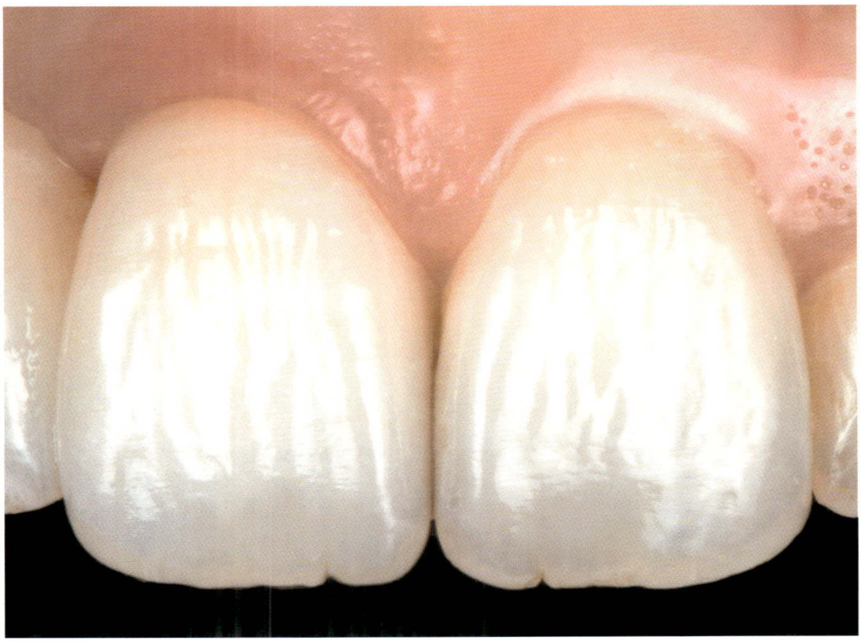

그림 2-3-84. 중절치의 클로즈업 사진. Opal ingot을 선택한 것으로 절연의 오팔 효과가 매우 자연스러운 상태로 표현되었다. 이 특성은 Opal ingot 특유의 광학 반응이며, 전치의 색조 재현에 효과적으로 작용한다[담당 치과의사: Takino Hiroyuki(瀧野裕行: 다키노치과의원 페리오·임플란트 센터)].

6. 질감 표현

마지막으로 자연치와 같은 질감 표현에 대해 다루고자 한다. 질감이란 표면의 성상과 더불어 색조나 광택도가 절묘하게 조화를 이룬 상태를 시각적, 촉각적으로 파악한 인상을 말한다. 자연치는 다양한 표정을 가지며 그 질감은 가지각색이다. 그리고 자연치를 모방하는 데 있어 색조나 형태의 재현과 마찬가지로 표면 성상이나 광택도를 모방하는 것은 매우 중요한 작업이 된다.[2] 표면 성상이나 광택도는 빛의 반사 조건을 바꾸어, 색조나 형태에도 영향을 준다. 여기에서 임상에서 추정되는 표면 성상(texture)의 종류를 다음과 같이 분류한다.

A. Hard: 강하고 뚜렷한 표면 성상
B. Soft: 완만한 표면 성상
C. Flat: 평평하고 기복이 없는 표면 성상
D. Rough: 인공적인 흠집이나 파임

또한 표면 광택도(luster)를 다음과 같이 분류했다(표 2-3-7).

a. High: 표면 광택도가 높은 것
b. Middle: 표면 광택도가 중간 정도인 것
c. Low: 표면 광택도가 낮은 것
d. Matte: 광택이 없고 표면이 까슬까슬한 상태인 것

자연치의 질감은 이들의 조합으로 대충 분류할 수 있지만, 단조로운 방법으로는 결코 표현할 수 없는 것이다.

세라믹의 질감 표현에는 연삭재나 연마제를 사용하는 기계적인 조정과 더불어, 도재의 핸들링이나 porcelain furnace의 소성 관리 등의 다양한 부대조건을 확실히 할 필요가 있는데, 여기에서는 IPS e.max Ceram의 질감 표현에 대해 자세하게 설명하고자 한다.

Texture	
Hard	강하고 뚜렷한 표면 성상
Soft	완만한 표면 성상
Flat	편평하고 기복이 없는 표면 성상
Rough	인위적인 흠집이나 파임

Luster	
High	표면 광택도가 높은 것
Middle	표면 광택도가 중간 정도인 것
Low	표면 광택도가 낮은 것
Matte	광택이 없고 표면이 까슬까슬한 상태인 것

표 2-3-7a, b. 임상에서 상정되는 표면 성상(**a**: texture)과 표면 광택도(**b**: luster)를 각각 분류했다.

a
b

자연치의 질감 표현 패턴(표면 성상과 표면 광택도의 조합)

여기에서는 앞서 말한 표면 성상과 표면 광택도의 패턴 중에서 실제로 임상에서 마주한 그림 2-3-85의 여섯 가지 질감 패턴을 예로 들어 설명을 진행하고자 한다. 각각 다른 질감을 가지는 자연치지만, 그 재현 방법이나 순서는 완전히 다르다. 세밀한 심미 재현에 이르기 위해서는 목표 치아의 관찰을 확실히 해야 한다.

Texture-Luster Type

Hard-High Type

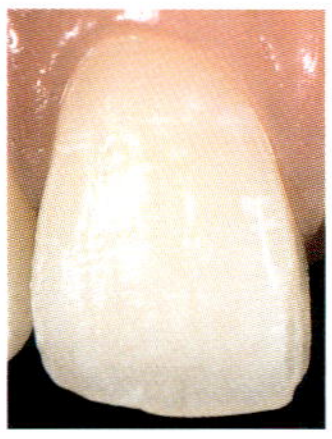

섬세하고 날카로운 표면 성상을 가지며 표면 광택도가 높다. 이것은 청년층에게 나타나는 자연치다.

Hard-Matte Type

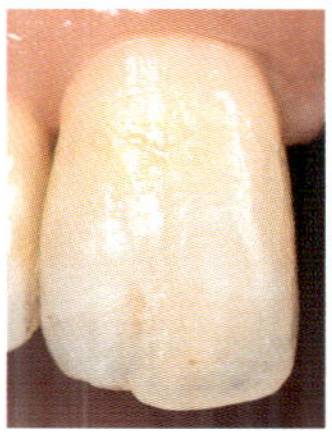

가늘고 날카로운 표면 성상을 가지며 표면 광택도가 낮다. 이것은 교정 치료 시의 순측 브라켓 장착으로 인한 영향을 생각할 수 있는 자연치다.

Soft-Middle Type

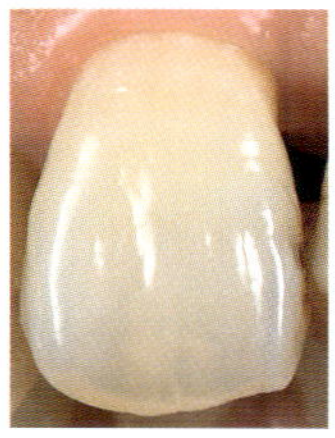

완만한 표면 성상과 중간 정도의 표면 광택도를 볼 수 있다. 이것은 중·노년층에서 볼 수 있는 자연치다.

Rough-Middle Type

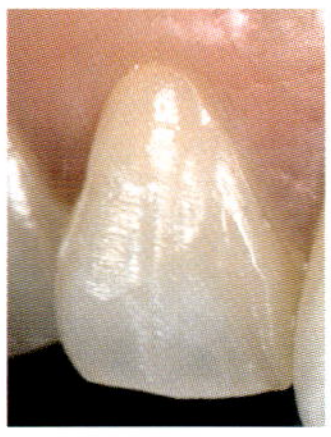

표면에는 절삭흔과 중간 정도의 표면 광택도를 볼 수 있다. 이것은 근심부의 복합레진 수복 시에 생긴 인위적인 흠집이다.

Flat-High Type

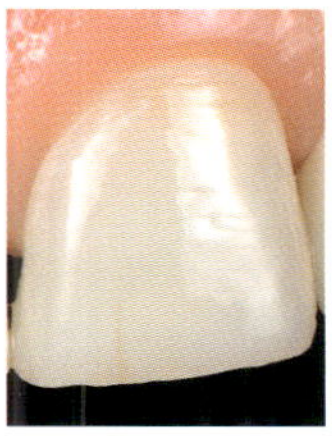

평평한 표면 성상과 높은 표면 광택도를 볼 수 있다. 이것은 노년층에서 볼 수 있는 자연치다.

Flat-Low Type

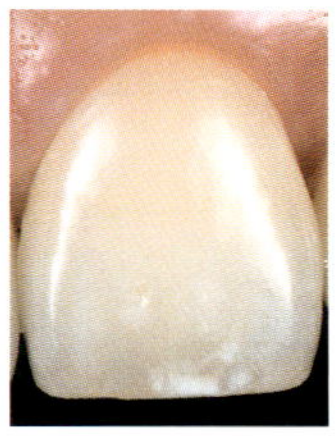

평평한 표면 성상과 낮은 표면 광택도를 볼 수 있다. 이것은 중년층에서 볼 수 있는 자연치다.

그림 2-3-85. 이번에는 실제로 임상에서 대면한 6개의 질감 패턴으로 설명을 진행하고자 한다.

Porcelain furnace의 소성 스케줄 관리[Programat(Ivoclar Vivadent)를 사용]

다음으로 질감 표현에 크게 관여하는 글레이즈 소성 스케줄에 대해 소개하고자 한다(표 2-3-8). 저용 도재(low-fusing porcelain)로 분류되는 IPS e.max Ceram인데, 셀프 글레이즈(self glaze)까지의 유효 소성 온도 범위는 750~730℃까지 20℃ 전후가 되므로 더욱 엄격한 온도 관리가 필요하다. 또한 furnace의 소성 효율을 높이는 기본 조작으로서 T(소성 온도), t(승온 속도), H(계류 시간)의 세 가지를 조정하는데, 미묘한 프로그래밍이 소성 결과를 크게 좌우하게 된다. Low Fire Glaze는 특히 익스터널 스테인의 소성 횟수가 증가하는 경우에 질감을 손상하지 않도록 저온으로 스테인재를 정착시키는 프로그램이다. 그리고 셀프글레이즈에서는 목표하는 질감의 설정에 따라 T(소성 온도), t(승온 속도), H(계류 시간)를 조정하여 표층을 확실하게 글레이즈해 나간다. 열전도율이 좋지 않은 지르코니아 등을 프레임재로서 사용하는 경우는 소성 온도를 5~10℃ 높게 설정할 필요가 있다. 또한 heat rate를 t60~65℃로 약간 높게 설정하여 계류 시간을 짧게 설정하는 것은 소성물의 내부까지 열이 확실히 전달되어 소성 수축량이 증가하는 것을 피하기 위해서다.

표 2-3-8a, b. Low Fire Glaze는 인터널·익스터널 스테인을 저온에서 정착시키기 위한 프로그램이다.
Self Glaze에서는 목표로 하는 질감의 설정에 따라 T(소성 온도), t(승온 속도), H(계류 시간)를 조정하여 표층을 확실하게 글레이즈해 나간다.

a / b

Low Fire Glaze
인터널·익스터널 스테인의 임시정착

S	4 : 00	V1	450
t	65	V2	709
T	710	B	403
H	0 : 20		

Self Glaze
스테이닝까지 포함한 셀프글레이즈

S	4 : 00	V1	450
t	60 ~ 65	V2	729 ~ 734
T	730 ~ 735	B	403
H	0 : 30 ~ 0 : 40		

S: 예비 건조 시간, t: 승온 속도, T: 소성 온도, H: 계류 시간, V1: 진공 개시 온도, V2: 진공 해제 온도, B: 스탠바이 온도
IPS Ivocolor(Ivoclar Vivadent) 사용 시

사용 연삭재와 연마제

다음으로 질감 표현에 사용하고 있는 글레이즈 소성 후의 연삭재와 연마제를 소개한다. 연삭 포인트나 연마제의 선택은 재현하는 치아의 질감에 따라 구분하여 사용하고 있다.

실리콘 포인트

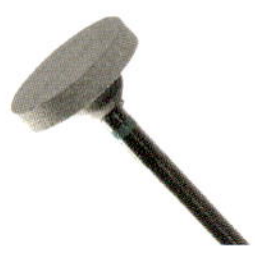

실리콘 포인트 PB(Shofu). 글레이즈 처리 후에 저속 회전으로 광택을 떨어트려 low type의 질감 조정에 사용한다.

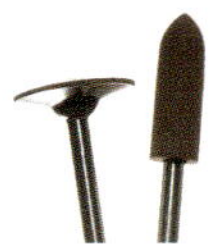

실리콘 포인트 M2(Shofu). 글레이즈 소성 후에 광택을 떨어트려 low~middle type의 질감 조정에 사용한다.

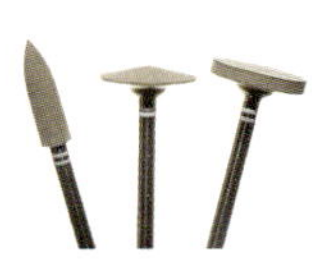

Cera Master(Shofu). 글레이즈 소성 후에 middle~high type의 질감 조정에 사용한다.

연마제+브러시

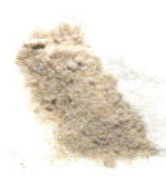

Lathe용 연마사와 알루미나 분말을 혼합하여, 글레이즈 용액 등으로 연화하여 점성이 있는 상태에서 거칠고 단단한 실리콘 포인트를 사용하여 저속으로 연마한다. Matte type의 질감 표현에 사용한다.

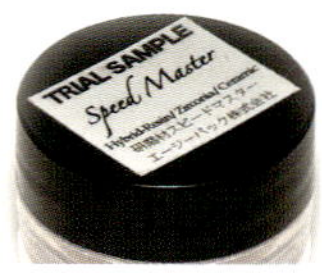

Speed Master(AG pac). 불필요하게 너무 광택을 많이 내지 않고 자연감 있는 적절한 광택을 낼 수 있다. Middle Type의 질감 표현에 사용한다.

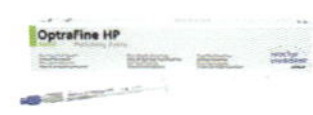

OptraFine HP Polishing Paste(Ivoclar Vivadent). 구강 내에서도 사용되는 치면 연마제로, 자연스러운 광택을 낼 수 있다. Middle~high type의 질감 표현에 사용한다(자료 제공: Ivoclar Vivadent).

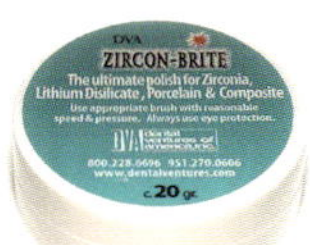

DVA의 ZIRCON-BRITE(Mokuda Ltd). 높은 표면 광택도를 얻을 수 있으며 연마성도 높으므로 브러시를 효과적으로 사용하면 세밀하고 거친 요면도 연마할 수 있다. High type의 질감 표현에 사용한다.

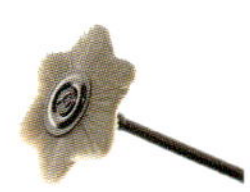

Polirapid의 로빈손 브러시 112ST/23(Mokuda Ltd). 연마성도 높고 특수한 형상으로 세세한 요면에도 끝부분이 닿아서 연마할 수 있다.

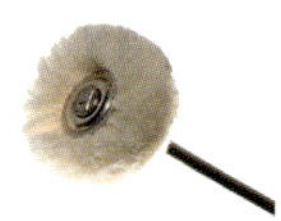

Polirapid의 면사 포인트 103(Mokuda Ltd). 매우 부드럽고 섬세한 모질로 넓은 면에서 광택을 내고 싶을 때 최적이다.

에어터빈용 FG bur

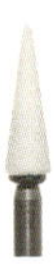

화이트 포인트 FG(Shofu)

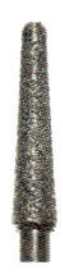

다이아몬드 포인트 FG 레귤러(Shofu)

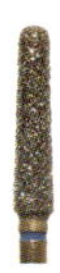

다이아몬드 포인트 FG 레귤러(DIATECH)

각각 거칠기가 다르며 rough type의 질감 표현에 사용한다. 인위적으로 냈을 것으로 예상되는 흠집은 실제로 구강 내에서 사용되는 bur로 에어터빈(air turbine)을 이용해 저속 회전으로 간단히 표현한다. 그러나 흠집이 난 자연치 측을 연마하는 것도 방법이므로 표현할 때에는 확인이 필요하다.

글레이즈 페이스트

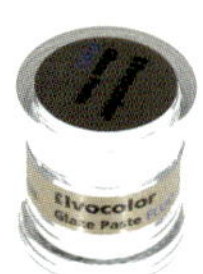

축성법에서 글레이즈 소성 시에 셀프글레이즈의 보조적인 역할로 글레이즈 페이스트를 병용하는 일이 있다. 글레이즈 페이스트는 글레이즈 리퀴드로 묽게 하지 말고 그대로 사용하여 '광택을 내고 싶은 곳'이나 '광택이 나기 어려운 곳'에 매우 얇은 층으로 부분적으로 처리한다. 또한 Ivoclar Vivadent의 글레이즈 파우더를 사용할 때도 조금 단단하게 연화하여 똑같이 처리한다. 또한 IPS Ivocolor 글레이즈 파우더는 710℃에서 소성할 수 있으므로 더욱 효과적이다.

Work flowchart

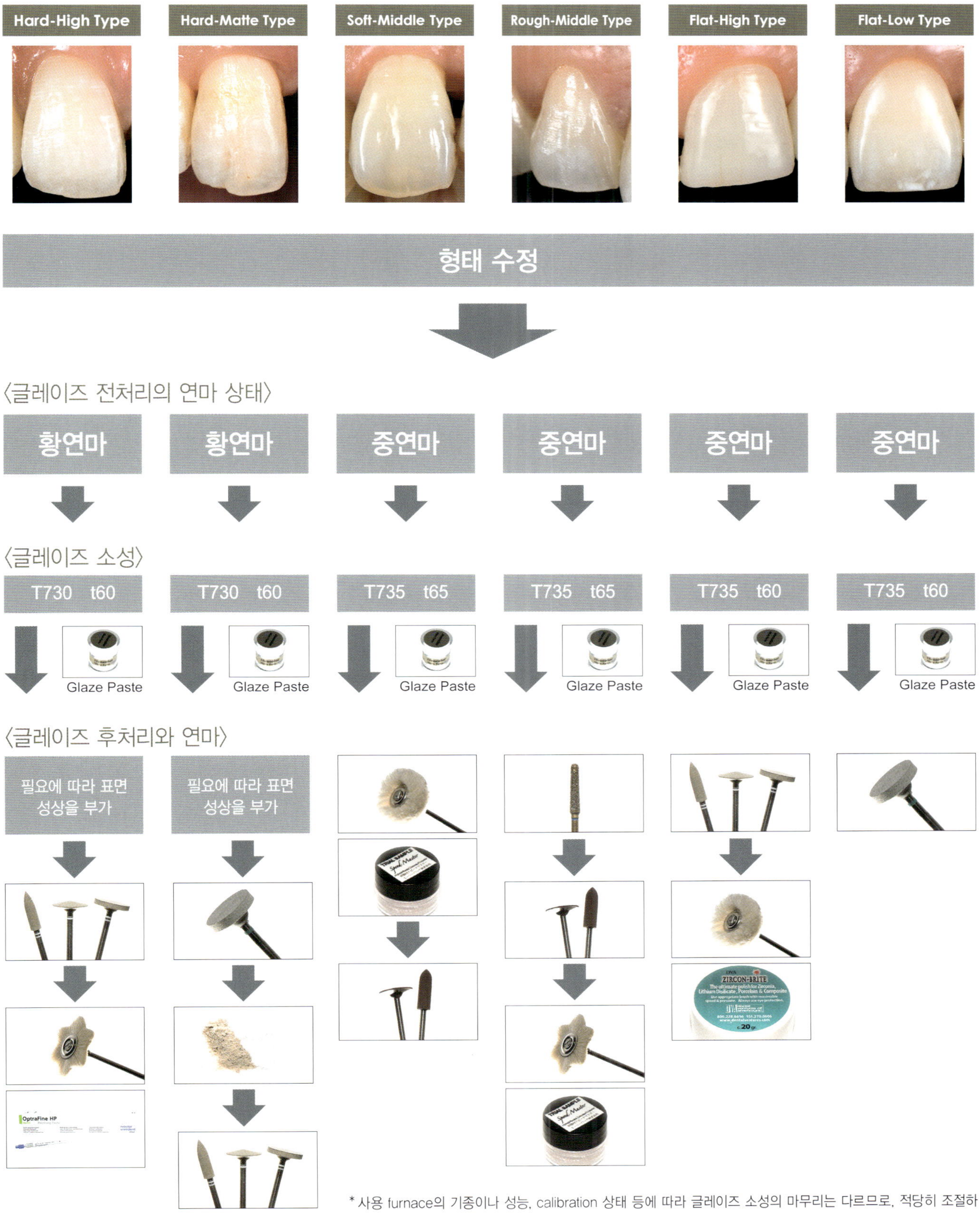

* 사용 furnace의 기종이나 성능, calibration 상태 등에 따라 글레이즈 소성의 마무리는 다르므로, 적당히 조절하는 것이 필요하다.

Chapter 2

4 지르코니아를 사용한 색조 설계

여기에서는 지르코니아를 사용한 색조 설계에 대해 소개하는데, 프레임워크 디자인과 프레임재의 재료 선택, 축성용 도재의 취급 방법 등 기본적인 콘셉트는 Chapter 2-3의 프레스 세라믹과 같으므로 그 내용을 참고하면 된다.

오늘날 치과 임상에서 사용되는 지르코니아는 제조사에 따라 색조 구성이나 조성 그리고 물성에 이르기까지 세세한 차이가 나타나며, 그 종류는 프레스 세라믹과 비교할 수 없을 정도로 종류가 많다. 따라서 모든 제품의 특성을 파악하여 그때마다 최선의 선택을 하는 것은 현실적으로 힘들다.

현재 판매되고 있는 치과용 지르코니아는 크게 분류하면 10종류로 나누어지는데(표 2-4-1), 색조 설계에서 고려해야 할 점은 역시 색조 구성과 불투명도(투명도)이며, 재현 기법과의 균형을 고려해야 한다. 또한 치관 수복에서 지르코니아의 활용법은 다음과 같이 나누어진다.

① 축성용 도재의 프레임워크

② Monolithic restoration(스테이닝법 포함)

이러한 임상 대응의 선택 기준은 프레스 세라믹과 마찬가지이다. 여기에서는 지르코니아를 사용한 임상 응용에 대해 다루고자 한다.

종래형 TZP (3Y-HA)	단일 조성 적층형 고투광성 TZP(M3Y)
고투광성 TZP (3Y)	단일 조성 적층형 고강도 PSZ(M4Y)
고강도 PSZ (4Y)	단일 조성 적층형 고투광성 PSZ(M5Y)
고투광성 PSZ (5Y)	단일 조성 적층형 고투광성 PSZ(M6Y)
고투광성 PSZ (6Y)	혼합 조성 적층형 TZP-PSZ(M3Y-5Y)

표 2-4-1. 다양화되는 치과용 지르코니아의 각종 분류(참고문헌 1에서 인용). 같은 분류의 지르코니아에서도 엄밀하게는 조성이나 색조 구성 등이 다르므로 선택 기준도 복잡해지는 것이 현실이다. 그러나 평소에 임상에서 사용하는 지르코니아의 특성 정도라도 정확하게 알아 두지 않으면 생각하지 못한 함정에 빠질 수 있다.

1. 지르코니아 세라믹의 색조 재현

우선, 색조 재현에서 지르코니아와 다른 세라믹 재료를 비교하면 불투명도에서 우수한 지르코니아는 명도의 재현성에서 장점이 있다. 또한 Chapter 2-3에서 프레스 세라믹을 사용한 임상 대응을 소개했는데, 프레스 세라믹과 비교한 최대의 장점은 지대치 환경에 대한 강한 적응력이다. 변색치나 메탈 코어 그리고 수복 공간이 제한되는 증례에서도 안정된 색조 표현을 할 수 있다(그림 2-4-1, 2-4-2). 사용 구분에 관해서는 목표 치아의 색조와 지대치 환경의 균형을 중시하여 선택해 나가게 되는데, 임상 대응의 증례를 제시하면서 해설하고자 한다.

또한 축성용 도재는 프레스 세라믹과 마찬가지로 IPS e.max Ceram을 사용하고 있다. Nano-fluorapatite 결정으로 구성된 IPS e.max Ceram은 열팽창계수가 9.5로 설정되어 있어 지르코니아에 축성하는 것이 가능해졌다.

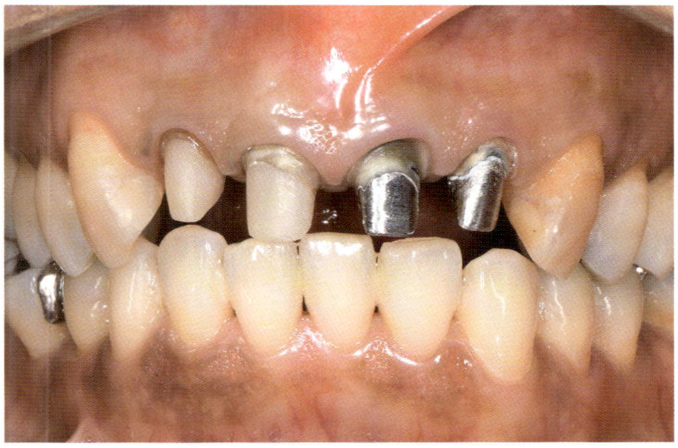

그림 2-4-1a. 상악 4전치의 지르코니아 수복 증례. 좌·우에서 지대치 조건이 다르다. 특히 좌측의 메탈 코어 지대치에 대한 고려가 필요한데 IPS e.max Ceram에는 오팩 라이너가 준비되어 있지 않으므로, 이러한 증례에서는 형성량을 바꾸어 지르코니아 프레임의 두께로 메탈 코어의 색조를 차폐할 계획을 세운다.

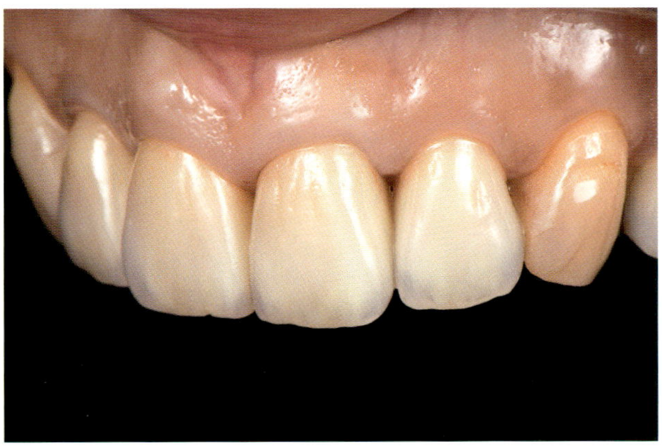

그림 2-4-1b. 완성된 지르코니아 크라운의 장착. 메탈 코어의 색조에 대한 영향은 나타나지 않는다.

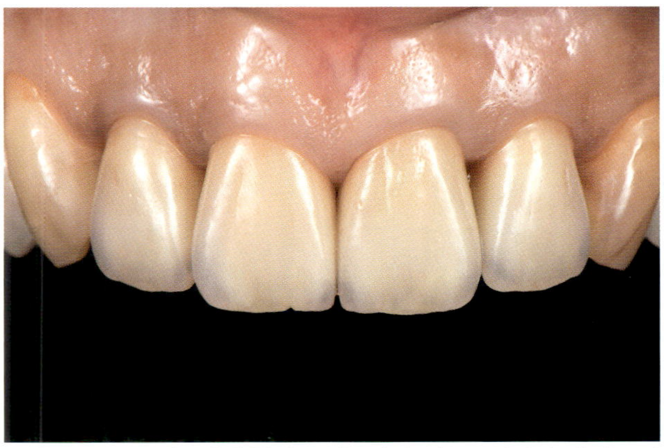

그림 2-4-1c. 진료실의 협력도 얻으면서 지르코니아가 가지는 차폐 능력을 잘 활용하면 지대치 조건이 갖추어지지 않은 증례에서도 양호한 수복 결과를 얻을 수 있다[담당 치과의사: Oda Norimi (小田師巳: 오다덴탈클리닉)].

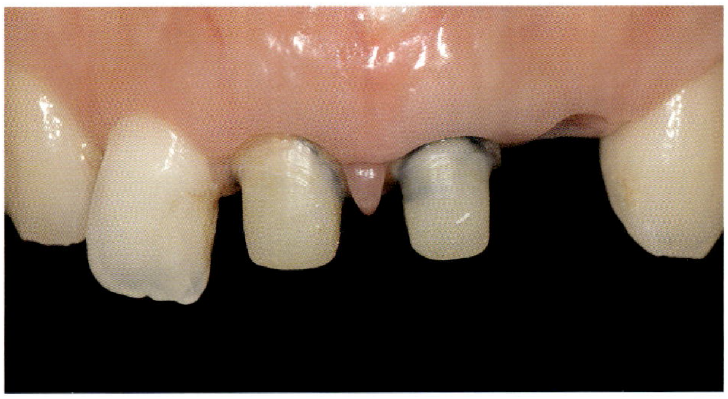

그림 2-4-2a. #11, #21, #22의 지르코니아 수복. #22 부위에는 임플란트가 식립되어 있다.

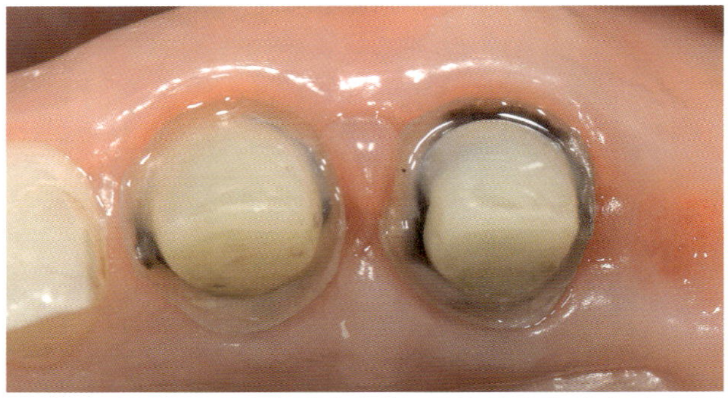

그림 2-4-2b. 중절치의 지대치에는 부분적인 흑변이 나타났지만, 변색 영역의 지르코니아를 두껍게 설정하는 것으로 충분히 차폐할 수 있다고 판단했다.

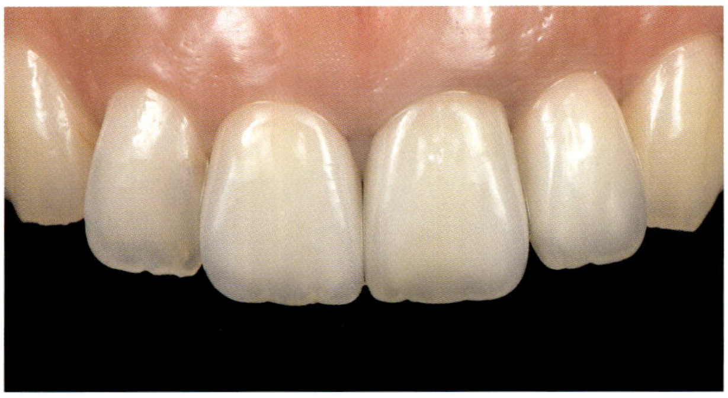

그림 2-4-2c. 장착된 최종 보철물. 목표 치아와도 조화로우며, 변색의 영향은 그다지 느껴지지 않는다.

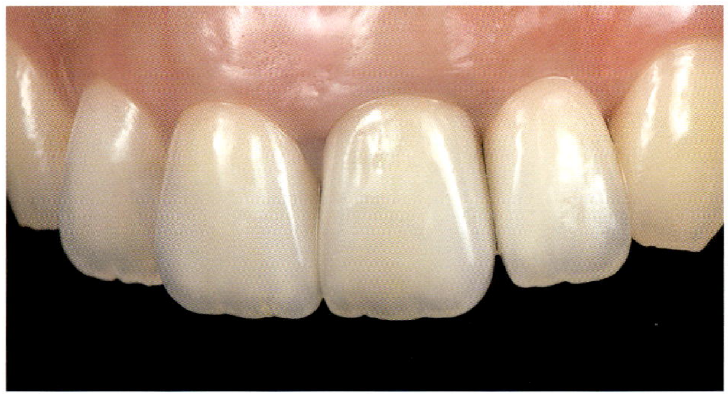

그림 2-4-2d. 마스킹 작업을 너무 중시하면 재료의 불투명도에만 사로잡히기 쉽지만, 목표 치아와 지대치의 색조 차이를 고려하지 않으면 올세라믹 특유의 색의 친숙함이 손상되는 일도 생긴다[담당 치과의사: Oda Norimi(小田師巳, 오다덴탈클리닉)].

색조 재현의 일례

QR코드

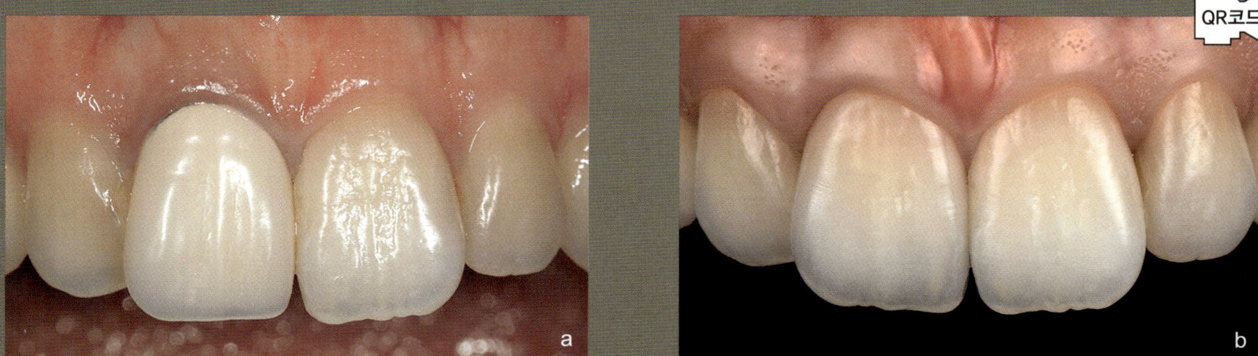

그림 2-4-3a, b. 동영상[다색축성법 ③ 지르코니아]
a: 술전, **b**: 술후(이 증례의 자세한 사항은 Chapter 3-2 그림 3-2-31~3-2-33 참조).

담당 치과의사: Nakata Kotaro(中田光太郎: 나카타치과클리닉)

지르코니아 프레임의 IPS e.max Ceram Selection의 응용

여기에서 IPS e.max Ceram Selection을 응용한 지르코니아 색조 조화법을 소개한다. 본 도재는 6색의 special enamel, 각 3색의 light reflector와 light absorber로 구성된 특수색인데(그림 2-4-4), 여기에서는 특히 지대치색의 차폐를 목적으로 한 지르코니아 프레임에 대한 light absober의 활용에 대해 다루고자 한다(그림 2-4-5).

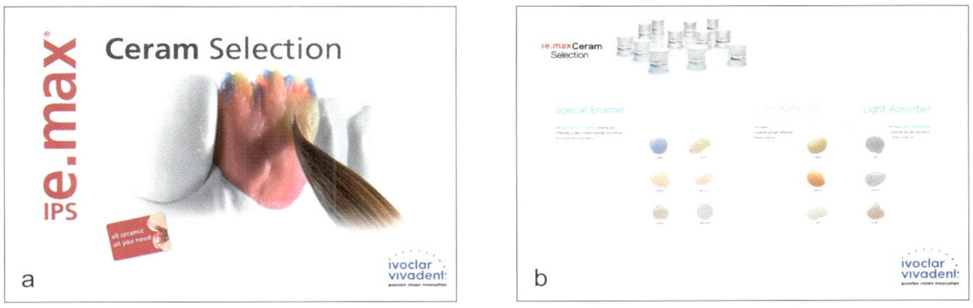

그림 2-4-4a, b. IPS e.max Ceram Selection. 지금까지 없었던 colored enamel과 연하고 자연스러운 대조를 연출하는 light reflector, light absorber로 구성되어 있다(자료 제공: Ivoclar Vivadent).

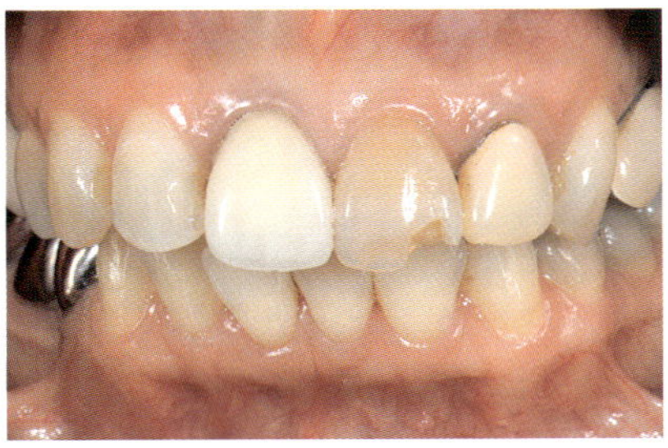

그림 2-4-5a. 초진의 상태. #11, #21, #22의 올세라믹 수복이 된 증례다. #21의 파절은 하악 전치의 전돌과 총생에 의한 전치 유도의 부조화에 기인한다.

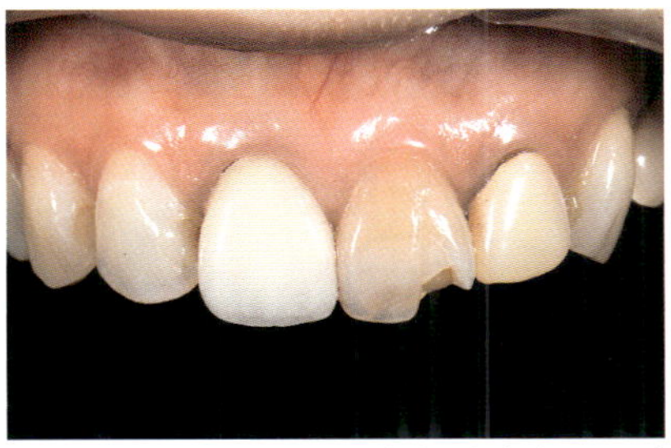

그림 2-4-5b. #11이 메탈 세라믹, #21이 실활에 따른 변색치, #22는 레진 전장관. 전치의 색조 부조화로 심미적인 장애가 생겼다.

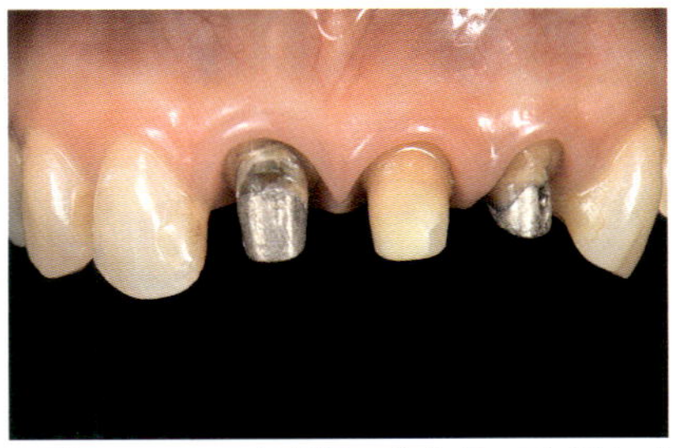

그림 2-4-5c. 보철물 제거 후, 지대치 재형성을 한 상태. 메탈 코어에 변색 지대치와 지대치의 조건이 각각 다르다. 이러한 복수치의 수복에서는 가장 조건이 좋지 않은 지대치 환경을 기준으로 하여 재료의 불투명도를 선택해야 한다. 또한 특히 메탈 코어부는 마스킹 조작을 위해 형성량이 많게 설정되어 있다.

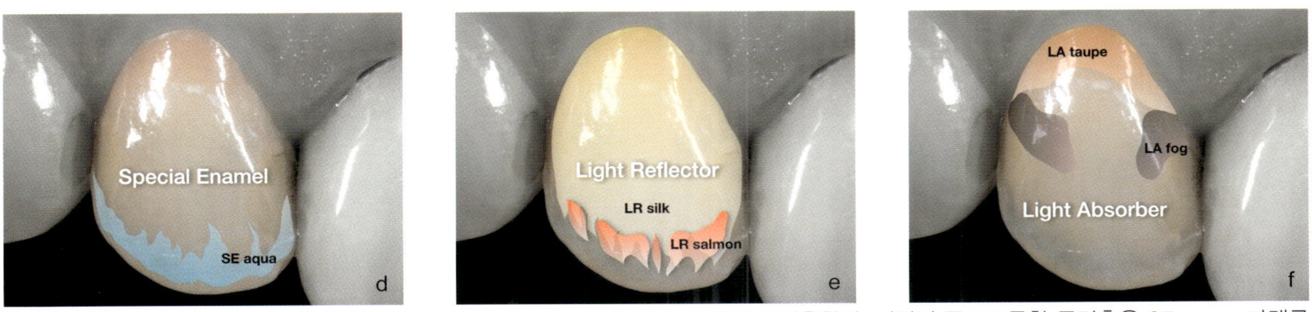

그림 2-4-5d~f. 목표 치아의 색조로부터 IPS e.max Ceram Selection의 색조를 적용한다. 절연의 푸르스름한 투명층을 SE aqua, 마멜론의 표현에 LR salmon, 치경부의 대조 표현에 LA(light absorber)를 선택하여 치은 주위의 색조에 깊이감을 부여한다.

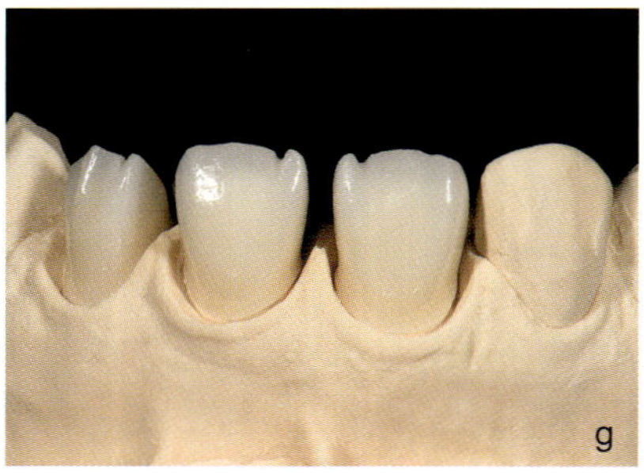

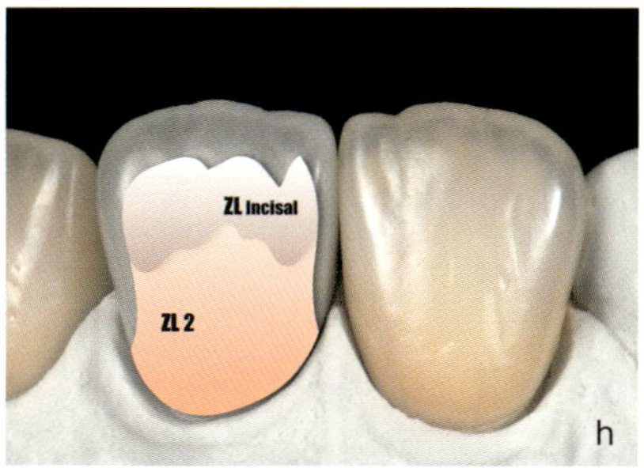

그림 2-4-5g, h. 차폐성을 고려한 프레임워크 디자인. 메탈 코어와 변색 부위에 두께를 남긴 설계가 된다. 우선 프레임의 바탕처리를 IPS e.max Ceram ZirLiner로 한다.

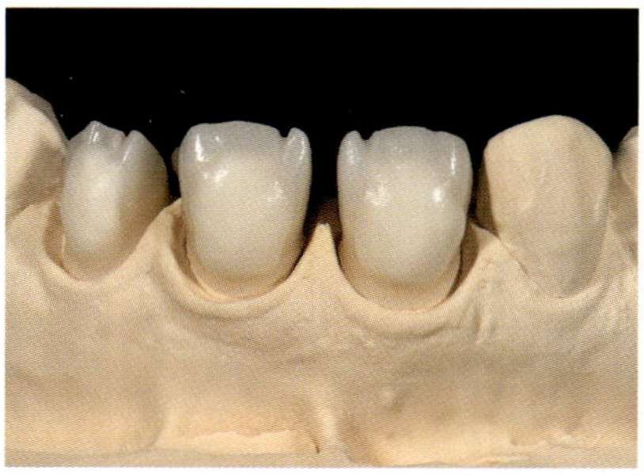

그림 2-4-5i. 치경부에 대한 마스킹을 고려한 프레임워크 디자인으로부터 반사가 강해지는 치경부 영역의 바탕에 LA taupe을 사용하여 깊이감을 연출한다.

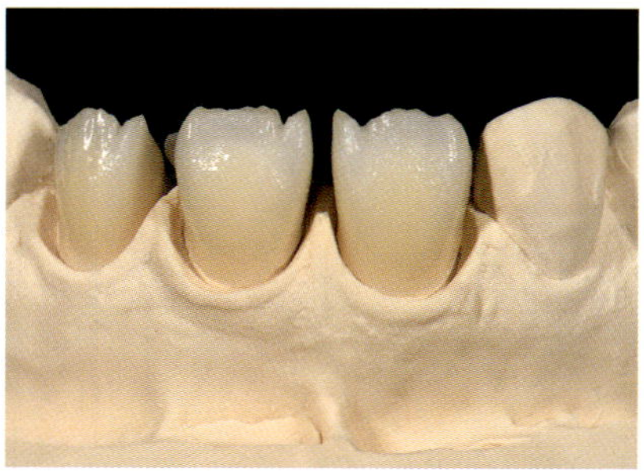

그림 2-4-5j. 소성 후의 상태.

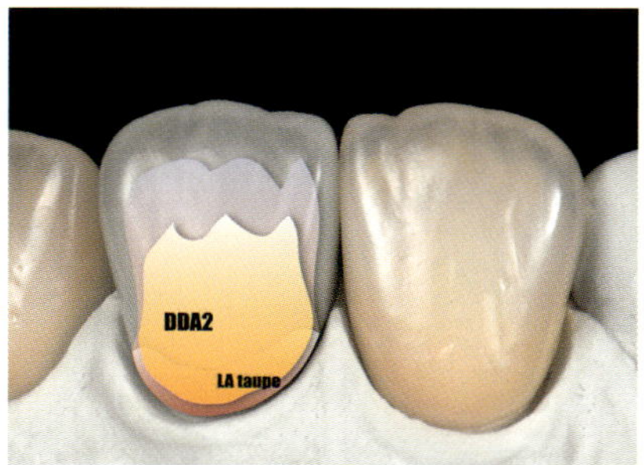

그림 2-4-5k. 치경부의 불투명도 조절과 축성 맵. 선택한 지르코니아 프레임의 색조에도 따르지만, 기본적으로 Deep Dentin은 목표 셰이드보다 1단계 밝은 색조를 선택한다.

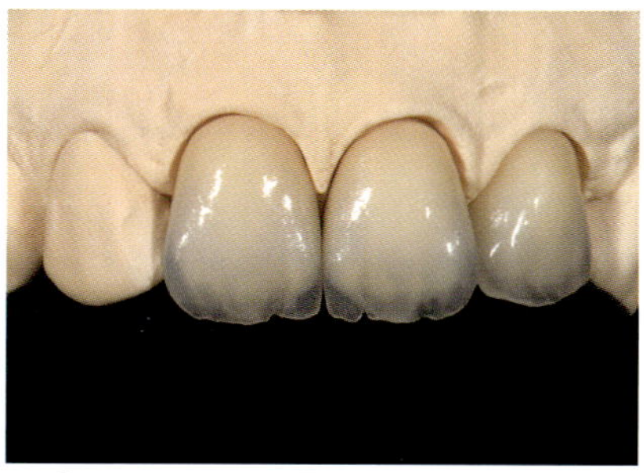

그림 2-4-5l. 1차 축성과 소성이 끝난 상태. 절연의 특징을 표현하여(characterize) 필요에 따라 internal staining을 한다.

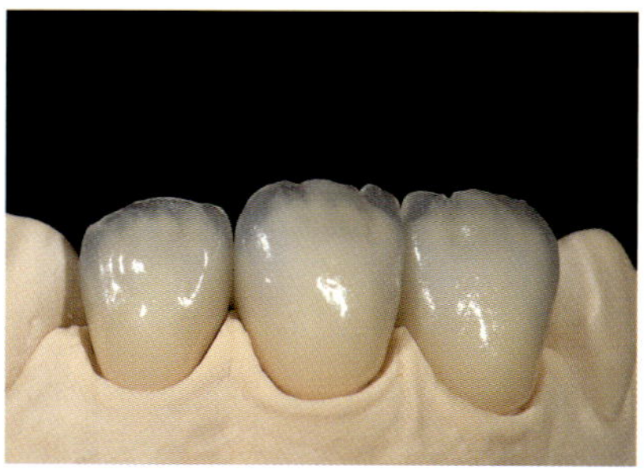

그림 2-4-5m. 컷백된 프레임워크 디자인도 활용하면서 절연 부위의 대조를 표현하고 있다.

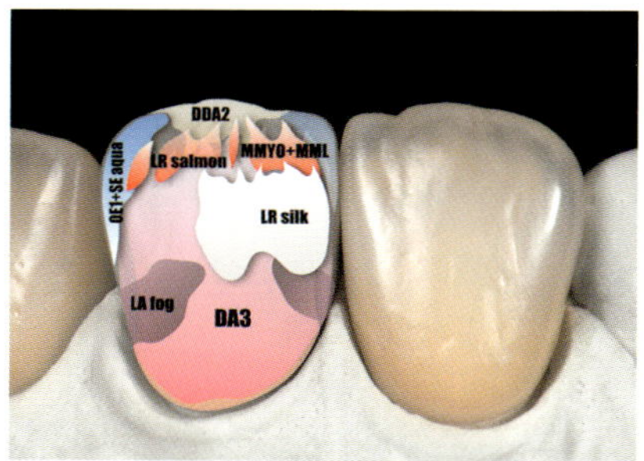

그림 2-4-5n. 1차 축성의 배색 맵. 이 증례에서는 IPS e.max Ceram Selection을 사용하여 특징을 표현하고 있다.

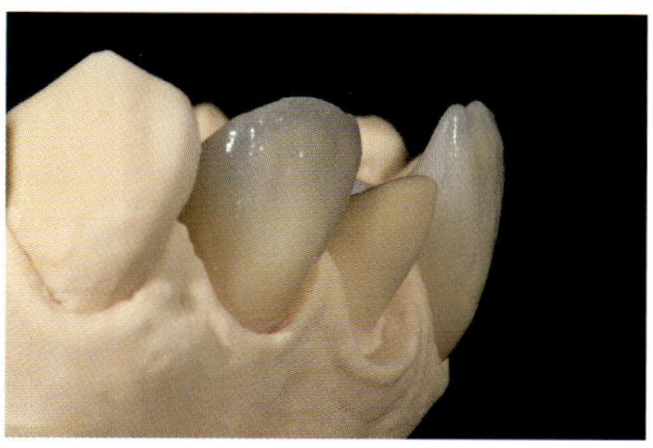

그림 2-4-5o. 지대치와의 위치관계. 대합관계 때문에 절연의 축성 공간에 제한이 생겼다.

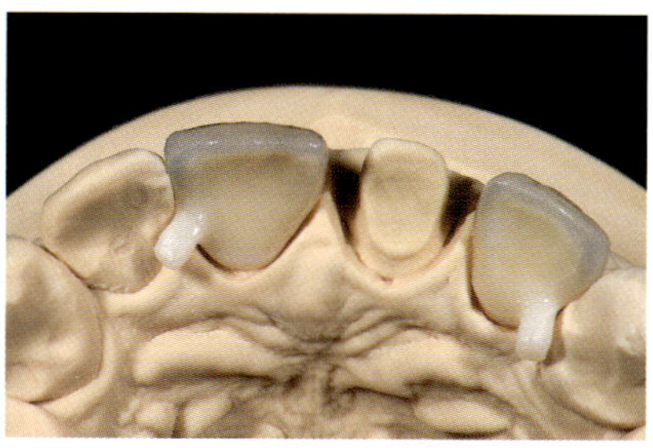

그림 2-4-5p. 절연에서 본 모습.

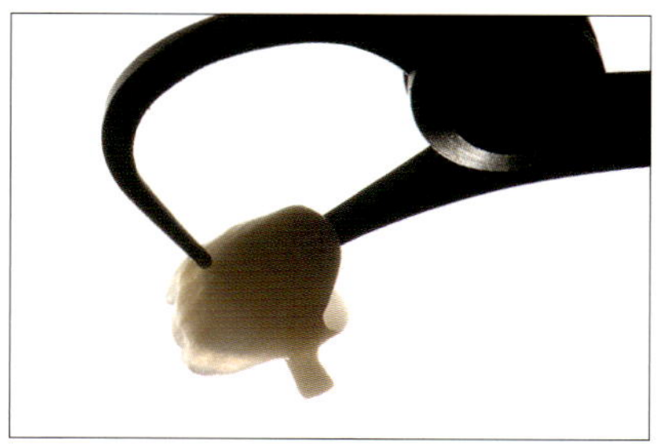

그림 2-4-5q. 1차 소성 후 절연 부위는 프레임을 합해 0.5mm의 두께로 되어 있다.

그림 2-4-5r. 전체의 밝기를 조정하기 위해 불투명도가 높은 power incisal을 부분적으로 축성했다.
그림 2-4-5s. 2차 축성의 배색 맵.

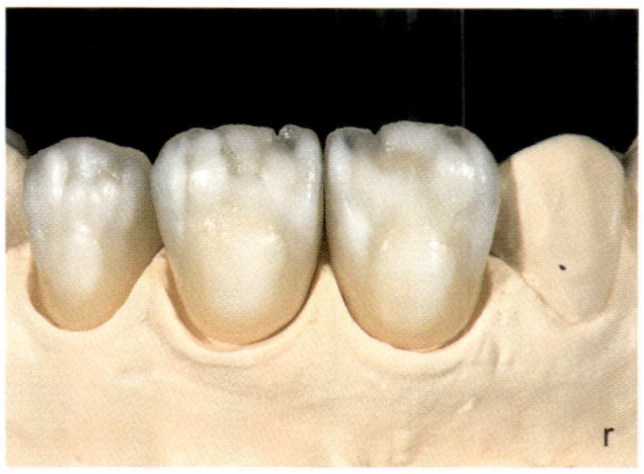

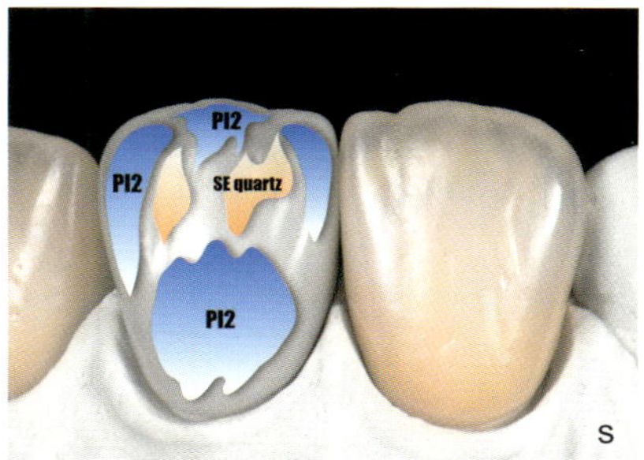

그림 2-4-5t. 마지막으로 에나멜 도재와 incisal halo를 축성한다.
그림 2-4-5u. 최종 축성 배색 맵.

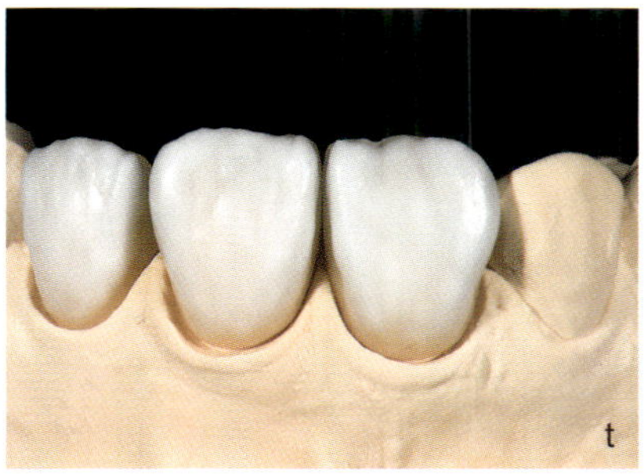

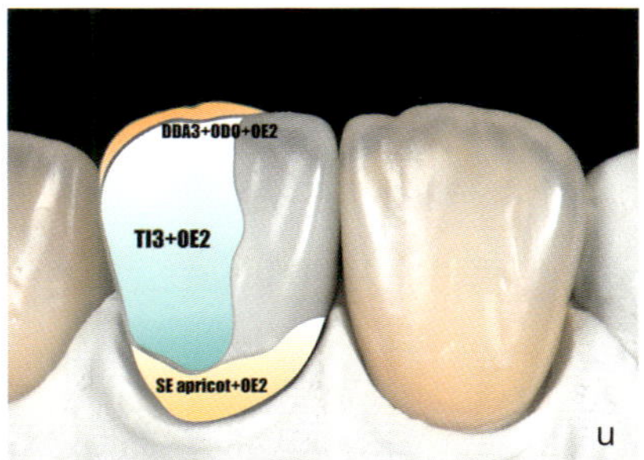

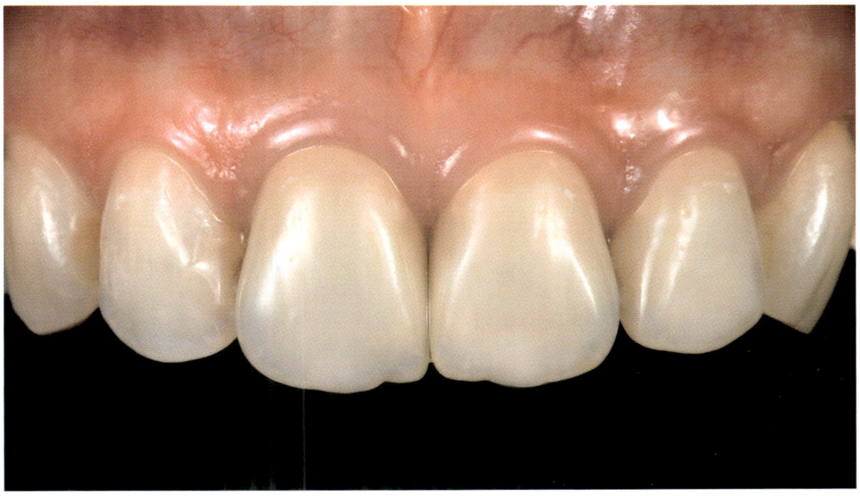

그림 2-4-5v. 장착된 최종 보철물. 계획적으로 형성량을 설정하여 지대치색의 영향은 받지 않았다[증례 제공: Kubota Tsutomu(窪田 努: 구보타치과)].

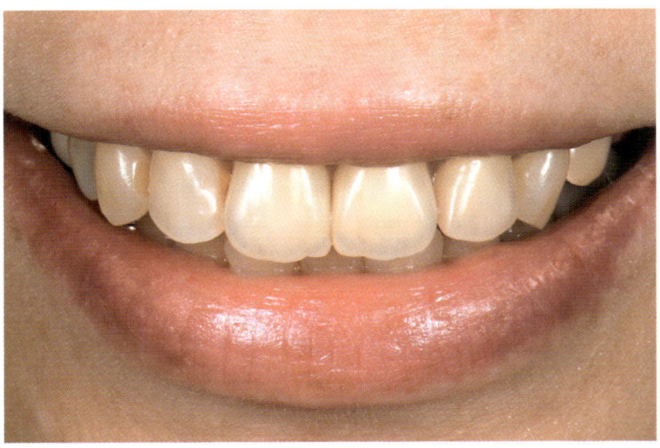

그림 2-4-5w. 입술과의 조화도 양호하다.

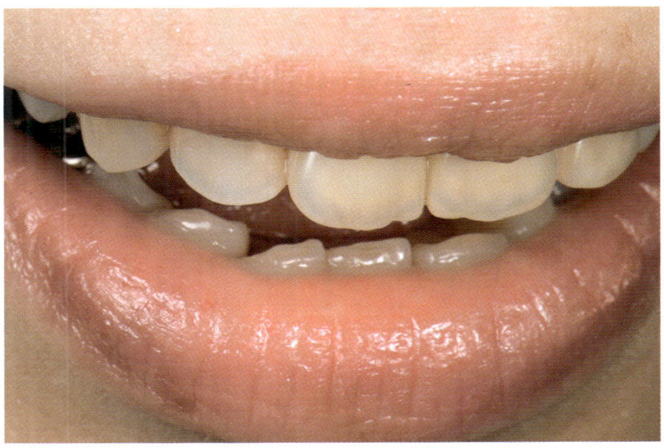

그림 2-4-5x. 지르코니아의 불투명도 선택과 두께를 적절하게 조절하는 것으로 메탈 코어를 포함하는 변색 지대치 대응도 가능성이 넓어진다.

지르코니아의 강도를 활용한 임플란트 상부 구조 설계

전치부 심미 수복에서 지르코니아를 사용하는 장점은 강도의 보장이다. 다음 증례(그림 2-4-6)와 같이 절연 강도가 요구되는 경우, 프레스 세라믹을 선택하는 것도 가능하지만, 임플란트 상부 구조와 같이 역학적인 조건이 좋지 않은 경우는 지르코니아를 사용하는 것이 임상적 견지에서도 안정감을 얻을 수 있다.

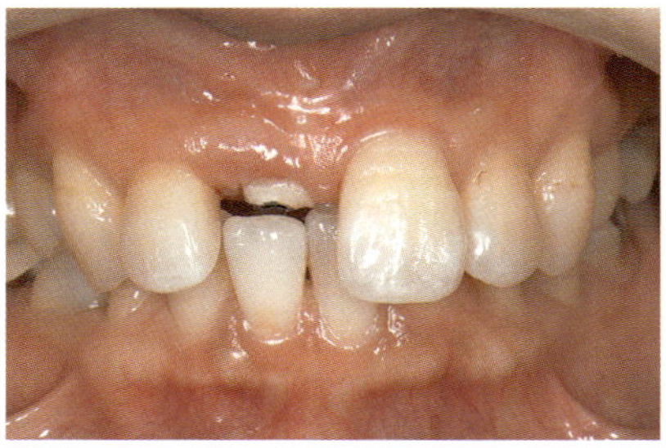

그림 2-4-6a. 이 증례는 과개교합인데다가 대합치의 총생이 보인다. 따라서 임플란트 상부 구조에는 절연측까지 충분한 강도가 요구된다.

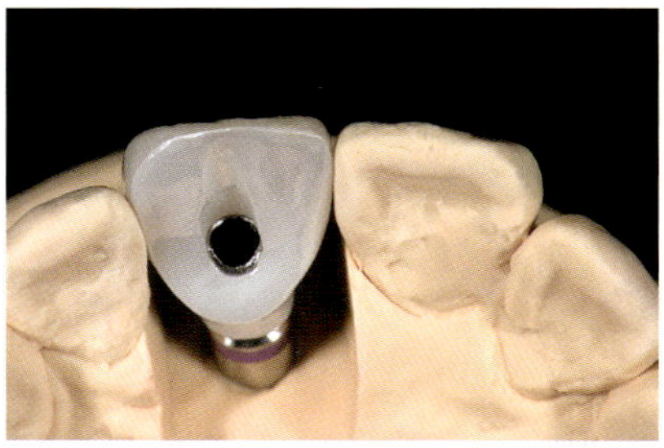

그림 2-4-6b. Access hole과 대합관계의 문제로, 절연까지 지르코니아 서포트를 설정했다.

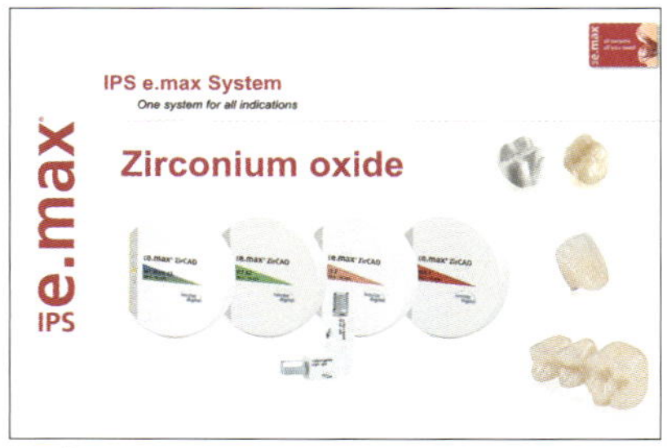

그림 2-4-6c. Ivoclar Vivadent에서 발매된 IPS e.max 시스템의 지르코니아 라인업. 지금까지의 IPS e.max 시리즈와 마찬가지로 각종 불투명도가 갖추어져 있다(자료 제공: Ivoclar Vivadent).

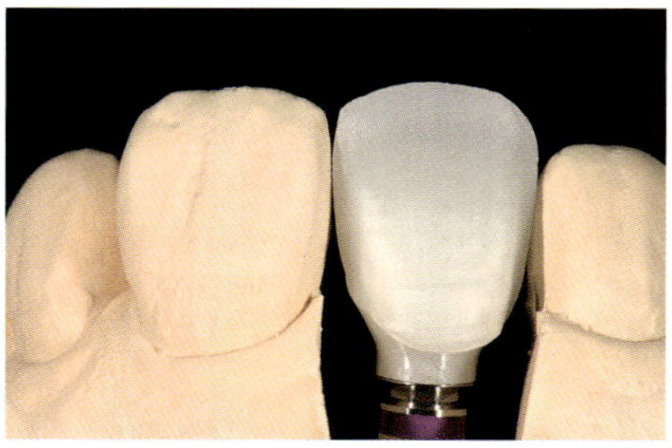

그림 2-4-6d. 멀티 레이어드 타입의 지르코니아를 선택하는 것으로 치경부의 불투명감과 절연부의 투명감을 쉽게 얻을 수 있다.

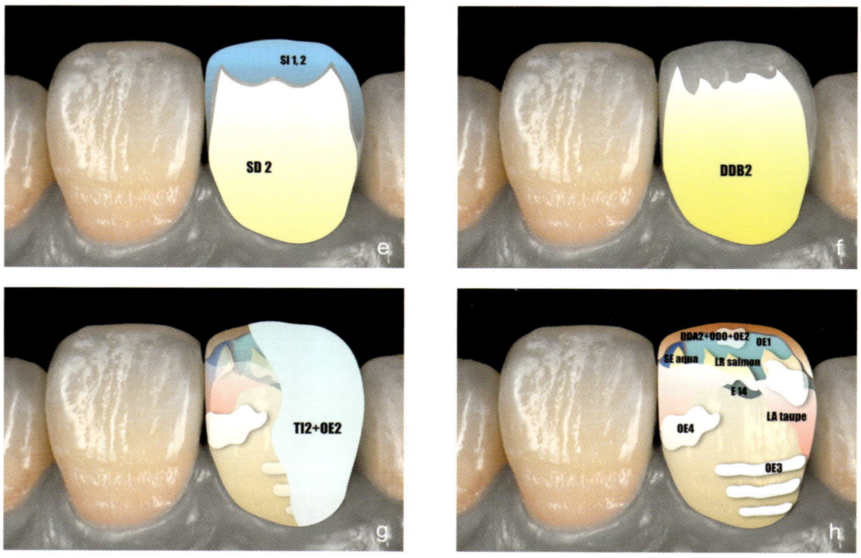

그림 2-4-6e~h. IPS e.max ZirCAD MT Multi로 페이셜 컷백 디자인 프레임을 제작하여 IPS e.max Ceram으로 다색 축성을 했다.

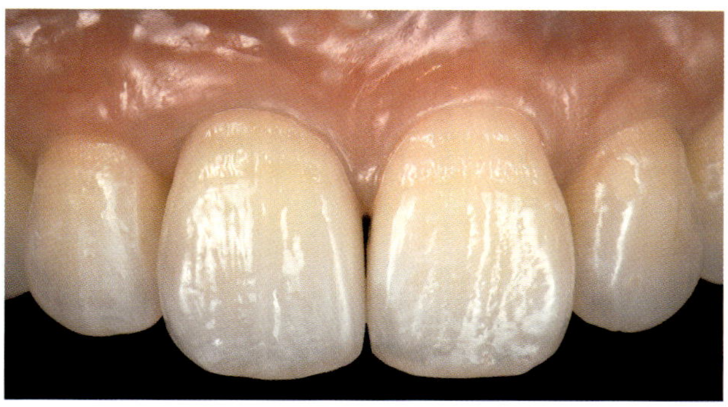

그림 2-4-6i. 완성된 최종 보철물. 순측만의 축성 작업으로도 충분한 색조 재현이 달성되었다[담당 치과의사: Takino Hiroyuki(瀧野裕行: 다키노치과의원 페리오·임플란트센터)].

2. IPS e.max ZirPress의 활용

IPS e.max 시스템 중에는 프레스 기술을 활용한 IPS e.max ZirPress 시스템이 있다. 이것은 지르코니아 프레임에 글라스 세라믹을 압축하는 시스템인데, 스테이닝법과 컷백법으로 완성시킬 수 있다(그림 2-4-7).

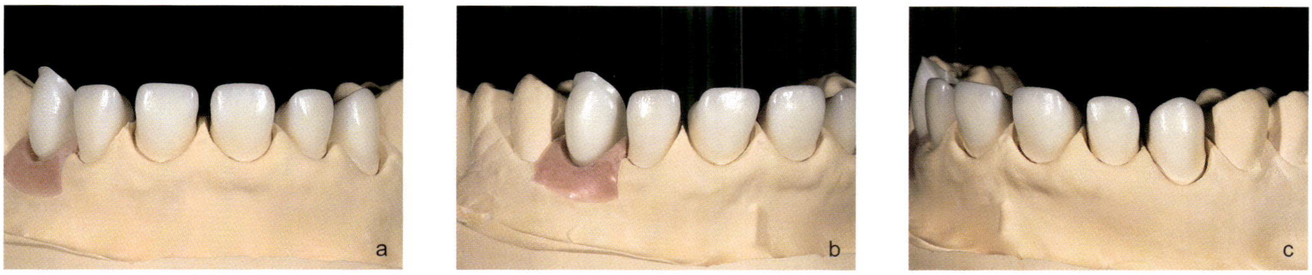

그림 2-4-7a~c. 제작한 지르코니아 프레임. 우선 지르코니아에 표면 처리로서 IPS e.max Ceram ZirLiner를 도포·소성하고, 그 후 프레임에 직접 왁스업을 하여 통상의 lost-wax법으로 프레스 작업을 한다. IPS e.max ZirPress ingot은 leucite형의 글라스 세라믹이므로 컷백양을 많게 설정해 버리면 강도가 낮아지므로 프레임워크 디자인에는 주의가 필요하다.

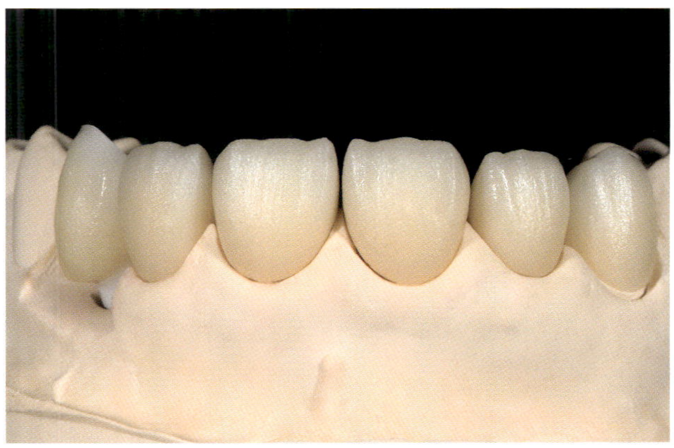

그림 2-4-7d. Press 후의 상태. 이후에 IPS e.max Ceram을 사용하여 색조 표현을 해나간다.

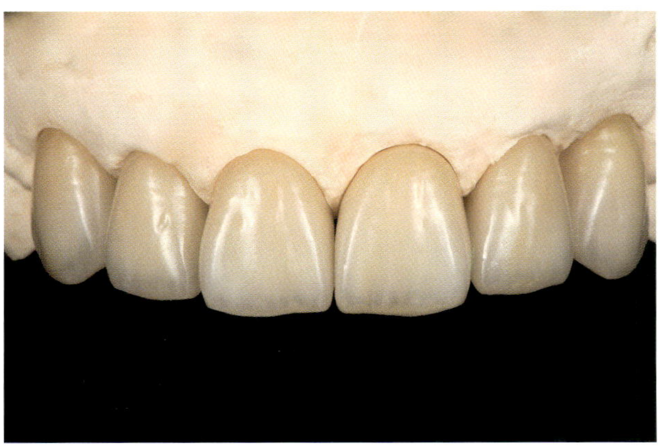

그림 2-4-7e. 완성된 IPS e.max ZirPress 크라운.

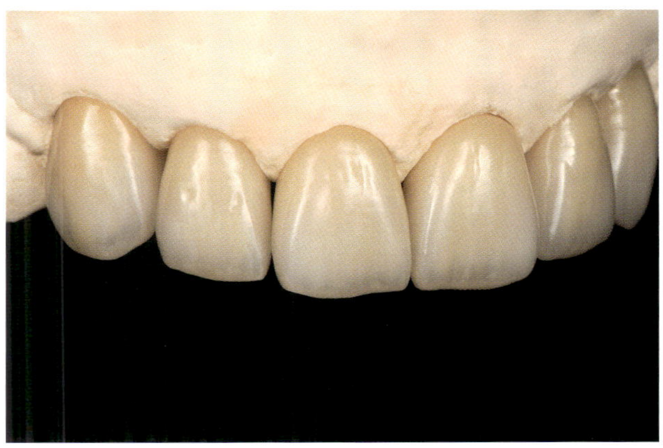

그림 2-4-7f. 축성량은 가능하면 최소한으로 하였다.

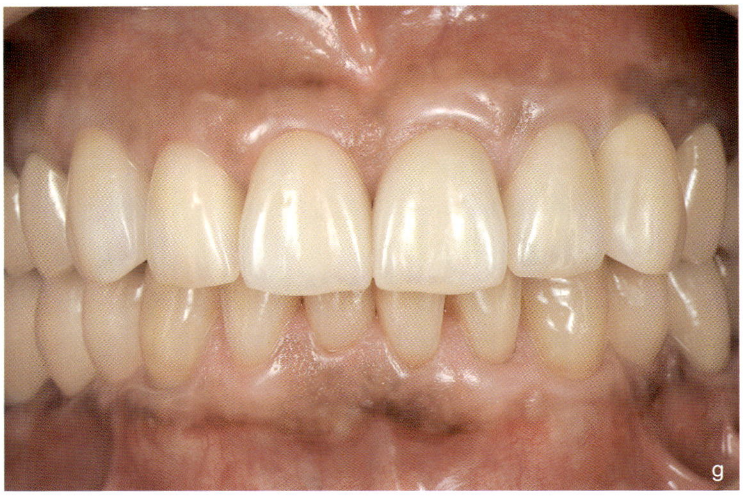

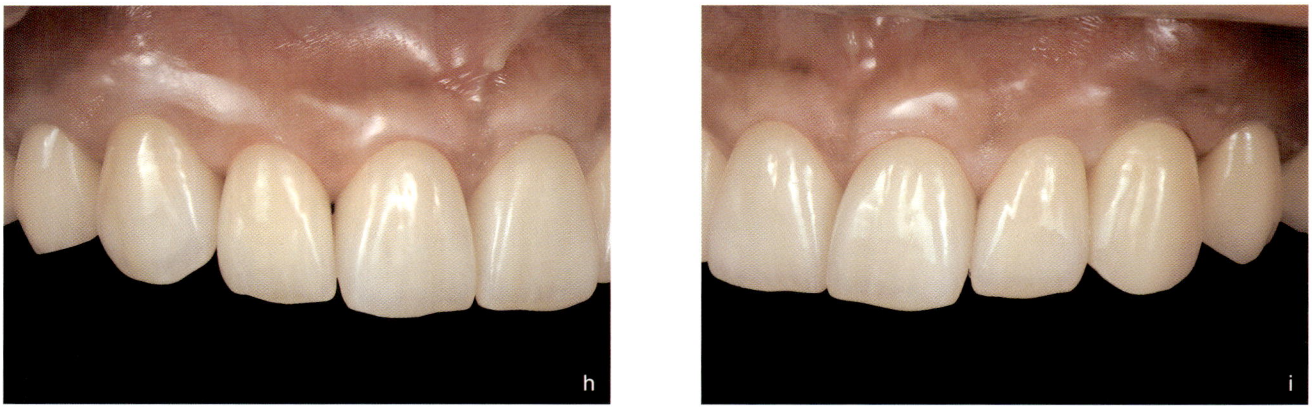

그림 2-4-7g~i. 장착된 최종 보철물. IPS e.max ZirPress로 제작하는 것으로 provisional restoration의 형태를 효율적으로 이행하였다.

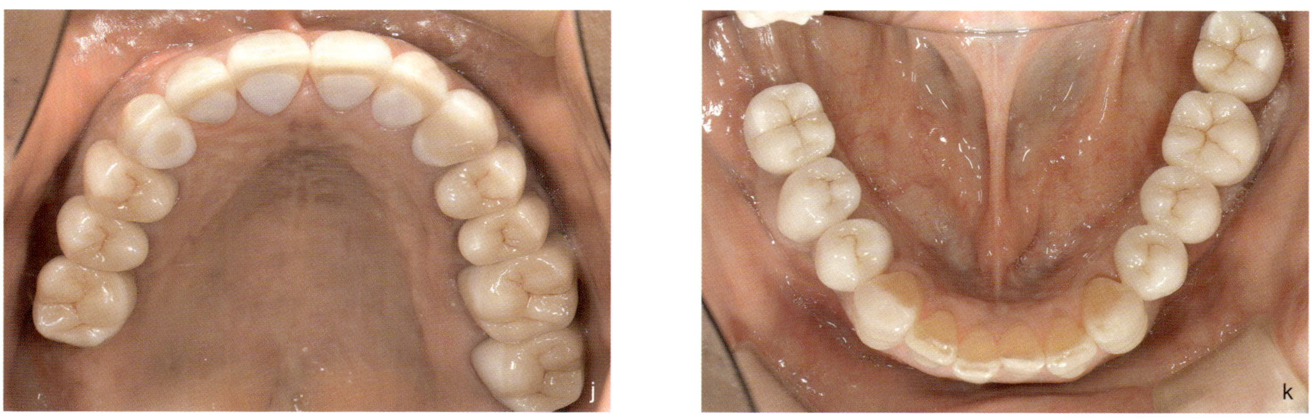

그림 2-4-7j, k. 교합면에서 본 모습. 구치에는 스테이닝법으로 제작된 IPS e.max ZirPress 크라운이 장착되어 있다[담당 치과의사: Oda Norimi(小田師巳, 오다덴탈클리닉)].

3. Zirconia monolithic restoration의 활용

마지막으로 현대의 흐름이라고도 할 수 있는 zirconia monolithic restoration에 대해 다루고자 한다. 최근 고투광형·적층형 지르코니아의 등장으로 모놀리식 지르코니아의 적응 범위는 심미 영역의 수복에까지 이르고 있다. 또한 프레스 세라믹의 정착으로 익스터널 스테이닝 테크닉도 기술적으로 발전하여 monolithic restoration은 세계적으로도 많은 주목을 받고 있는 수복 방법이 되었다. 각 제조사로부터 새로운 스테인 시스템이 개발되어 있는 것도 그것을 증명한다고 할 수 있는데, 지르코니아 디스크의 선택과 스테이닝의 색조 표현에는 절묘한 상성이 존재한다. 예를 들어, 자연치와 같은 색조를 충실히 재현하기 위해서는 단일 조성형의 적층 지르코니아보다 혼합 조성형을 선택하는 것이 자연치의 구조만 생각해도 이치에 맞는 색조 설계가 된다는 것은 당연한 일이다(그림 2-4-8). 이에 따라 잘못 조합하면 예기치 못한 실패가 생길 수 있으므로, 적응 조건을 확실히 정리해 둘 필요가 있다(그림 2-4-9).

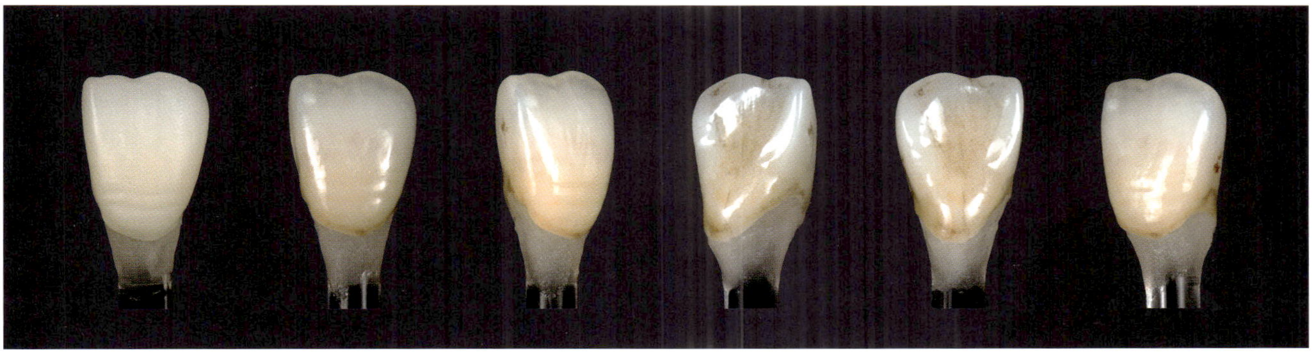

그림 2-4-8. 3Y-TZP(1,200MPa)와 5Y-TZP(650MPa)의 혼합 조성 적층형 지르코니아 디스크(IPS e.max ZirCAD Prime)를 사용한 익스터널 스테이닝 크라운. 치경부는 3Y-TZP가 가지는 불투명도, 절연은 5Y-TZP가 가지는 투명도에 의해 자연스러운 그라데이션이 연출되어 있다.

① 지르코니아의 색조와 불투명도의 선택
② 지대치의 색조
③ 크라운의 두께
④ 스테인재의 발색 특성 등

그림 2-4-9a. 모놀리식 지르코니아의 색조 재현성을 좌우하는 인자.

① 반대측 동명치에 이르는 수복
② 변색치나 메탈 코어 등에 대해 높은 마스킹 효과를 기대하는 수복
③ 높은 연결 강도를 필요로 하는 수복
④ 두께에 제한이 있어 강도의 보장에 영향이 나타나는 수복 등

그림 2-4-9b. 모놀리식 지르코니아가 적응되는 수복 조건.

혼합 조성 적층형 지르코니아를 사용한 모놀리식 지르코니아 크라운

이 증례(그림 2-4-10)는 특히 심미적인 재현이 요구되는 증례이며, 지대치색의 차폐와 더불어 수복 공간도 제한된 증례였다. 우선 차폐성과 강도의 관점에서 프레스 세라믹은 제외되었다. 여기에서 모놀리식 지르코니아 스테이닝·지르코니아 세라믹·메탈 세라믹을 선택지로 들었는데, 충분한 축성 공간을 확보할 수 없어 이번에는 축성법(컷백법/레이어링법)을 제외했다. 여기에서 모놀리식 지르코니아에 의한 수복이 선택지로 남았는데, 지대치색의 차폐와 목표 치아의 색조 재현성을 고려하면 혼합 조성 적층형 지르코니아의 선택이 타당하다고 판단했다.

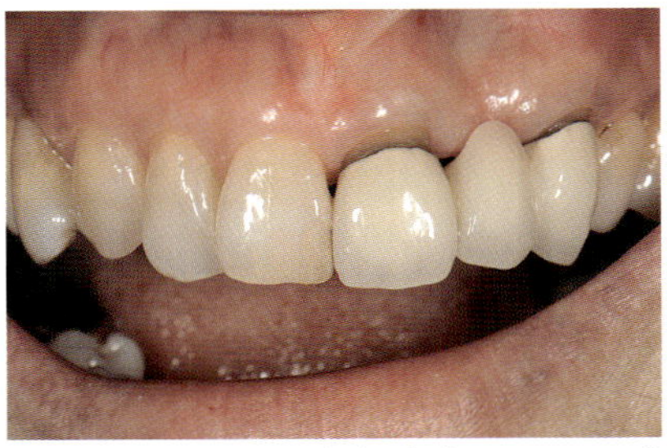

그림 2-4-10a. 초진의 상태. #21~#23에 메탈 세라믹 브릿지가 장착되어 있다.

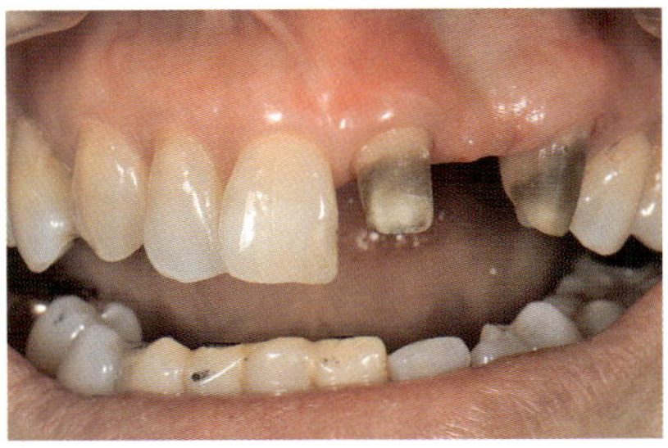

그림 2-4-10b. 보철물을 제거했더니 심한 변색이 보였다.

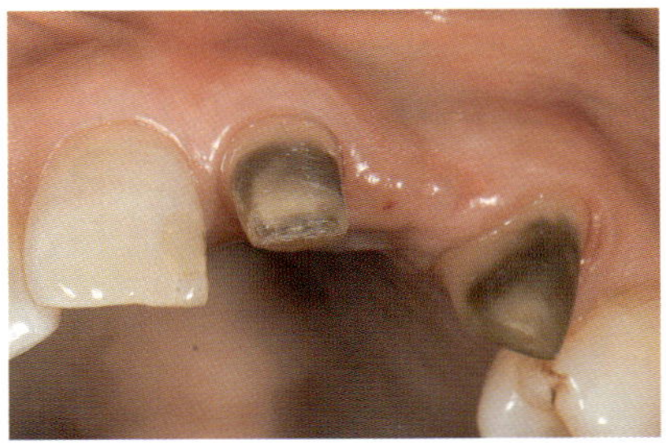

그림 2-4-10c. 지대치는 생활치이며, 사포라이드(saforide) 도포로 검게 변했다.

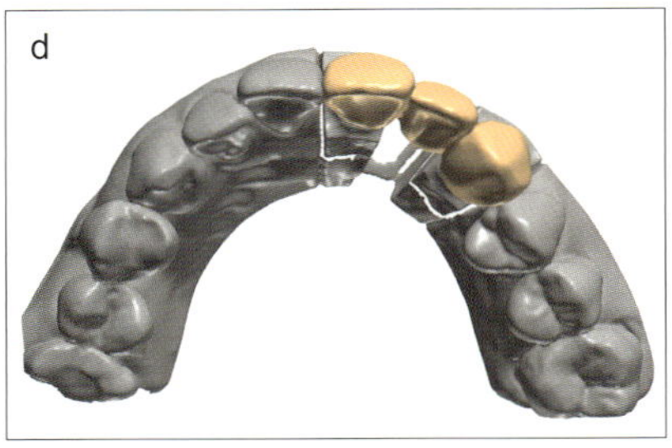

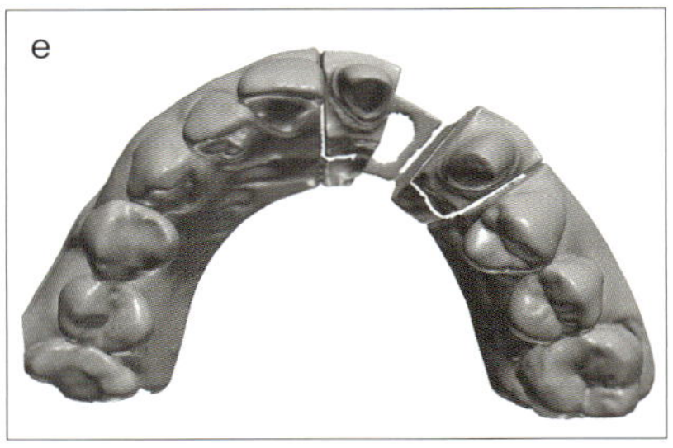

그림 2-4-10d, e. 왁스업 후의 상태와 지대치의 위치관계. 지대치의 포지션으로부터 순측 수복 공간이 매우 적다는 것을 알았다.

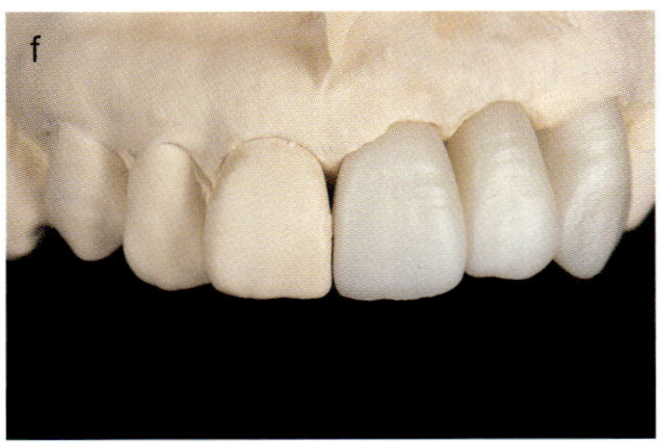

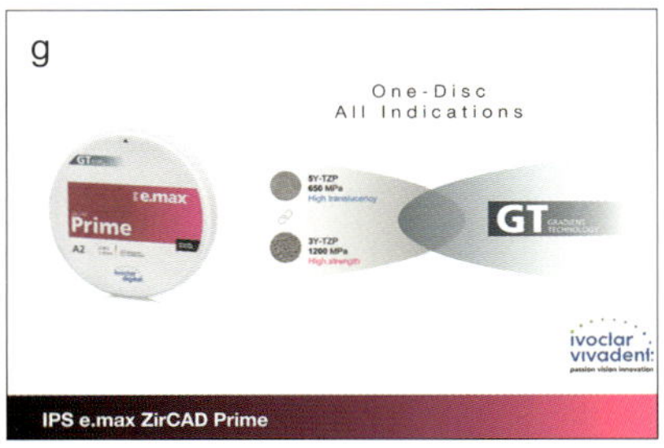

그림 2-4-10f. 신터링(sintering) 후. 색조의 선택은 상악 우측 측절치의 밝은 에나멜색 부분을 기준으로 선택했다.

그림 2-4-10g. 이 증례는 IPS e.max ZirCAD Prime을 선택했다. 치경부는 3Y-TZP(1,200MPa), 절연은 5Y-TZP(650MPa)로 구성되는 혼합 조성 적층형 지르코니아다(자료 제공: Ivoclar Vivadent).

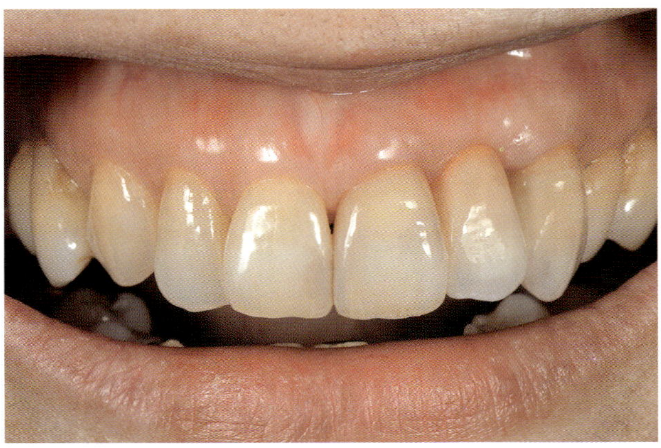

그림 2-4-10h. 최종 보철물이 장착된 상태. 지대치색의 영향은 없고 양호한 경과가 얻어졌지만, 특히 필연적으로 두꺼운 폰틱(pontic) 치경부는 불투명도가 매우 높아지기 쉬우므로 명도의 표현에 주의가 필요하다[담당 치과의사: Hongo Tetsunari(本郷哲也: 혼고덴탈오피스)].

풀아치 임플란트 수복에 대한 모놀리식 지르코니아 활용

올세라믹 수복이 시작되고 지르코니아 재료를 사용한 지 벌써 십수 년이 흘렀다. 단 '하얗고 불투명'했던 당초의 느낌은 눈 깜짝할 사이에 자취를 감추고, 이제 높은 수준의 심미성과 강도를 갖춘 다양한 수복 재료가 되었다(그림 2-4-11~2-4-13).

그리고 자연치와는 역학적인 구조가 크게 다른 임플란트 수복에서 CAD/CAM 테크놀로지와 지르코니아의 발전은 매우 강력한 도움이 되고 있다(그림 2-4-14).

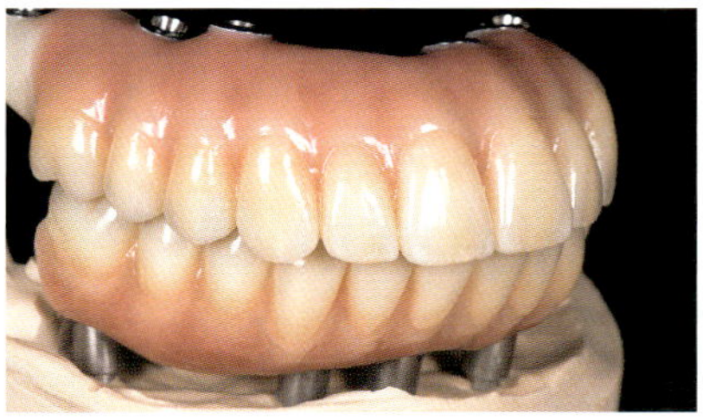

그림 2-4-11. 종래형 고강도 지르코니아를 사용한 증례. 치관부에 스테이닝, 치은부에 도재 축성을 했는데, 지르코니아로부터의 반사가 강하고 어딘지 모르게 강약이 없는 색조 표현이 되어버렸다.

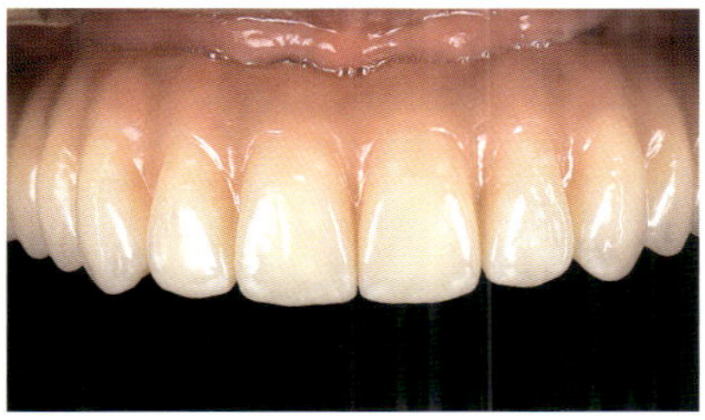

그림 2-4-12. 투광성이 개선된 고투광형 3Y-TZP인데, 스테이닝 작업에서 자연감을 표현하기 위해서는 역시 신터링 전의 컬러링도 보조적으로 필요하다고 생각한다. 이 시점에서는 아직 스테인재와 도재의 상성을 모색했다.

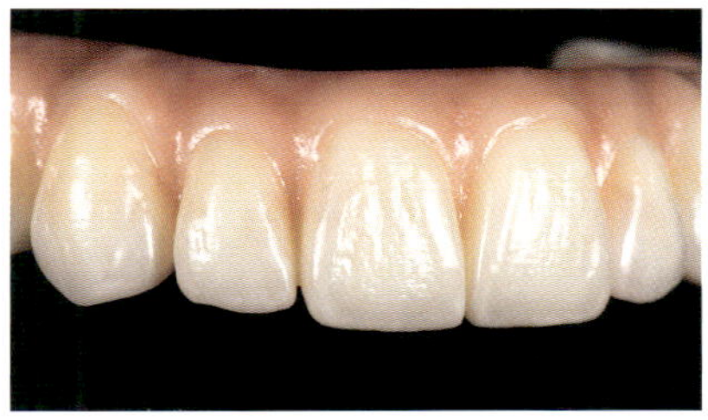

그림 2-4-13. 지르코니아 디스크의 선택이나 프레임워크 디자인을 바꾸어 증례를 경험할 때마다 각 재료 특성이 화합하는 포인트를 깨달을 수 있다. 더욱 좋은 결과를 이끌어 내기 위해서는 탐구심이 반드시 필요하다.

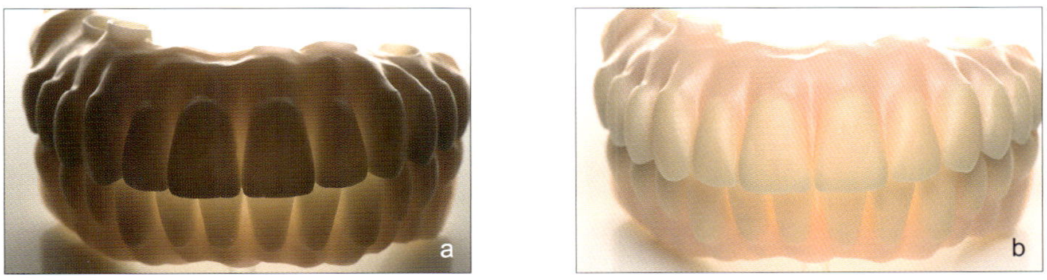

그림 2-4-14a, b. DDBioZX[2](Dental Direkt, Daishin trading)는 투광성 40%, 굽힘 강도 1,200MPa의 high translucent zirconia(3Y-TZP-LA)다. 투광성을 확인하면, 두께가 있는 부분은 역시 그다지 높은 투광성을 기대할 수 없다. 그러나 투광성을 우선하여 3Y 이후의 지르코니아 디스크를 선택하면 굽힘 강도 저하로 이어져 버리므로, 현재는 이 지르코니아 디스크를 사용하여 컬러링을 병용한 디자인을 기준으로 삼고 있다[지르코니아 프레임 제작 협력: Fujimatsu Takeshi(藤松 剛: 주식회사 STF)].

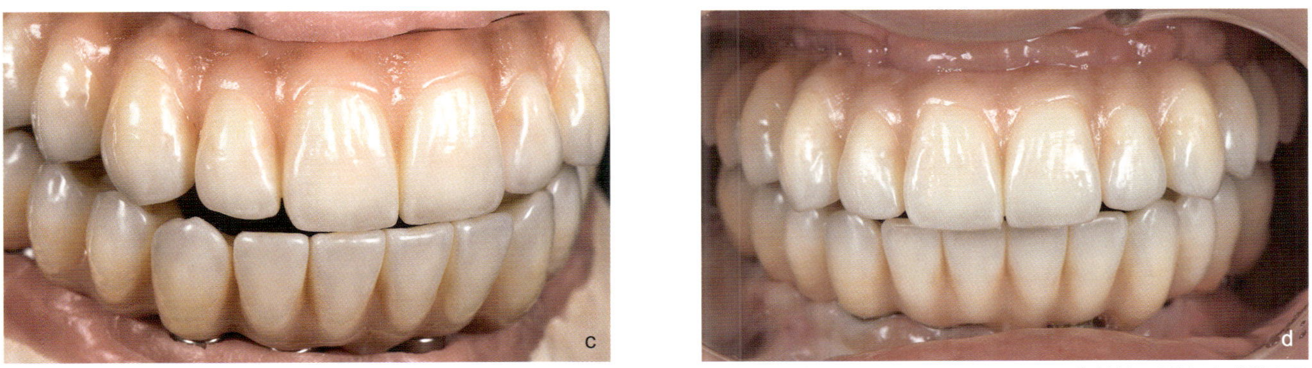

그림 2-4-14c, d. a, b의 지르코니아 프레임을 사용한 모놀리식 지르코니아 상·하악 bone anchored bridge. 치관부는 외부 스테인으로 마무리하고, 치은부는 표층에 1mm 정도 치은색 포세린을 축성했다. 이 방법은 작업의 간소화를 위해 축성량을 줄이는 것이 아니라 어디까지나 모놀리식 지르코니아의 장점을 최대한으로 활용하는 것이 목적이며, 최소한의 어프로치로 고급스러운(high-end) 심미성 재현을 시도하고 있다[담당 치과의사: Nagao Tatsunori(長尾龍典: 나가오치과클리닉)].

스테이닝 처리와 치은부의 마무리

마지막으로 모놀리식 지르코니아의 장점을 최대한으로 활용한 임플란트 상부 구조 제작에 대해 소개한다(그림 2-4-15). 우선 지르코니아가 가지는 강인성이나 마모 저항성을 고려할 때 지르코니아 대 지르코니아의 감합 상태는 장기적인 보철 수복의 불안을 줄일 수 있다. 또한, 이 경우 익스터널 스테이닝 테크닉을 사용하면 충분히 심미성도 끌어올릴 수 있다. 그리고 임플란트 수복 치료에서 매우 어려운 것이 힘 조절인데, 수복 범위가 넓어지면 넓어질수록 그에 대한 고려도 당연히 필요해진다. 필자도 상부 구조가 마모나 파절을 반복하여 그것이 원인이 되어 불안정한 교두감합위가 되고, 다른 부위에 2차적인 문제를 일으키는 증례를 지금까지 다수 목격해 왔다. 여기에서는 상·하악에 모놀리식 지르코니아를 활용한 bone anchored bridge의 제작 방법을 제시하는데, 이 방법이 모놀리식 지르코니아의 잠재력을 최대한으로 활용하는 수복 조건이 아닐까 생각하고 있다.

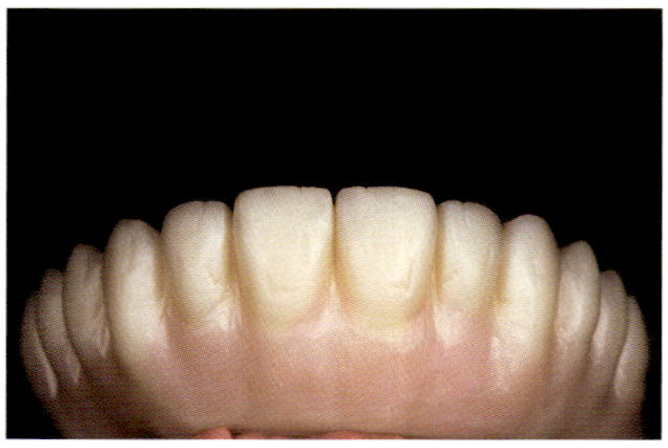

그림 2-4-15a. 밀링(milling) 후, 치관 형태의 재조정과 surface texture를 완성시킨다.

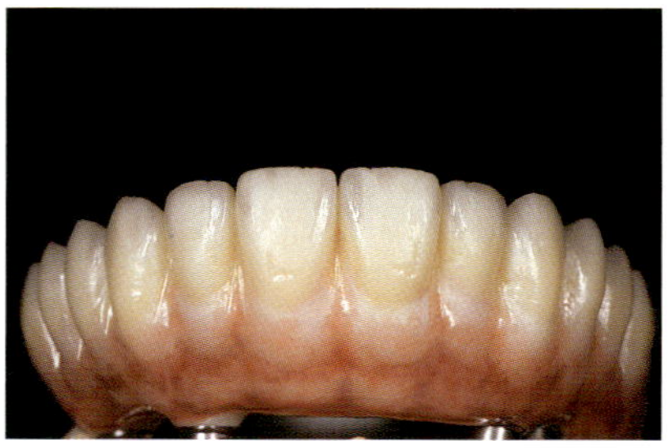

그림 2-4-15b. 1회째의 스테이닝 처리. 지르코니아에는 붉은 느낌이 없으므로 파운데이션 스테인 단계에서 치경부에 붉은색을 보충한다.

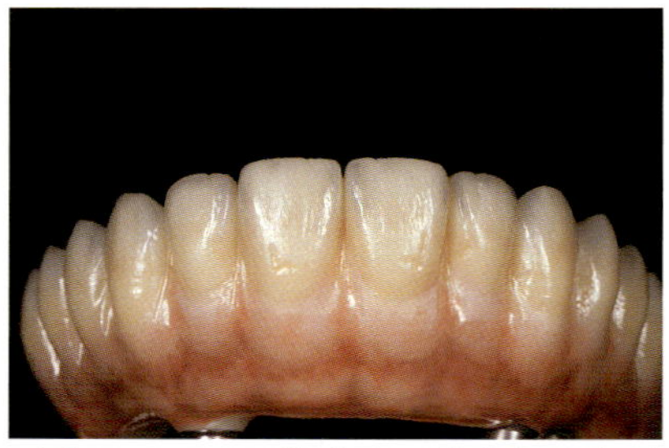

그림 2-4-15c. 2회째의 스테이닝 처리. 여기에서부터 목표 셰이드를 향해 적극적으로 채도를 더해간다.

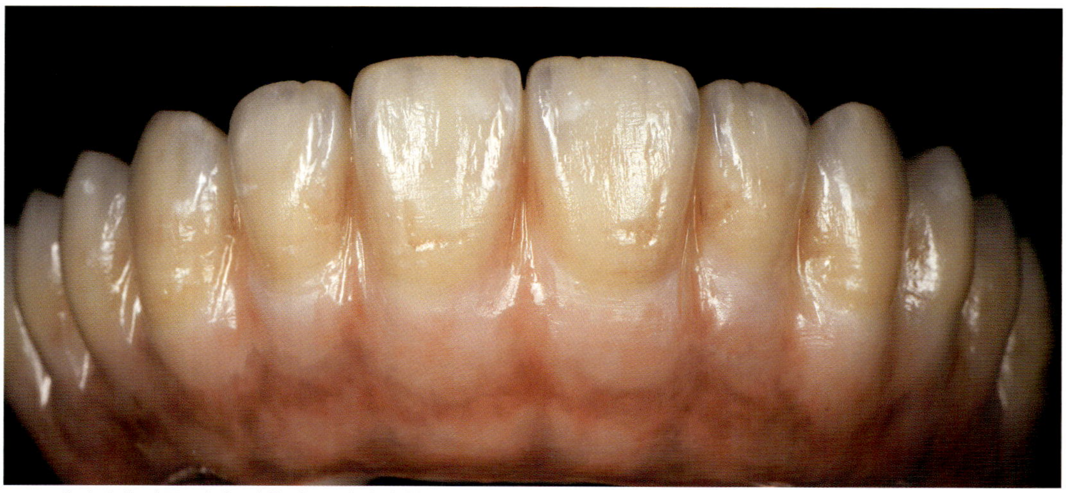

그림 2-4-15d. 스테이닝에 따른 치관·치은의 특징화가 완성된 상태. 지르코니아는 광반사성이 높아, 실제로 구강 내에 장착했을 때 구강 외에서 보는 것보다 밝아 채도가 튀어 버리는 현상이 일어나기 쉬우므로 전체적으로 약간 과장된 표현을 하도록 하고 있다.

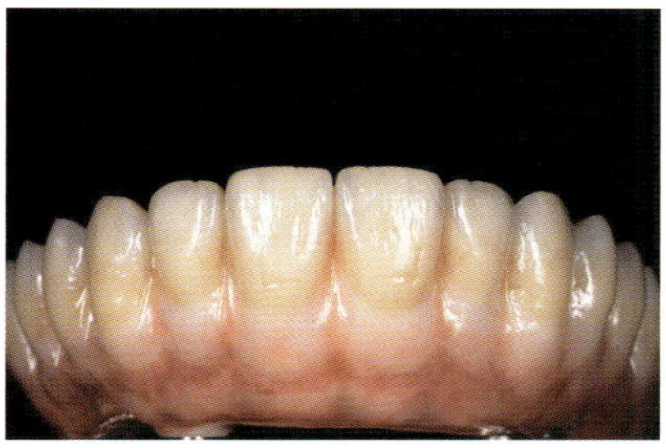

그림 2-4-15e. 치은부의 작업을 하기 전에 치관부와 지르코니아 노출 부분을 글레이즈 페이스트로 코팅하여 소성한다.

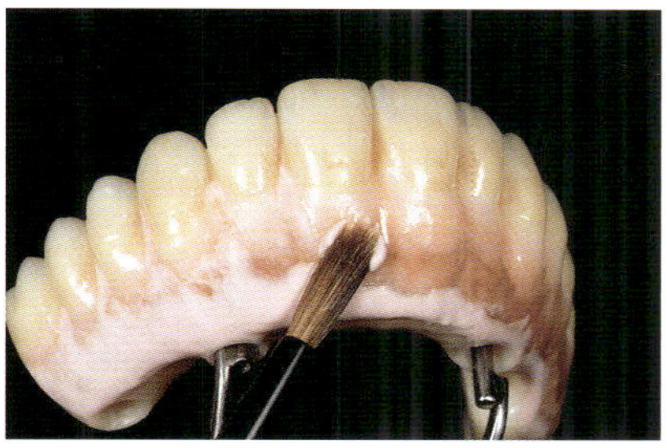

그림 2-4-15f. 치은색 도재를 사용하여 더욱 치은부의 특징을 부여해 간다. 치은색 도재는 축성량을 너무 많이 하면 본래 구강 내의 치은이 가지는 불투명하고 밝은 특성을 표현하기 어려워진다.

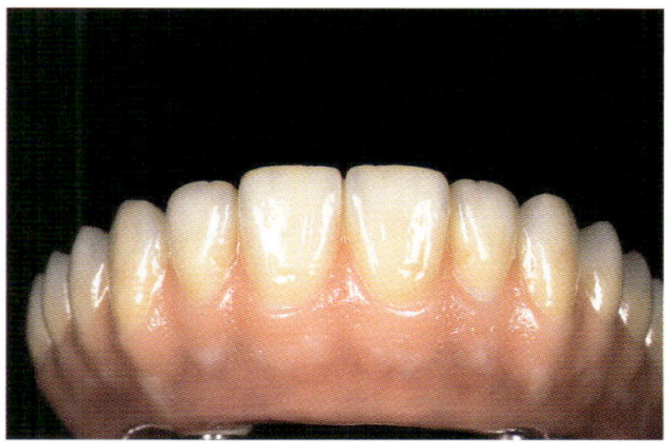

그림 2-4-15g. 소성 후의 상태. 여기에서부터 치은 표면의 성상을 부여해 나간다. 또한 치관 형태의 미수정은 치은부의 셀프글레이즈 시에 애드온(add on) 도재를 사용해야 한다.

그림 2-4-15h. 치은부의 글레이즈 처리가 끝난 상태. 미묘한 치은의 요철감과 광택을 재현할 수 있었다.

그림 2-4-15i. 마지막으로 치관부의 광택도를 조절한다. 글레이즈 페이스트는 약간 단단함이 부족하므로 부드러운 실리콘 포인트를 사용한다(Silicon One Gloss, Shofu).

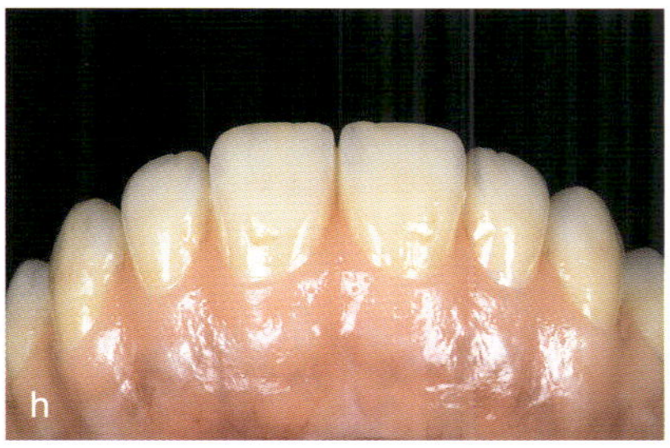

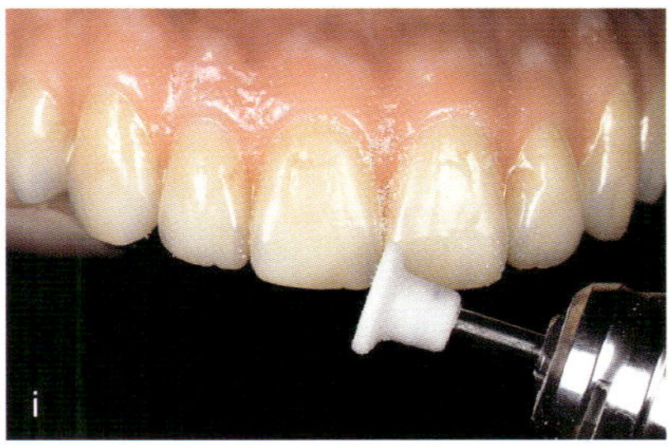

그림 2-4-15j, k. Premier Implant Cement (Premier Dental, Hakusuitrading)로 티타늄 베이스와의 가착을 한다. 이 작업은 확인용 모형상에서 반드시 실시한다. 처음에는 이와 같은 접착형 상부 구조의 구강 내 시적용으로서 사용되던 것이지만, 지르코니아 안쪽과 티타늄 베이스 쪽에 정확한 양으로 샌드 블라스트 처리를 하면 보다 튼튼하게 가착할 수 있게 되므로, 단일치 증례라 할지라도 가철 구조라면 이 제품으로 영구가착 계획을 세울 수 있다.

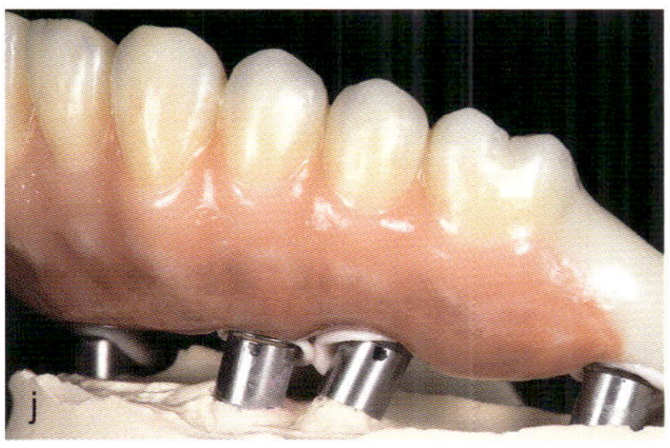

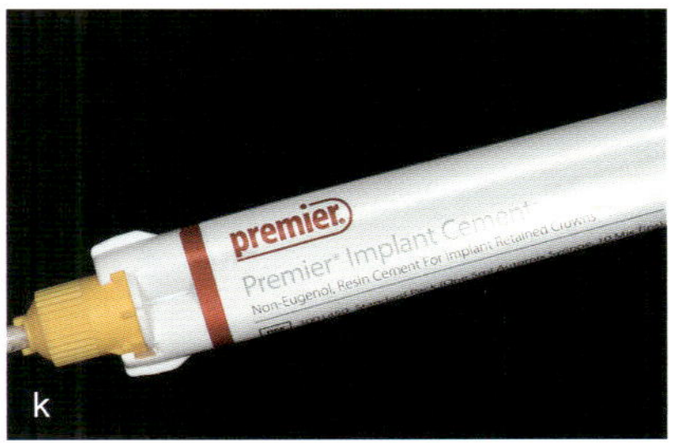

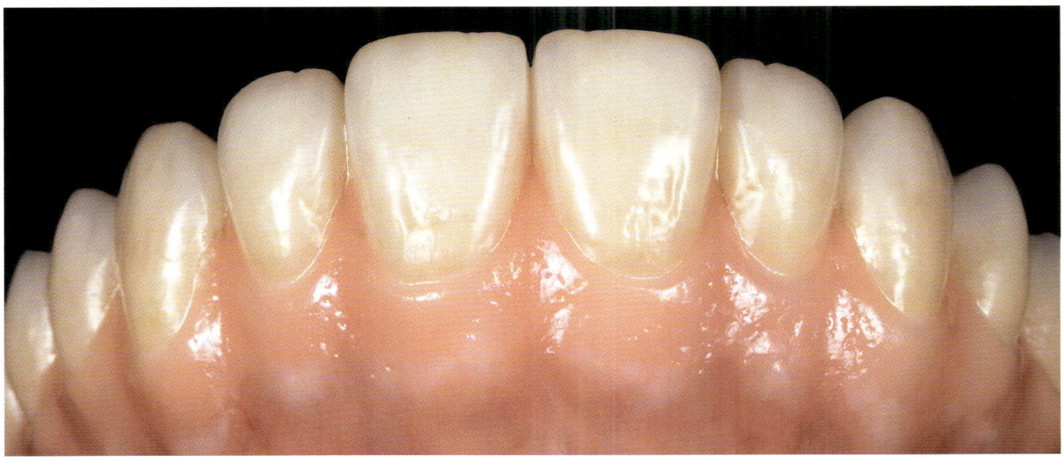

그림 2-4-15l. 완성된 상악 bone anchored bridge. 사용하는 지르코니아의 특성을 충분히 이해하고 장점을 끌어내는 것으로 보다 자연스러운 심미 표현이 가능해진다. 보철 디자인으로서는 아직 장기적인 결과가 없어 앞으로도 경과를 지켜봐야 하지만, 근대 임플란트 기공에서 그 큰 가능성을 느낄 수밖에 없다[담당 치과의사: Nagao Tatsunori(長尾龍典: 나가오치과클리닉)].

Chapter 2

5 External Staining Concept

지금까지 이야기해 왔지만, 오늘날의 올세라믹 수복 재료는 심미성과 강도를 겸비하였으며, 익스터널 스테이닝의 활용 기회가 더욱 확대되고 있다.

보철물의 파절은 많은 사람이 경험하는 것인데, 문득 이러한 의문이 들었다. 자연치의 에나멜보다 굽힘 강도가 높은 축성용 도재를 사용했음에도 불구하고 왜 깨지는 것일까? 축성용 도재에 문제가 있었던 것일까? 그 기법 자체에 기술상 오류(technical error)가 생기기 쉬웠던 것일까? 애초에 프레임워크 디자인이나 보철물의 형태 자체에 힘에 대한 고려가 없었던 것일까? 그 원인을 완전히 특정하는 것은 어려울지 모르지만, 최근 도재가 떨어지는 현상을 보면 어딘가 답답함을 느끼지 않을 수 없다. 그렇다고 하면서도 필자 자신도 임상기공사로서 고강도 재료를 monolithic 상태로 활용할 기회는 적지 않아, 그 은혜를 입고 있는 실정이다.

여기에서 익스터널 스테이닝 테크닉이 보급된 경위를 조금 되돌아보고 싶다. 올세라믹 수복을 도입한 선구로서 Ivoclar Vivadent사의 IPS Empress 시스템이 기억에 남아 있다. 이 시기부터 castable ceramic system을 포함하여 익스터널 스테이닝에 의한 색조 재현에 대한 고민이 시작되었다고 생각한다. 그러나 유리 세라믹을 주체로 사용한 것으로 강도나 조작성에 문제가 나타나고 그 후 알루미나를 기초로 한 시대로부터 지르코니아로 변화되었다. 그 당시는 투광성이 매우 낮은 지르코니아가 주류였으므로, 도재를 축성하기 위한 프레임재로서의 역할이 주류였다. 그 후 리튬디실리케이트(lithium disilicate)를 주체로 한 IPS e.max Press나 고투광성을 가지는 지르코니아의 개발이 진행되어 익스터널 스테이닝의 개념이나 기법도 동시에 성숙했다고 생각된다.

여기에서 익스터널 스테이닝 테크닉의 한계와 가능성에 대해 이야기하려고 하는데, 이 기법은 3차원적인 색조 표현이 가능한 레이어링 테크닉에 비해, 어디까지나 2차원적인 표현 기법이라는 것을 이해해야 한다. 또한 멀티 레이어드 타입의 프레스 세라믹이나 지르코니아를 사용했다 해도 기본은 단일 소재이므로 색의 계조는 단조로운 것이 되기 쉽다. 따라서 익스터널 스테이닝을 사용하여 자연치와 같은 깊이 있는 색조를 완전히 재현하는 데에는 물리적인 한계도 있고 또한 스테이닝의 소성 횟수도 많아지므로 결코 만능인 표현 방법은 아니라는 것을 전제하고 싶다.

그리고 본 항에서는 익스터널 스테이닝에 의한 색조 표현에 대해 필자의 콘셉트를 소개하고자 한다. 이 콘셉트는 프레스 세라믹과 지르코니아 모두에 공통인 것이다.

1. 대비 효과를 이용한 색조 표현

여기에서는 대비 효과를 이용한 익스터널 스테이닝의 색조 표현에 대해 해설하고자 한다. 우선 monolithic 크라운에 대한 스테이닝은 일반적인 올세라믹 수복과 마찬가지로 지대치색의 환경이나 목표 치아의 색조를 고려하면서 투명도를 선택할 필요가 있다. 단, 고투광성 지르코니아라도 프레스 세라믹과 같이 높은 투광성을 가지지 않고 에나멜과는 다른 굴절률을 보유하고 있으므로 지대치색의 영향을 많이 고려하지 않는 것처럼 느껴진다. 또한 공통적으로 다음 사항에 각각 주의하면서 조작할 필요가 있다.

① 주요 재료의 투명도
② 스테인재의 발색
③ 표층의 질감

이들은 모두가 서로 관련된 사항이며 스테이닝 테크닉의 효과를 이끌어 내는 중요한 인자가 된다.

자연치의 색층 분석

우선 높은 불투명도를 가지는 수복 재료의 기본 명도를 익스터널 스테이닝으로 대폭 조정하는 것은 불가능하다. 따라서 monolithic restoration에서 소재의 선택은 색조를 표현하는 데 중요한 작업이라 할 수 있다.

또한 기술적인 접근법으로서는 바탕의 불투명도를 활용하면서 유사한 투명감을 표현하거나 채도의 강약을 부여하여 색의 대비 효과(contrast)를 만드는 것으로 색층의 깊이감을 연출해 나간다. 색조 표현을 할 때 우선은 목표 치아의 색층을 정확하게 파악할 필요가 있으며 거기에서 색의 농담을 나타내는 것으로 대비 효과가 생긴다. 다음에 자연치의 색층 파악법을 간단히 소개한다(그림 2-5-1).

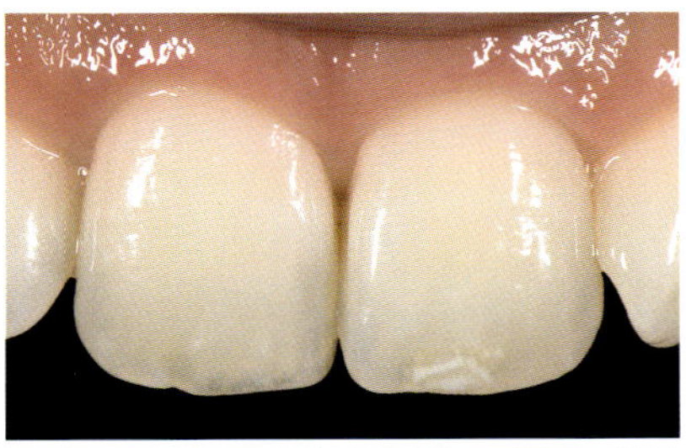

그림 2-5-1a. 자연치의 색조 샘플. 상악 우측 중절치의 색층 구조를 일러스트로 나타내 보고자 한다.

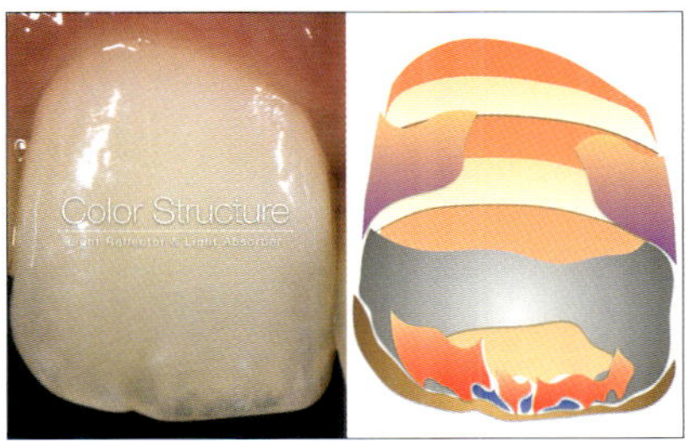

그림 2-5-1b. 에나멜 내부에 숨겨져 있는 색층을 끄집어낸 상태. 재현 기법에 관계 없이 색조 재현에는 어떻게 이들의 색층을 파악할 수 있는지가 중요하다. 또한 3차원적으로 어떻게 겹쳐져 색조가 구성되어 있는지를 이해해야 한다.

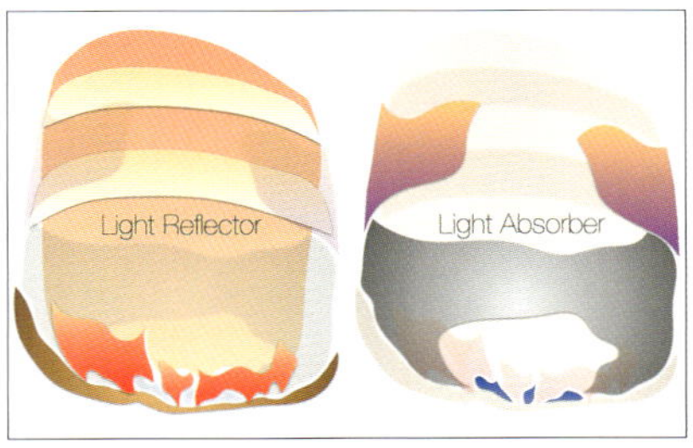

그림 2-5-1c. 자연치의 색층은 투명층과 불투명층의 절묘한 그라데이션으로 구성되어 있다. 왼쪽 그림(light reflector)은 빛 반사를 재촉하는 불투명층이며, 오른쪽 그림(light absorber)은 빛의 투과가 나타나는 투명층이다. 또한 각각이 겹쳐지는 부위는 불투명층과 투명층이 교차하여 반투명층의 상태에 근접해 간다. 이들 색층 분포의 이미지는 스테인에 의한 characterize나 색을 덧칠하는 순서의 참고로서 도움이 된다.

색의 대비 효과

색의 대비 현상은 인접하는 색을 동시에 보았을 때 색의 차이가 두드러지게 보이는 현상이다. 이것은 회화(그림)의 표현 기법인데, 치과의 스테이닝 작업에서도 효과적이므로 하나의 표현 이론으로서 소개하고자 한다(표 2-5-1).

표 2-5-1. 익스터널 스테이닝에 응용 가능한 색의 대비 효과

명도 대비	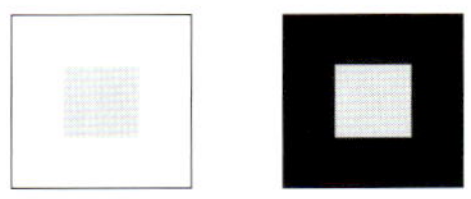	명도가 다른 두 색을 나란히 놓으면 밝은색은 더욱 밝고 어두운색은 더욱 어둡게 보이는 현상
채도 대비	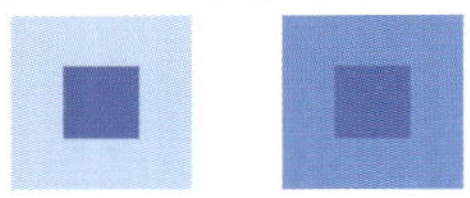	채도가 높은 선명한 색과 채도가 낮은 탁한 색을 나란히 놓으면 선명한 색은 한층 밝게, 탁한 색은 한층 탁하게 보이는 현상
색상 대비	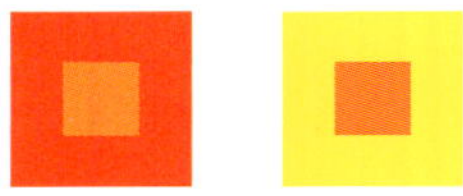	색상이 다른 두 색을 나란히 놓으면 두 색상은 모두 색상환상에서 반대 방향으로 이동한 것처럼 보이는 현상
한난 대비	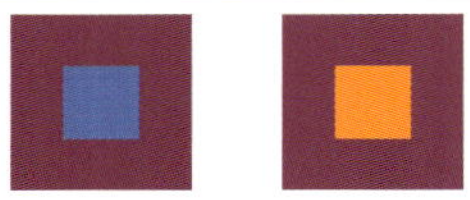	적색이 가장 따뜻하고 청색이 가장 차가운 색인데, 이 중간의 색상은 인접한 색상에 따라 상대적으로 따뜻하게 보이거나 차갑게 보이는 현상. 한난 대비는 원근을 암시한다.
보색 대비	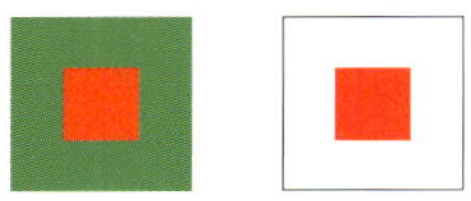	인접한 보색을 보았을 때 서로의 채도가 증가한 것처럼 보이는 현상. 두 색 사이의 명도차가 적을수록 보색 대비의 효과가 크다.
연변 대비		색과 색이 인접하는 가장자리 부분에서 명도차가 강조되는 현상
면적 대비	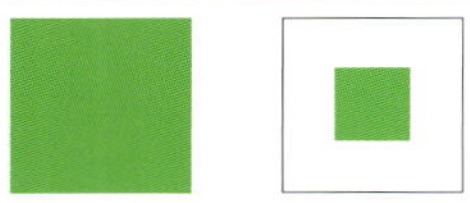	면적이 커지면 그 색의 성질이 강하게 나와, 밝은색은 더욱 밝고 어두운색은 더 어둡게 보이는 현상

색채의 조화 방법

다음으로 색채의 응용 이론으로서 미국의 색채학자 Deane B. Judd가 제창한 색채조화론을 조금 다루어 보고자 한다. Judd는 1955년에 지금까지의 색채조화론을 네 가지 원리로 정리했다.

- 질서의 원리: 일정한 원칙에 따라 규칙적으로 선택된 색은 조화롭다.
- 친근성의 원리: 자연계에 나타나는 색의 변화나 눈에 익은 배색은 조화롭다.
- 유사성의 원리: 공통성이 있는 색끼리는 조화롭다.
- 명료성의 원리: 명쾌한 대비를 가지는 색의 조합은 조화롭다.

이 중에서도 색상환을 사용한 질서의 원리에 대해 소개한다. 여기에서 치관 순측면을 하나의 캔버스라고 생각하고 스테이닝 배색을 떠올려 보라. 질서의 원리에서는 색상환에서 기하학적인 위치관계에 있는 색끼리는 조화를 이룬다고 했다.

특히 치관색의 스테이닝 작업에 관련된 몇 가지 배색 방법을 제시한다. 표현하는 색조에 따라 이들 배색 방법을 잘 조합하면 자연스러운 색조 표현을 할 수 있다. 거기에서 적절한 색조를 선택하여 색채의 질서를 지키면서 대비 효과를 노리는 것으로 더욱 깊이 있는 색조가 완성된다.

〈치경부색의 배색 방법〉

Identity

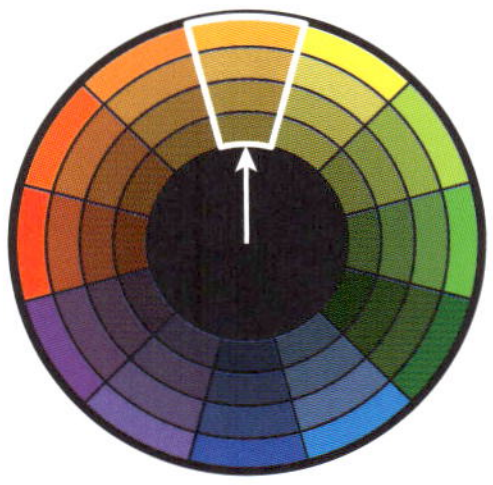

같은 색상의 색만 사용한 배색. 색조의 개성을 전면에 나타낼 수 있지만 색조의 차이가 없으므로 조용하고 수수한 이미지를 만들어 단조로워지기 쉽다.

Analogy

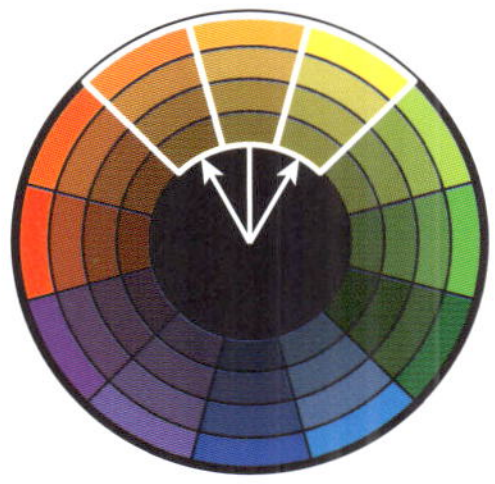

색상환에서 인접한 색으로 만드는 배색. 부드러운 인상이 되기 쉬우며 identity보다 단조로움을 피할 수 있다.

Intermediate

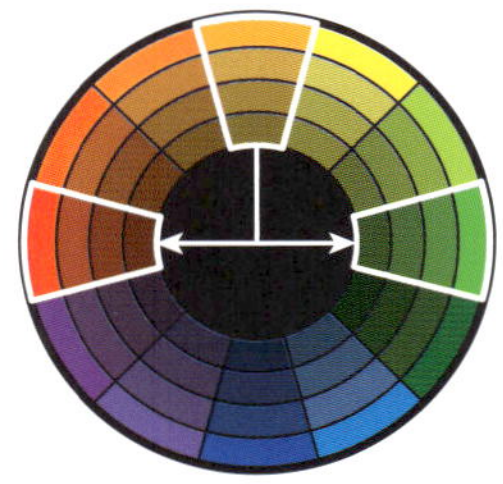

색상환에서 90°의 위치에 있는 색끼리 사용한 배색. 색상의 중간 정도의 대비가 있어 균형 있고 안정감 있는 배색

〈절연색의 배색 방법〉

Complementary

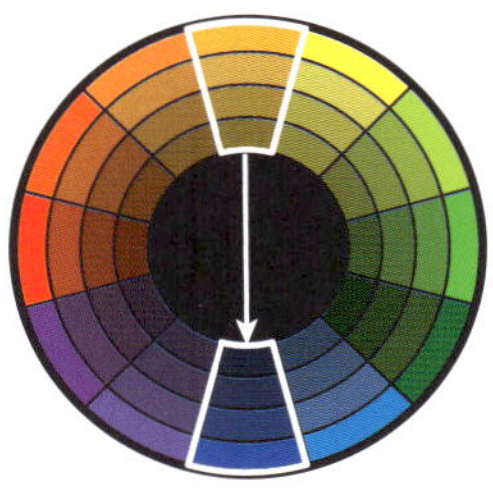

색상환에서 반대측에 위치하는 보색 관계에 있는 색의 조합으로 임팩트가 강해진다.

Split Complementary

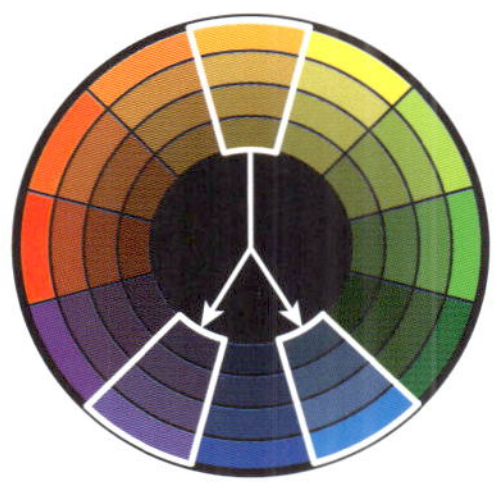

보색의 양쪽 인접 색을 사용한 3색의 배색. 너무 화려하지 않고 complementary보다 조화되기 쉽다.

〈치관 전체의 배색 방법〉

Triad

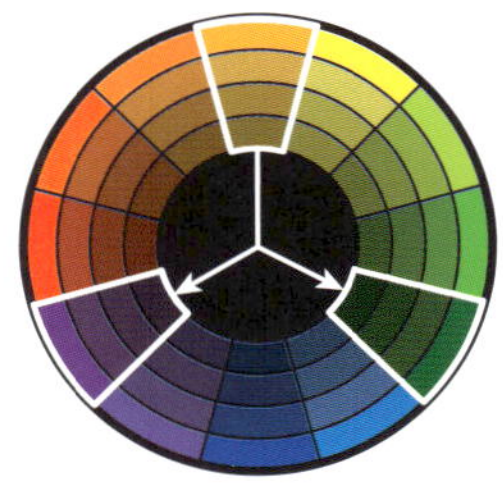

색상환을 3등분한 위치에 있는 3색의 배치로 균형 잡힌 배색의 조합이 된다. 그리고 세분화하여 적용할 수도 있지만, 치아가 가지는 기본적인 색상을 망라하고 있다.

모놀리식 지르코니아(monolithic zirconia)에 대응

마지막으로 IPS e.max ZirCAD Prime에 대한 IPS Ivocolor 스테이닝 접근법에 대해 설명하고자 한다.

■ 치경부에 대한 스테인

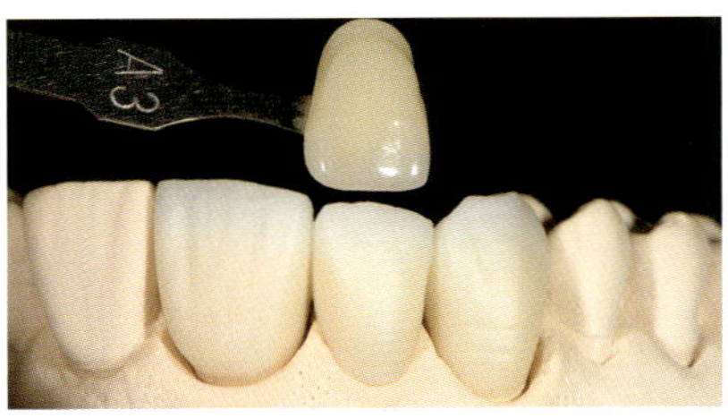

그림 2-5-2a. 소결 후의 지르코니아에는 붉은색이 압도적으로 부족한 경우가 많으므로, 치경부의 반사가 강한 3Y-TZP 부위에 파운데이션 스테인으로서 SD2에 E21을 소량 혼합한 것으로 바탕 처리를 한다.

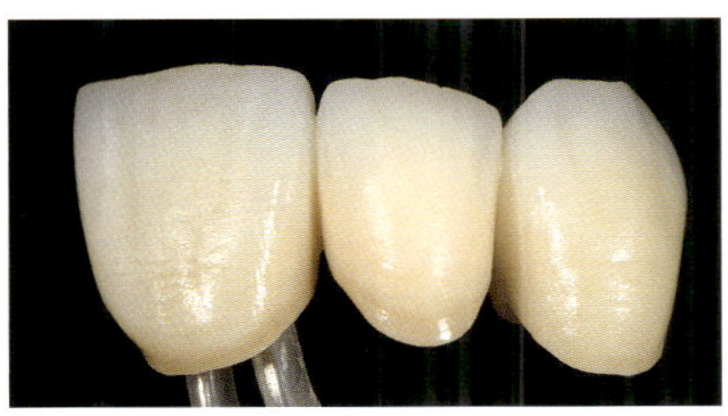

그림 2-5-2b. 그 후 목표색에 가까이하기 위해 SD1을 기조로 하고, 치경부에 그라데이션 효과를 주기 위해 SD2를 추가하면서 채도를 정돈한다. 단조로운 identity 상태에서 인접 색상을 사용하여 analogy 상태에 가깝게 하여 색상 대비를 노린다.

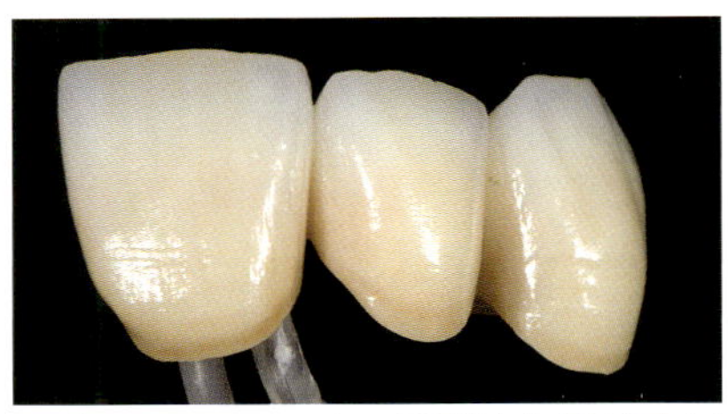

그림 2-5-2c. 그리고 치경부에 깊이를 부여하기 위해 SI2에 E20을 소량 혼합한 것을 인접면으로 이행하는 concave area로부터 최대 풍융부 주위에 도포한다. 이것으로 intermediate의 관계가 구축되어 중간 정도의 대비가 생기는 것으로 가장 명도 높은 치경부 최대 풍융부 영역에 깊이감이 생긴다.

■ 절연에 대한 스테인

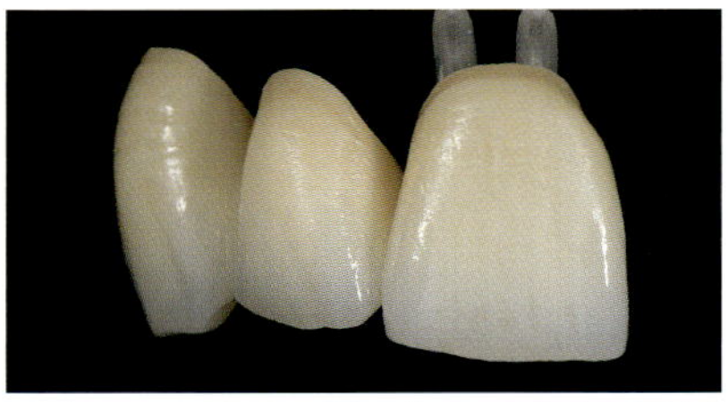

그림 2-5-2d. SI2를 기조로 하여 절연의 투명감을 연출한다. 또한 마멜론 표현부는 바탕의 지르코니아 발색을 그대로 이용하기 위해, 피해서 스테이닝을 한다. 절연 중앙 부근에는 오팔 효과(유색 효과)를 부여하기 위해 SD2를 도포한다. 여기에서는 상호 보완적(complementary) 관계가 생기므로 최대한 SI와 색이 섞이지 않도록 한다.

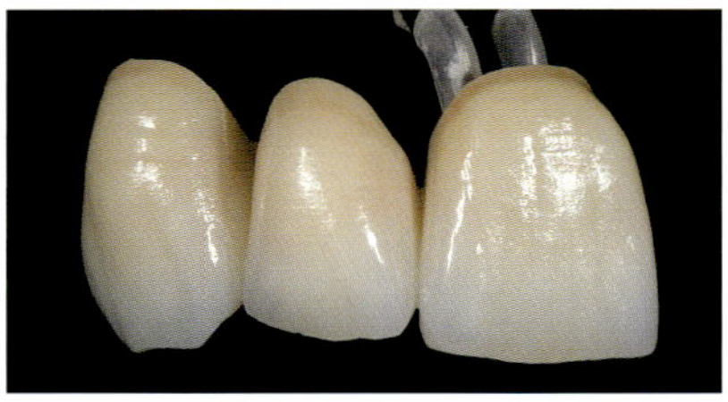

그림 2-5-2e. 마멜론의 표현에는 색조에 따라 최대한 발색이 강한 스테인재를 선택한다. 여기에서는 SD0을 베이스로 사용하여 채도를 보정한 것을 근·원심으로 분할(segment)해 나간다. 이때 인접한 투명층 부분의 색조도 동시에 보정한다. 또한 마멜론의 표현을 강하게 하는 경우는 이 작업을 여러 번 반복한다.

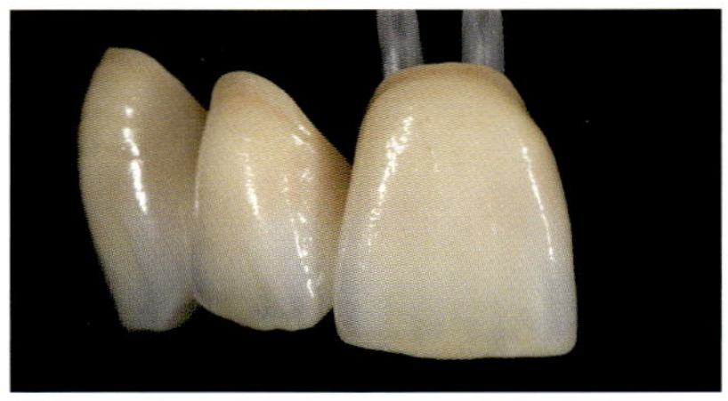

그림 2-5-2f. 마멜론과 인접 투명층과의 경계는 명도 대비나 한난 대비를 효과적으로 주기 위해 E1이나 SI1을 사용하여 대비를 강조한다. 마멜론의 색조와 보라색이나 파란색이 배색되는 것으로 split complementary의 관계가 성립되어 절연부에 따뜻함이 나타나 부드러운 표현이 더해진다. 또한 절연의 할로 효과의 표현에는 E2 등의 불투명색을 선택하여 연변 대비를 효과적으로 부가하는 것으로 절연측의 깊이감이 연출된다.

■ 에나멜층에 대한 스테인과 완성

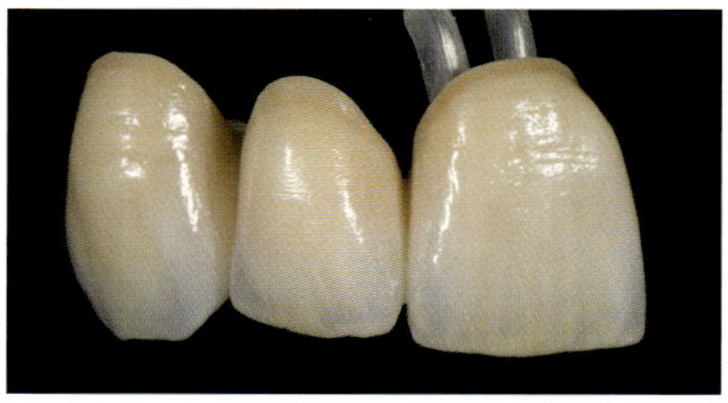

그림 2-5-2g. 내부 구조를 표현하는 스테이닝 작업이 완료되었으면 마지막으로 에나멜색을 사용하여 전체의 코팅을 한다. 목표색의 설정에도 따르지만, 여기에서는 E2를 기조로 하여 E1을 소량 추가하면서 에나멜색을 조합하고 있다.

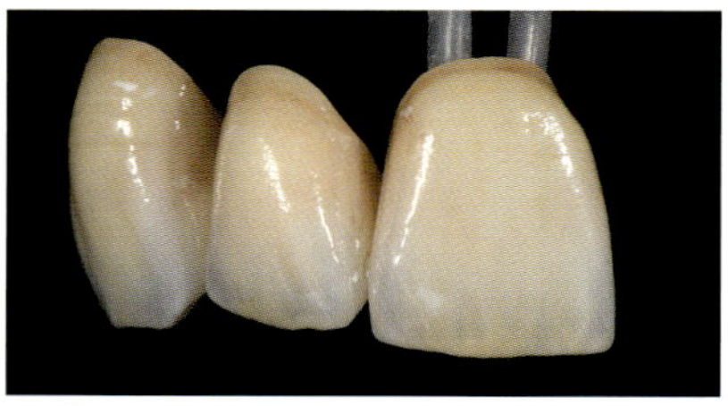

그림 2-5-2h. 필요에 따라 에나멜 표면의 특징을 나타낸다(characterize). 그 후 Glaze Paste FLUO를 사용하여 글레이즈 코팅을 하여 완성시킨다.

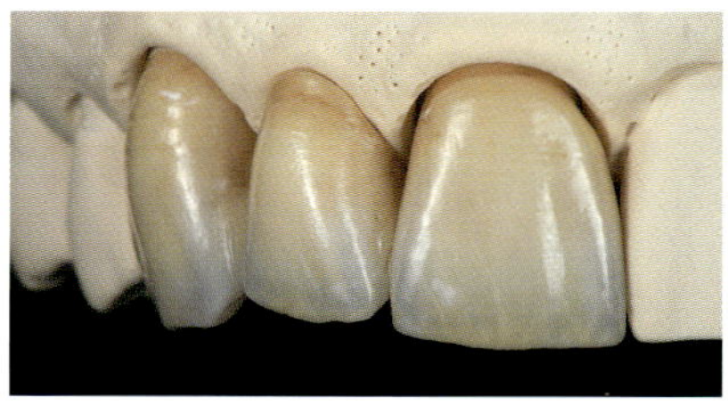

그림 2-5-2i. 완성된 IPS e.max ZirCAD Prime의 monolithic bridge. 단조로운 질감이 되지 않도록 마무리로 질감 조정을 하는데, 이것은 내층에 깊이감을 내기 위해서도 중요한 작업이다. 에나멜 표현층에 탁한 느낌을 부여하여 불투명유리 같은 효과를 나타내 내층이 복잡하게 보이도록 한다.

QR코드

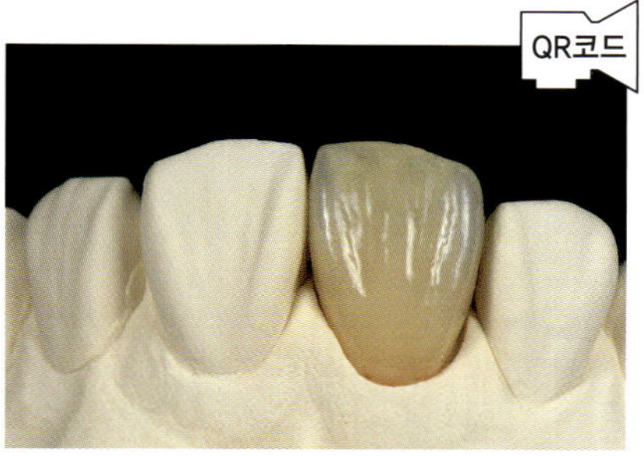

그림 2-5-3a. 동영상[Monolithic 크라운에 대한 스테이닝 테크닉 ① 프레스 세라믹].
IPS e.max Press HT A1 ingot에 대해 노년층을 떠올리며 스테이닝을 한 샘플.

QR코드

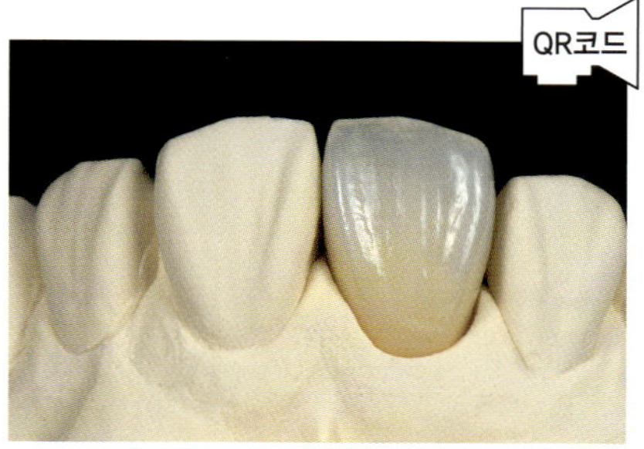

그림 2-5-3b. 동영상[Monolithic 크라운에 대한 스테이닝 테크닉 ② 지르코니아].
IPS e.max ZirCAD Prime A1에 대해 청년층을 떠올리며 스테이닝을 한 샘플.

2. 특성이 다른 지르코니아에 대한 익스터널 스테이닝 실험

여기에서 각종 특성이 다른 지르코니아의 익스터널 스테이닝 실험에 대해 소개한다.

이 실험에서는 조성이나 색조 설계가 다른 11종류의 지르코니아 크라운을 준비하여 익스터널 스테이닝의 효과와 특징에 대해 독자적인 평가를 했다(표 2-5-2). 그러나 이 실험은 우열을 가리는 것이 아니라 똑같이 스테인재를 사용했다 해도 지르코니아의 특성에 따라 스테이닝 효과가 다르다는 것을 이해하기 위한 실험이다. 또한 색조 재현에는 다소 오차가 생기는 점을 이해해 주기 바란다.

실험 내용(실험 협력·자료 제공: 주식회사 STF)

- 각종 특성이 다른 11종류의 지르코니아 크라운에 대한 익스터널 스테이닝
- 색조는 A1에 해당하는 지르코니아를 사용
- IPS Ivocolor SD2를 치경부에, IPS Ivocolor SI1, SI2를 절연에 사용
- 총 2회의 스테이닝을 하여 SD2를 2회, SI를 2회, 원심 우각 부위에 SI1을 1회 도포
- 가급적 스테인재의 도포량을 합해, 같은 조건에서 소성과 촬영

실험 목적

- 스테인재와 각종 지르코니아의 색조 재현에서의 상성을 찾는다.
- 각종 지르코니아의 색조 대비와 특징을 찾는다.
- 지르코니아마다 스테이닝으로 인한 발색 효과가 다른 것을 입증한다.
- 스테이닝 후 각종 지르코니아의 색조 평가를 한다.

표 2-5-2. 각종 모놀리식 지르코니아에 대한 익스터널 스테이닝

	① DDBioZX^2 A1	② DDcubeONE ML A1	③ DDcubeX^2 A1	④ DDcubeX^2 ML A1	⑤ LUXEN Multi Premium MA1
지르코니아의 분류	고투광성 TZP	단일 조성 적층형 고투광성 TZP	고투광성 TZP	단일 조성 적층형 고투광성 TZP	혼합 조성 적층형
조성	3Y-TZP	4Y-TZP	5Y-TZP	5Y-TZP	M4Y-5Y(PSZ)
투광률	40%	45%	49%	49%	40~47%
굽힘 강도	1,250MPa	1,000MPa	750MPa	800MPa	600~1,200MPa
소성 전	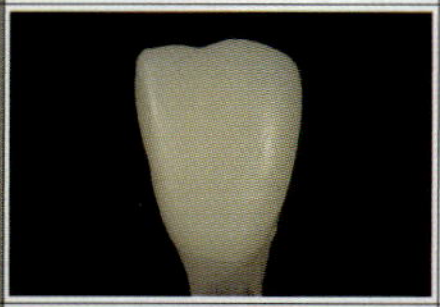	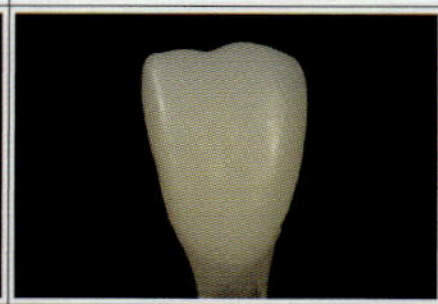	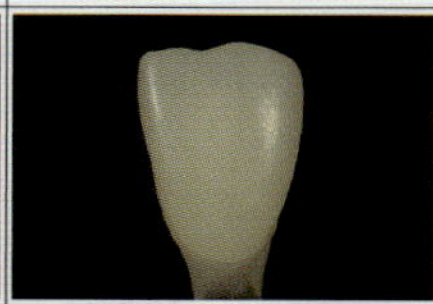	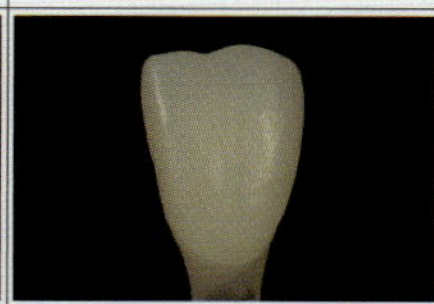	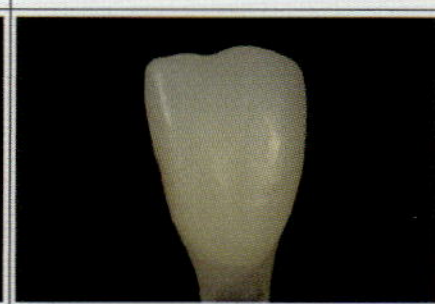
첫 번째 소성	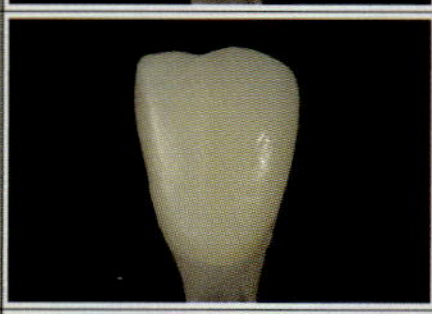	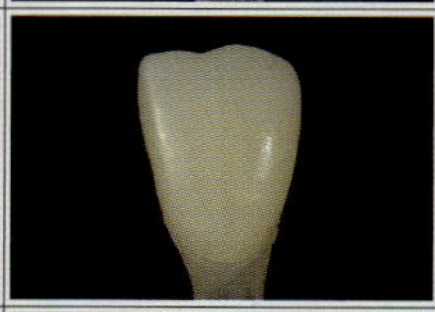	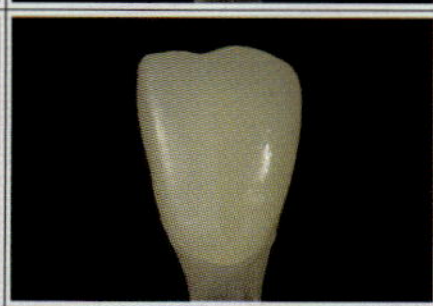	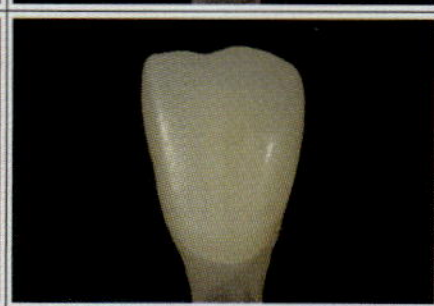	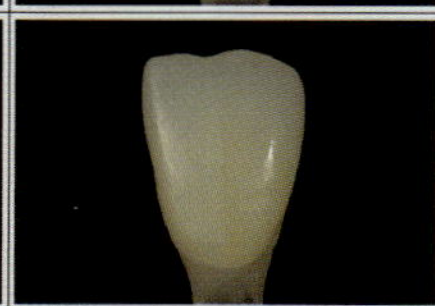
두 번째 소성	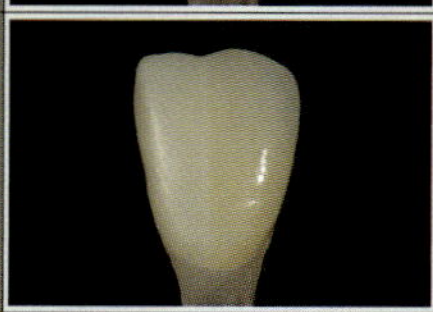	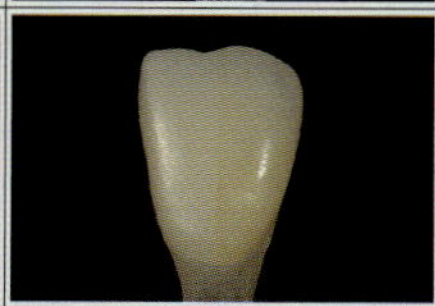	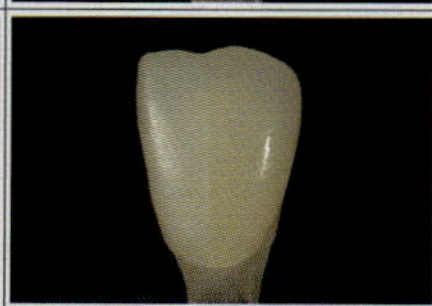	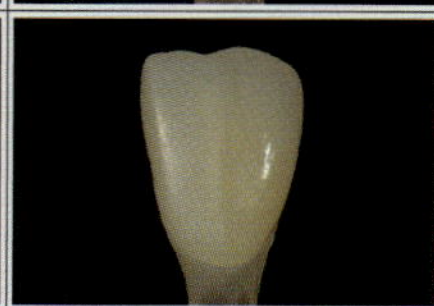	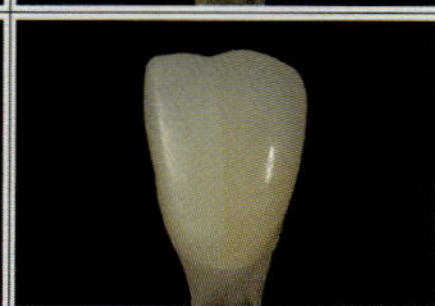
글레이즈 소성	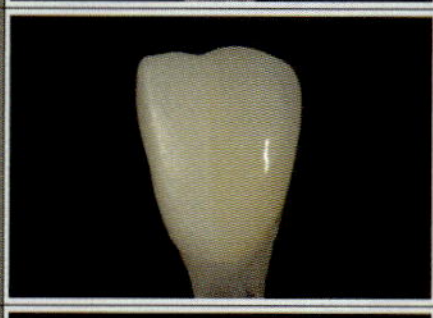	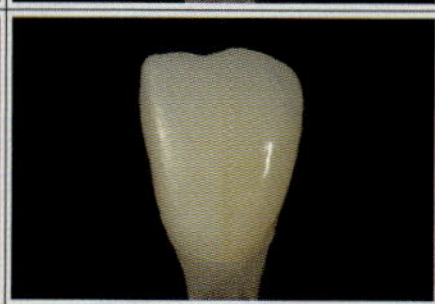	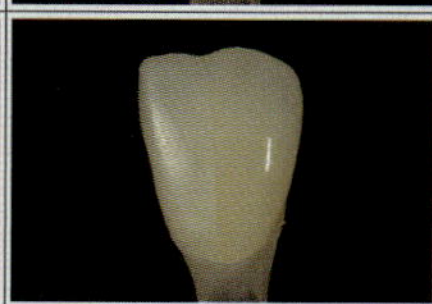	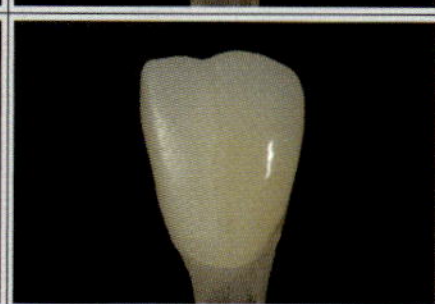	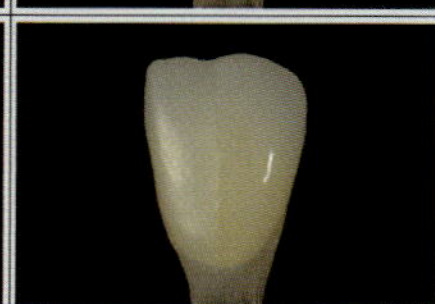
명도 확인	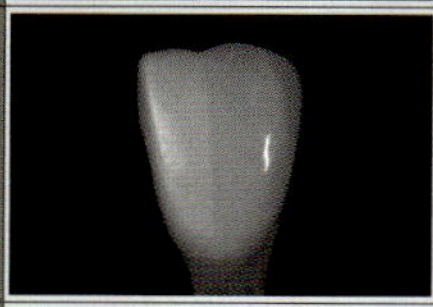	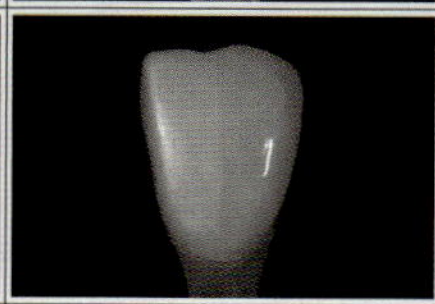	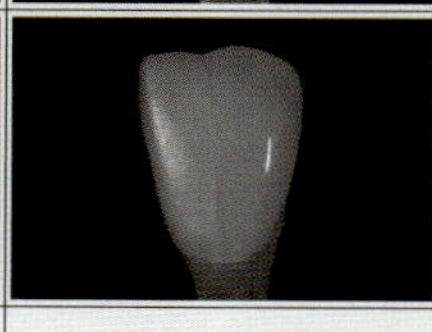	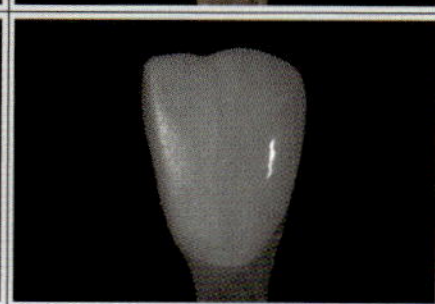	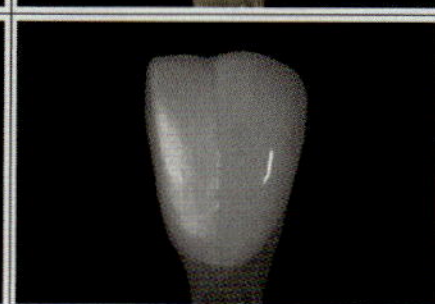
평가	전체적으로 불투명한 마무리가 되어 치경부로부터 절연까지의 색조의 강약이 적다. 또한 전체적으로 노란빛을 띤 상아질색 베이스의 색조 설계이므로, 축성용 코핑으로서의 활용도 바람직하다.	①과 비교하면 전체적으로 약간 붉은빛을 띠며 투광성이 증가한 것과 에나멜색이 더해진 것으로 양호한 색조 재현이 이루어졌다. 그러나 ①과 유사한 불투명감은 남는다.	49%로 가장 투광성이 높으며, 전체 평가로서도 ④와 마찬가지로 스테이닝 전·후에서 약간 어두움이 느껴지는 결과가 되었다. 그러나 절연의 자연스러운 투명감을 연출할 수 있었다.	③과 동등한 투광성을 갖지만 ②와 마찬가지로 약간 붉은 색을 띠며 밝은 에나멜색이 적층된 것으로 ③ 정도의 어두움을 띠지는 않는다. ①~④를 비교하면 monolithic에서의 색조 재현성이 가장 높다고 느껴졌다.	혼합 조성 적층형이기도 하여 매우 자연감이 있는 색조 재현이 이루어졌다. 또한 ④와 같은 단일 조성이 아니므로 치경부로부터 절연까지의 대조부여도 쉽게 이루어졌다. 치경부색에 적당한 붉은색이 느껴졌다.

⑥ LUXEN Enamel E1	⑦ Sakura Super Light R	⑧ Lucent Supra A1	⑨ Lucent FA 5L Light	⑩ Tanaka Enamel Multi-5 A1	⑪ IPS e.max ZirCAD Prime A1
고강도 PSZ	공표 안 함	혼합 조성 적층형	단일 조성 적층형 고투광성 PSZ	혼합 조성 적층형	혼합 조성 적층형
4Y-PSZ	공표 안 함	M3Y-5Y (TZP-PSZ) *중간층 4Y-TZP	M5Y(PSZ)	M4Y-5Y	M3Y-5Y(TZP)
40%	45% 이상	37~44%	34~44%	45~49%	43~49%
1,100MPa	1,200MPa 이상	1,034~1,454MPa	1,000MPa 이상	800·1,100MPa	650·1,200MPa
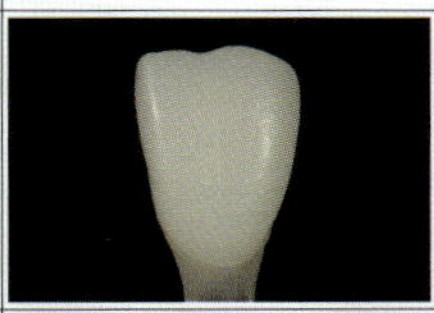	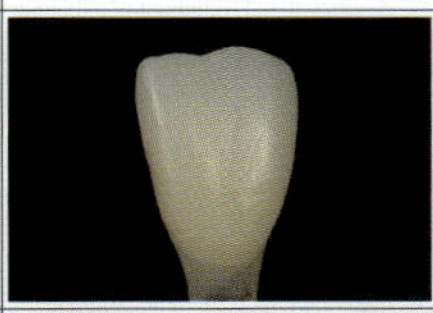	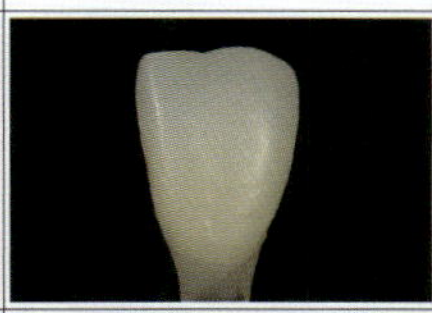	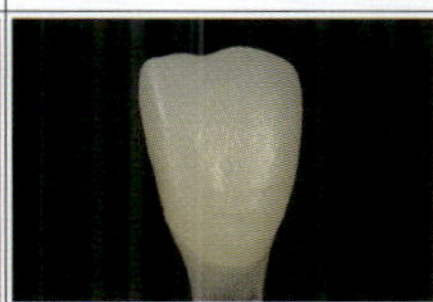	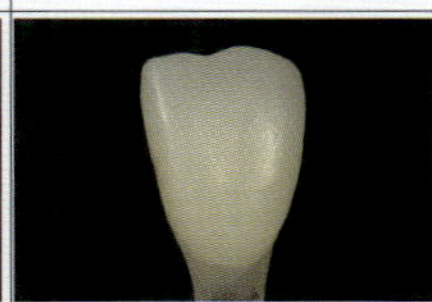	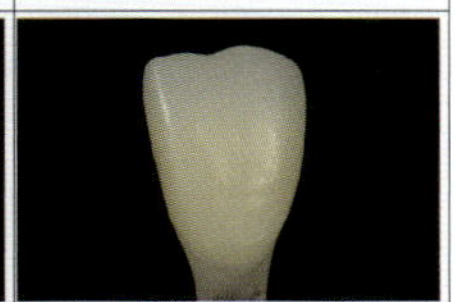
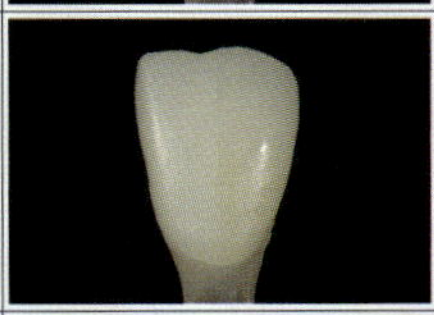	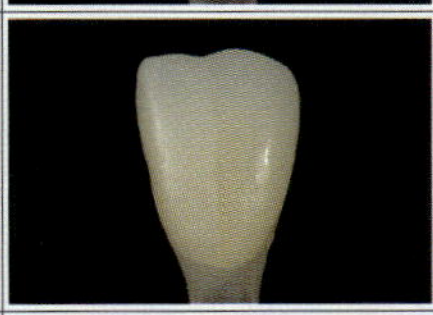	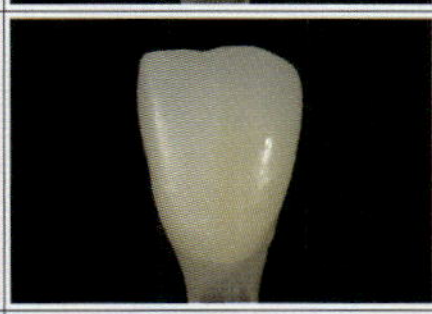	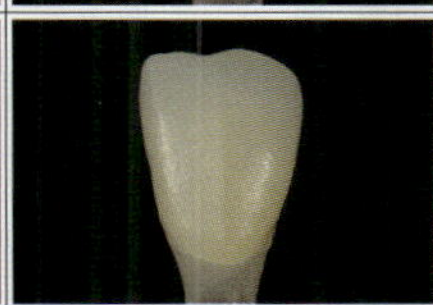	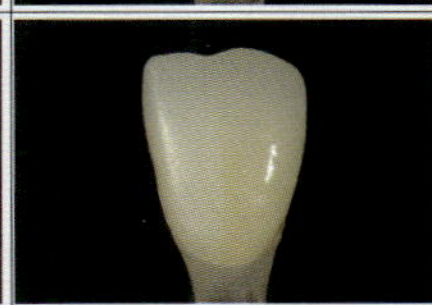	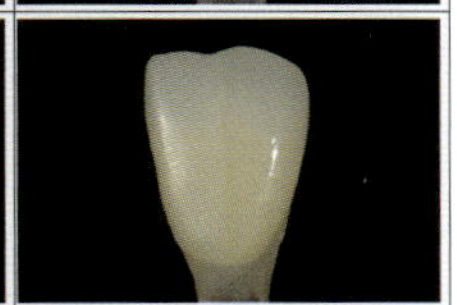
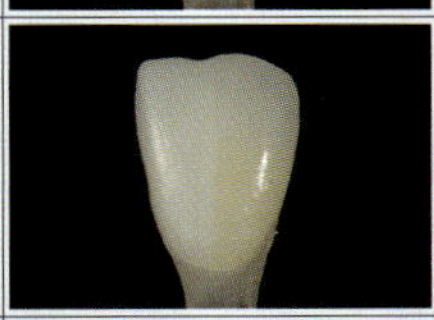	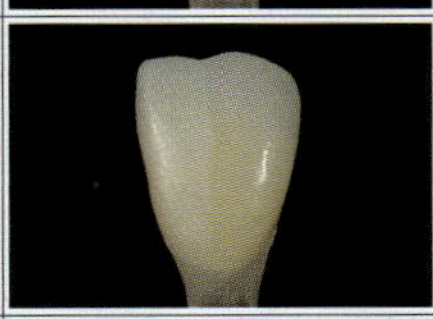	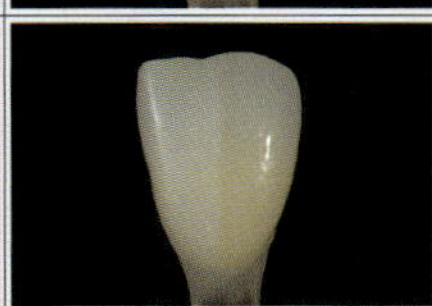	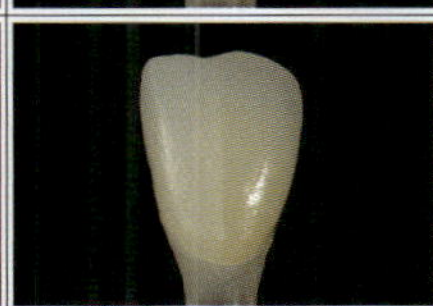	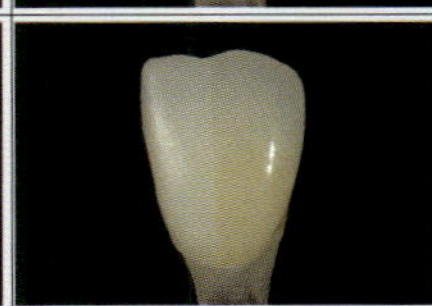	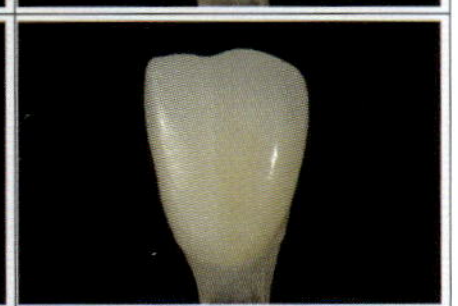
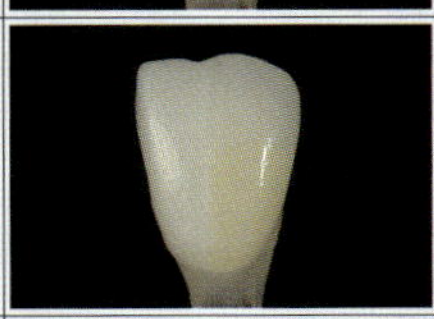	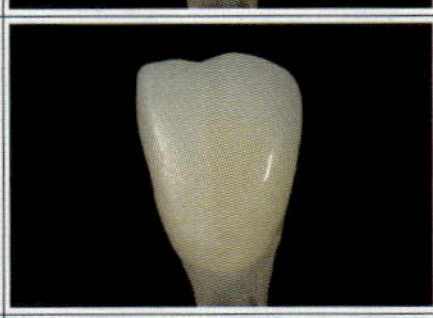	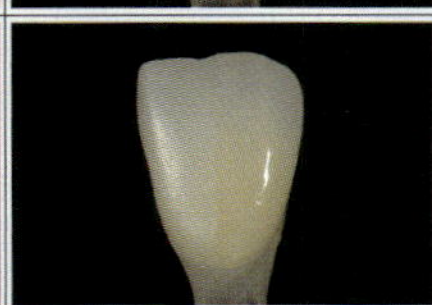	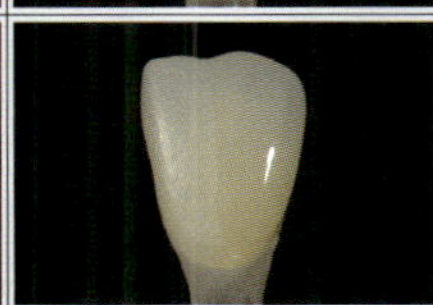	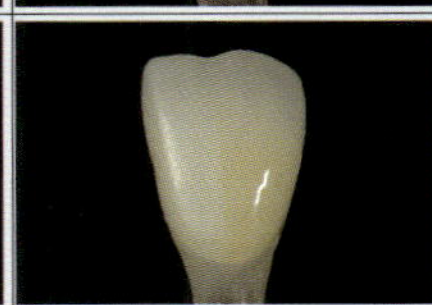	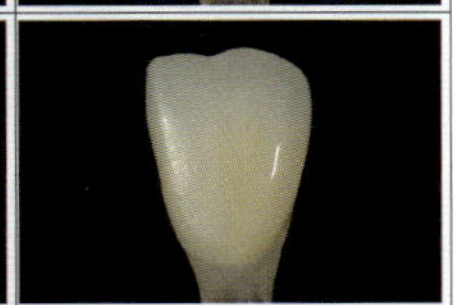
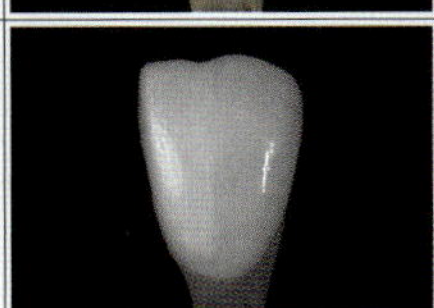	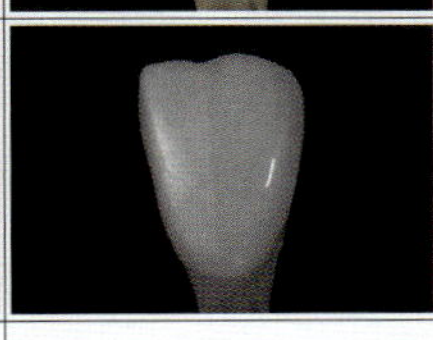	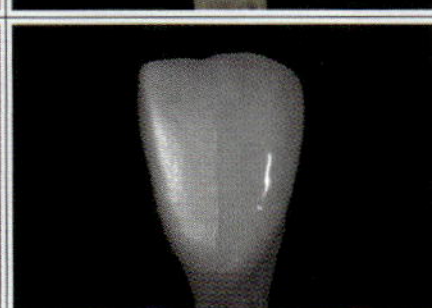	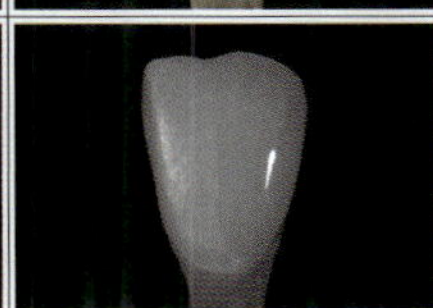	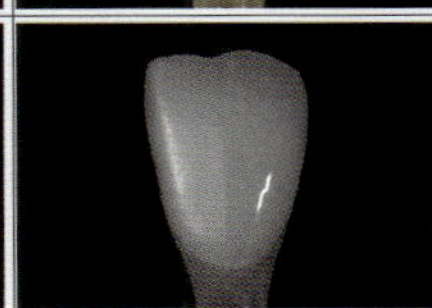	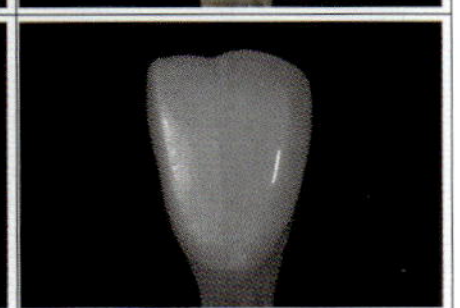
⑤와 비교하여 높은 불투명도가 느껴지며, 전체적으로 에나멜의 색조를 가진 하얗고 밝은 특징이 나타났다. 높은 불투명도와 광반사성으로부터 스테이닝 후에 약간 halation 같은 효과가 나타나 색조 재현성에 영향을 주고 있는 것처럼 느껴진다.	전체적으로 붉은 기를 강조한 색조 설계가 되어 있으며, A 셰이드나 D 셰이드에서 색조 재현에 적합한 지르코니아라고 느껴졌다. 또한 적당한 불투명도를 갖고 있어, 명도 저하를 신경쓰지 않고 안정된 색조 재현성을 얻는 것처럼 느껴졌다.	표본 중 가장 불투명도가 높게 설정되어 있으며 혼합 조성 적층형이 되므로, 이상적인 명도를 유지하면서 적당한 투명감이 표현되어 있다. 또한 색조는 은은한 붉은 기가 느껴진다.	지르코니아의 색조 설계는 ⑧과 비슷하지만 투광성이 높고 붉은 기도 있으므로 ③에 가까운 전체적인 어두움이 느껴졌다. 그러나 ⑨의 고투광성은 아름다워, 목표 치아의 색조 설정에 따라서는 가능성이 느껴졌다.	⑤와 마찬가지로 안정된 그라데이션을 얻지만, 투광성이 높게 설정되어 있으므로 ⑤보다 약간 투명감이 강하다. 또한 3Y를 치경부색의 베이스로 하는 ⑧, ⑪과 비교하면 치경부색의 백탁감은 적다.	⑩과 마찬가지로 절연은 49%라는 높은 투광성을 가지므로, 절연의 특징을 나타내기 쉽다. 또한 치경부는 ⑧보다 투광성이 높게 설정되어 있지만, 명도 부족은 느껴지지 않는다.

실험 결과

실험에 의한 색조 재현 결과에서 다양한 차이가 나타났다. 사용된 지르코니아에 처음에는 다른 색조 설계를 하였지만, 그중에는 비슷한 색조 결과를 얻을 수 있는 것도 있었다. 그러나 목표 치아의 색조가 설정되었을 때 그 특성의 차이가 미묘한 부조화를 초래하게 된다. 그리고 그 오차를 보정하기 위해서는 기술적인 대처가 필요하다. 따라서 모놀리식 지르코니아의 색조 재현에 다음 요소들을 충분히 고려하는 것이 중요하다.

① 지르코니아의 색조와 불투명도의 선택
② 지대치의 색조
③ 크라운의 두께
④ 스테인재의 발색 특성

동시에 강도나 조성을 충분히 고려하면서 증례에 적응시켜야 한다.

임상 대응

이 실험의 고찰로부터 임상 대응의 힌트는, 지르코니아의 조성과 색조 특성을 아는 것으로부터 시작한다고 생각한다. 주로 색조 재현을 곤란하게 하는 요소는 다음과 같다.

① 지르코니아의 불투명도와 투명도
② 지르코니아의 색조
③ 스테인재의 발색성

여기에서 몇 가지 임상 대응을 제시한다.

불투명도가 높은 지르코니아 대응

이트리아(yttria)계 지르코니아 중에서도 고강도인 3Y-TZP는 비교적 높은 불투명도를 나타낸다. 불투명도가 높은 지르코니아는 치경부의 명도 재현에는 적합하지만, 절연의 투명감을 재현하기에는 곤란하다. 또한 지르코니아의 불투명도가 너무 높으면, 지르코니아가 가지는 높은 광반사성과 맞물려 익스터널 스테이닝으로 부여한 색조가 백탁하여 효과가 약해지는 일이 있다. 따라서 지르코니아의 발색성을 완화시키기 위해 발색성이 약한 스테인재를 선택해 약간 강하게 채도를 표현하도록 하고 있다. 또한 절연에 관해서 스테이닝법으로 심미적 요소를 충족시킬 수 없는 경우는 부분적인 컷백을 하여 축성용 도재를 병용한다.

투명감이 높은 지르코니아 대응

부분안정형 지르코니아(PSZ) 중에서도 이트리아의 함유량이 증가하는 4Y와 5Y는 비교적 투광성이 높아진다. 투광성이 높은 지르코니아에 대한 스테이닝은 도포 횟수가 증가하면 명도 저하의 원인이 될 수 있으므로, 가능하면 목표 치아에 해당하는 색조를 사전에 선택하는 것과 발색성 높은 스테인재를 사용하는 것이 바람직하다. 또한 단층형 지르코니아라면 치경부에 대한 부분적인 축성을 검토하는 경우도 있다.

지르코니아의 색조 보정과 스테인재의 선택

우선, 모놀리식 지르코니아의 색조 보정은 프레스 세라믹 이상으로 매우 난해하다. 그 이유로 원래 프레스 세라믹 이상으로 높은 불투명도를 가지는 지르코니아는 그 두께가 증가함에 따라 불투명도가 증가하여 색조도 뚜렷하게 진해져 버리기 때문이다. 따라서 색조 보정으로는 한계가 있으므로 지르코니아의 색조 선택이 가장 중요하다. 또한 표본으로부터도 각각 색조 설계에 차이가 나타나 A1 셰이드여도 A2에 해당하는 채도를 나타내거나, B계통의 색조로 올라가거나, 색조에 붉은 기를 띠거나 하여, 스테이닝을 시작하기 전 원래의 조건이 다르다. 따라서 지르코니아의 색조에 적합한 발색성을 가지는 스테인재를 선택해야 하며, 한 시스템의 스테인재로 모두 대응하는 것은 어렵다.

Chapter 2-1 참고문헌

1. 土屋賢司. 包括的治療戦略—修復治療成功のために—. 東京：医歯薬出版, 2010.
2. Ackerman JL, Ackerman MB, Brensinger CM, Landis JR. A morphometric analysis of the posed smile. Clin Orthod Res 1998；1(1)：2-11.
3. Lombardi RE. The principles of visual perception and their clinical application to denture esthetics. J Prosthet Dent 1973；29(4)：358-382.
4. Preston JD. The golden proportion revisited. J Esthet Dent 1993；5(6)：247-251.
5. Magne P, Belser UC. Bonded Porcelain Restorations in the Anterior Dentition. Illinois; Quintessence Publishing, 2002.
6. 山﨑長郎. エステティック クラシフィケーションズ 複雑な審美修復治療のマネージメント. 東京：クインテッセンス出版, 2009.
7. 上條雍彦. 日本人永久歯解剖学. 東京：アナトーム社, 1962.
8. 内藤孝雄. 日本人永久歯の解剖から得られた歯列. 咬み合わせの科学 2010；30(1-2)：18-25.

Chapter 2-2 참고문헌

1. 山本眞. ザ・メタルセラミックス. 東京：クインテッセンス出版, 1982.
2. 片岡繁夫. Harmony 質感. 東京：クインテッセンス出版, 2005.
3. 左巻健男(監修), 桑嶋幹, 川口幸人(編著). 光と色の100不思議. 東京：東京書籍, 2001.
4. 山川倫央. 光る石ガイドブック—蛍光鉱物の不思議な世界. 東京：誠文堂新光社, 2008.
5. 技術情報協会. ＜エレクトロニクス用＞最新 機能性色素大全集〜更なる高機能化・高性能化を目指した各種応用技術の全て〜. 東京：技術情報協会, 2007.
6. シーエムシー出版編集部(編). 機能性顔料の技術. 東京：シーエムシー出版, 2004.
7. 日本色彩学会(編). 色彩科学事典. 東京：朝倉書店, 1991.
8. 松原聰. ダイヤモンドの科学 美しさと硬さの秘密. 東京；講談社. 2006.
9. 千々岩英彰. 色彩学概説. 東京：東京大学出版会, 2001.
10. 近藤恒夫. 色彩学. 東京：理工図書, 1992.

Chapter 2-3 참고문헌

1. Bazos P, Magne P. Bio-Emulation: biomimetically emulating nature utilizing a histoanatomic approach; visual synthesis. Int J Esthet Dent 2014；9(3)：330-352.
2. Gerard J Chiche, 青嶋仁(著), 蓮見禎彦(訳). スマイルデザイン 歯科医師、技工士、患者のためのガイド. 東京：クインテッセンス出版, 2006.

Chapter 2-4 참고문헌

1. 伴清治(編著). CAD/CAMマテリアル完全ガイドブック 臨床に役立つ材料選択と接着操作. 東京：医歯薬出版, 2017.
2. 関錦二郎. 歯肉色再現法 Anatomical gingival shading technique. QDT 2018；43(10)：68-89.

Chapter 2-5 참고문헌

1. 福田邦夫. 色彩調和論. 東京：朝倉書店, 1996.
2. 白石大典, 土屋雅一(編). 月刊「歯科技工」別冊 モノリシックジルコニアのいま 口腔内スキャナー, CAD/CAMとの親和性の高い補綴装置の可能性を探る. 東京：医歯薬出版, 2018.
3. 都築優治. 天然歯の発色を考慮した色調表現. QDT 2013；38(1)：94-116.
4. 佐々木正二. 分光反射率を考慮した IPS e.max Pressにおける陶材築盛方法. QDT 2015；40(6)：95-117.

CHAPTER 3

Achievement of Pink Esthetics

치은 심미의 획득

구강 내 심미를 형성하는 또 하나의 중요한 요소가 치은 심미다. 치은 심미는 단순히 형태나 성상의 아름다움을 가리키는 것이 아니라, 건강한 치주조직이 갖추어져야 비로소 평가되는 것이다. 따라서 치은 심미 획득에는 임상에서의 적정한 치주 처치와 그것을 유지·안정시키기 위한 기공소의 보철 대처가 중요한 열쇠를 쥐고 있다. 또한 치은 심미는 치관 심미를 더욱 돋보이게 하는 역할을 하며, 상호 보완적으로 심미적 요소를 충족시켜 자연스럽고 건강한 입매를 얻게 한다. 그리고 거기에는 외과 치료나 교정 치료를 포함한 포괄적인 접근이 중요하며 보철 전 처치의 정밀도가 심미성을 크게 향상시킨다.

Chapter 3에서는 치은 심미 획득을 위한 보철 콘셉트에 대해 자세히 해설하고자 한다.

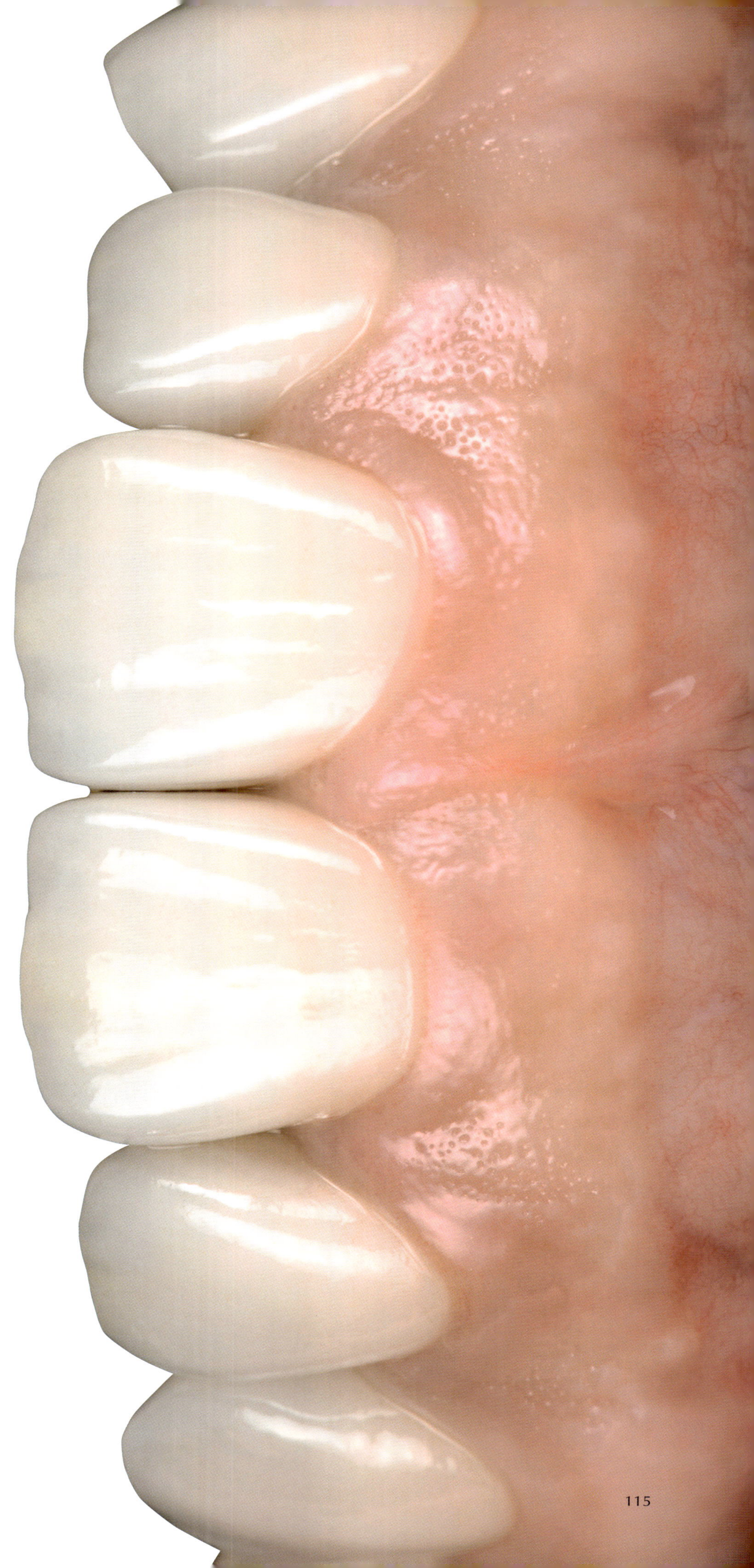

Chapter 3

1 치은 심미의 파악법

전치부 수복에서 심미성의 획득은 현대 치과에서 단순한 치관의 심미 재현에 그치지 않고, 치은 심미의 유지·개선 그리고 입술과 안모의 조화까지, 다양한 기술에 대한 고려가 필요하다. 그중에서 수복 작업은 어느 정도 술자의 주관이 반영되기 쉽지만, 객관적인 심미성 내에서 자신의 주관을 어떻게 반영시킬지에 대해 진정한 심오함을 느끼고 있다. 예를 들어 '앞니를 예쁘게 하고 싶다'는 요구에 대하여, 도대체 어떻게 대응하는 것이 최선일까? 환자가 생각하는 이상과 치과의사들이 표현하는 것 사이에는 많은 차이가 있으므로 이 차이를 어떻게 좁힐 수 있는지가 성공의 지름길이다. 이때 가장 필요한 것은 센스나 경험이 아니라 근거 있는 명확한 기준이다. 이제 심미 치과는 과학이며, 근거가 뒷받침되어야 한다.

여기에서는 더욱 완성도 높은 심미의 획득으로 연결하기 위해 심미 수복에 꼭 필요한 다양한 평가 기준을 소개하고자 한다.

전치부 수복에 필요한 심미 평가 기준

아름답고 건강한 입매의 연출에는 크게 세 가지 요소가 관련되어 있다. 첫 번째는 임상치관, 두 번째는 치은 그리고 세 번째는 입술과 그들의 관계성이다. 또한 그것은 치열의 형상과 상·하악골의 위치관계나 근기구(표정근) 등에도 영향을 받아, 안모나 연령·성별과 조화를 이룬 상태는 독자적인 개성을 이끌어낸다.[1-3] 본 항에서는 몇 가지 문헌을 소개하면서 전치부 심미에 관련된 평가 기준을 상세히 해설한다.

1. 입술을 포함한 치관-치은의 상대 평가

입술을 포함한 입매의 균형 구성. 최적의 스마일 라인은 절연을 연결하는 라인(facial cusp line)과 아랫입술 윗면 조화로 형성되며, 상순 하면의 위치는 상악의 치관과 치은의 노출량을 결정하며, 인종이나 연령의 차이에 따라서도 다르게 보인다.[4-6] 그리고 상·하 입술 사이에는 많은 심미 기준(정중선, 치은 레벨, 치은 라인, 치간유두, 인접면 접촉, 절연 라인, 치축, 치관 크기, 치관 형태, 색조 등)이 나타나, 그 전체적인 균형이 입매의 아름다움을 결정하고 있다.

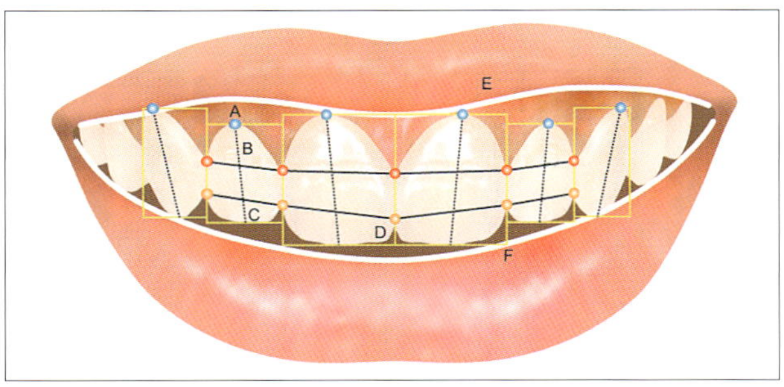

A: 치은정(gingival zenith point)
B: 치간유두
C: 치축
D: 인접면 접촉
E: 윗입술 아랫면
F: 아랫입술 윗면

그림 3-1-1. 입술에서 보이는 심미 기준선(참고문헌 7에서 인용 및 변경).

2. 스마일 라인과 치관의 노출량

1984년 Tjan AH 등[8]이 웃을 때의 치관 노출량에 착안하여 스마일 라인의 정의를 소개했다. 이것은 20~30세 454명의 피험자(남성 207명, 여성 247명)의 통계를 분석하여 분류하였다.

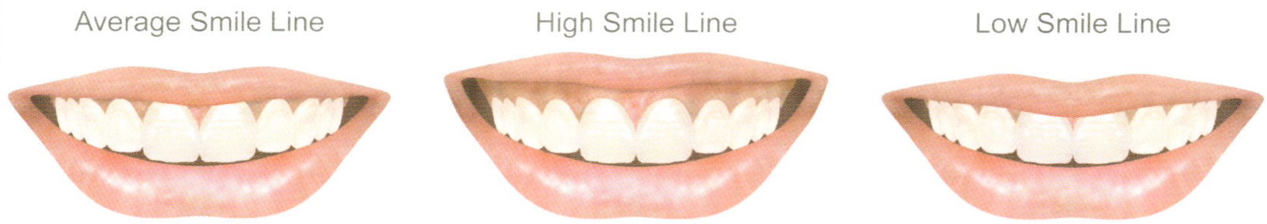

Average Smile Line
- 임상치관이 75~100% 노출된 상태에 있는 것
- 전체의 약 69% 비율

High Smile Line
- 임상치관이 100% 노출, 치은도 노출된 상태에 있는 것
- 전체의 약 11% 비율

Low Smile Line
- 임상치관이 75% 이하 노출 상태에 있는 것
- 전체의 약 20% 비율

그림 3-1-2. Tjan AH 등[8]에 의한 스마일 라인의 정의.

3. 스마일 라인과 치은의 노출량

2012년, Hochman MN 등[9]이 웃을 때 치은의 노출량에 착안하여 스마일 라인을 제안했다. 10~89세까지 420명의 피험자 중 치은 노출 유·무에 중점을 둔 gingival smile line(GSL)과, 치간유두의 노출 유·무에 중점을 둔 interdental smile line(ISL)을 기준으로 분류하였다.

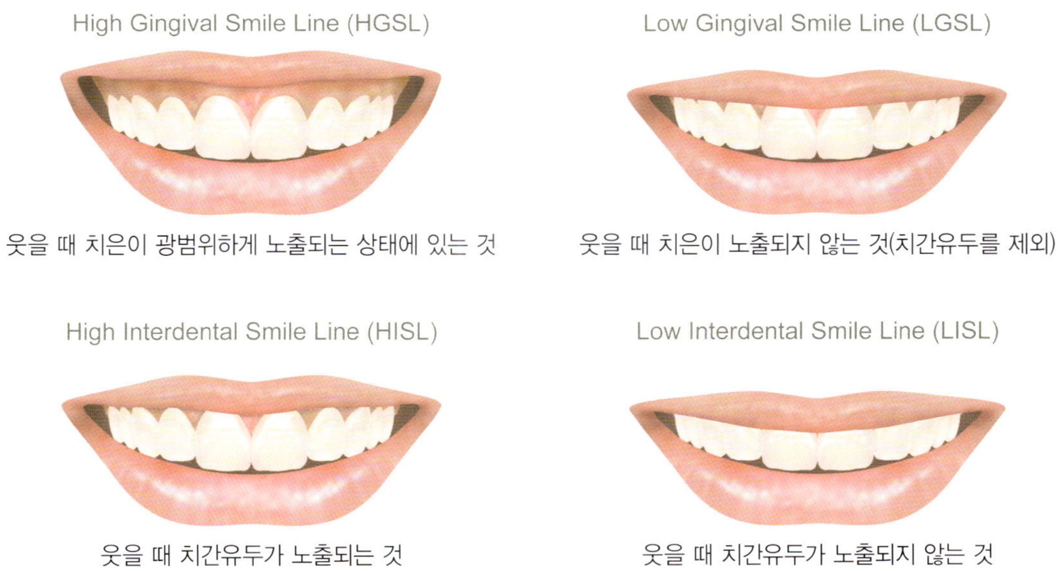

조사 결과

10~89세까지 420명의 피험자 중 72%가 LGSL, 28%가 HGSL이라고 판단되었다. 그리고 HGSL에서는 여성이 76%이고 남성이 28%였다고 보고되었다. 또한 28%의 LGSL 중 87%가 HISL이라고도 보고되었다. 그리고 모든 피험자 중 91%가 웃을 때 치간유두 노출이 나타났다.

당연하지만 연령 증가에 따라 치간유두 노출량은 감소 경향에 있지만, 모든 조사 결과로부터 웃을 때의 치간유두 노출은 매우 자연스러운 현상이며, 건강하고 아름다운 입매에 꼭 필요한 중요한 구분점이라 할 수 있다.

그림 3-1-3. Hochman MN 등[9]에 의해 제안된, 웃을 때의 치은 노출량에 주목한 스마일 라인의 분류와 그 조사 결과.

Gummy smile

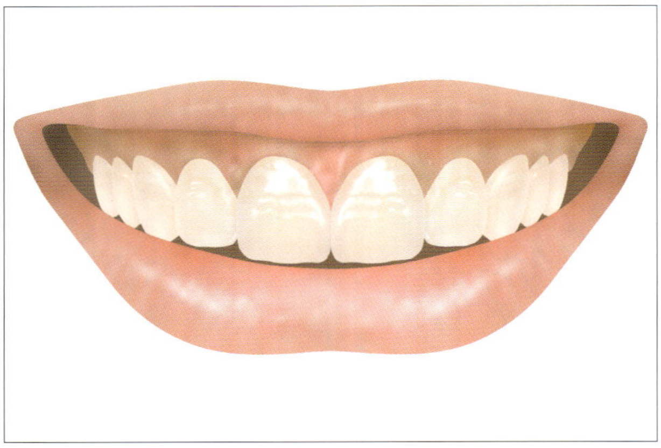

그림 3-1-4. 웃을 때의 치은 노출량이 3mm를 넘는 상태를 gummy smile이라고 정의하며, 심미적인 균형의 개선은 치주 성형 수술이나 교정 치료 대상이 된다.[10,11]

임상 활용

전치부 수복에 필요한 구강 내 정보의 하나로 웃을 때 치관과 치은의 노출량을 기록한 자료를 치과로부터 제공받는다. 특히 입술-치은-치관의 균형 구성에는 치간유두의 위치관계가 중요해지므로, 상순의 움직임을 충분히 고려해야 한다. 예를 들어, 그림 3-1-5와 같이 치관에 대한 치간유두의 위치관계(A-B-C)와 그들에 대한 상순의 위치관계(a-b-c)를 제시하면 A-b·B-c와 같은 형태로 패턴화하는 것으로 환자 정보를 간결하게 전달할 수 있으므로, 기공소와의 커뮤니케이션 수단으로서 도움이 된다.

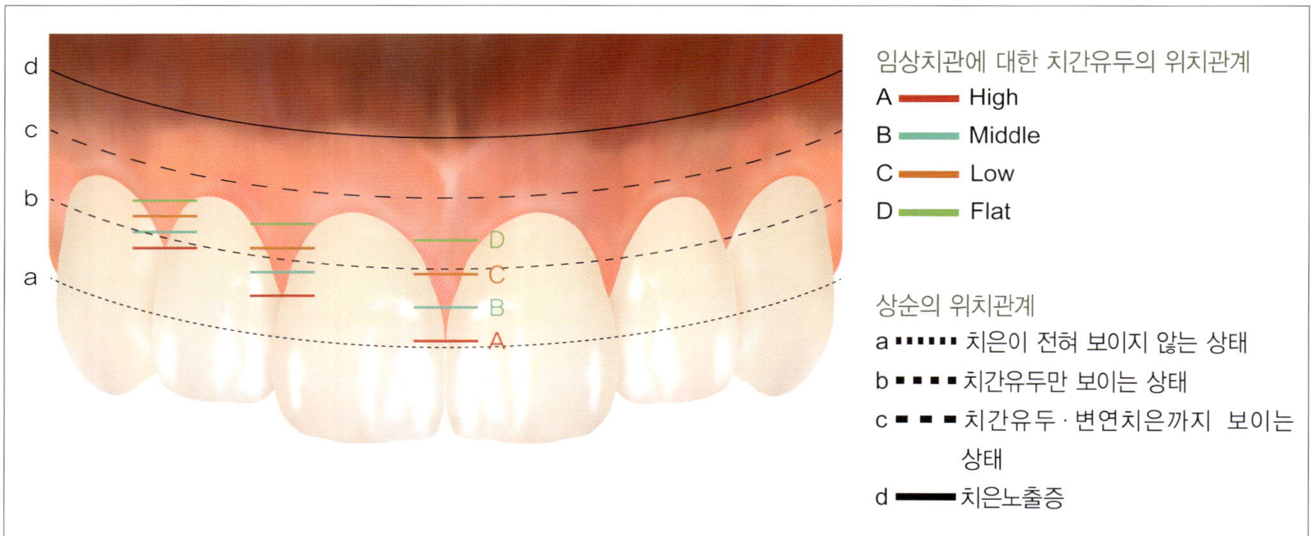

그림 3-1-5. 치관에 대한 치간유두의 위치관계(A-B-C)와 그들에 대한 상순의 위치관계(a-b-c).

치열궁의 형태와 스마일 라인의 관계

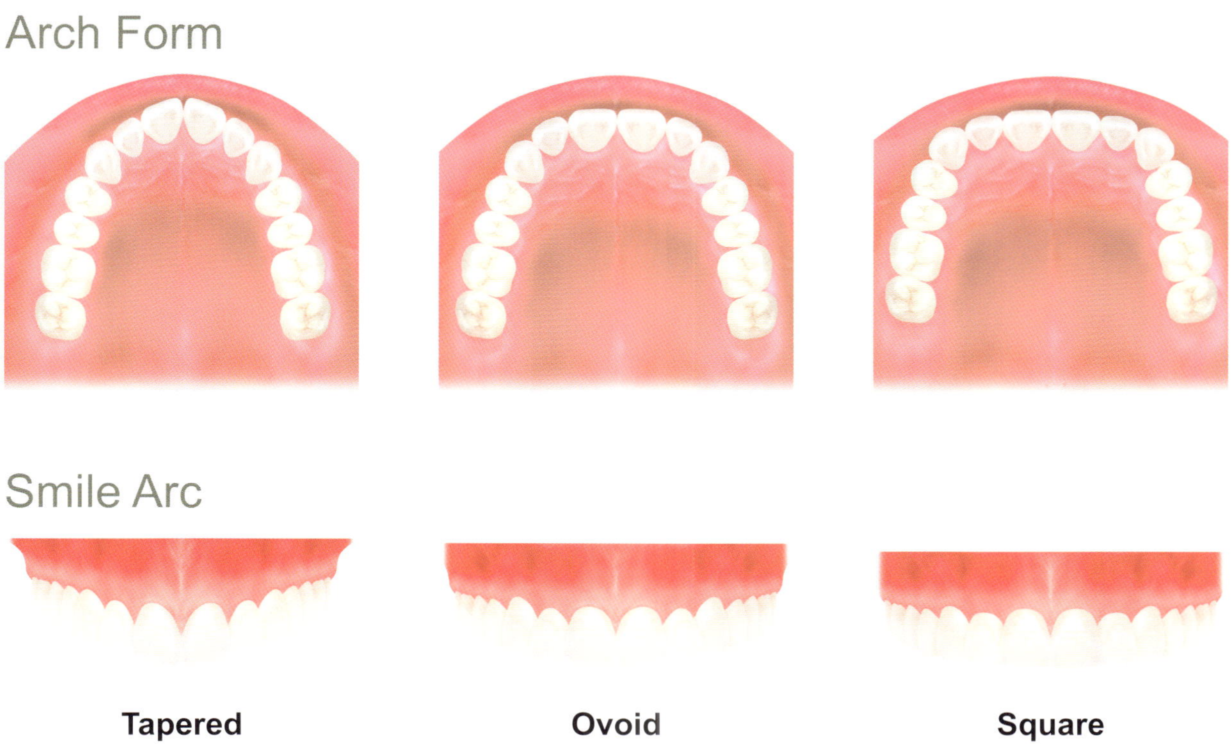

Arch Form	Smile Arc	Smile Line	Occlusal Plane	Tooth Display
Tapered	Steep	High Smile Line	Steep	Wide
Ovoid	Normal	Average Smile Line	Average	Regular
Square	Flat	Low Smile Line	Easy	Narrow

그림 3-1-6. Ackerman 등[12]은 smile arc[13](상악 전치 절연이 형성하는 곡선)을 결정하는 요소로서 상악 교합평면의 경사와 치열궁 형태의 두 가지가 관계한다고 보고했다. 또한 프랑크푸르트 평면에 대하여 상악 교합평면의 경사가 심해지면 상악 전치 노출량이 증가하여 smile arc와의 조화가 양호해진다고 보고했다. 이것은 치열궁의 형태(tapered · ovoid · square)가 전치의 보이는 방식에 밀접하게 관련된다는 것을 시사하고 있다. 그리고 치열궁의 협착에 따라 smile arc는 강한 만곡을 나타내게 된다(참고문헌 12에서 인용 및 변경).

4. 치관 심미와 치은 심미의 평가

심미 수복 치료를 하는 데 있어 치관 심미의 재현뿐만 아니라 치은 심미를 고려하는 것의 중요성을 나타내고 있다.

2005년에 Furhauser 등[14]에 의해 치은의 심미성을 평가하는 pink esthetic이라는 개념이 소개되었고, 2009년에는 Belser 등[15]에 의해 치관의 심미 평가 항목이 추가되었다. 이들은 전치부 단일치 임플란트 수복에서 평가의 지표로서 소개되었는데, 심미 수복 전반에 유효한 개념이라 할 수 있다.

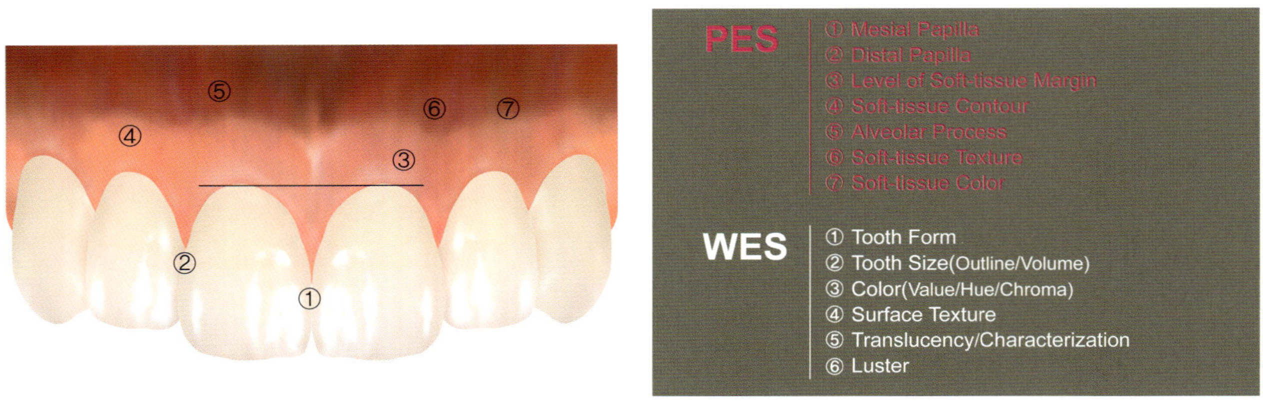

그림 3-1-7. Pink Esthetic Score(PES)와 White Esthetic Score(WES). Furhauser 등[14]과 Belser 등[15]에 의해 제안된 치관과 치은의 심미 평가 항목이다. 심미 수복 치료를 함에 있어 포괄적인 관점에서 이들 항목에 높은 점수를 얻도록 수복을 진행하는 것이 매우 중요하다.

5. Gingival 프레임워크

치관과 치은을 연결하는 기준선으로서 gingival 프레임워크[16]라는 개념이 존재한다. Gingival 프레임워크에 대한 고려는 균형 잡힌 치관-치은의 심미성을 추구하는 데 있어 중요한 것이며, incisal 프레임워크[16] 역시 입매의 인상이나 개성을 크게 좌우한다. GF-IF의 거리감은 임상치관의 길이가 해부학적으로 평균치에 들어가는 것이 이상적이다. 또한 gingival 프레임워크와 incisal 프레임워크는 앞서 말한 기준선과 어느 정도 동조하는 것이 바람직하다.

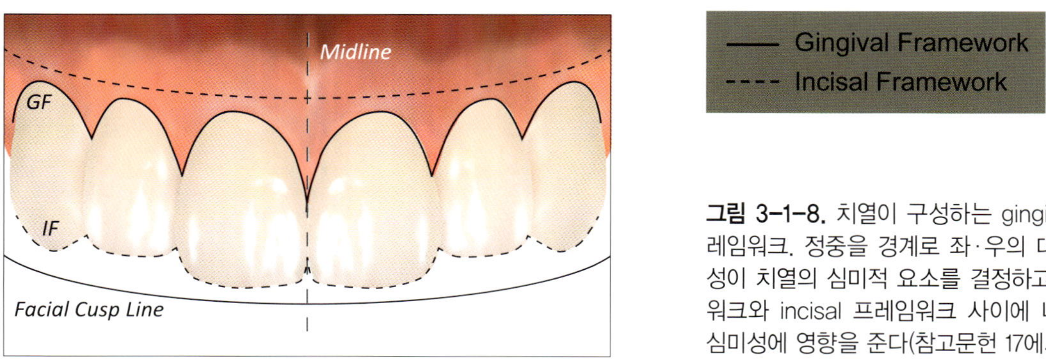

그림 3-1-8. 치열이 구성하는 gingival 프레임워크와 incisal 프레임워크. 정중을 경계로 좌·우의 대칭성과 후속치에 대한 연속성이 치열의 심미적 요소를 결정하고 있다. 또한 gingival 프레임워크와 incisal 프레임워크 사이에 나타나는 거리감이나 균형도 심미성에 영향을 준다(참고문헌 17에서 인용하여 그림).

Gingival 프레임워크의 평가

Gingival 프레임워크의 평가는 크게 세 타입(regular type, irregular type, flat type)으로 분류하여 평가되고 있다. 주로 gingival zenith point(치은정)와 interdental papilla(치간유두)가 기준점이 되며 그들을 연결하는 괘선이 좌우 대칭성이나 연속성을 나타내고 있다. 그중에서도 irregular type은 심미적으로 가장 큰 악영향을 초래하므로, 치관뿐만 아니라 적정한 치은 심미를 획득하는 데 있어 외과나 교정 치료에 의한 포괄적 접근이 필수적이다.

표 3-1-1. Gingival 프레임워크의 타입별 정의와 임상 대응. 더욱 심미적인 수복 치료를 하기 위해서는 치관과 마찬가지로 치은 심미에 대한 고려가 반드시 필요하다. 그러나 보철 치료만의 대응에는 한계도 있어 보철 전 처치로서 교정 치료나 치주 성형 수술 등을 도입하는 것으로 더욱 효과적인 심미 수복 결과를 얻을 수 있다.

	Regular Type 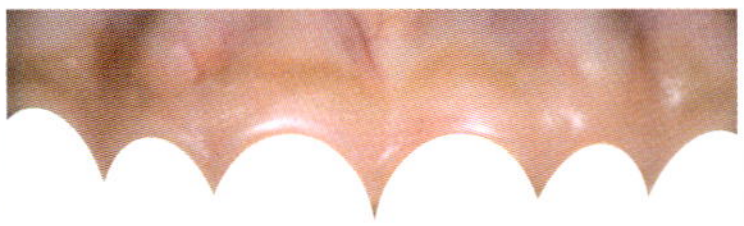	Irregular Type 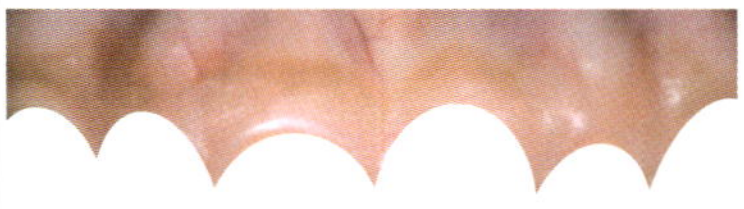	Flat Type 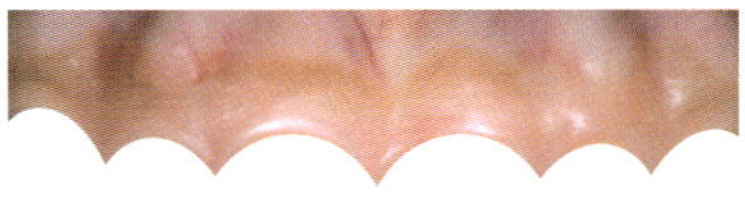
정의	Gingival 프레임워크의 좌우 대칭성이 높으며 치간유두와 gingival zenith에 일정한 고·저차가 있는 것. 일반적으로 치관-치은이 이루는 균형이 양호한 것	Gingival 프레임워크의 좌우 대칭성이 낮으며 불규칙적인 기복을 나타내는 것. 치관-치은이 차지하는 균형에 위화감이 생기는 것	Gingival 프레임워크의 대칭성은 있지만, 평탄한 기복을 나타내는 것
임상 대응	임상치관 길이에 특별히 이상이 나타나지 않는 경우, 특별히 치은측에 대한 고려는 필요하지 않다. 또한 보철 조작은 치은연 또는 연상에서의 접근이 가능해진다.	치은 심미의 획득에는 교정 치료나 치주 성형 수술 등의 대응이 필요해진다. 또한 보철 치료 시 피니시 라인의 설정 위치를 충분히 고려해야 한다.	특히 하부 치간공극에 대한 대처가 문제가 되기 쉬워, half pontic이나 롱 콘택트 테크닉으로 대응한다.

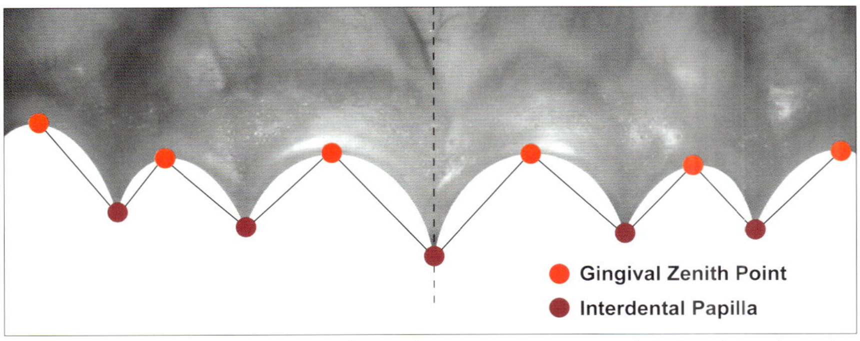

그림 3-1-9. Gingival zenith point(치은정)와 interdental papilla(치간유두)는 어느 정도 고·저차가 있는 것이 건강한 치은의 이미지를 준다. 그중에서도 irregular type은 임상치관의 노출량에 따라 판단도 달라지므로 항상 해부학적 치관 길이[절단(meisal edge)에서 CEJ까지][18,19]를 염두에 두어야 한다.

표 3-1-2. Marcushamer E 등[18]에 의한 아시아 인종의 상악 전치군에서 해부학적인 치관 길이의 통계학적 분석 결과(참고문헌 18에서 인용). 임상치관 길이는 대략 1mm 뺀 수치가 된다.

	평균치(mm)
중절치	11.93
견치	11.83
측절치	10.52
소구치	8.68

Gingival 프레임워크 디자인[20]

Gingival 프레임워크는 연속적인 치은 라인으로 구성되며, 치은연과 치간유두로 구성되어 있다. 그것은 치아의 위치관계나 치주조직의 건강 상태 등에 따라서도 형상이 다르며, 심미적 재현에는 이상적 아름다움이라는 관점에서 좌우 대칭성이 가장 중시된다. 또한 심미적 기준에 따라 esthetic 프레임워크(심미적 gingival 프레임워크와 incisal 프레임워크로 구성되는 이상적인 아웃라인)를 완성시킬 수 있는 중요한 작업이 되는데, 치은 심미성에 영향을 주는 인자를 확실하게 파악해야 한다.

치은의 심미성에 영향을 주는 다양한 인자

① 치주조직의 건강 상태
② Dentogingival complex(치아-치은-치조골의 구성)
③ 치근 간 거리
④ Gingival 프레임워크의 연속성
⑤ Incisal 프레임워크와의 균형
⑥ 치간유두의 높이
⑦ 치아 형태
⑧ 치아의 배열 상태
⑨ 입술과의 균형
⑩ Corridor의 출현량 등

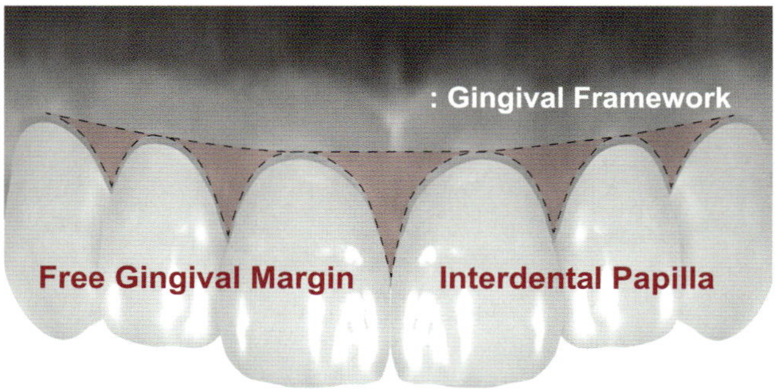

그림 3-1-10. 치은의 심미성에 영향을 주는 다양한 인자.

전치부의 치아-치은-치조골의 수직적 해부학적 지표 (Saadoun A[21])

A: 치간유두(interdental papilla)
B: 인접면 치조골정(interdental bone crest)
C: 변연치은(free gingival margin)
D: 시멘트-에나멜경계(CEJ)
E: 변연치조골정(cervical bone crest)

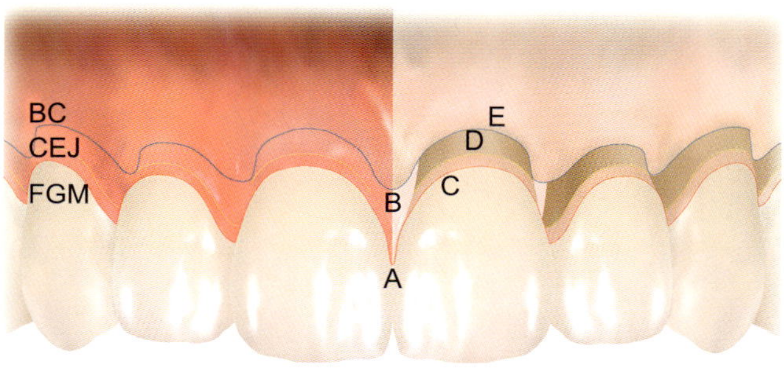

그림 3-1-11. 건강한 치주 환경이라면 치아를 둘러싸는 치주조직인 변연치은(FGM)·시멘트-에나멜경계(CEJ)·변연치조골연(BC)의 형태는 서로 비슷한 경우가 많다.[22] 또한 치관 형태(tapered, ovoid, square)와 치은 형태도 마찬가지로 비슷한 형태일 때가 많은데, 수직적으로 일정한 거리가 유지되는 것으로 치주조직의 건강도 유지된다.

6. 치간유두의 해부학적 구성

여기에서는 치간유두가 가지는 해부학적 구성에 대해 다루고자 한다. 1994년 Kois JC[22]는 치은연으로부터 골정까지의 수직 거리를 dentogingival complex라고 칭하여 건강한 치주조직의 거리 관계에 대해 보고했다.

치간유두–치은연: 5.5mm
순측 치조골–인접치조골: 3.5mm
치간유두–인접치조골: 4.5~5.0mm
치간유두–CEJ: 3.0mm

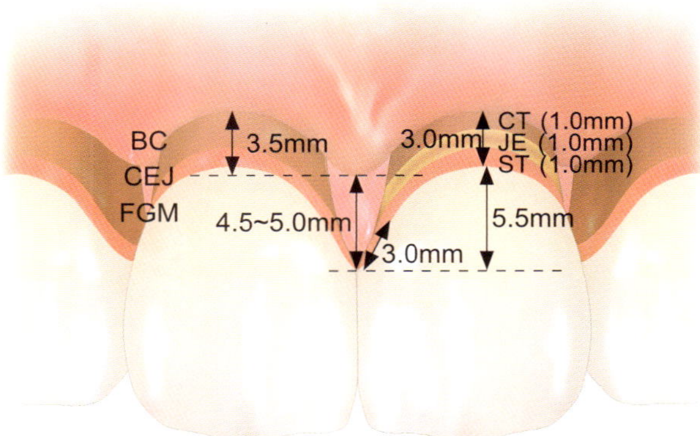

그림 3-1-12. 치아–치은–치조골의 해부학적 관계(Kois JC[22], 참고문헌 23에서 인용하여 그림).

또한 2009년에 Chu SJ 등[24]이 상악 전치부 치열에서 치간유두의 비율을 보고하고, 2010년에는 Stappert CF[25]가 상악 전치부 치열의 인접면 접촉 부위(PCA)에 대해 보고했다.[22]

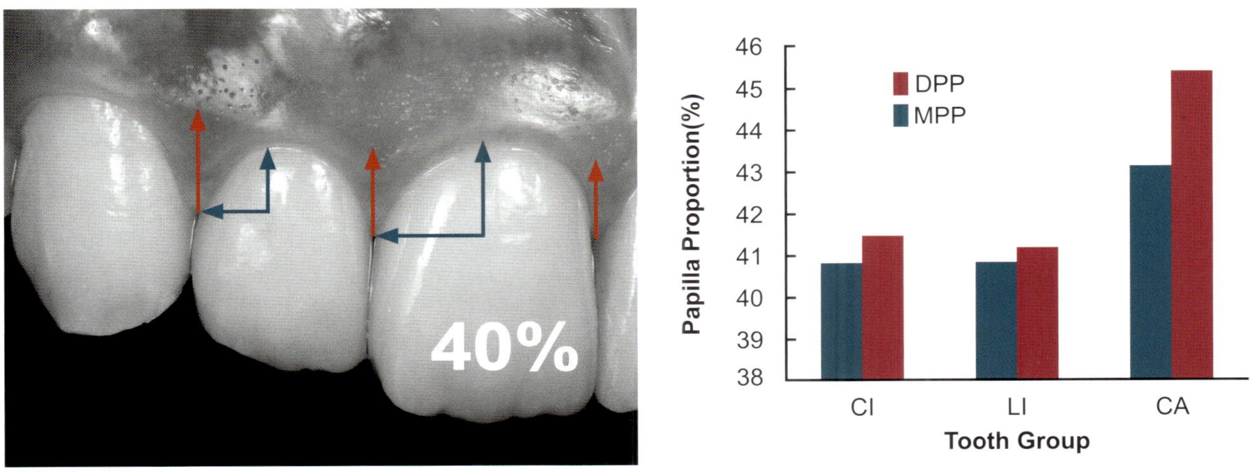

그림 3-1-13. 건강한 치주 환경과 정상적인 배열에서 치간유두는 평균 치관장의 약 40% 정도를 차지하고 있다. 또한 치은정(gingival zenith point)으로부터 치간유두까지의 높이를 계측하면 근심의 치간유두(mesial papilla proportion)보다도 원심(distal papilla proportion)이 높은 위치에 있다. 또한 통계로부터 전치군 중에서는 측절치–견치 사이의 치간유두 높이가 가장 높아진다(참고문헌 24에서 인용하여 그림).

상악 전치부의 인접면 접촉 영역(Stappert CF[25])

중절치–측절치–견치의 인접면 접촉 영역(PCA)의 변화

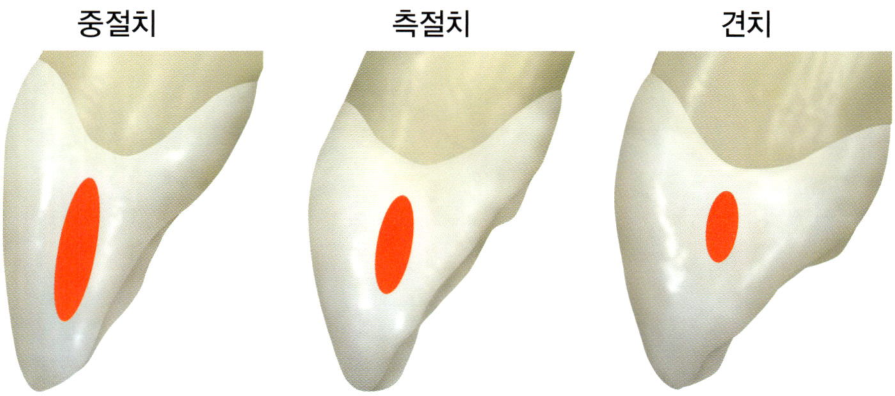

4–3–2–1.5mm의 법칙

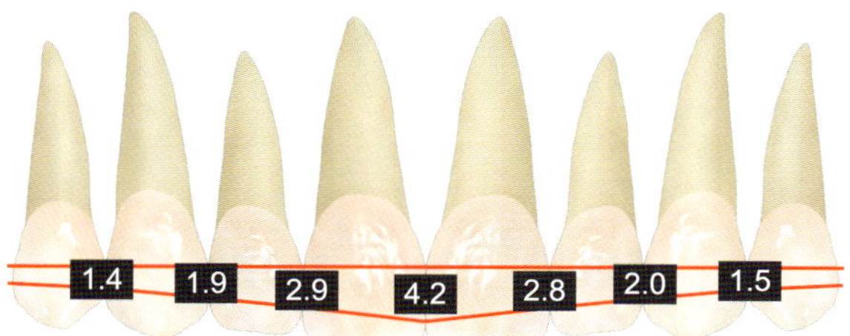

PCA는 중절치로부터 순서대로 대략 4–3–2–1.5mm의 법칙에 따라 면적이 감소한다.

40–30–20–20%의 법칙

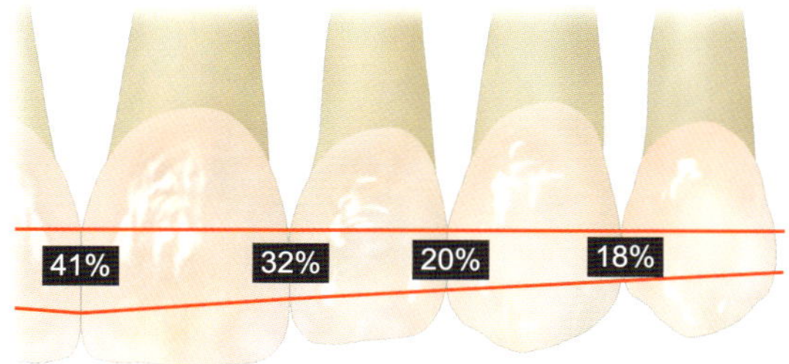

근심의 PCA는 치관장의 약 40–30–20–20%의 법칙에 따라 변화해 간다.

그림 3-1-14. 상악 중절치의 인접면 접촉 영역의 면적은 중절치로부터 후속치를 향함에 따라 감소 경향에 있다. 이것은 후속치에 대한 형태 변화와 치관 길이 변화에 의한 것이다. 치관 수복 시에는 인접면 접촉 위치의 설정과, 상·하 치간공극의 처리에 주의하면서 자연스러운 연속성을 부여해야 한다(참고문헌 25에서 인용하여 그림).

① 치주조직의 건강 상태
② 치아의 배열 상태
③ 치근 간 거리
③ 치관 형태의 특징
④ 인접 치조골의 높이와 폭
⑤ 유두하조직의 볼륨 등

그림 3-1-15. 치간유두 높이를 결정하는 요소.

7. 치관 형태와 치은 형태의 조화

다음으로 치관 형태와 치은 형태의 관련성에 대해 다루어보자. 앞서 이야기한 치아-치은-치조골의 해부학적 형태와 치은연(FGM), 시멘트-에나멜경계(CEJ), 치조골변연(BC) 형태는 유사한 형태를 나타내는 것이 많아, 이들의 해부학적인 구조를 이해하는 것으로 임상치관 형태로부터 연조직 아래에 있는 경조직 구성을 어느 정도 파악할 수 있게 된다. 여기에서는 자연치에 나타나는 기본 3형태(tapered, ovoid, square)[26,27]의 특징과 치주조직의 관련에 대하여 다루어 보고자 한다.

치아 형태와 치주조직의 관련성

치아를 둘러싸는 치주조직에는 어느 정도의 형태적인 상관관계가 존재하고 있다. 특히 치관 형태의 특징은 치은연 형태나 치간유두 등의 구성에 영향을 주고 있다. 예를 들어, 치관 인접면의 형태는 인접면 접촉 부위에 따라 치근 간 거리가 결정되며, 사이에 끼어 있는 경·연조직의 폭이나 높이로부터 치간유두부의 interdental triangle(그림 3-1-16)이 결정되었다. Cho[28]나 Sasaki(佐々木) 등[29]은 치근의 수평거리는 2.0mm를 경계로 치간유두의 생존율이 크게 달라진다고 보고했다. 또한 자연치는 치은연하 형태(subgingival contour)에 해당하는 CEJ로부터의 풍융도(그림 3-1-17)에 따라 바이오타입(치은-뼈-부착섬유 등의 부피)[30-32]이 깊이 관련되어 있어, 변연치은을 서포트하는 중요한 역할을 담당한다.[33-35]

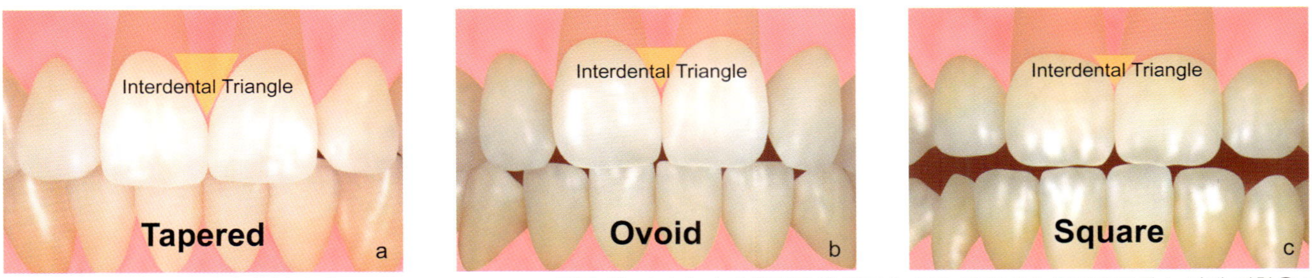

그림 3-1-16a~c. 치간에 형성되는 interdental triangle. 치근 간 거리에 따라 인접골의 폭과 높이가 결정되며 치간유두의 높이에 영향을 주고 있다. 치관 형태의 특징으로부터, 치간유두는 tapered 형태가 가장 높아지고 square 형태가 가장 낮아지는 경향이다.

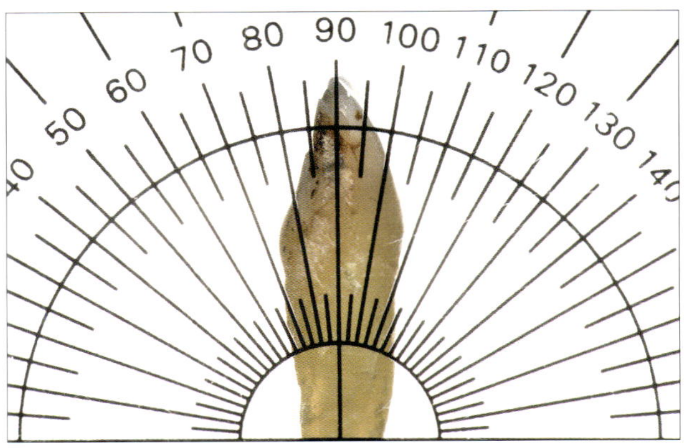

그림 3-1-17. 발거 치아에 의한 subgingival contour의 고찰(Chapter 3-2에서 통계를 제시함). CEJ로부터 치은연을 향하는 풍융은 변연치은의 두께와 관련이 있으며, 바이오타입과도 밀접하게 관계가 있다고 생각한다. 그것은 치관 형태 특징에 따라 각각 풍융 경향이 다르다.

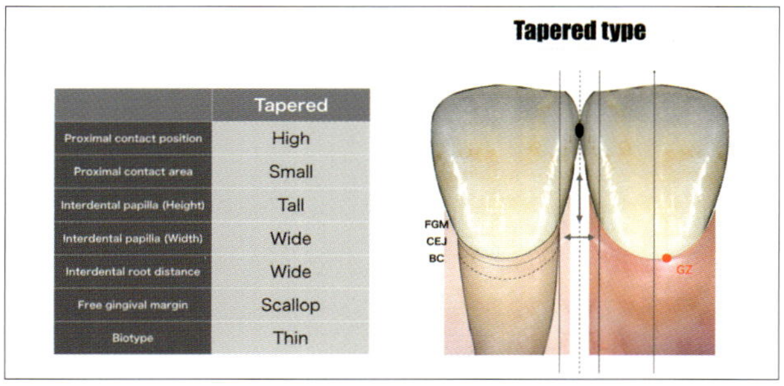

그림 3-1-18a. Tapered 형태의 특징으로서 치간유두 위치가 높아 GZ(gingival zenith point, 치은정)와의 고·저차가 가장 크다. 또한 GZ는 치관 중앙보다 약간 원심측에 위치한다.

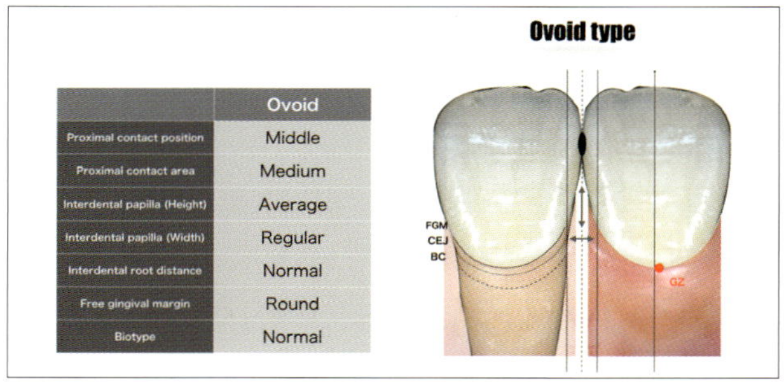

그림 3-1-18b. Ovoid 형태의 특징으로서 상부 치간공극의 개방에 따라 인접면 접촉의 위치가 치관 중앙부에 가까워진다. 또한 GZ는 거의 치관 중앙에 위치한다.

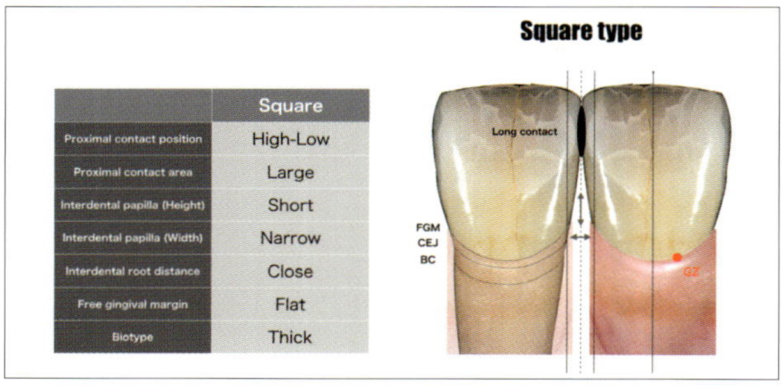

그림 3-1-18c. Square 형태의 특징으로서 인접면 접촉 부위의 확대와 치근 간 거리의 근접에 따라 치간유두는 낮고 치은 레벨 전체가 평탄하다. 또한 GZ는 원심측에 가까워진다.

* 그림 3-1-18 내의 바이오타입 평가는 Sanabi F 등[31]에 의한 바이오타입 감별을 참고로 하고 있는데, Chapter 3-2에서 치관 형태와 바이오타입에 관한 필자의 견해를 이야기하고자 한다.

치관 형태와 치은연 형태의 특징

이어서 치관 형태와 치은연 형태의 관련성에 대하여 설명하고자 한다. 치아-치은-치조골의 해부학적 관계성으로부터 치아의 CEJ 라인 형태와 치은연 형태는 어느 정도 일치하므로 치은연 형태는 치관 형태의 특징을 크게 반영한다. 특히 순측에서는 치관 순측면의 근원심 융선 및 중앙 융선의 발달과 위치관계로 인해 치은연의 곡선 형태가 달라진다. 이러한 정보로 치관 형태 선택을 함에 있어 치은연 형태로부터 치관 형태를 이끌어 내는 것도 가능하므로, 치관 형태와 치은연 형태의 높은 조화를 획득할 수 있다. 또한 치관 수복 작업이 CEJ를 넘는 경우는 정확한 정보를 얻기 어려워지지만, 치주조직의 건강 상태에 따라 치관·치은 설계를 할 필요가 있다.

Tapered

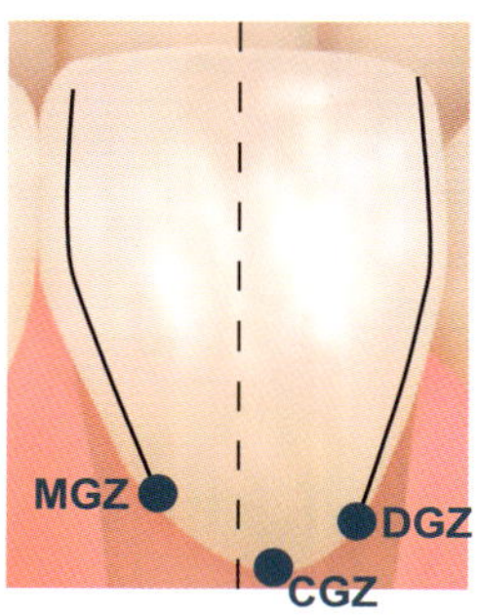

그림 3-1-19a. Tapered 형태는 근원심선 각도의 수렴점(MGZ·DGZ) 거리가 가장 가까워지며 고·저차를 발생시키면서 scallop 형의 치은연 형태를 형성하고 있다.

Ovoid

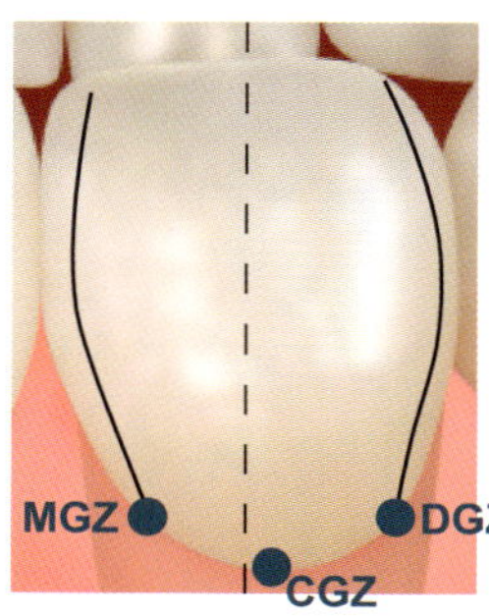

그림 3-1-19b. Ovoid 형태는 MGZ와 DGZ의 고·저차가 tapered 형태보다 완만해지며, CGZ가 치관 중앙부에 가까워지면서 라운드형의 치은연 형태를 형성하고 있다.

Square

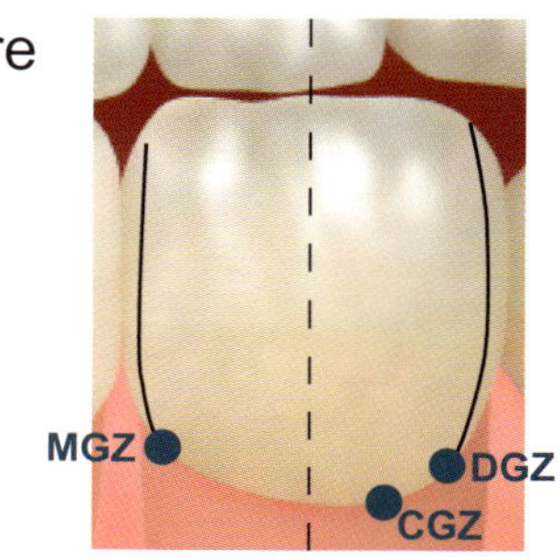

그림 3-1-19c. Square 형태는 MGZ와 DGZ의 거리가 가장 멀어지며 MGP·CGZ·DGZ 모두 고·저차도 생기지 않으므로 플랫형의 치은연 형태를 형성하고 있다.

MGZ: Mesial Gingival Zenith Point／CGZ: Central Gingival Zenith Point／DGZ: Distal Gingival Zenith Point

8. 안모 평가

그리고 마지막으로 안모를 포함한 전체의 균형 평가를 빼놓을 수 없다. Powell 등은 안모의 외관 평가를 네 가지 기본형(원형, 계란형, 사각형, 서양배형)으로 분류하고 있다.[36] 또한 안모의 외형선은 치관 형태와도 이미지가 연관되며 특히 상악 중절치의 수복에서 치관 형태 선택은 안모를 감안하여 표현하는 것이 이상적이다. 다음에 대표적인 세 가지 안모의 평가 기준을 제시하고자 한다.

① Rufenach의 황금비에 근거한 안모 평가[37]

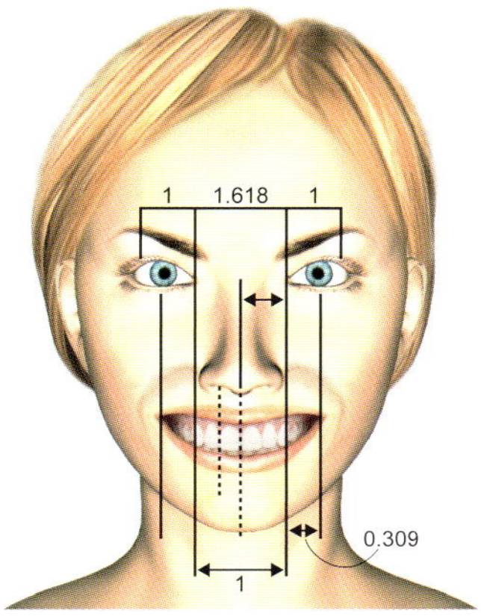

그림 3-1-20. 황금비에 근거하여 안면 정중을 경계로 안모의 좌우 대칭성을 평가하고 있다. 그러나 골격이나 치열궁의 크기·형상의 차이로부터 아시아인과 완전히 일치하는 것이 아니라 하나의 지표에 그친다.

② Patterson에 의한 안모의 수직적인 균형 평가[38,39]

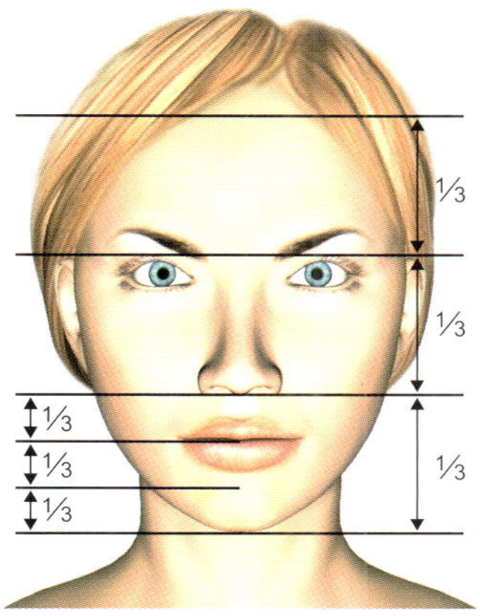

그림 3-1-21. 균형 잡힌 안모는 ① 헤어라인에서 미간, ② 미간에서 비하점, ③ 비하점에서 턱끝점(연조직의 아래턱 최하점)으로 수직으로 균등 3분할할 수 있다고 되어 있다. 또한 하방 1/3을, ① 비하점으로부터 입술, ② 턱위점(supramentale, 아랫입술 아래 쑥 들어간 곳)으로부터 입술, ③ 턱끝점으로부터 턱위점으로 다시 3분할했다.

③ Profitt 등에 의한 상·하안면의 균형 평가[40]

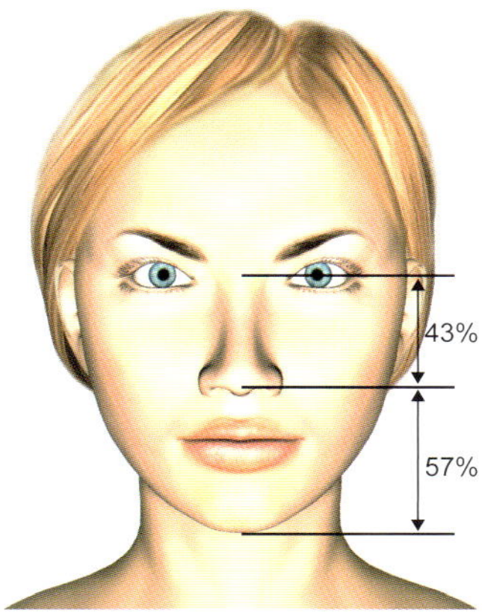

그림 3-1-22. 비근점(nasion)으로부터 비하점까지를 상안면, 비하점으로부터 턱끝점까지를 하안면으로 하여, 안면은 상안면이 43%, 하안면이 57%로 구성되어 있다고 보고했다.

또한 얼굴 표정이나 입술의 움직임에도 주의해야 한다. 주로 표정근 중에서도 외관에 크게 영향을 주는 것이 전두근·안륜근·협근·대협골근·교근·하악근의 여섯 가지 근육이며, 이마의 팽팽함, 눈썹이 올라간 상태, 눈의 크기나 눈꼬리의 위치, 입꼬리의 올라간 상태, 볼의 처짐, 턱의 라인 등에 영향을 준다. 전치부 수복 치료에서 연령이나 성별 등의 환자 정보는 어느 정도 포함시켜야 하며, 이상적인 아름다움의 추구가 때로 자연미와는 상반되는 행위가 될 수 있으므로 개성을 존중하면서 술자의 주관에 따른 적정한 판단도 필요하다.

Chapter 3

2 보철물의 생물학적 조화

1. 치은 심미의 획득

우선 수복 치료에 이르는 원인을 찾아보면 주로 네 가지 문제(우식·치관 파절·치주질환·결손)를 들 수 있는데, 그들 원인에는 어느 하나의 공통점이 존재하고 있다. 그것은 대합치를 포함하여 치아의 배열이 위치 이상을 보이는 것이다. 물론 정도에 차이는 있지만 치열부정의 비율이 증가할수록 술전 환경은 악화되고 수복 난이도는 당연히 높아진다. 그리고 전치부 수복의 경우 구치부를 포함하여 치열에 기능적인 문제가 있는 경우가 많은 듯하다.

또한 보다 좋은 수복 결과를 얻기 위해서는 포괄적인 관점에서 수복 조건의 개선을 도모할 필요가 있으며, 어떻게 정확하게 보철 전 처치가 이루어지는지가 심미성 획득에 크게 영향을 준다. 그리고 치은 심미 획득에는 진료실과의 연계가 필수이며, 1장의 청사진으로부터 어떻게 심미적 요소를 서로 높여가는지가 심미 수복 치료의 묘미라고 할 수 있다.

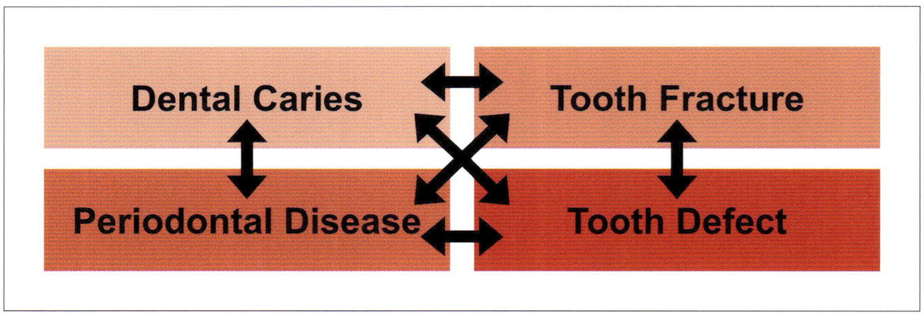

그림 3-2-1. 수복 치료에 이르는 이유로서 주로 네 가지 문제(우식·치관 파절·치주질환·결손)를 들 수 있다. 또한 이러한 인자는 복합적으로 합병되어 증상으로서 나타나는 경우도 많다.

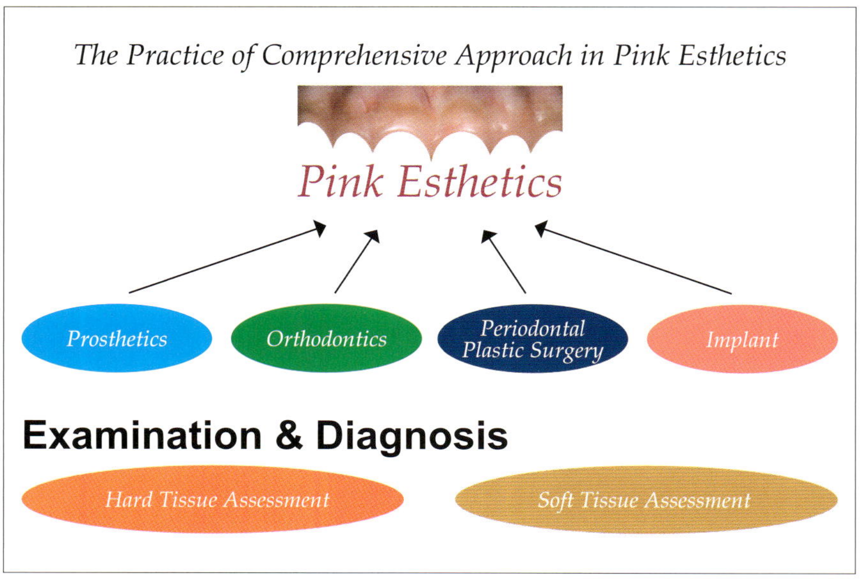

그림 3-2-2. 치은 심미를 획득하기 위한 치료 콘셉트. 우선은 정확한 술전 진단 후에 치열 레벨의 기능 개선이나 치주 문제 등 근본이 되는 문제를 해결하는 것이 중요하며, 포괄적인 치료 접근법에 따라 치관과 마찬가지로 치은의 심미성을 높일 필요가 있다.

임상 응용

치주 성형 수술을 도입하여 치은 심미를 고려한 심미 수복 증례. 특히 연속적이며 대칭성이 높은 gingival 프레임워크[1-3]를 획득하기 위해 외과적·보철적인 대응을 한 증례다.

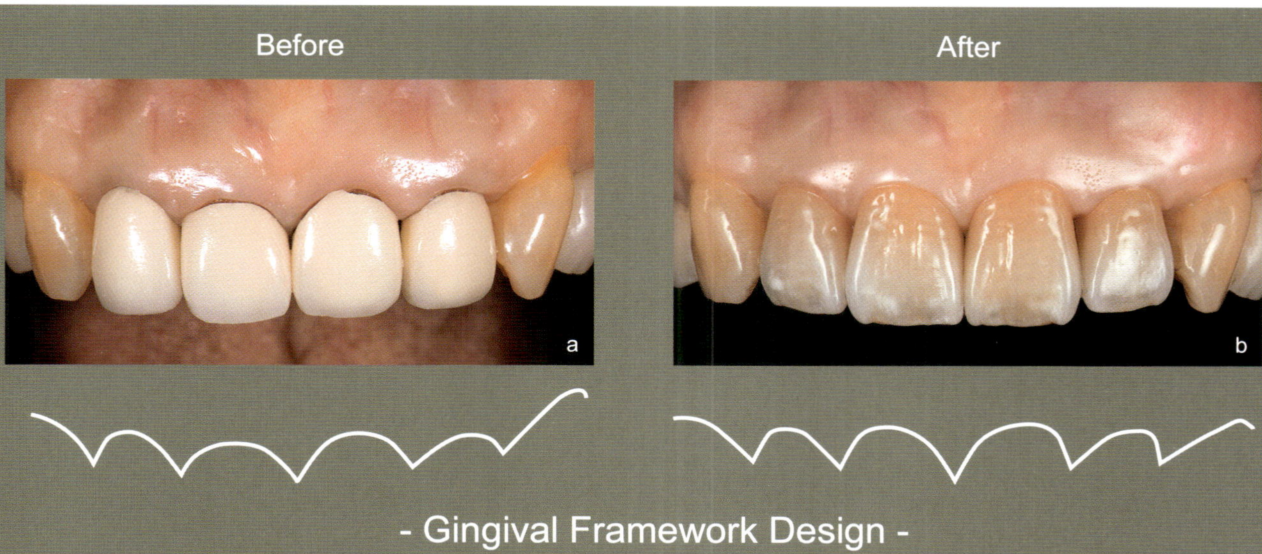

그림 3-2-3a, b. 좌측 견치에 치근피개술을 하고, 4전치의 치은연 형태는 provisional restoration으로 조정했다. Subgingival coutour의 조절로 심미적이고 자연스러운 마무리가 되었다. 특히 6전치를 포함한 gingival 프레임워크의 변화와 조화 상태에 주목하기 바란다.

담당 치과의사: Takino Hiroyuki(瀧野裕行: 다키노치과의원 페리오·임플란트센터)／Yamaguchi Yusuke(山口佑亮: 현 야마구치종합치과)

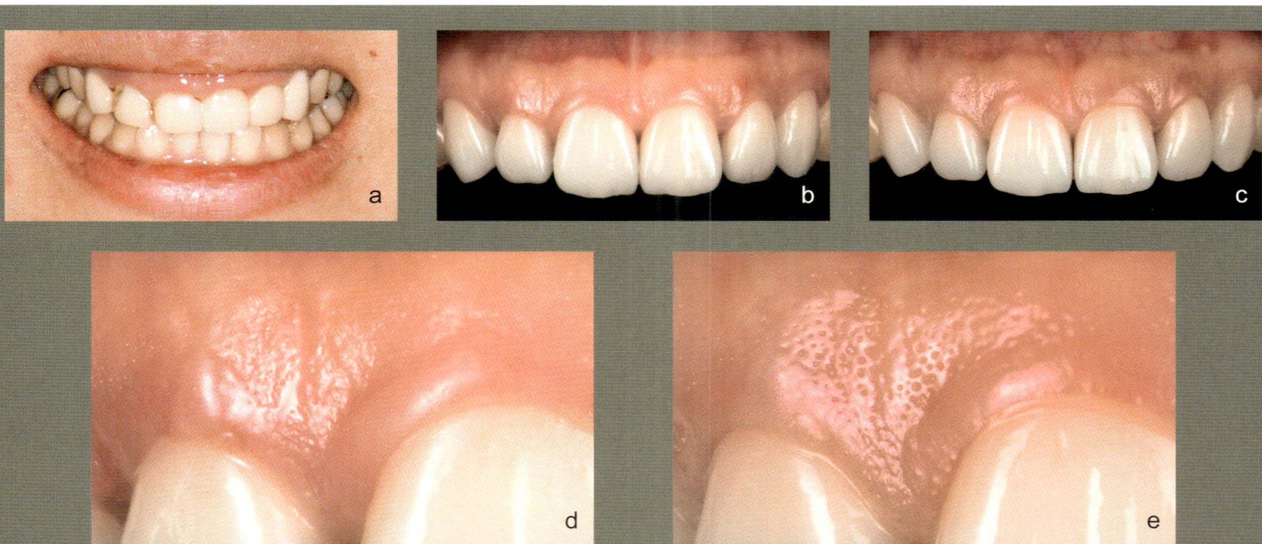

그림 3-2-4a~e. Gummy smile 환자에 대해 치조골 성형(orthopedics)을 동반하는 외과적 치관 연장술을 한 증례. **b**(최종 보철물 세팅 후 약 3개월의 상태)는 외과 수술 후의 염증반응이 남아 있지만, **c**(약 2년 후의 상태)에서는 증상도 치료되어 정상화되었다. 또한 **d, e**로부터 반점(stippling)이 나타나 술후의 치주조직이 안정되고 생체와 보철물이 조화로운 상태에 있다는 것을 알았다.

담당 치과의사: Nakata Kotaro(中田光太郎: 나카타치과클리닉)

2. 치주조직과의 조화를 도모한다

다음으로 보철물과 치주조직의 조화에 대해 정리해 보자. 우선 치주조직 대응은 초기 치료에서의 플라그 조절이나 스케일링으로 시작하여 PMTC(professional mechanical tooth cleaning, 전문가 치면 세균막 관리) 등의 기계적인 청소로 치주 환경을 정돈하고 재평가한 후에 외과적·보철적인 대처를 검토해 나가야 한다. 그리고 보철 치료로 이행할 때까지 어떻게 염증을 조절할지가 중요한 첫걸음이 된다. 또한 보철적인 고려로서 치아와 치주조직의 해부학적인 성립과 생물학적 폭경을 준수하면서, 적절한 지대치 형성을 하여 ① 적합 정밀도, ② 축면 형태(subgingival contour 포함), ③ 표면 성상, ④ 생체 친화성 등에서 높은 수준의 결과가 가능하도록 하여야 한다.[4,5] 특히 치은연하 대응은 치주관리도 어려워지며, 위험 인자도 증가하는 것을 염두에 두면서 대처해야 한다.

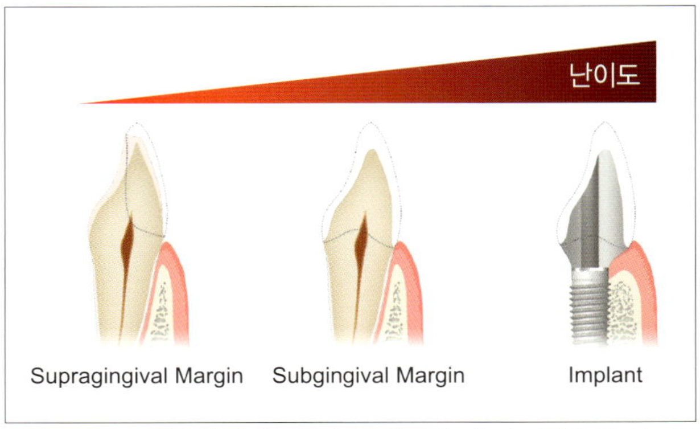

그림 3-2-5. 치은연하에 이를수록 치료에 따르는 위험 인자는 증가하여 치주조직에 대한 고려도 많이 요구된다.

적정한 crown contour란

치주조직에 영향을 미치는 인자 중에서도 subgingival contour와 순측 축면 형태의 설정에는 특히 주의해야 한다.[5] 어쨌든 보철 형태의 적정한 contour 접근이 중요한 열쇠를 쥐고 있는 것이다. 그럼 일반적으로 이야기되는 '적정한 contour'란 도대체 어떠한 상태를 말하는 것일까? Kois J[6]는 contour와 치은의 관계에 근거한 임상적인 시선에서의 평가를 하여, "Over contour란 구강위생을 방해하거나 치은에 대해 기계적인 압박을 주는 것 같은 contour를 의미하여, 그렇지 않은 경우는 임상적으로 모두 용인되어 허용 범위에 있다."고 정의하고 있다. 이것으로부터도 변연치은이 허용하는 contour란 결코 한 치의 오차도 없는 핀포인트 범위를 나타내는 것이 아님을 이해할 수 있다. 그럼 여기에서 임상적으로 정의되고 있는 over contour, under contour란 도대체 어떠한 상태를 나타내는 것인지 한번 정리해 보고자 한다.

1. 피니시 라인의 설정 위치
2. Subgingival contour
3. 축면 형태
4. 적합정밀도
5. 표면 성상
6. 인접면 접촉의 설정 등

그림 3-2-6. 치주조직에 영향을 미치는 보철적 인자(참고문헌 5에서 인용 및 변경).

1. 지대치 형성
2. 생물학적 폭경의 침습
3. 치은압배와 인상채득
4. 적합 확인
5. 잔존 시멘트
6. 외과적 처치
7. 교합의 관리
8. 술후의 관리 등

그림 3-2-7. 치주조직에 영향을 미치는 의원성 인자.

치은연하에서의 over contour와 under contour

Balanced Contour | **Over Contour** | **Under Contour**

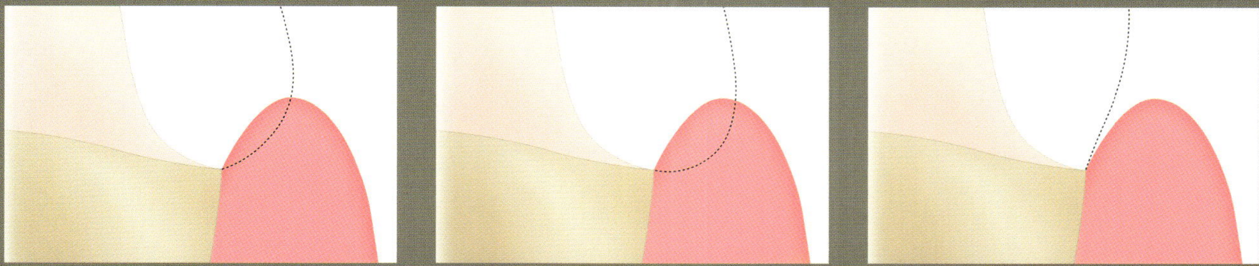

Balanced Contour: 변연치은에 대해 적절한 압박이 가해져, 구강 청소를 방해하지 않는 균형 잡힌 상태를 나타내고 있다. 변연치은이 허용하는 범위는 개개의 조건에 따라 다르다.

Over Contour: 크라운의 오버 마진을 포함하여 변연치은에 대해 명백한 기계적 압박이 가해지며, 초기 증상으로서 빈혈을 나타내, 후에 염증이나 치은퇴축을 초래하는 것을 말한다.

Under Contour: 변연치은에 대하여 적절한 tissue support가 이루어져 있지 않은 상태를 나타내고, 치은의 변이(염증·롤형·스펀지형·발적·출혈 등)나 clipping이 생긴 상태를 나타낸다.

* 위의 치은반응은 크라운 마진 설정과 CEJ의 위치관계 그리고 바이오타입 등에 따라서도 반응이 달라지므로 그 상황에 따른 평가가 필요하다.

그림 3-2-8. Kois J[6]의 생각을 근거로, 피니시 라인(finish line)과 치은연의 위치관계를 기준으로 한 평가.

치은연상에서의 over contour와 under contour

Balanced Contour | **Over Contour** | **Under Contour**

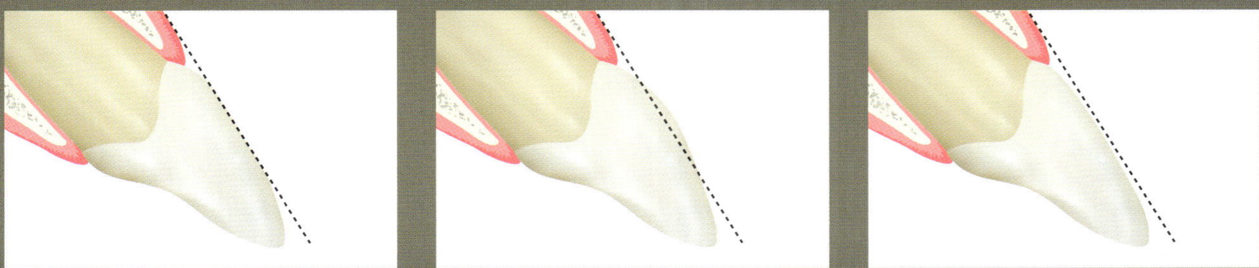

Balanced Contour: Contour guideline과 치관 중앙 기준선이 일치해 있는 상태. 치은에서 치관부로 이행적인 풍융에 따라 자정성·청소성이 향상되어 음식물 잔사가 적절히 흐를 수 있고 치태도 체류하기 어려운 상태를 나타낸다.

Over Contour / Under Contour: Contour guideline으로부터 일탈하여, 치은으로부터의 치관 이행이 원활하지 않으며 치태가 체류하기 쉬운 환경으로 치은의 건강성을 저해하기 쉬운 상태에 있는 것. 또한 심미적인 측면에서도 치은과의 연속적인 이행 형태를 얻을 수 없으며, 시각적으로도 부자연스러워 위화감이 느껴지는 것

그림 3-2-9. Kuwata(桑田) 등[7,8]이 생각하는 contour guideline(치은과 치관의 중앙 기준선이 일치하는 직선)을 기준으로, 순측 축면 형태를 평가하고 있다.

3. 자연치의 관찰

발거 치아에서 시행한 치관 형태의 관찰과 subgingival contour의 고찰에 대해 소개하려고 한다. 이 관찰은 수집한 32개의 상악 중절치에서 실시한 것이다. 또한 그들을 형태마다 선별하여 각각의 특징과 경향을 찾아보았다.

자연치 형태와 바이오타입의 관련

우선 전치의 순측면 형태는 세 가지의 주융선으로 이루어지며 치아의 형태적 특징에 따라 발달 상황은 다르다. 또한 자연치 측면으로부터는 Kuwata(桑田)가 해설하는 three plane concept[7,8]가 나타나며 1면째(순측 치경 기준선)와 2면째(순측 중앙 기준선)가 교착하는 영역 부근에 각각의 융선이 모여 치경부의 최대 풍융이 되어 CEJ와의 순·설적인 격차를 형성하고 있다. 그리고 거기에는 치근막과 치조골이나 치은이 있어 치아 형태의 특징과 바이오타입(치은-골-부착섬유 등의 볼륨)에는 해부학적으로도 조화로운 균형이 성립되어 있음을 추측할 수 있다.

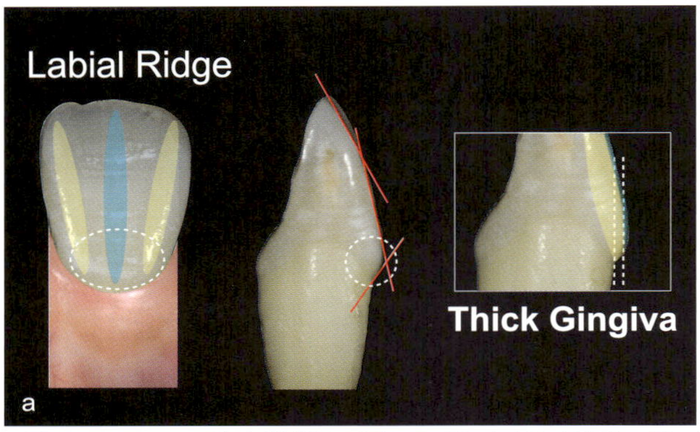

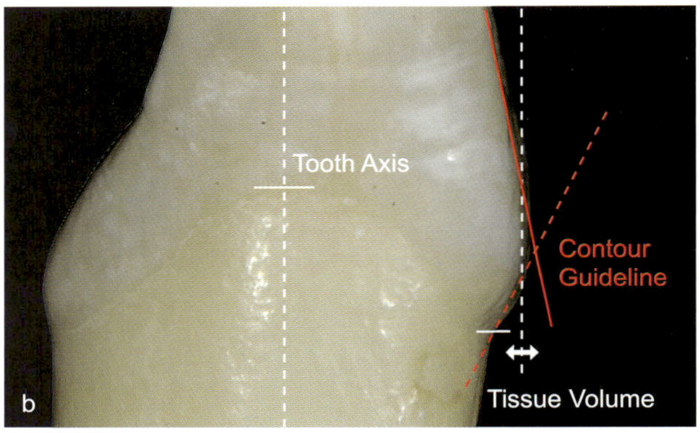

그림 3-2-10a, b. 치아 형태를 기준으로 한 바이오타입의 고찰. 순측부 CEJ로부터 치관이 일어서는 각도는 치아의 형태적인 특징에 따라 다르며 치아를 둘러싸는 경·연조직의 형태나 두께와도 크게 관련된다고 생각한다. 이때 Kuwata(桑田)가 제시하는 three plane concept[7,8]로부터 2면째(순측중앙기준선)에서 시작하는 contour guideline과 치아의 장축을 기준으로 한 치근 측면으로부터의 거리로, 치아를 둘러싼 순측 조직의 대략적인 두께를 추측할 수 있다. 또한 순측으로부터 인접면으로 이어지는 CEJ의 고·저차에 대해서는 dentogingival complex[9]의 관계성으로부터 부착 영역이나 인접 치조골의 높이 등도 추측할 수 있으며, 이 고·저차는 치간유두를 구성하는 해부학적 요소가 된다.

1979년 Maynard JG 등[10]은 치은과 치조골 두께의 관계성을 패턴화하여 타입별로 분류했다. 그리고 1998년에는 Sanavi F 등[11]이 치아의 형태적 특징을 토대로 치은의 형태나 성상의 관계성을 평가했다(thick-flat type, thin-scallop type). 이들 고찰은 임상에서 형태의 특징이 가장 차이를 보이는 상악 중절치를 대상으로 하여 비교되는 일이 많다. 또한 바이오타입에 영향을 주는 인자로서 ① 치아의 형태적 특징, ② 부위, ③ 배열 상태, ④ 치주조직의 건강 상태, ⑤ 의원성 인자, ⑥ 교합성 인자 등을 생각할 수 있으며, 같은 치열 내에서도 1치아 단위에서 바이오타입이 다른 상황이 발생하였다. 애초에 바이오타입이란 유전적인 징후가 나타나기 쉬운 골격이나 치아 형태를 통해 어느 정도 타고난 개성이라고 인식할 수 있는데, 치아의 발육 과정에 의해 수시로 형성되어 가는 것이라고도 이해되고 있다.

다음으로 발거 치아의 관찰로써 상악 중절치의 형태별로 보는 순측 주융선(primary ridge)의 발달 경향과 그 집적점(최대 풍융부)으로부터 CEJ까지의 수평적인 거리 관계에 대해 더욱 자세히 고찰하고자 한다.

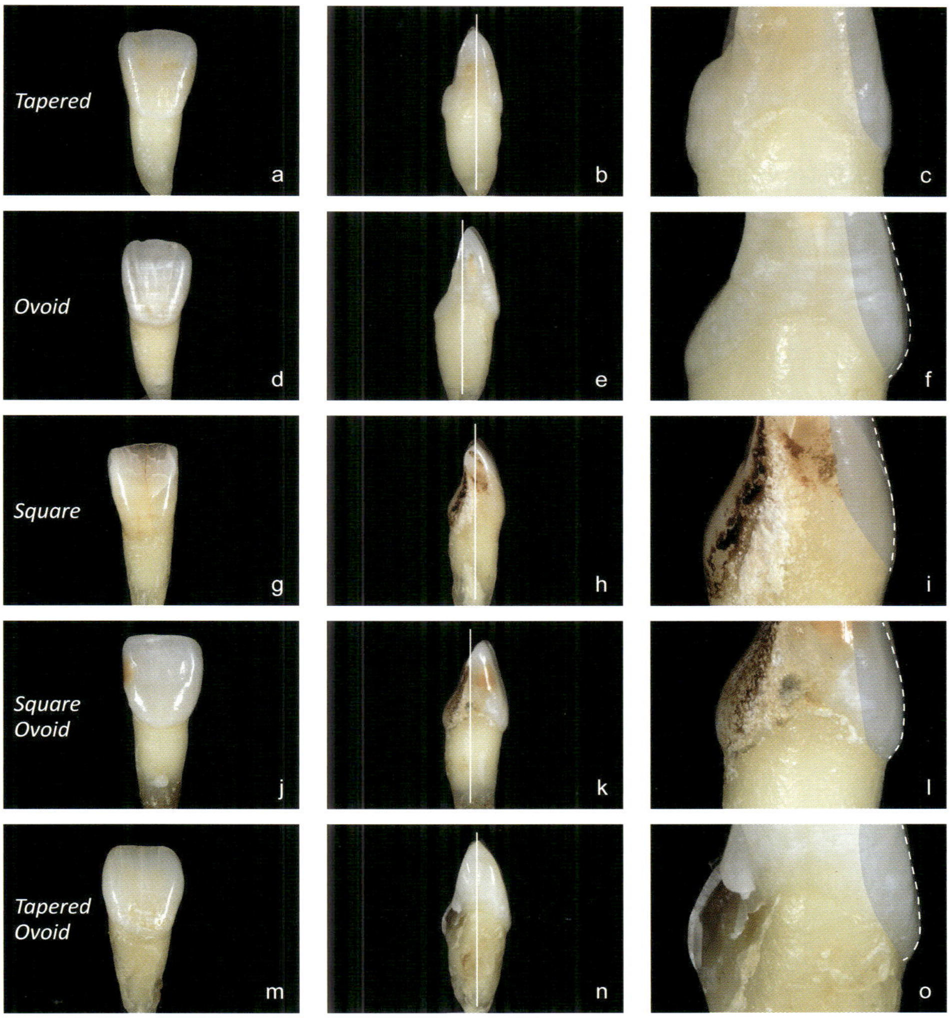

그림 3-2-11a~o. 상악 중절치의 관찰. 실선은 치아의 중심축을 나타내며 점선은 순측 중앙 융선의 외형을 나타낸다.

관찰 결과로부터, 순측 중앙 융선의 발달에 더하여 치경부 중앙에 풍융도가 높은 치아일수록 CEJ로부터의 수평적인 격차가 크게 나타났다. 그리고 순측 중앙 융선의 발달은 ovoid 형태에 나타나는 특징이며, 이른바 ovoid화한 square나 tapered 형태[12]도 높은 풍융도를 보이는 경우가 많았다(그림 3-2-12). 또한 그들 치아에 나타난 또 하나의 특징으로서 치근을 기준으로 한 중심축 선보다 약간 순측에 절연이나 인접면 접촉이 위치하는 일이 있었다. 결과적으로 1면째(순측 치경 기준선)와 2면째(순측 중앙 기준선)의 교차점은 치아에 따라 차이가 나타나며 형태의 특징과 함께 일정한 경향이 확인되었다.

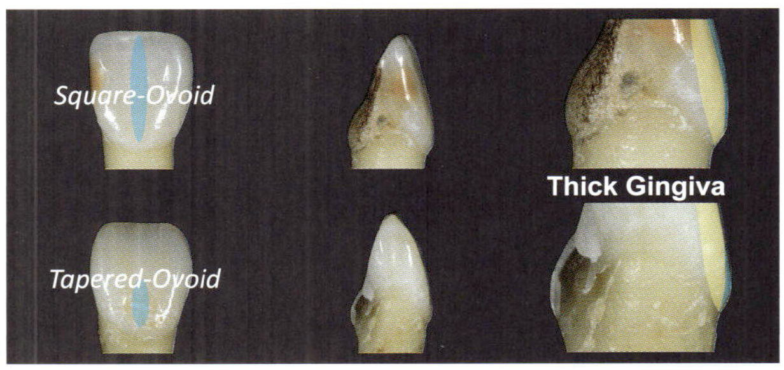

그림 3-2-12. Square-Ovoid, Tapered-Ovoid 형태에 나타나는 순측 중앙 융선의 발달 상황.

또한 이번 발거 치아 중에서 특히 치경부 영역에 우식이나 복합레진 수복에 의한 처치가 이루어지지 않은 32개의 상악 중절치를 대상으로 하여 CEJ로부터 해부 치관이 세워지기까지의 subgingival contour에 해당하는 부위가 이루는 각을 계측했다(subgingival contour 각: SGCA).

계측 방법으로서 일정한 카메라 앵글과 거리 설정에서 같은 배율로 치아 근심면으로부터 촬영을 하여, 분도기(protractor)를 사용하여 계측했다. 그리고 치아 장축의 수직기준선으로 하여 ① 절연, ② 근심면에서 CEJ 라인의 정점, ③ 치근의 중심축을 검토했다. 이러한 관찰 결과 치관과 치근의 중심축은 반드시 일치하지 않으며, 또한 절연은 마모 등의 영향에 따라 정확한 위치를 특정할 수 없는 것으로부터 3점이 동일선상에 위치하는 것은 드물다고 판단했다. 따라서 정확한 수직기준선을 결정하지 않으면 SGCA의 계측 수치가 불확실한 것이 되어버리므로, 본 관측의 신빙성을 높이기 위해서라도 임상적인 견지를 근거로 ② 근심면에서 CEJ 라인의 정점을 90° 축으로 설정하기로 했다(그림 3-2-13).

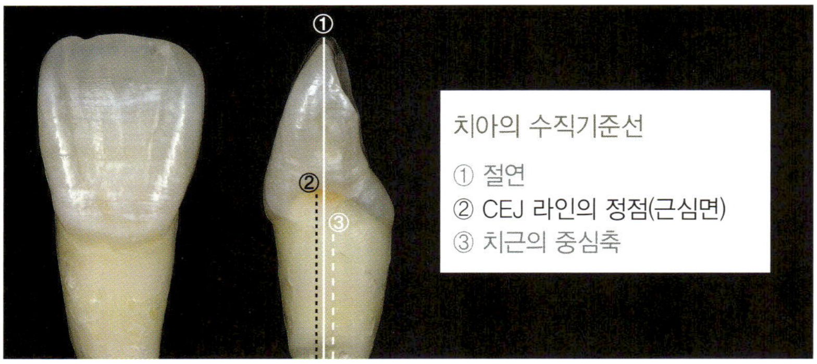

그림 3-2-13. 치관과 치근의 중심축은 반드시 일치하지 않으며, 절연은 약간이지만 형태가 변화하고 있을 가능성이 있으므로 '② CEJ 라인의 정점(근심면)'을 수직기준선으로 하고 있다.

우선 32개의 발거 치아 중에서 각각의 형태를 특정하여, 그 결과 7개의 첨형, 5개의 방형, 6개의 원형, 8개의 첨원형, 6개의 방원형으로 식별한 다음 SGCA 계측을 했다. 또한 첨원형이나 방원형 등의 미묘한 형태의 식별에는 순측 CEJ 라인의 형상으로부터 gingival zenith point의 위치 특성이나 인접면 접촉 부위(contact position) 등을 참고로 식별하고 있다. 오른쪽 페이지에서는 각 형태 중에서도 특히 뚜렷한 특징을 가진 대표적인 치아를 보여 주고 있다.

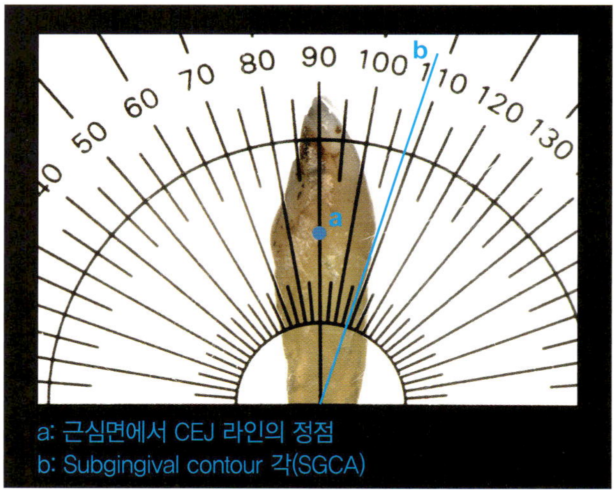

그림 3-2-14. Subgingival contour의 계측 방법으로서 그림과 같은 형태로 촬영 조건을 동일하게 하여 32개의 상악 중절치를 계측했다.

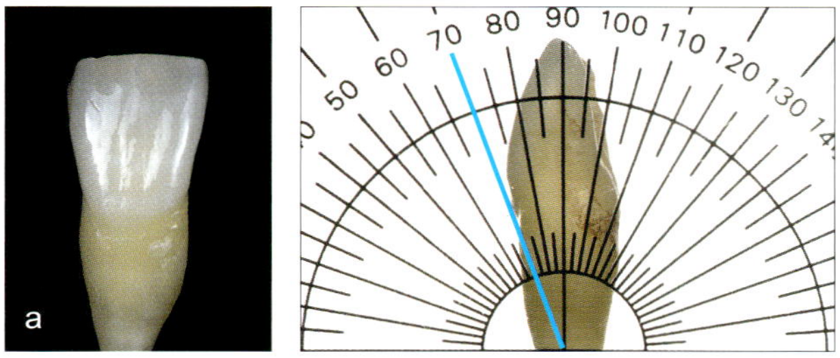

Tapered SGCA : 20°

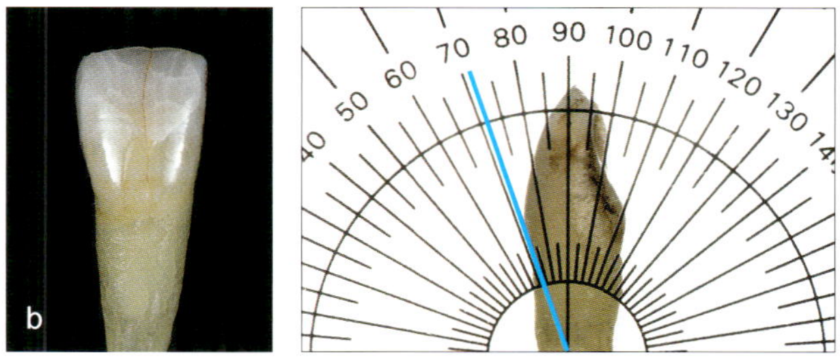

Square SGCA : 18°

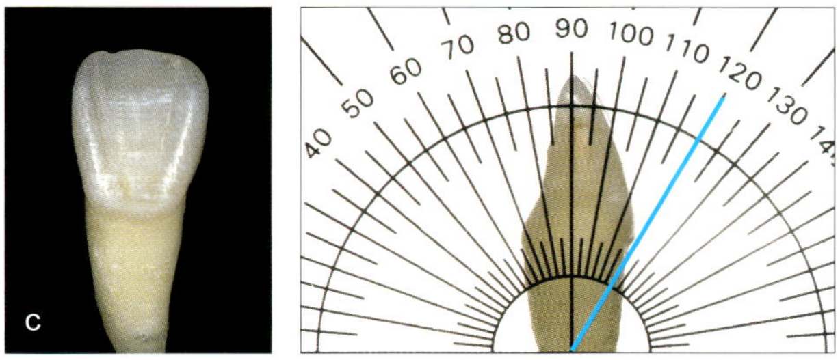

Ovoid SGCA : 30°

그림 3-2-15a~e. 32개의 발거 치아는 Tapered(첨형): 7개, Square(방형): 5개, Ovoid(원형): 6개, Tapered-Ovoid(첨원형): 8개, Square-Ovoid(방원형): 6개로 분류되며 각각 형태별로 SGCA를 고찰해 보았다. 여기에서는 각 치아 형태에서 특히 대표적인 치아를 게재한다.

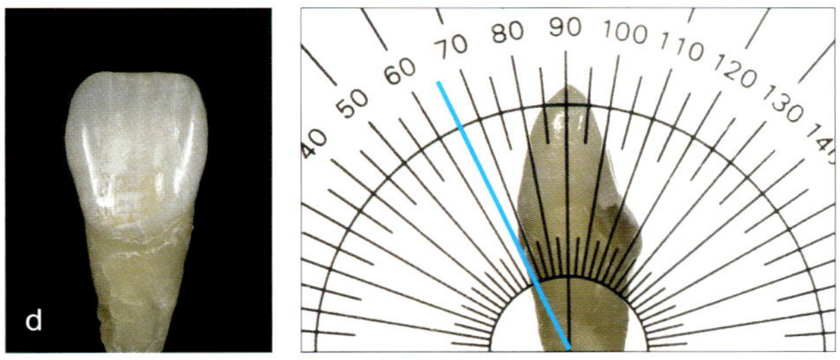

Tapered-Ovoid SGCA : 25°

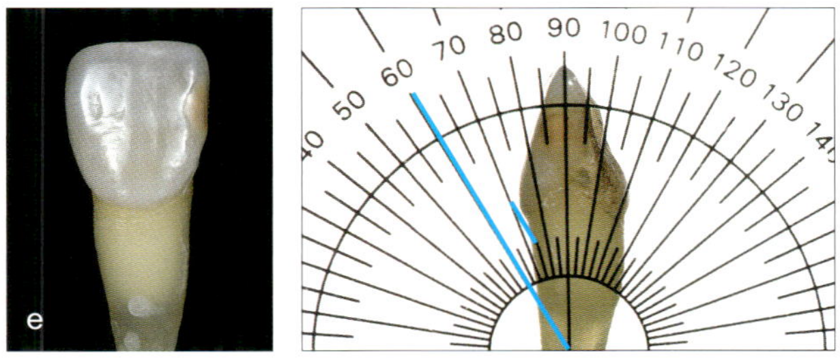

Square-Ovoid SGCA : 30°

계측 결과로부터 첨형: 20~25°의 범위에서 약 22°의 평균치, 방형: 15~20°의 범위에서 약 17°의 평균치, 원형: 26~30°의 범위에서 약 28°의 평균치, 첨원형: 24~30°의 범위에서 약 26°의 평균치, 방원형에서 20~26°의 범위에서 약 24°의 평균치를 나타냈다. 더욱 많은 치아를 관측하여 기본 3형태로부터 형태적 특징도 더욱 세분화하면 더욱 안정된 수치를 도출할 수 있다고 생각되지만, 이번 관찰을 통해 치아 형태의 특징과 SGCA에 어느 정도 관련이 있는 것을 확인할 수 있었다. 아래에 이번 관찰의 내용을 정리한다.

① 상악 중절치의 SGCA에는 15~30°까지의 벌어짐이 확인되었다.
② 원형의 치아 형태가 평균적으로 가장 큰 SGCA를 나타냈다.
③ 첨원형이나 방원형 등 원형화된 치아 형태는 순측 중앙 융선의 발달에 따라 SGCA가 커진다.
④ 방형<첨형<방원형<첨원형<원형의 순으로 SGCA가 커지는 경향이 나타났다.

이 계측으로부터 일정한 결론을 얻을 수 있었지만, 치은연하 대응은 결코 이러한 수치가 중요한 의미를 갖는 것이 아니다. 거듭 말하지만, 적정한 subgingival contour란 결코 한치의 오차도 없는 핀포인트의 대응이 아니라, 위와 같이 변연치은도 15~30°로 2배에 이르는 각도를 허용해 주는 것이다. 당연히 임상적으로는 주위의 바이오타입을 고려하여 그 대응을 해야 하지만, 치아 형태와 치주조직 사이에는 해부적으로도 조화를 얻기 위한 절묘한 균형관계가 존재하고 있는 것이다.

4. 변연치은과 보철물의 조화를 찾는 법

우선 임상 조작에서, 치은 연상·연하의 crown contour의 파악법을 설명하고자 한다. 지금까지 crown contour와 변연치은의 관계성에 대해서는 수많은 논문에서 소개되어 약 40년 이상에 걸친 긴 세월 동안 다양한 논의가 있어 왔다.[5] 그리고 그러한 임상 보고로부터 특히 영향력이 큰 subgingival contour와 순측 축면의 형태가 제시되어 그 조화 방법에 대해 명확한 가이드라인이 제창되었다. 여기에서 임상에 반영해야 할 두 가지 콘셉트의 이야기를 진행한다.

변연치은이 허용하는 생리적인 subgingival contour를 구하는 방법

발거 치아의 고찰에 의하면 자연치의 subgingival contour에는 약 15~30°의 허용 범위가 있었는데, 치주성형 수술로 치은 이식을 하는 경우 임상적인 대응은 더욱 넓은 범위에 미치기도 한다. 그리고 그중에서 변연치은에 과부족이 없도록 서포트 형태를 부여하여 염증반응이나 치은퇴축을 일으키지 않는 중립적인 영역을 목표로 하면서 심미적 요소를 높여 나가야 한다.

따라서 생리적으로 허용되는 subgingival contour를 형성하는 방법으로 ① 피니시 라인의 설정 위치, ② 변연치은의 두께, ③ 치은연의 위치와 형태, ④ contour guideline을 기준으로 하여 조화로운 형태가 되도록 한다.

① 피니시 라인과 free gingival margin의 위치관계를 기준으로 구하는 방법[15]

이 방법은 a: 피니시 라인과 b: 치은연의 위치관계로부터 subgingival contour를 구하는 방법이다. 변연치은의 두께와 최종적인 치은연 형태(위치)를 고려하여 변연치은이 허용하는 subgingival contour 각(SGCA)이 설정할 수 있는 위치에 피니시 라인을 설정할 필요가 있다. 그러나 얇은 치은이나 외과적인 증대가 이루어진 두꺼운 치은의 경우에는 치은의 허용 범위도 다르므로 피니시 라인의 설정 기준은 일정하지 않다는 것을 이해해야 한다.

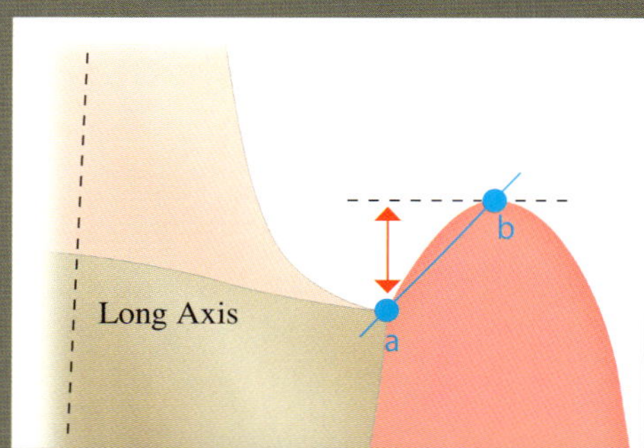

② Contour guideline을 기준으로 구하는 방법[7,16,17]

이 방법은 c: contour guideline[7]을 기준으로 subgingival contour를 구하는 방법으로, 얇은 치은이나 두꺼운 치은과 같이 SGCA가 상악 중절치의 상정값(15~30°)에 들어가지 않는 경우에 특히 명쾌한 지표가 된다. 이때 Minami(南)[16]는 contour guideline으로부터 치관-치은의 접합점까지의 거리를 가급적 줄일 것을 제안했으며, 또한 Kibayashi(木林)[17]는 그 거리가 1mm 이내에 들어가야 한다고 했다. 이 구체적인 지표를 근거로 치은연의 위치를 특정하여 subgingival contour를 결정하는 방법이다.

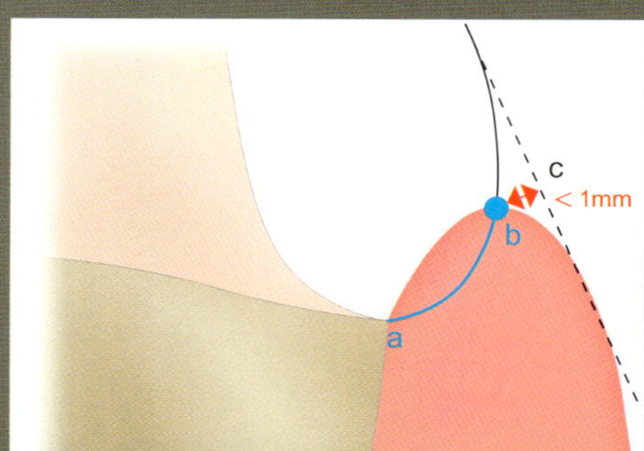

* 변연치은과의 조화를 획득하는 데 있어서, 적정한 subgingival contour와 contour guideline에 따른 순측 축면 형태의 설치는 모두 꼭 필요한 요소가 된다.

그림 3-2-16. 임상에 반영해야 할 두 가지 콘셉트.

Wagman SS는 subgingival contour가 flat이고, 치은을 서포트하지 않는 경우 변연치은은 롤형이 되기 쉬우며, 치은구는 치아의 장축과 거의 평행이 되어 순측은 변연치은 두께의 1/2을 넘지 않는 정도의 치은연하의 풍융을 가져야 한다[15]고 언급했다. 또한 이로 인해 치은구가 보호되어 플라그 컨트롤에 중요한 나이프형의 유리치은이 생긴다[15]고도 이야기했다. 필자는 이 '1/2을 넘지 않는 정도의 풍융'을 다음과 같이 해석하고 있다.

1. 수복 부위
2. 피니시 라인의 설정 위치
3. 치은연의 설정 위치
4. 변연치은의 두께
5. 부착치은의 위치
6. 치아의 형태적 특징
7. 치주 외과의 유·무
8. 치축 등

그림 3-2-17. Subgingival contour의 결정 요소.

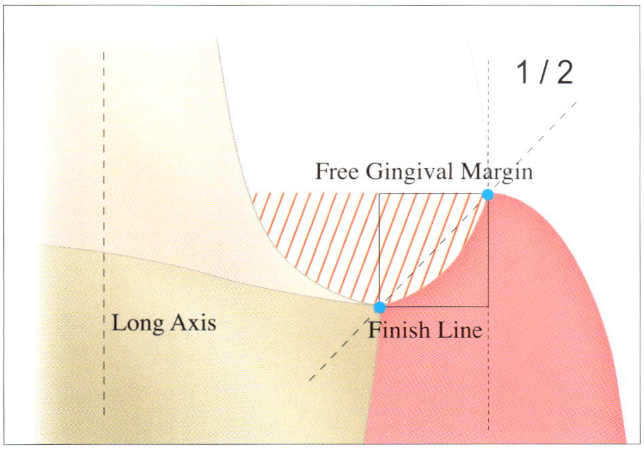

그림 3-2-18. Wagman SS가 이야기하는 변연치은의 두께의 1/2이란 대략 치은연이 위치하는 장소이며, 치아의 장축을 기준으로 치은연을 향하는 subgingival contour가 변연치은 두께의 1/2을 넘지 않도록 설정해야 한다는 것이다. 또한 임상적인 subgingival contour의 부여 방법으로서 FL에서 FGM까지를 물방울 모양 또는 직선적으로 연결한 형태가 청소 면에서는 타당하다고 생각되고 있다.

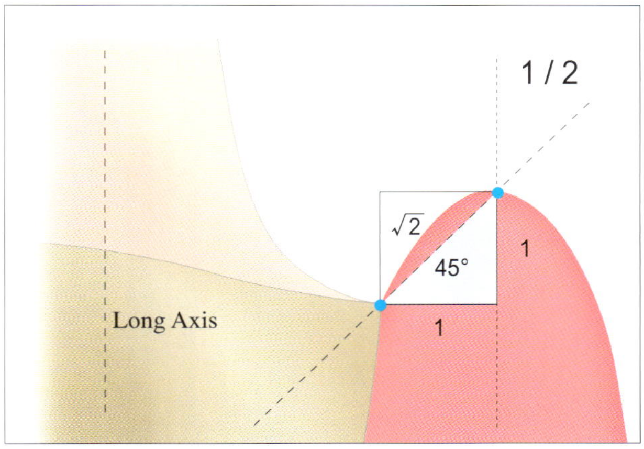

그림 3-2-19. 만약 두께 2mm의 변연치은이 존재하고 피니시 라인이 1mm 연하로 설정된 경우, FL-FGM을 연결하는 영역에 이등변삼각형의 삼각비가 성립되고 약 45°의 SGCA가 출현한다. 이 경우 ① SGCA는 45°를 넘지 않는 정도로 설정한다. ② 치은연하 1mm 정도의 깊이가 있으면 어느 정도의 SGCA에 대응할 수 있다. ③ 나이프 모양의 유리치은을 형성하기 위해서는 FL-FGM을 연결하는 영역에 치은을 지지하기 위한 풍융을 확실히 마련할 필요가 있다고 해석할 수 있다.

치축과 임상치관축의 관계성

그림 3-2-20. Subgingival contour를 결정하려면 우선 임상치관 형태를 결정해야 한다. 이때 임상치관이 치은연 형태와 어느 정도 해부학적으로 동조하는 것이 바람직하다. 임상에서 전치부는 심미적인 요구가 강해지므로, 치아의 장축과 임상치관축이 일치하는 일은 드물며, subgingival contour는 기본적으로 임상치관축의 영향을 받지 않도록 해야 한다.

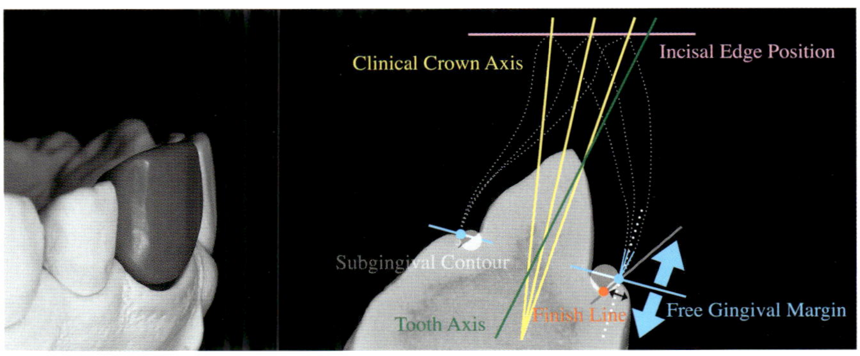

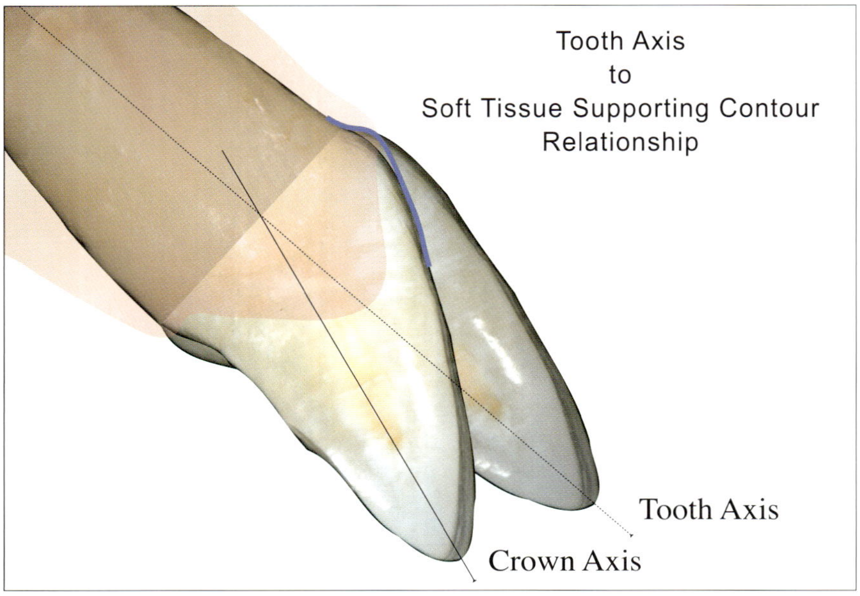

그림 3-2-21. 예를 들어, 전치의 심미 개선을 도모하기 위해 기존의 치관 형태로부터 임상치관축으로 변경이 필요하게 되는 경우, CEJ가 치은연하에 위치하면 변연치은이 허용하는 subgingival contour는 본래의 치관 형태에 따르는 것이 최적이라 할 수 있다. 따라서 임상치관축을 의도적으로 조작하는 경우는 우선 치아의 장축 방향을 확인하여 본래 갖추어져 있던 subgingival contour의 상태를 찾을 필요가 있다.

본문을 정리하면, 변연치은과 보철물의 조화에는 세 가지 형태의 콘셉트가 필요해진다. 특히 치은연하·연상에서의 형태 관리가 중요하며, 치은 심미의 획득에 꼭 필요한 인자가 된다.

변연치은과의 조화에 요구되는 세 가지 형태 콘셉트

① 치은연하에는 변연치은을 지지하기 위한 적절한 풍융(subgingival contour)이 필요하며, 치은구를 보호하기 위해서도 항상 변연치은과 밀착된 상태를 만들어내는 것이 중요하다.

② 치은연상 형태는 contour guideline을 기준으로 축면 형태를 구성하고 over 또는 under contour가 되지 않도록 주의한다.

③ 자정성·청소성을 방해하지 않도록 변연치은으로부터 이행적으로 치관 형태가 세워지며, 치관과 치은의 접합부에는 깊은 골이 생기지 않도록 해야 한다.

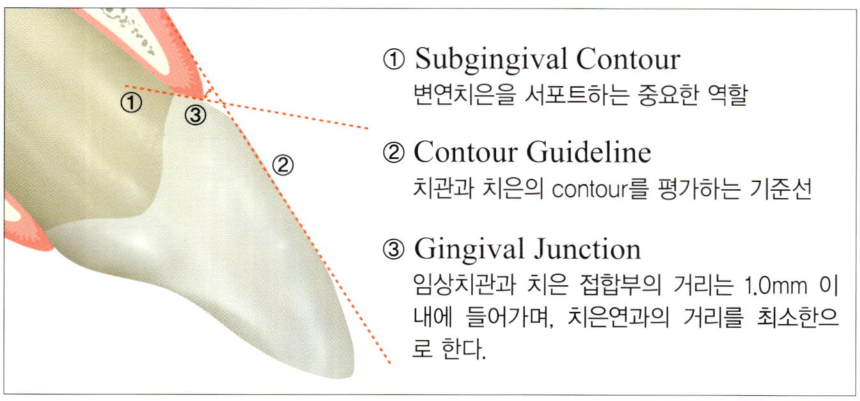

그림 3-2-22. ① subgingival contour, ② contour guideline, ③ gingival junction의 세 가지 조건이 갖추어지는 것으로 변연치은과 생리적으로 조화를 이룬 상태가 만들어진다.

5. 치주 성형 수술 후의 보철 대응

치주 성형 수술을 하는 목적으로, 경·연조직에 대한 외과적 어프로치로 치주 환경 개선을 하여 건강하고 심미적인 치은 상태를 획득하는 것을 들 수 있다. 이때 외과 조작으로 경·연조직은 술전과 양상이 달라지므로, 보철 수복 시 주의가 필요하다.[15,18] 그중에서도 술후에 두꺼운 치은을 형성하기 쉬운 외과적 치관 연장술이나 CTG를 사용한 치은 이식 후의 보철 대응은 특히 주의가 필요하다. 치은 이식에서는 종래의 바이오타입으로부터 연조직의 두께만 크게 달라져, 술자의 기술과 적용 부위 등의 조건에 따라 원래의 치주조직이 가지고 있는 치조골과 치은의 균형을 크게 변화시키는 상황이 발생할 수도 있다. 따라서 수술 후에 형성된 두꺼운 치은에 대해서는 자연치가 가지는 구성이 적합하지 않은 경우도 있다. 따라서 수술 후의 치주관리에서 보철물에 조직의 유지·안정을 위한 특별한 고려를 하고, 나아가 술후의 조직을 안정시키는 과정이 필요하다. 이것을 알기 쉽게 바꾸어 말하면, 외과 수술의 효과를 최대한으로 끌어내기 위해 '보철물의 정밀도'가 중요한 열쇠를 쥐고 있다는 것이다.

치주 성형 수술이 초래하는 심미에 미치는 영향

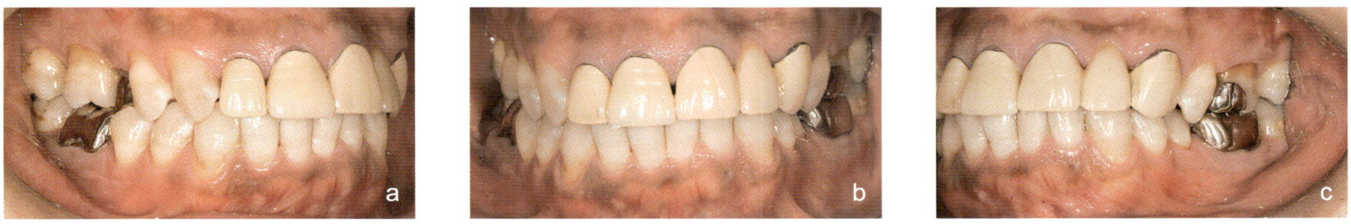

그림 3-2-23a~c. 환자는 50대 남성이며 #12~#23에 장착된 보철물의 재치료를 하게 된 증례다. 특히, #22 결손부의 수직·수평적인 치조제 흡수가 뚜렷하여 ridge augmentation으로 치조골의 회복을 도모하기로 했다. 또한 #22의 결손을 야기한 원인의 하나로 #23의 위치관계에 의한 전치 유도의 부조화를 확인할 수 있었으므로 보철물에 대한 기능적인 고려나 강도가 요구되었다.

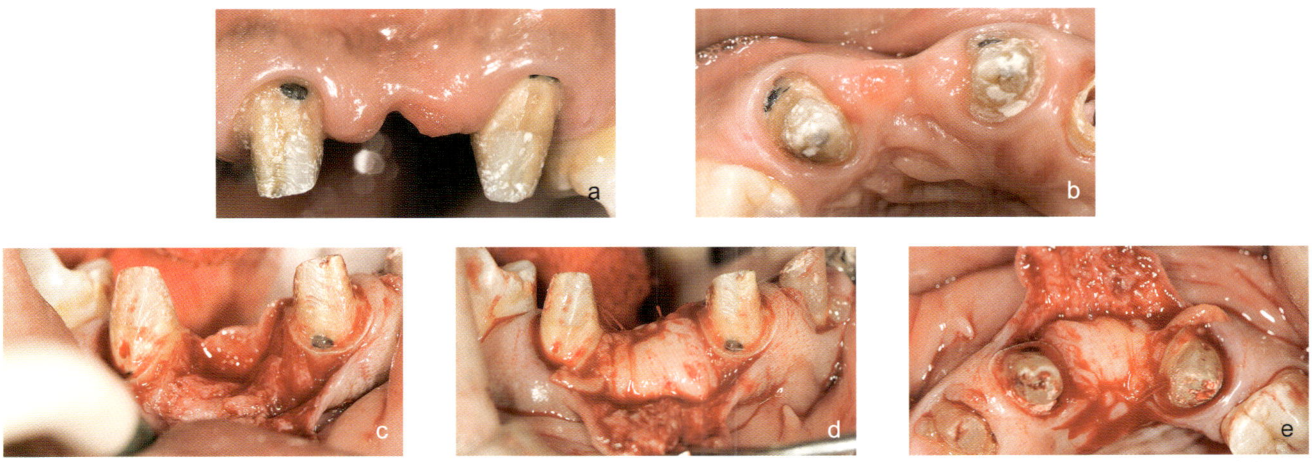

그림 3-2-24a~e. 보철물을 제거했더니 폰틱 부위의 치은은 특히 수평적인 두께가 결여되었으며, 치조제의 흡수로 인해 치관의 심미적 부조화를 초래했다. 이에 구개측으로부터 채취한 결합조직을 이식하여 잃어버린 치조제의 볼륨을 재건했다. 폰틱 부위의 치관 설계는 악제의 수평·수직적인 볼륨과 대합관계에 따라 심미성이 크게 좌우되어 버린다. 따라서 이러한 보철 전 처치가 심미 개선에는 매우 효과적이다.

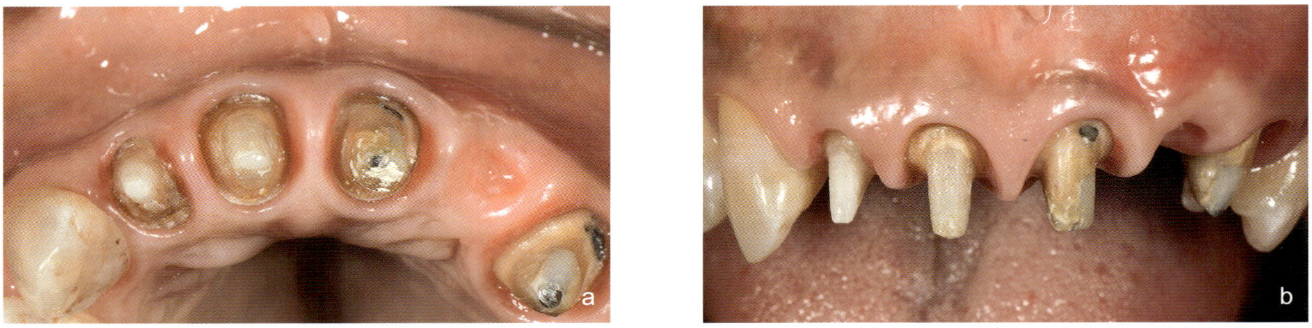

그림 3-2-25a, b. 외과 수술 후 provisional restoration으로 soft tissue management를 하여 최종 보철로 이행한다. 이 단계에서는 최소 80% 이상 gingival 프레임워크 디자인을 완성시켜 둘 필요가 있다. 초진의 상태에서 비교하면 연속된 치은 라인이 획득되며, 특히 치간유두의 뚜렷한 성장을 확인할 수 있다.

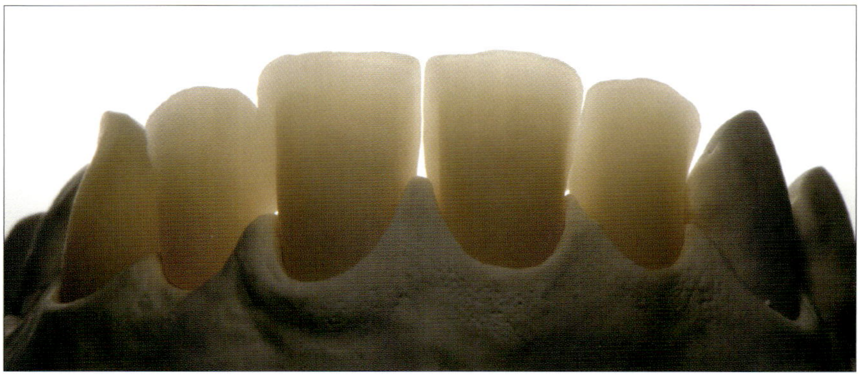

그림 3-2-26. 최종 보철물의 프레임워크 디자인. 대합관계와 전치 유도를 고려하여 IPS e.max Press를 사용한 페이셜 컷백 디자인을 채용하고 있다. 또한 프레스 세라믹을 선택하는 이유의 하나로 subgingival contour나 폰틱 기저부 등의 정밀한 재현이 가능하므로 치은측에 대한 세세한 고려가 필요한 증례에서는 특히 유용하다고 생각한다.

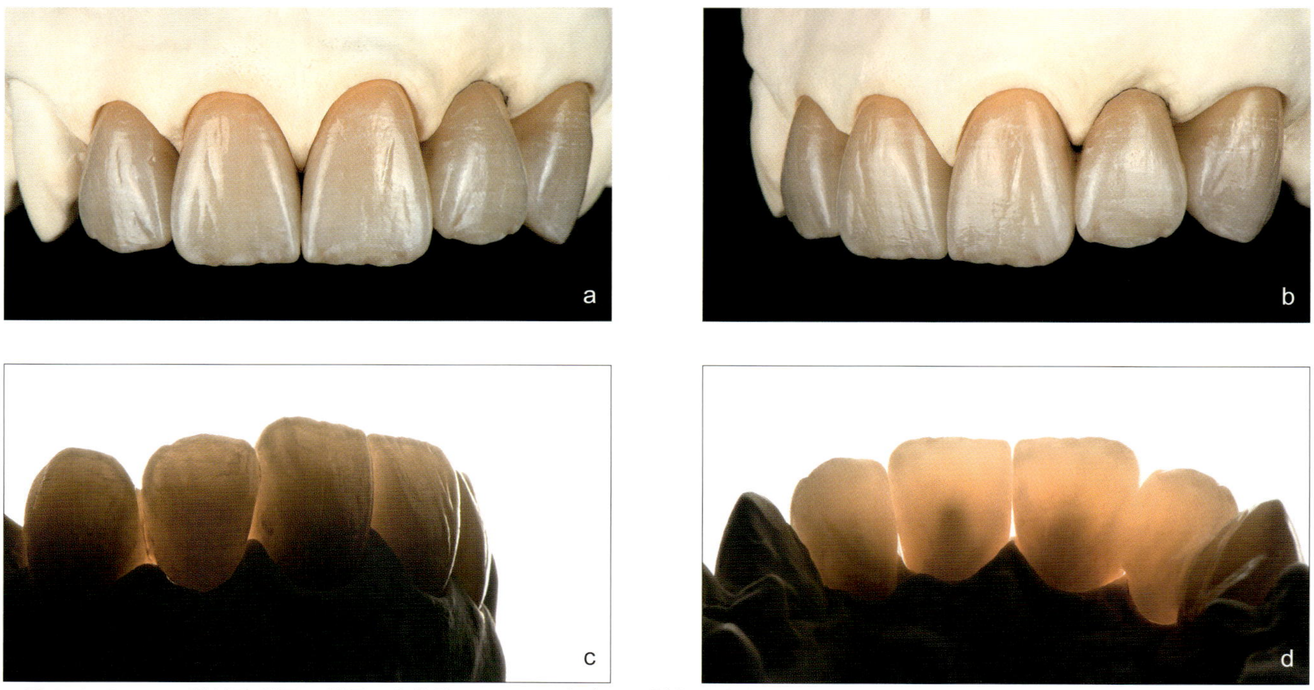

그림 3-2-27a~d. 완성된 최종 보철물. 치경부는 LT ingot의 명도를 활용하면서 스테이닝 테크닉으로 색조를 마무리하고, 표층에 에나멜 도재를 1층 축성하여 완성시켰다. 페이셜 컷백 테크닉은 선택하는 프레임재의 투광성을 잘 이용하면 심미성과 강도를 겸비한 이상적인 테크닉이라 할 수 있다.

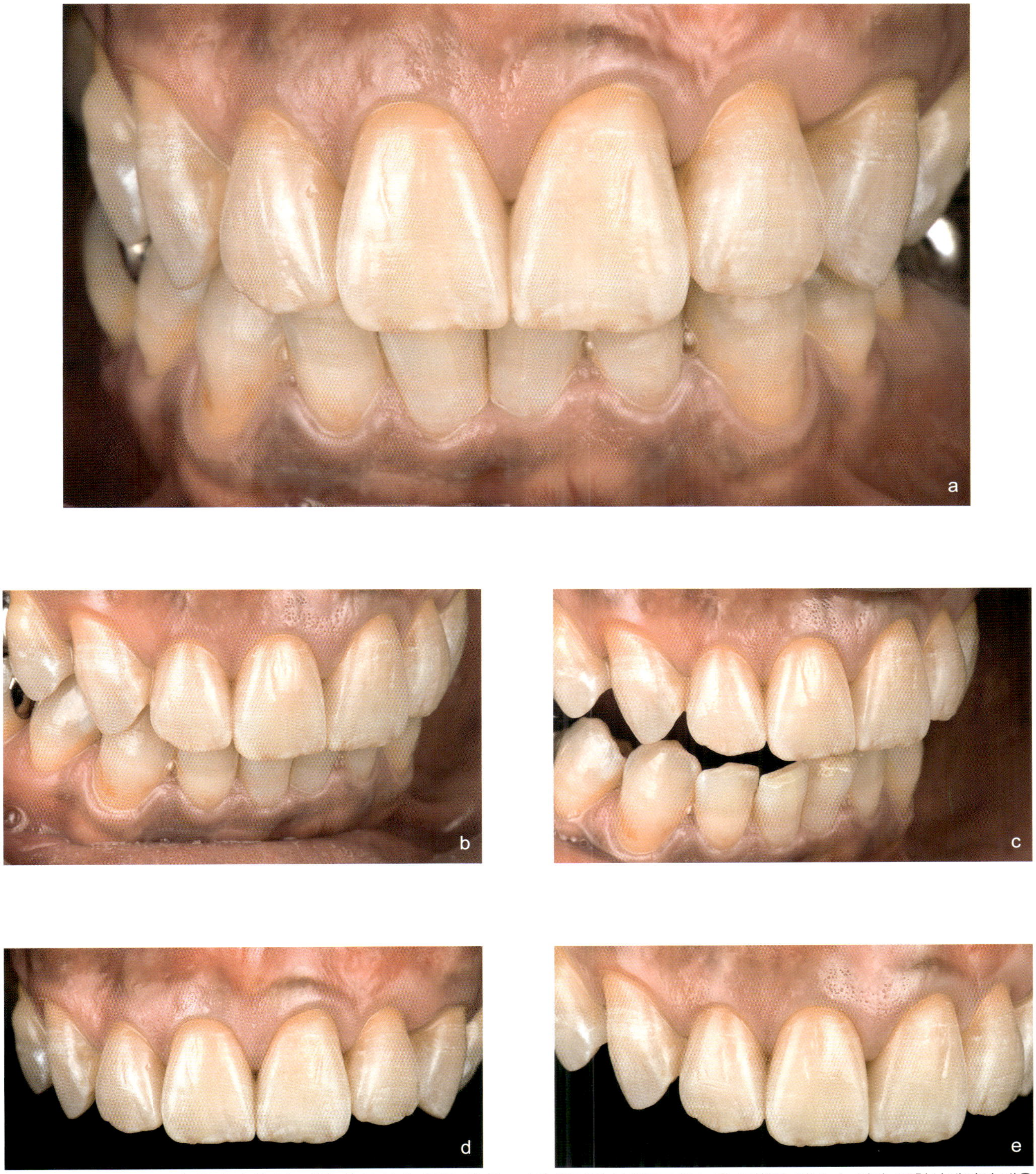

그림 3-2-28a~e. 구강 내 세팅 후 약 1개월 후의 상태. 치은 상태는 더욱 좋아져 보철물과의 높은 조화를 엿볼 수 있다. 모형상에서의 대응은, 치은에 대한 최종적인 미세조정을 더하므로 특히 하부 치간공극의 개방량에는 주의를 기울이고 있다. 이때 순측 근·원심 융선으로부터 인접한 영역의 치은 압박량이 많아질수록, 하부 치간공극은 약간 크게 개방할 필요가 있다. 또한 provisional restoration에서는 재료적인 결점과 더불어, 진료실에서의 조작 환경에도 한계가 생기기 때문에 마지막 10~20%의 마무리는 최종 보철물에서 실시하는 것 같은 느낌으로 대응하고 있다. 특히 이러한 최종 설계를 의도적으로 반영시키는 기간(가착 상태)을 성숙기라고 표현하고 있다. 그리고 이 성숙을 촉진하는 장치로서 더욱 완성도 높은 crown contour의 설계와 표면 성상(치은 접촉부는 반드시 글레이즈 페이스트로 마무리)을 부여하도록 하고 있다 [담당 치과의사: Takino Hiroyuki(瀧野裕行: 다키노치과의원 페리오·임플란트센터)／Yamaguchi Yusuke(山口佑亮: 현 야마구치종합치과)].

CTG(결합조직 이식)으로 인해 치은 증대된 증례의 보철 대응 ①

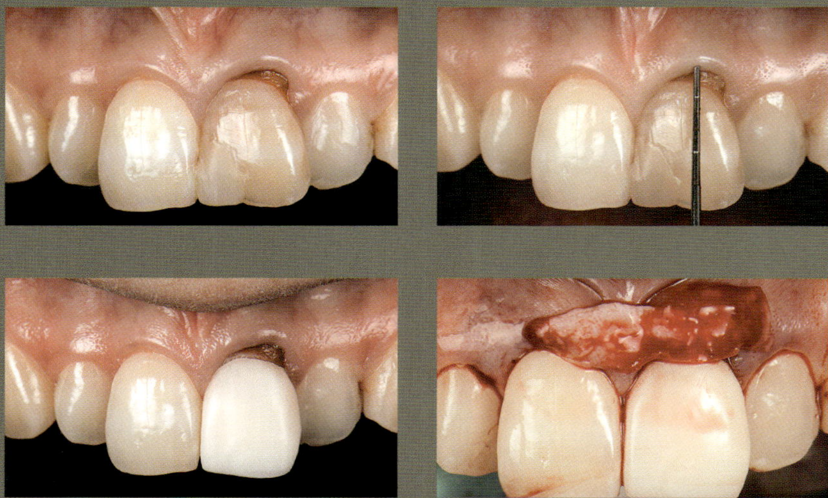

a | b
c | d

그림 3-2-29a~d. 이 증례는 상악 좌측 중절치의 실활에 수반하는 변색과 치은 퇴축에 대한 심미 개선을 도모한 증례다. 따라서 우선은 provisional restoration으로 대칭적인 치관 형태를 회복하고, 그것을 지표로 결합조직을 사용한 치근피개를 하는 것으로 치은 레벨의 회복을 도모하고 있다.

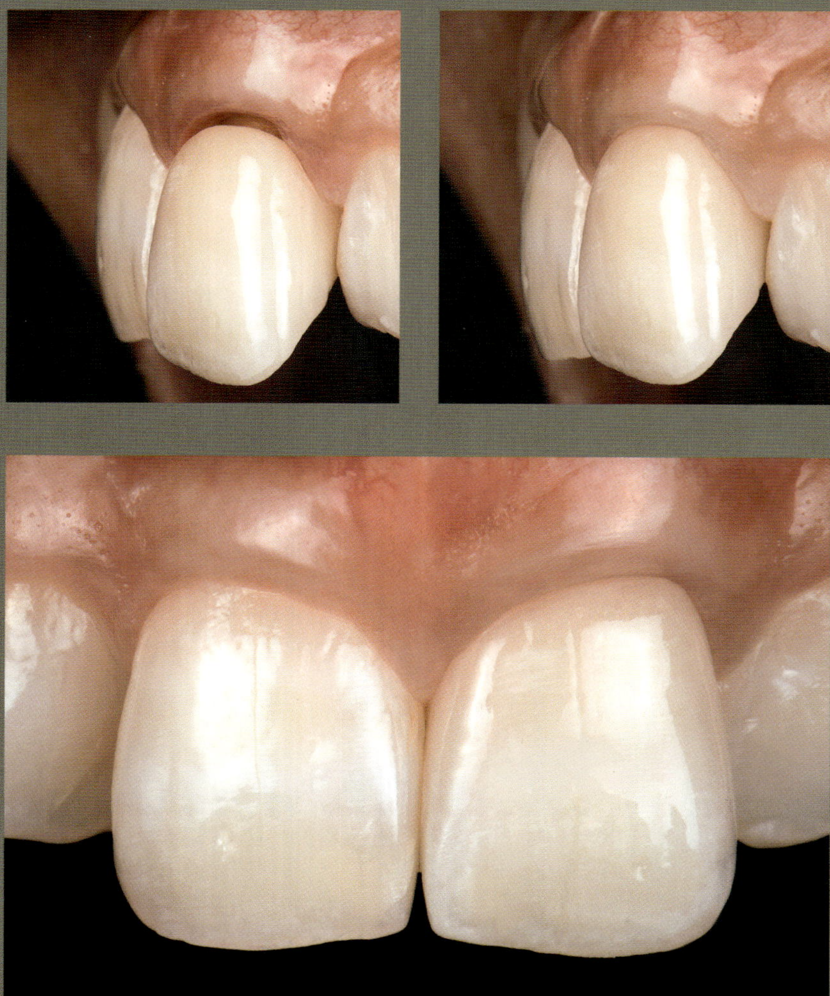

a | b
c

그림 3-2-30a~c. 결합조직의 이식으로 변연치은의 두께가 대폭 증가한 것을 확인할 수 있다. 따라서 크라운의 subgingival contour 부분에는 충분한 티슈 서포트 형태를 부여하여 두꺼운 치은에 대응하고 있다. 두꺼운 변연치은의 경우 치은연 확인이 매우 어렵기 때문에 provisional restoration에 의한 단계를 확실히 거치는 것이 중요하지만, subgingival contour의 설정 범위가 통상보다 커지는 것을 이해해야 한다[담당 치과의사: Nakata Kotaro(中田光太郎: 나카타치과클리닉)].

CTG(결합조직 이식)으로 인해 치은 증대된 증례의 보철 대응 ②

a | b
c | d

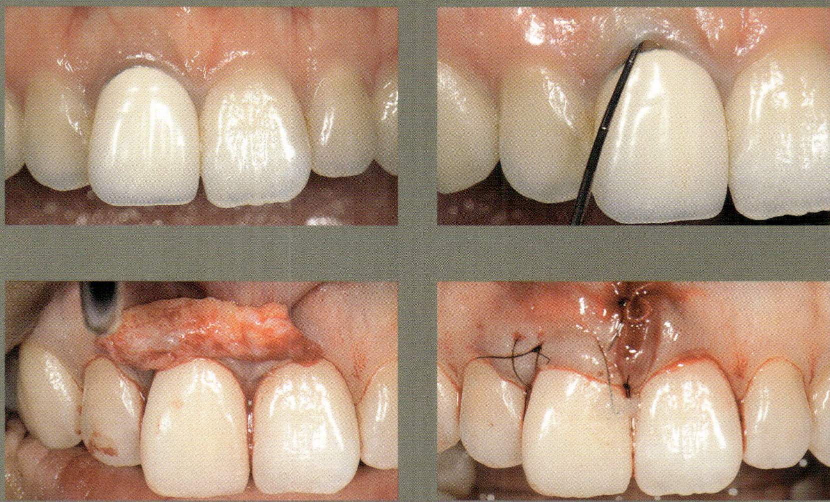

그림 3-2-31a~d. 이 증례는 상악 우측 중절치의 치관 및 치은의 심미 개선을 한 것이다. 환자의 바이오타입은 얇아서, 장착되어 있었던 메탈 세라믹의 영향으로 인한 치근 변색이 눈에 띄며, 얇은 치은에 투영되어 버렸다. 따라서 CTG를 사용하여 바이오타입의 개선을 도모하면서 증대된 치은의 두께로 치근의 변색을 차폐하도록 계획했다.

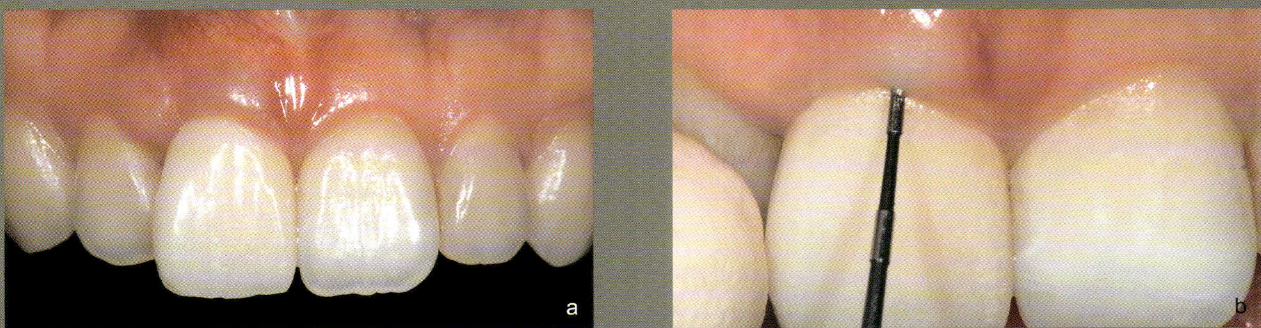

그림 3-2-32a, b. 외과 처치 후의 provisional restoration. 이식편의 정착과 안정은 술후 반 년 이상의 경과를 가지며 최종 보철로의 이행을 확인한다. 또한 두께가 증가한 치은으로부터 술전에 나타난 치근색의 영향은 소실되었다.

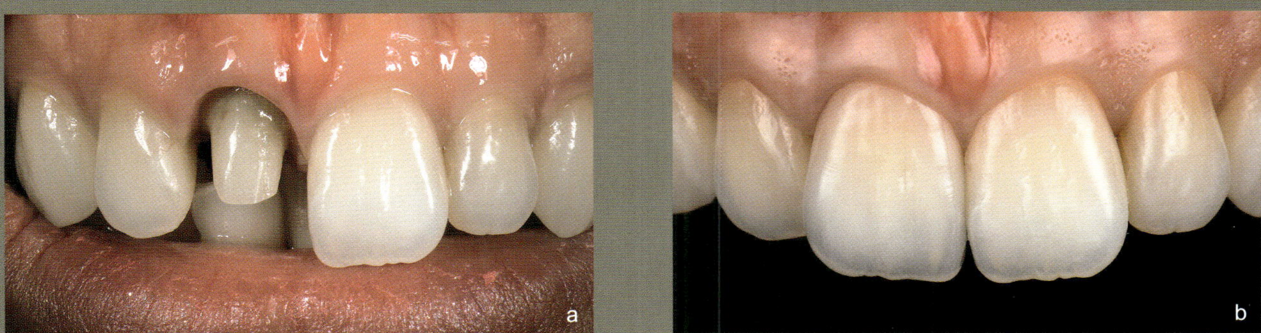

그림 3-2-33a, b. Provisional restoration으로 염증의 컨트롤과 치은연 형태의 설계를 하여 최종 보철에 반영시키고 있다. 치주 성형 수술을 보철 전 처치로서 도입한 것으로, 치관·치은 모두 심미성 향상에 성공하였다[담당 치과의사: Nakata Kotaro(中田光太郎)]. 또한 이 증례의 다색축성법 동영상은 Chapter 2-4의 그림 2-4-3을 참조하기 바란다.

외과적 증대술에 따른 두꺼운 치은의 보철 대응

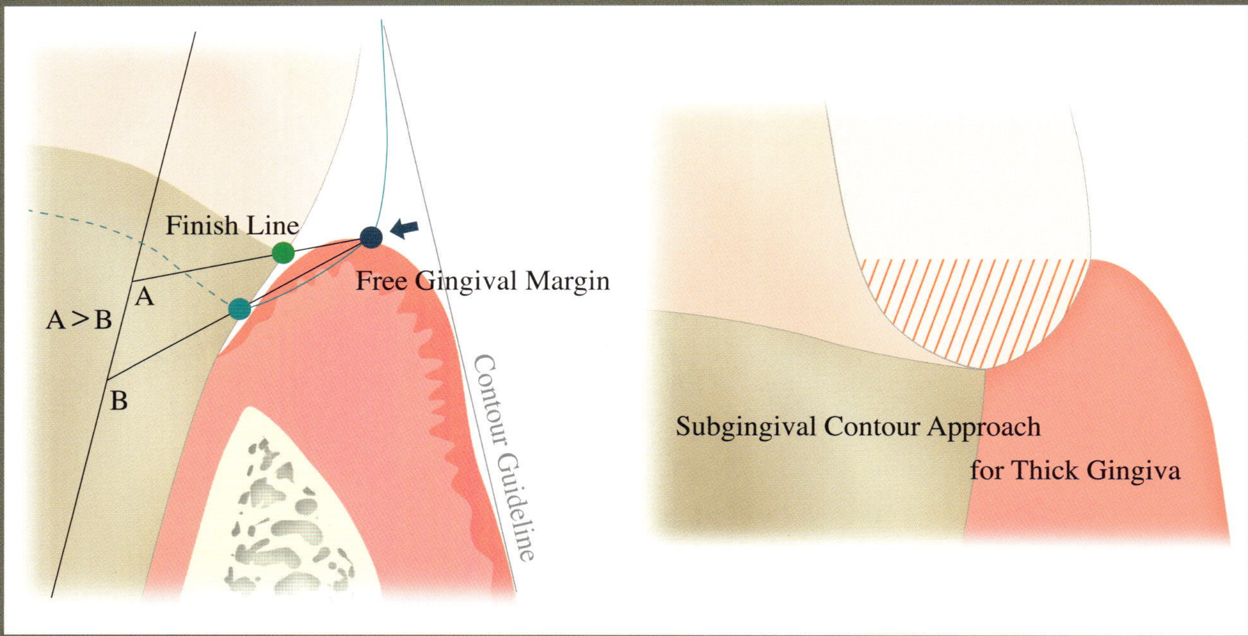

그림 3-2-34. 외과 처치 후 두께가 증가한 치은 대응은 변화한 치은연의 위치를 확인하여 치은연하로부터 다시 contour 어프로치를 하는 것이 효과적이다. 그림 좌측과 같이 두께가 증가한 변연치은은 크라운 마진에서 치은연까지의 거리가 멀어지게 되므로 얕은 연하 형성에서는 궤도 A와 같이 subgingival contour의 경사 각도가 너무 커져서 변연치은에 대해 과도한 압박을 부여하게 된다. 따라서 피니시 라인은 의도적으로 깊게 설정할 필요가 있다. 따라서 자연치의 피니시 라인 설정에는 형성 한계가 있으므로, 이러한 경우 SGCA는 자연치의 15~30°를 넘는 일이 많다. 다행히 외과적으로 두께가 증가한 치은은 저항력도 강해지므로 일반적인 치주환경에서는 허용되지 않는 contour(<60°)에서도 정확한 단계를 밟으면 임상적인 조화를 이룰 수 있다고 생각한다. 또한 이러한 경우 SGCA를 너무 신경쓰기보다 contour guideline으로부터 치관의 맹출 위치를 결정하여 subgingival contour를 아웃라인으로부터 도출하는 방법이 좋다.

치주 성형 수술을 시행했을 경우의 보철적 고려 사항

- 공여부와 수여부의 적응
- 이식편(결합조직)의 크기나 볼륨
- 골 성형 디자인
- 치유 기간(healing phase)의 경과 관찰
- 부착 위치관계의 변화
- 경조직과 연조직의 변화 양상
- 수복 기간(restorative phase)의 경과 관찰 등

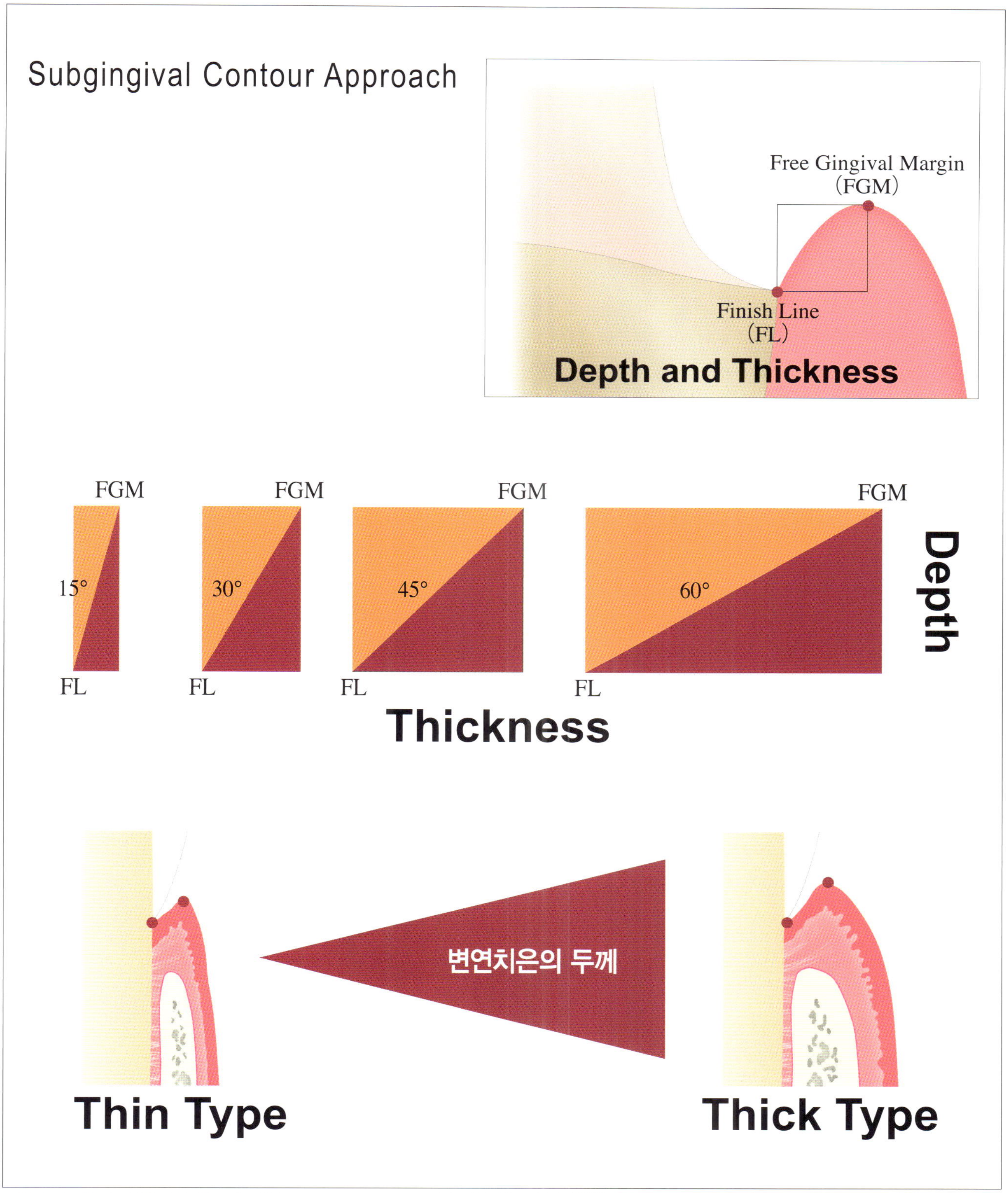

그림 3-2-35. 변연치은의 두께에 대한 subgingival contour를 파악하는 방법.[6,15,19,20] 이것은 피니시 라인(FL)과 치은연(FGM)의 위치관계를 기준으로 SGCA를 패턴화했다. 그림으로부터 변연치은의 두께가 증가하면 치은연의 위치가 떨어지고 자연히 SGCA도 커진다.
여기에서 단순한 삼각비를 적용시키면 45~60° 상당의 SGCA 대응은 치은연하 1mm 이상의 형성량이었던 편이 변연치은에 대한 압박을 완화시킬 것이다. 또한 60°라는 SGCA의 수치는 임상적인 경험을 근거로 한 것이지만, provisional restoration에 의한 일정 기간의 경과 관찰과 이를 근거로 한 판단이 빠져서는 안 된다.

Chapter 3

3 Gingival Framework Design

1. Gingival framework design

지대치 형성에서 치은연하에 피니시 라인을 설정하는 목적에는 주로 심미적·구조적 배경이 존재하고 있다. 특히 심미적 요건을 충족시키기 위해서는 생체와의 조화를 획득한 다음, 어떻게 치열에 조화된 변연치은 형태를 설계할 것인지가 중요한 요소가 된다.

Subgingival contour의 설정에는 구강 내 사진이나 방사선사진, probing chart 등의 기초 자료를 근거로 하여, 어떠한 치료 경위로 기공소에 배턴 터치된 것인지도 충분히 파악해 둘 필요가 있다. 이때 모형상에서 중요한 작업이 되는 것이 치은의 트리밍이다. 트리밍 디자인 하나로 치관의 출현 윤곽은 변화하여 축면 형태 구성에 크게 영향을 주므로 신중하게 대처해야 한다. 안이하게 트리밍 작업을 해버리면 치은과의 생물학적인 부조화를 초래할 뿐만 아니라 치관부의 형태 표현에도 큰 지장이 생긴다. 다음 페이지에서부터 적절한 gingival 프레임워크 디자인[1,2]을 하기 위한 실제 작업 흐름(work flow)을 소개하고자 한다.

Subgingival contour 조절로 치은 레벨의 대칭성을 획득한 증례

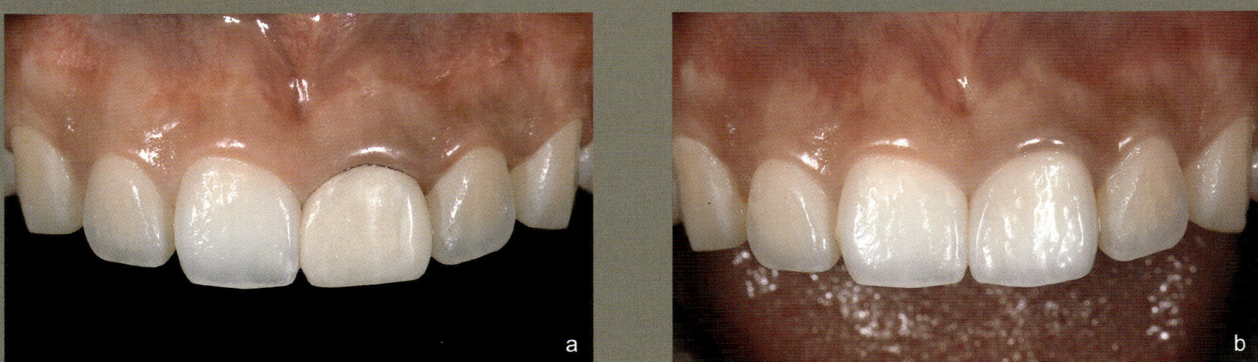

그림 3-3-1a, b. 환자는 20대 여성. #21의 심미 불량을 주소로 내원하여 올세라믹 수복을 한 증례(a: 술전, b: 술후). 임상치관 길이를 좌·우측으로 정돈하기 위해 피니시 라인의 설정 위치에 주의하면서 subgingival contour의 조절로 치은 레벨에 대칭성을 얻었다(IPS e.max Press로 제작).

담당 치과의사: Takino Hiroyuki(瀧野裕行: 다키노치과의원 페리오·임플란트센터)

2. 모형의 확인

보철물 제작에서 최초로 실시하는 작업이 치관 형태 회복을 위한 시뮬레이션이다. 치관 크기를 고려하여 주어진 보철 공간 안에서 이상적인 형태 표현이 가능한지를 잘 확인한다. 이때 주의해야 하는 것이 치아의 위치관계와 대합관계이며, 인접치와의 균형으로부터 인접면 접촉 부위나 배열을 결정한다. 이때 무리한 치관 형태나 배열을 부여하면 청소성을 뚜렷하게 저하시키는 경우도 있다. 또한 절연(교두)의 위치 결정은 심미적·기능적인 제한, 치경부 측에서는 생물학적인 제한, 인접면에서는 배열 조작이나 치관 폭경의 설정에 제한을 받게 된다. 본래 치관 형태의 표현에 자유도는 높지 않으며(그림 3-3-2, 3-3-3), 수복 부위나 개수에 관계 없이, 제한적인 보철 공간 내에서 어떻게 자연감을 표현하고 배열하는지가 가장 중요한 기술이라 할 수 있다.

보철 수복 시 공간에 대한 각종 제한

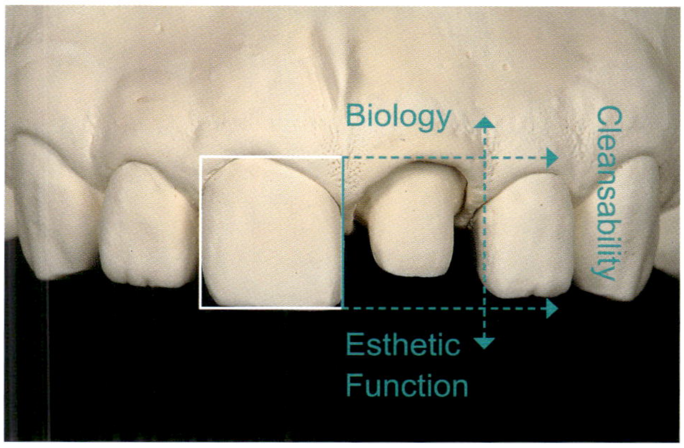

그림 3-3-2. 절연(교두)의 위치는 심미적·기능적 제한, 치경부 측에는 생물학적 제한, 인접면 측에서는 배열 조작이나 치관 폭경의 설정에 제한을 받게 된다.

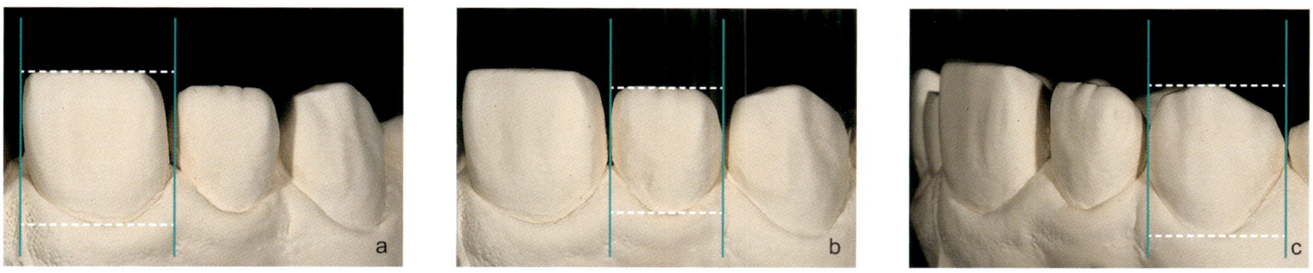

그림 3-3-3a~c. 치관 폭경의 확인은 각 치아를 정면에서 관찰하여 치아에 눈에 띄게 위치 부정이 없는 경우는 인접하는 치간유두정 간 거리가 치열이 허용하는 최대 치관 폭경이라 생각한다. 만약 이 폭경 내에서 이상적인 해부학적 근·원심 폭경을 얻을 수 없는 경우는 배열 조작으로 대처하지만 청소성에 대한 고려는 저하된다.

변연치은과 피니시 라인의 위치관계 파악이 중요

변연치은에 대한 고려로, 우선 치은 형태의 대칭성이나 규칙성을 근거로 관찰을 한다. 치은압배사를 사용하여 인상채득된 변연치은의 위치 정보는 정확한 것이라고 할 수는 없지만(그림 3-3-4), 중요한 것은 최종적인 변연치은의 설계 라인과 피니시 라인의 위치관계를 정확하게 파악하는 것이다(그림 3-3-5, 3-3-6). 변연치은의 설계에는 어느 정도 치근 형태나 치아의 위치 정보를 반영시키면서 임상치관 형태로 이행시켜야 하므로, 치관의 외형이나 융선·최대 풍융부(치경부) 등의 위치 설정은 특히 주의해야 한다(그림 3-3-7).

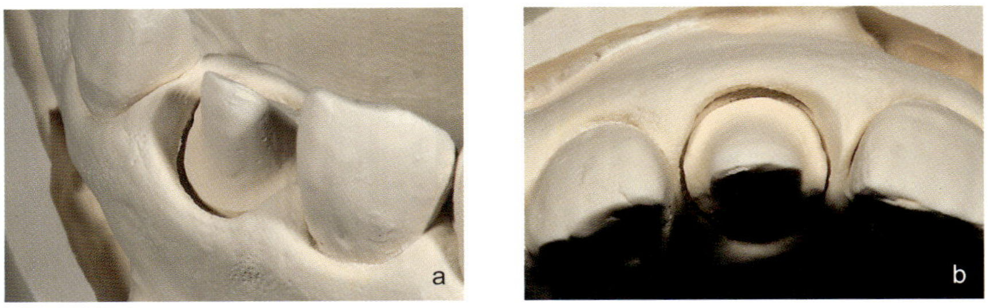

그림 3-3-4a, b. 치은압배를 하는 것으로, 지대치 정보로서는 정밀한 인상을 채득할 수 있다. 그러나 치은압배로 인해 완전히 유리된 변연치은으로부터는 원래의 정확한 치은의 위치 정보를 얻을 수 없다. 이러한 경우 치열 모형상에서 최종적인 판단을 내리는 것이 어려워지므로 구강 내 시적으로 확인하는 것이 필수적이다.

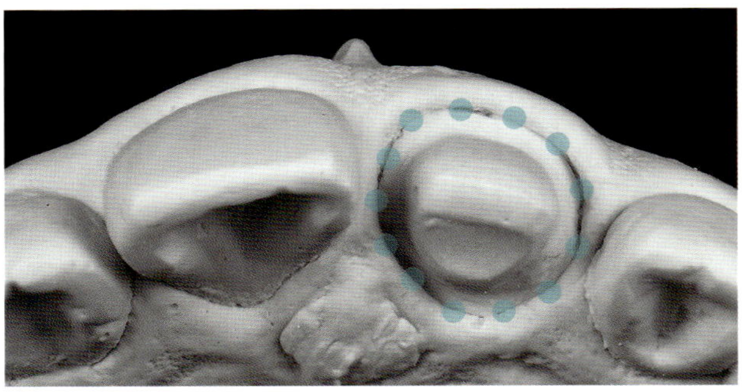

그림 3-3-5. 피니시 라인의 설정 위치나 치아의 맹출 상태에 따라서도 다르지만 절연측으로부터 지대치를 관찰하면, 그 외형 라인의 융기로부터 원래 있었던 치관의 융선이나 구의 주행 위치를 어느 정도 추측할 수 있는 경우가 많다.

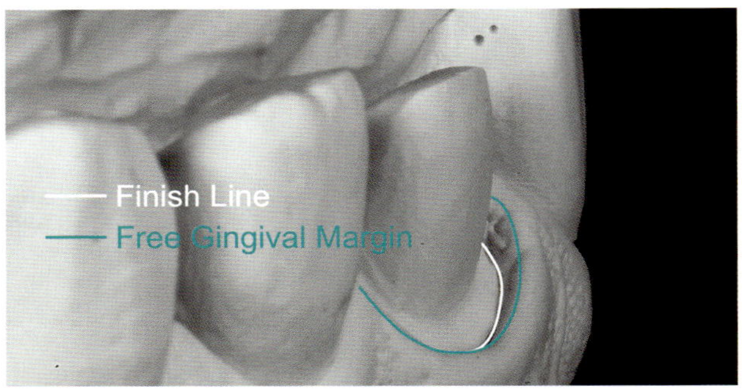

그림 3-3-6. 변연치은과 피니시 라인의 위치관계는 subgingival contour의 설정에 크게 관여한다. 따라서 인상채득 상태도 포함하여 치은의 두께나 성상에 대해서도 충분히 고려해야 한다.

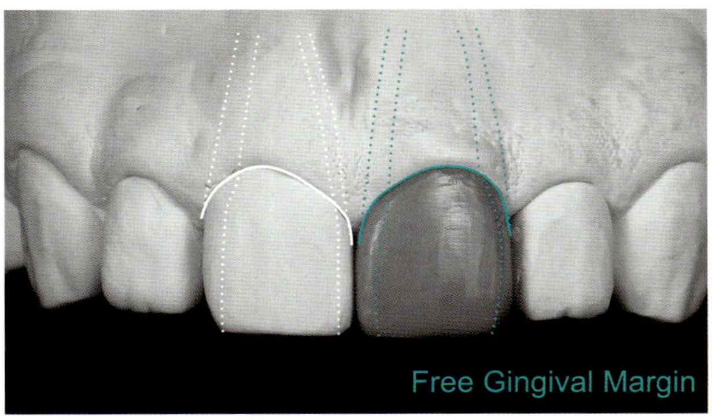

그림 3-3-7. 치관 형태의 회복에는 치아의 위치 정보를 반영시켜, 지대치로부터 위화감이 없도록 융선이나 풍융을 설정하고, 나아가 치은연 형태와도 동조시켜야 한다.

3. 치관 형태의 부여

작업용 모형의 트리밍을 한 후, 형태 회복을 진행한다. 이때 변연치은의 형태를 정확하게 치관 형태에 반영시키지 않으면 치관–치은의 연속적인 형태 조화는 기대할 수 없다. 따라서 치은 정보를 정확하게 파악하여 치관–치은 형태를 연결하기 위해서는 부치형식 모형에 의한 제작이 효과적이며, 특히 치은연하나 축면 형태에 대한 고려에는 뚜렷한 차이가 생긴다(그림 3–3–8).

그림 3–3–8a. 부치형식 모형상에서 대칭성을 중시하여 이상적으로 제작한 치관 형태(A).
그림 3–3–8b. 변연치은과의 형태적 조화(A).

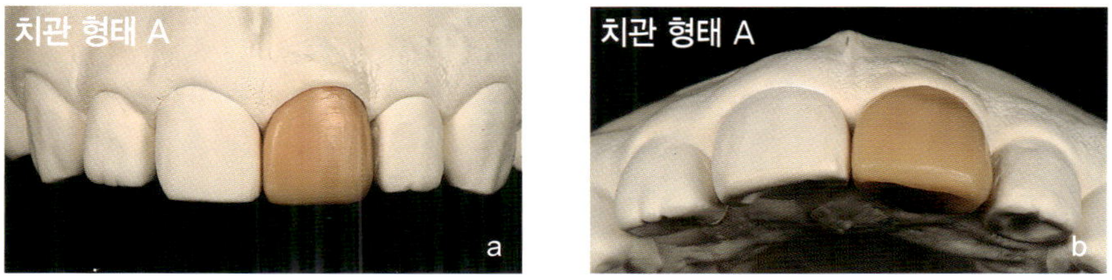

그림 3–3–8c. Subgingival contour를 고려하면서 치은 정보가 없는 분할식 모형상에서 제작한 치관 형태(B).
그림 3–3–8d. A를 제작한 치은 트리밍 후의 치열 모형에 B를 장착했더니, 치간유두부에 접촉하여 완전히 안착되지 않았다. 이것은 구강 내에서 과도한 압박을 줄 위험성을 나타낸다.

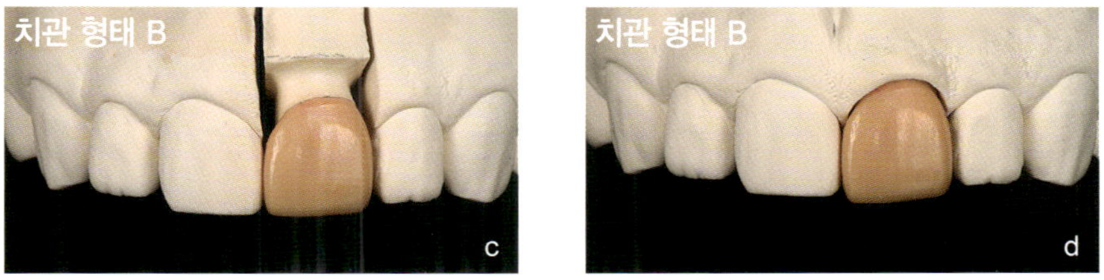

그림 3–3–8e. 접촉 부분을 삭제하여 치열 모형에 넣은 상태(B).
그림 3–3–8f. e의 절연에서 본 상태. b와 비교하면 큰 공간이 생겼다. 이것으로는 순측 변연치은에 적절한 압박이 가해지지 않는다.

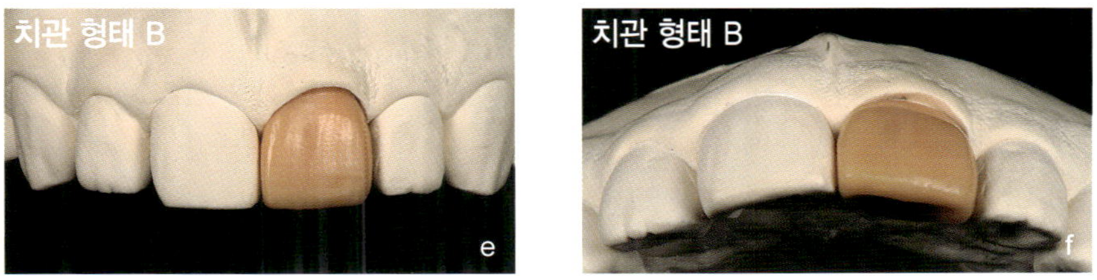

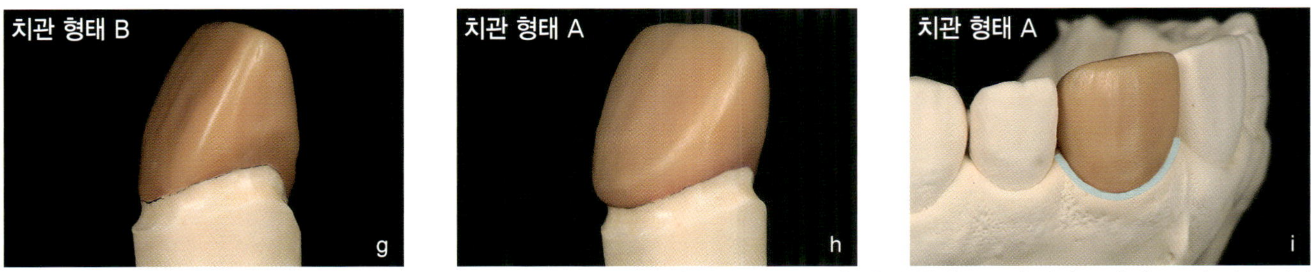

그림 3–3–8g~i. 완성된 치관 형태를 비교하면, 절연의 설정은 거의 같은 위치이지만 순측 축면 형태는 크게 달라, B에서는 A와 같이 변연치은과 밀착된 상태를 구강 내에서 얻기는 어렵다고 판단할 수 있다. 반대로 A는 치은과 밀접한 상태가 되어, 치은연으로부터 자연스럽게 세워져 있음을 알 수 있다. 치은연하의 대응은 빈혈대가 생기지 않을 정도로 압박하고, subgingival contour에서 어느 정도 치은연을 유도하면서 변연치은에 장력을 주어 임상치관 형태로 연결해 가는 것이 바람직하다. 또한 구강 내에서의 간단한 확인 방법으로서 junction부(의 하늘색 선 부위)를 air로 불어 변연치은과의 밀착 상태를 확인하는 방법도 있다.

4. 연속치 대응과 ground-up 디자인

일반적으로 치은 형성(트리밍 디자인)을 할 때 치관 형태를 한번 이상적으로 회복시키고 나서 모형의 트리밍으로 이행하는 'top-down 디자인'을 한다. 그러나 보철 형식(자연치·임플란트·폰틱)이나 조건에 따라 변연치은 접근법은 당연히 다르며, 적절한 치은 압접량도 각각 다르다. 따라서 변연치은에 대한 고려를 뒤로 미루고 임상치관에서 형태 고려를 너무 우선해 버리면, 책상 위에서 만들어낸 임상치관과 치은연하 형태가 잘 융합할 수 없는 경우가 많다. 또한 연속치 대응에서는, 치은연 형태의 설정이 심미 요소에 크게 영향을 주므로 어느 정도 치주조직(임플란트는 주위 조직)과의 균형을 최우선으로 생각하면서 모형의 치은 트리밍을 사전에 하는 'ground-up 디자인'이 효과적인 경우도 있다(그림 3-3-9).

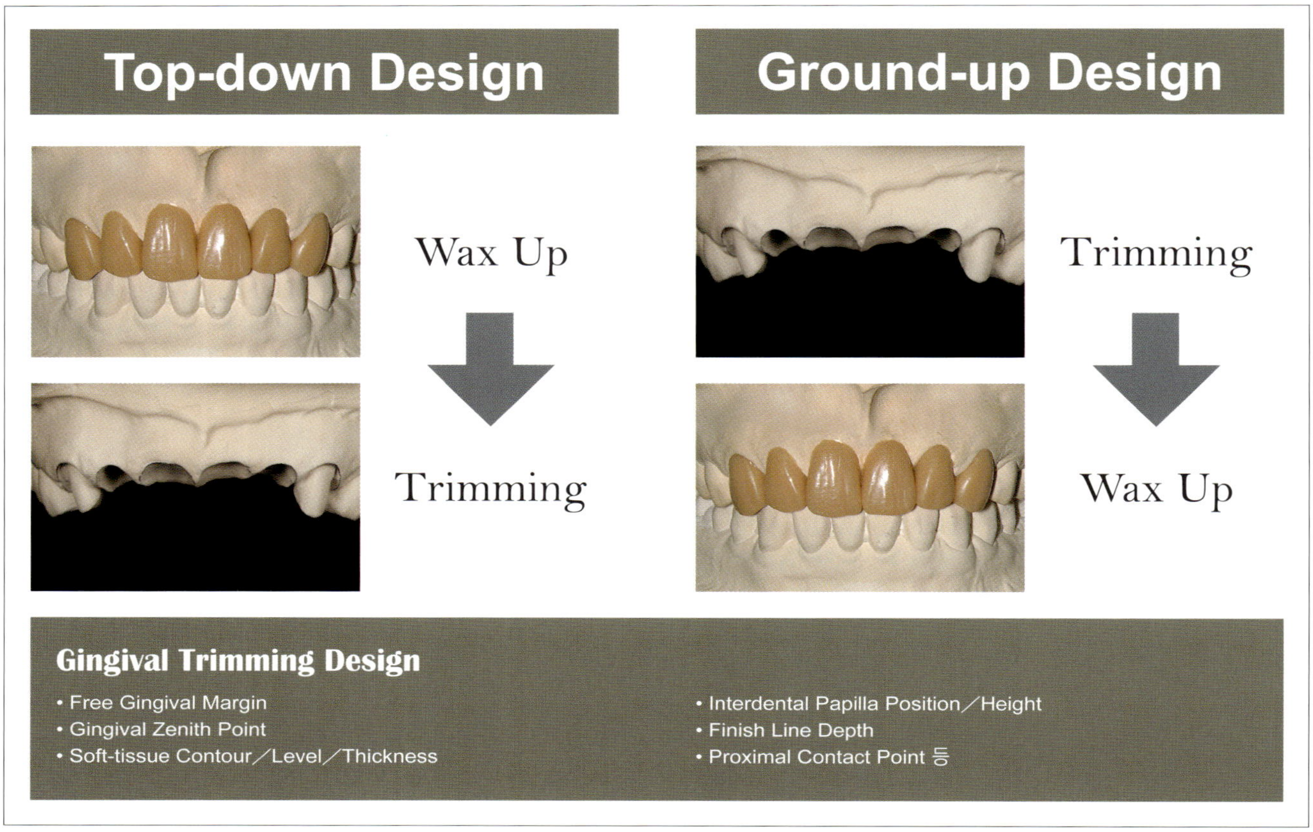

그림 3-3-9. 'Top-down 디자인'과 'Ground-up 디자인'. 일반적으로, 치관 크기의 결정은 치간유두정이 되는 위치를 특정하여 각 치아의 폭경을 각각 산출해 나간다. 또한 변연치은과 피니시 라인의 위치관계를 잘 파악하여 치은연의 정(gingival zenith point)-치관 절연(incisal edge point)으로부터 치관 길이를 결정한다. 그러나 치관 형태 도출에는 치은의 형태가 깊이 관여하고 있어 치간유두의 높이에 따라 인접면 접촉 위치가 결정되며, 변연치은의 두께에 따라 치은연 형태 대응이 달라 그 출현 위치에 따라 치관의 축면 형태가 구성된다. 따라서 어느 정도 치은과의 균형을 우선하여 생물학적 요건을 충족시킨 다음, 임상치관을 도출하는 것도 매우 중요하다.

Ground-up 디자인에 따라 치은연 형태를 결정한 증례

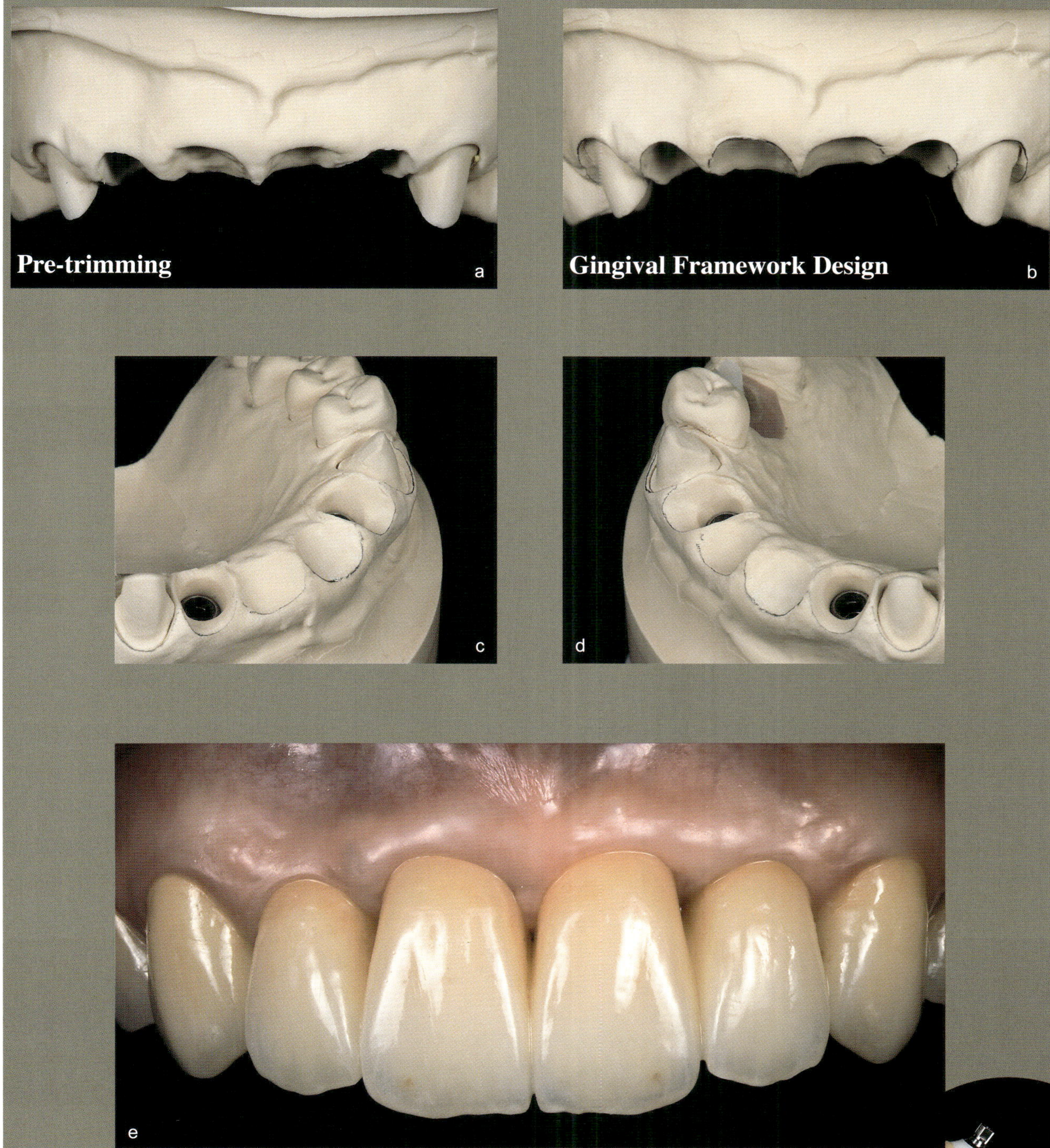

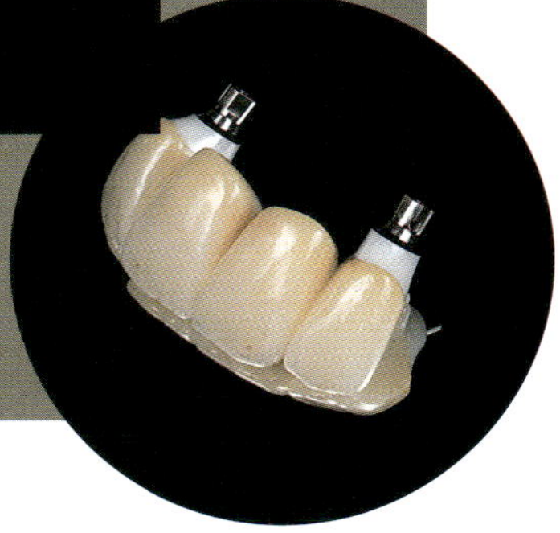

그림 3-3-10a~e. 환자는 50대 여성. 치근 파절로 인해 임플란트 수복에 의한 치료 재개입을 하게 된 증례. 연속치 대응으로서 보철 형식의 차이를 고려하여 치은 트리밍양을 조정하고 ground-up 디자인에 따라 치은연 형태를 결정했다. 모형상에서 실시한 치은 설계가 정확히 구강 내에 반영되어 있다(IPS e.max ZirPress로 제작).

담당 치과의사: Kubota Tsutomu(窪田 努: 구보타치과)

5. 치간유두 대응

Gingival 프레임워크를 구성하는 데 있어서 치간유두의 존재는 건강한 치주 환경을 나타내는 표시자가 되며, 치간을 채우기 위해서는 어느 정도 해부학적인 지표에 따른 보철적인 대처가 필요해진다. 치간유두의 대응은 생물학적인 폭경을 준수하여 특히 치아–치은–치조골의 적정한 수직적 위치관계(dentogingival complex)[3]를 염두에 두면서 인접면 접촉 부위나 치간 거리를 설정해야 한다.[3,4] 자연치나 임플란트에서 주위 조직의 배경은 각각 다르지만, 치간유두를 포함하여 치은 높이를 유지하는 조건으로서 치조골의 뒷받침이 어느 정도 있어야 한다. 또한 치근 간 거리나 배열 상태에 따라서도 다르지만, Kois JC는 치조골정으로부터 치간유두정까지의 거리가 일반적으로 4.5~5.0mm의 범위에 있다고 보고했으며,[3] Tarnow DP는 상악 중절치 사이에서 인접 접촉 영역으로부터 치조골정까지의 거리를 계측하여, 통계적으로 5mm를 넘는 경우 치간유두 퇴축 위험이 높아 black triangle 발생 확률이 높아진다고 보고했다[5](그림 3-3-11). 치근 간 거리는 일반적으로 2mm 정도가 이상적인데, 치근 간 거리도 유두 높이에 영향을 주는 한 인자가 되고 있다. 이것은 임플란트 수복에서도 마찬가지이며, 임플란트 간 거리 및 점막 관통부에서 상부 구조체의 거리 설정에는 세심한 주의가 필요하다[6,7](그림 3-3-12).

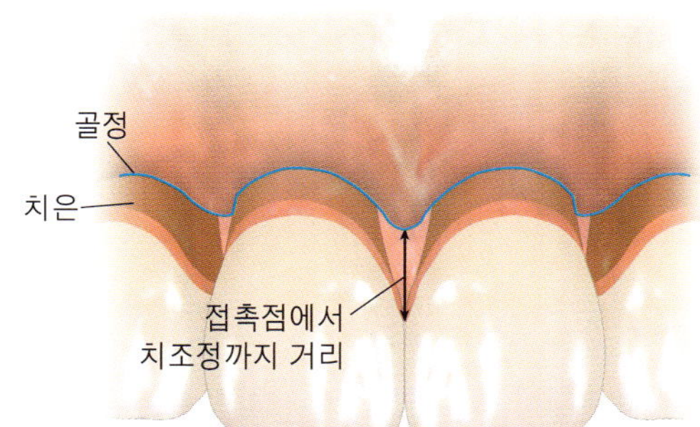

그림 3-3-11. Tarnow DP는 상악 중절치 접촉점으로부터 치조골정까지의 거리를 계측하여 치간유두 발생률을 통계적으로 조사했다(참고문헌 4에서 인용하여 작성. 원 그림 출처는 참고문헌 5).

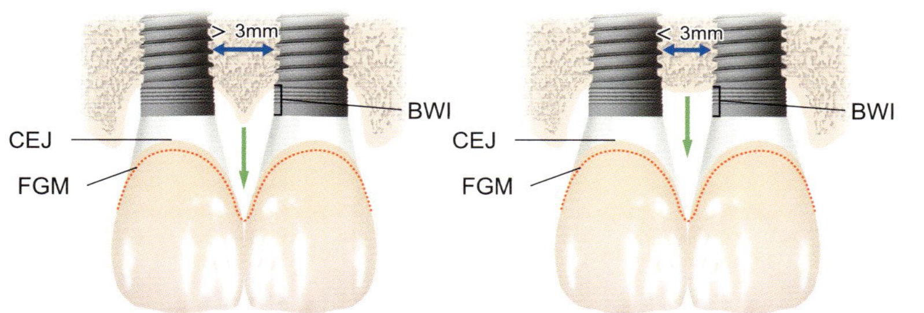

왼 쪽: 3mm 이상의 임플란트 간 거리를 확보할 수 있으면 골정으로부터 3~4mm의 재생이 가능하다.
오른쪽: 3mm 이하로 근접해 버리면 골정부는 평탄해지고 재생 가능성은 더욱 낮아진다.

그림 3-3-12. 임플란트 사이 치간유두 골정으로부터의 재생 거리(참고문헌 7에서 인용하여 작성. 원 그림 출처는 참고문헌 6).

외과적·보철적으로 tissue management를 하여 이상적인 gingival 프레임워크를 획득한 증례

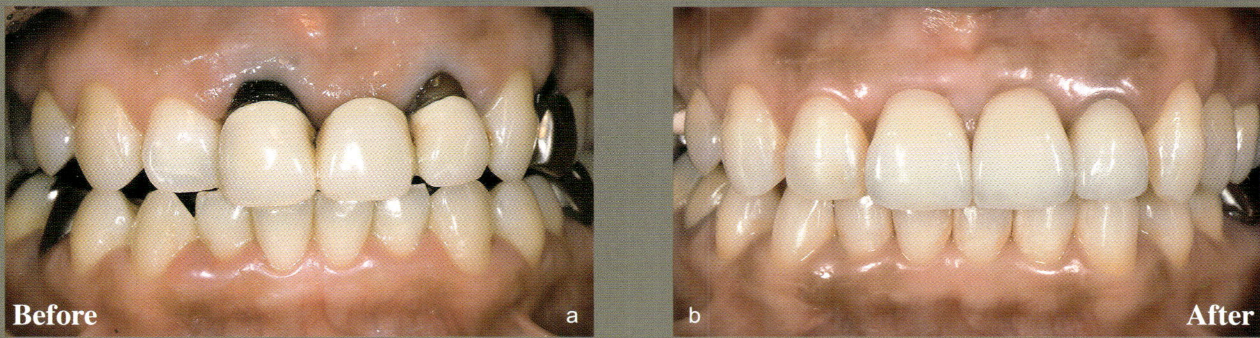

그림 3-3-13a, b. 환자는 40대 여성. 치근 파절로 #11, #21, #22를 수복하게 된 증례. 초진 시(**a**)와 술후(**b**)의 상태. 중절치부에 임플란트의 즉시 및 지연 식립에 의한 접근법이 이루어졌다. 술후의 치은 레벨 변화에 주목하기 바란다(IPS e.max Press로 제작).

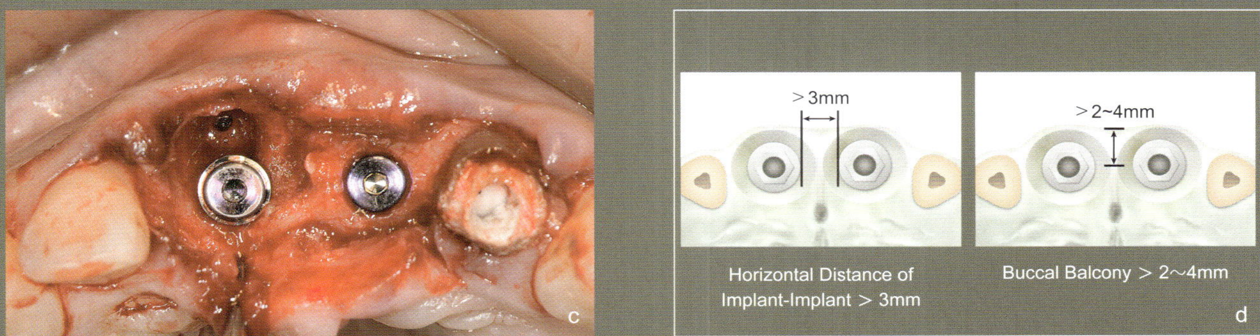

그림 3-3-13c, d. 치조골의 상태는 좌·우에서 조건이 다르며, 특히 우측 부위는 순측에 큰 골흡수가 나타났다. 또한 인접골을 잘 보전하기 위해, 임플란트 위치와 거리 간격에 충분한 고려가 이루어졌다(**d**는 참고문헌 8에서 인용하여, 일부 수정하여 작성).

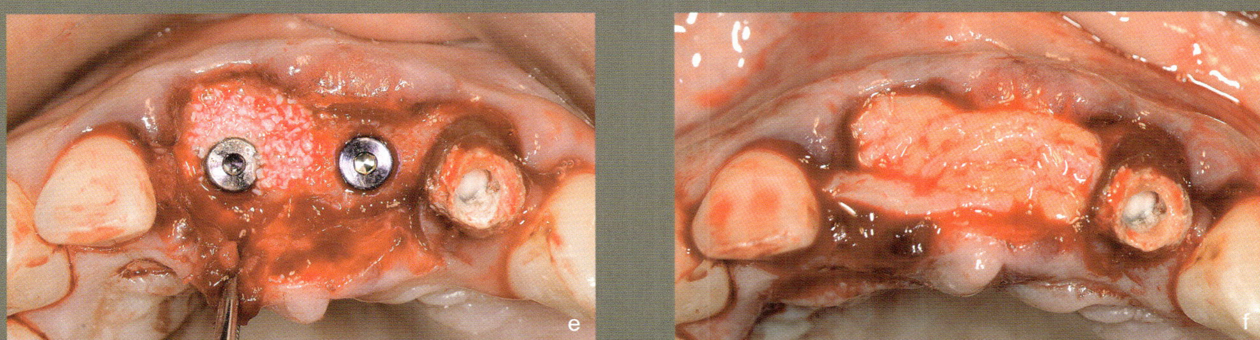

그림 3-3-13e, f. 치조제의 볼륨을 회복하여 더욱 예지성을 높이기 위해 경·연조직의 이식이 이루어졌다.

담당 치과의사: Takino Hiroyuki(瀧野裕行: 다키노치과의원 페리오·임플란트센터)

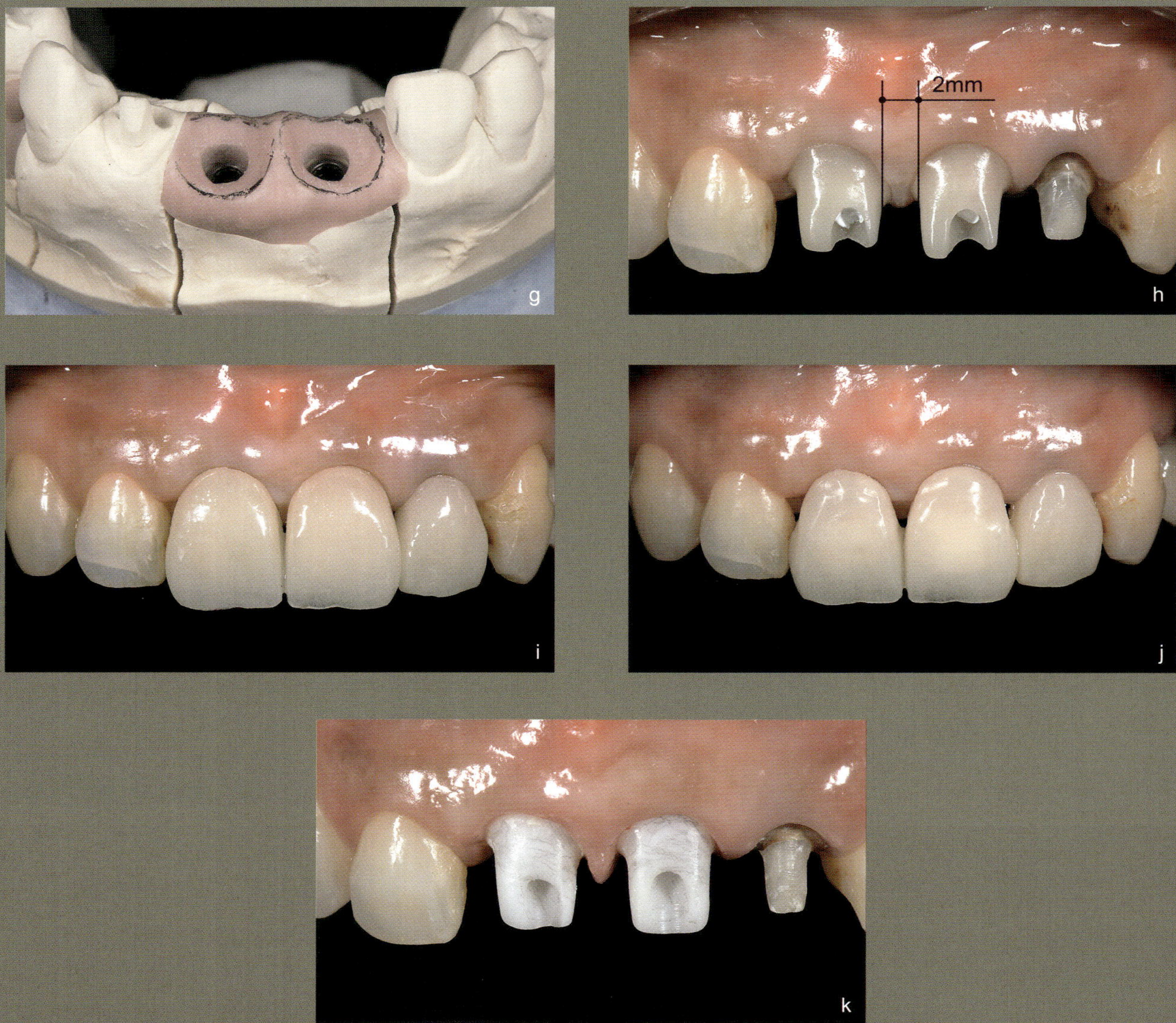

그림 3-3-13g~k. 맞춤형 임시 치유 지대주(custom temporary healing abutment) 장착 후, 추가적으로 점막 관통부의 형상을 정돈하기 위해 맞춤형 임시 지대주와 provisional restoration을 장착한다. 그때 최종 보철을 예측한 점막 관통부의 sculpting이 필요해지는데, 지대주 사이(최대 폭경부)는 약 2mm로 설계하여 순·설측면으로부터 인접을 향하는 transitional area를 중심으로 치간유두부 주위를 집어 올리는 듯한 느낌으로 치은 모형의 트리밍을 하여, 치은연하로부터 형태 접근을 했다. 이때 방사선사진에서 인접골의 위치관계를 충분히 파악해 둘 필요가 있다.

또한 embrasure의 조정은 지대주 장착 후, 치간유두의 경과 관찰을 하면서, 필요에 따라 구강 내에서 최종 조정을 한다. 본 증례는 맞춤형 임시 지대주 장착 후, 치간유두의 성장을 촉진하기 위해 provisional restoration의 재형성(reshape)을 하여, 하부 치간공극을 넓게 설정하고 있다. 맞춤형 임시 지대주의 피니시 라인은 약간 얕게 설정하지만, 치간유두에 대한 가압은 기본적으로 지대주 부위에서 하게 된다. 그 후 최종 지대주와 최종 보철물(세라믹)이 가지는 생체친화성(표면 성상)으로 인해, 치간유두의 유지와 성장을 보조하는 것으로 확실한 성숙이 나타났다.

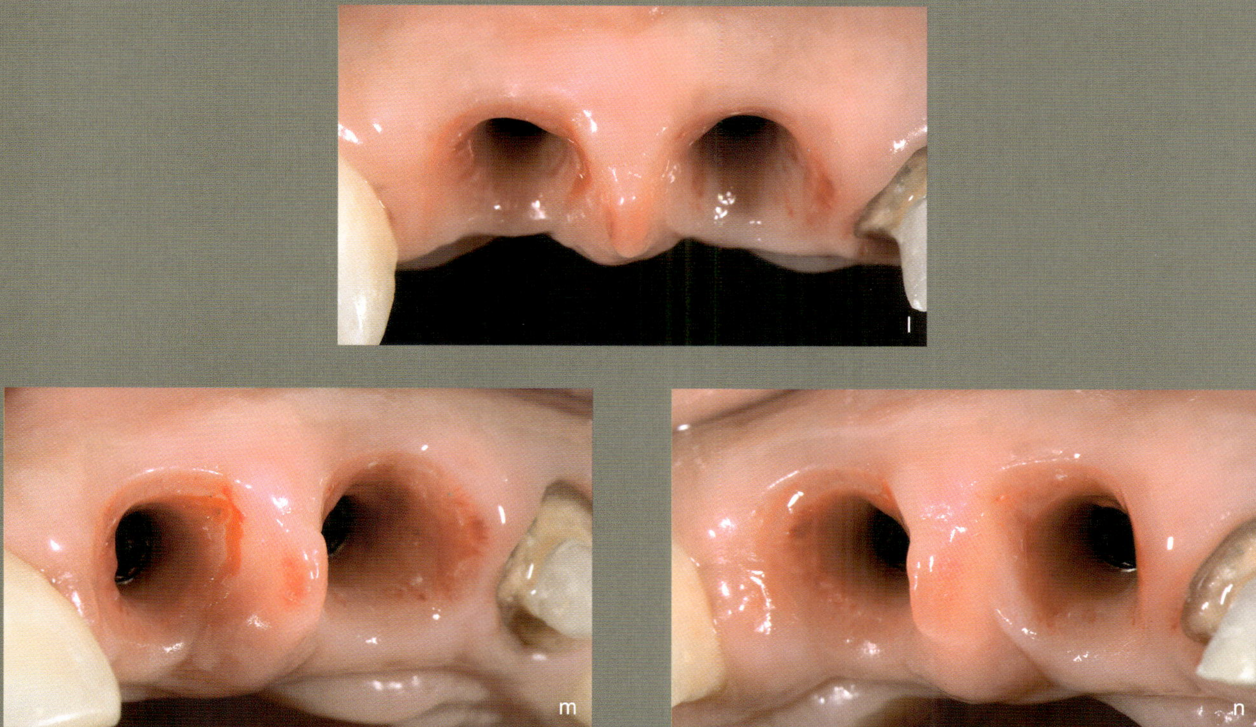

그림 3-3-13l~n. 최종 보철 전의 치은.

Start

임플란트 식립 후 연조직이 치유된 상태. 2차 수술 후 맞춤형 임시 지대주 장착으로 점막 관통부의 형태를 정돈하여(sculpting), 임플란트 주위 치은에 적절한 압박을 준다.

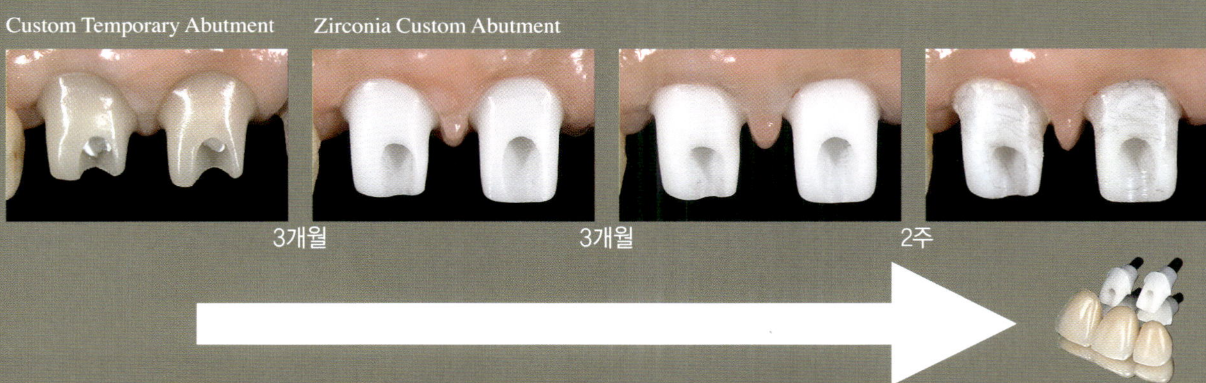

그림 3-3-13o. 임시 지대주에서 최종 보철물 장착까지 치간유두가 성숙되어 가는 과정.

임플란트 점막 관통부의 근·원심적 형태의 부여

임플란트 점막 관통부의 근·원심적인 보철적 고려로서 인접골에 대한 고려를 들 수 있다. 임플란트 주위골은 결손을 일으킨 원인이나 시기, 또한 외과 술식 등에 따라서 보존 상태가 다르며, 연속치 결손으로 임플란트가 연속적으로 위치하는 상황과 인접치(자연치)가 잔존하는 상황에서도 주위골의 조건이 크게 달라진다(임플란트-임플란트, 임플란트-폰틱, 임플란트-자연치). 이 증례는 방사선사진으로부터 인접골의 위치관계를 확인하여 골과의 거리감을 유지하면서 지대주를 직선적인 느낌으로 들어 올려 치간유두부보다 약 3mm 아래에서부터 2mm 정도 거리를 두면서 치간유두 간에 적절한 압박을 가하는 것 같은 프로파일을 설계하였다(그림 3-3-14). 또한 임플란트가 인접하는 중절치 사이와 자연치와 측절치 사이는 풍융의 위치나 크기에 변화를 주면서 주위 조직에 조화하는 지대주 프로파일을 갖추었다.

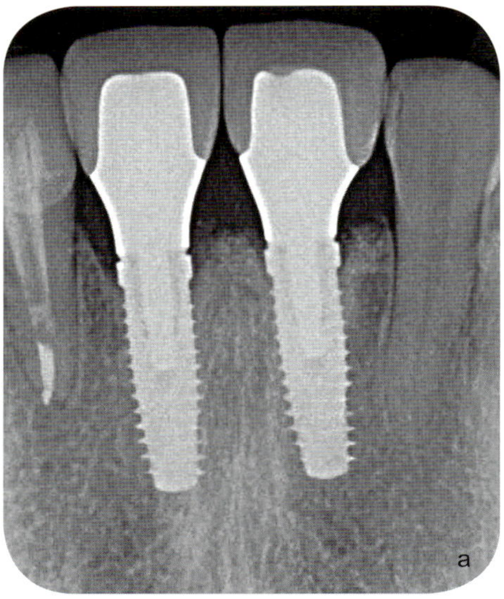

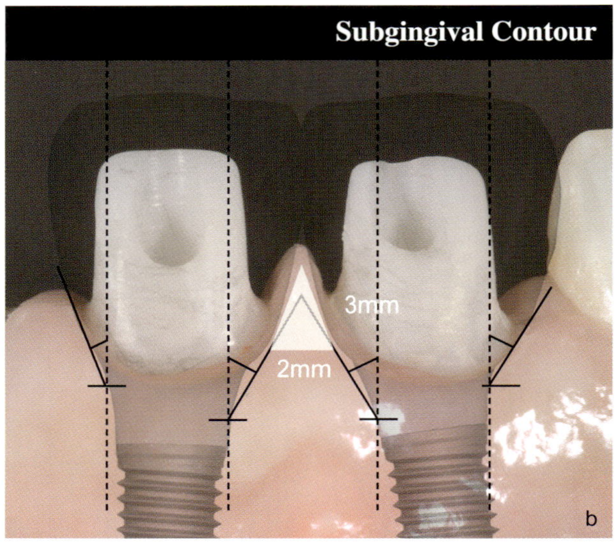

그림 3-3-14a, b. 최종 보철물 장착 후 약 1개월의 상태. Provisional restoration 장착 시의 상태보다 치간유두는 더욱 성장을 보이고 높이도 증가했다. 이것은 치은연하로부터의 지대주의 형태 어프로치와 provisional restoration 그리고 세라믹이 가지는 생체친화성이 이끌어낸 결과라고 생각한다.

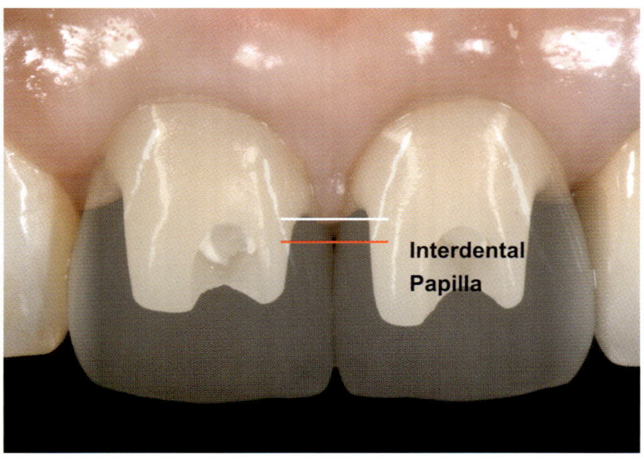

그림 3-3-14c. 맞춤형 임시 지대주 장착 시의 사진 위에 최종 보철물 장착 1개월 후의 사진을 겹친 것. 치간유두의 성숙 상태를 확인할 수 있다(흰색 선이 맞춤형 임시 지대주 장착 시 치간유두의 높이, 빨간 선이 최종 보철물 장착 1개월 후 치간유두의 높이).

6. 치주조직 대응

치관 수복 치료에서 지대치 피니시 라인의 설정 위치는 심미적·생물학적으로도 수복 결과를 크게 좌우하고 있다. 생물학적 폭경(biologic width)을 고려하여 원칙적으로 피니시 라인은 상피 부착을 침범하지 않고 치은구 내에 들어가게 되지만, 각 개인마다 치은구의 깊이나 상피 부착의 위치는 다르다. 따라서 변연치은 대응은 개개의 바이오타입(치은-골-부착섬유 등의 볼륨감)이나 치주조직의 해부학적 위치관계를 확실히 파악한 다음, 치료 목적이나 조건을 고려하여 유연하게 대응하는 것이 요구된다(그림 3-3-15, 3-3-16, 표 3-3-1).

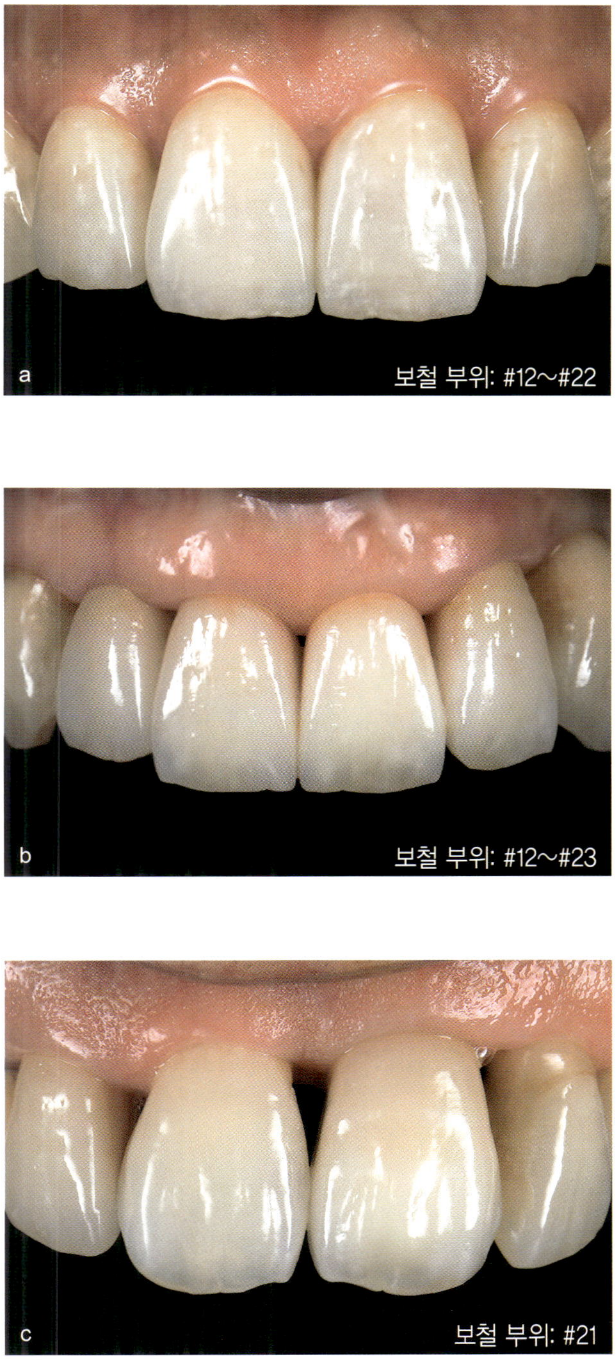

그림 3-3-15a~c. 이들 증례는 치은의 두께나 성상, 치조골의 상태 등 치주 환경의 조건이 각각 다르며, 보철 대처나 tissue management에서 난이도에 각각 차이가 나타난다.

표 3-3-1. 치아 형태와 치주조직의 관계성과 그 특징[Weisgold AS의 치은의 바이오타입 분류9를 Araragi Gentarou(蘭源太郎)가 개정한 표10를 근거로, 참고문헌 4, 7의 내용에 저자의 개인 의견을 더하여 변경].

	Thick-flat type	Thin-scallop type
치아 형태	Square	Triangular
치근 형태	치관 폭과 비슷하며 straight형	Taper형
CEJ로부터 순측 치경부에 대한 풍융(SGC) 경향	치관부의 근원심 순측면 융선의 거리감이나 중앙부 주융선을 포함하는 각 융선의 발달 상황에도 좌우되므로 일괄적으로 판단하는 것은 어렵다. 그러나 크게는 ① 치근으로부터 원활하게 이행하는 것과, ② 치근으로부터의 격차가 큰 것으로 나누어진다. 치아의 해부학적 경향으로부터 특히 순측 중앙부 주융선의 발달이 뚜렷한 ovoid화된 square, triangular 형태는 치경부 풍융이 발달해 있어 ②의 경향이 나타난다.	
치근 간 거리	좁음	넓음
치은연의 형태	Flat	Scalloped
치은의 질	밀도가 높고 섬유성	밀도가 낮고 약함
치은의 두께	두꺼움	얇음
부착치은	양이 많고 질도 좋음	양이 적고 질도 나쁨
치조골의 형상	두꺼운 경우가 많고 flat	얇은 경우가 많고 scallop형
CEJ로부터 치조골정까지의 고·저차	낮음	높음
치간유두의 높이	낮음	높음
접촉점	낮고 long contact	절연측 1/3
위험 인자	치주염이나 치주조직에 가해지는 침습에 대하여 치은은 증식 경향을 나타내며, 깊은 치주 포켓을 형성한다.	보철 재료의 선택에 따라서 음영이 생기기 쉬우며, 마진 설정 위치를 틀리면 attachment loss나 치은퇴축이 일어나기 쉽다.
샘플	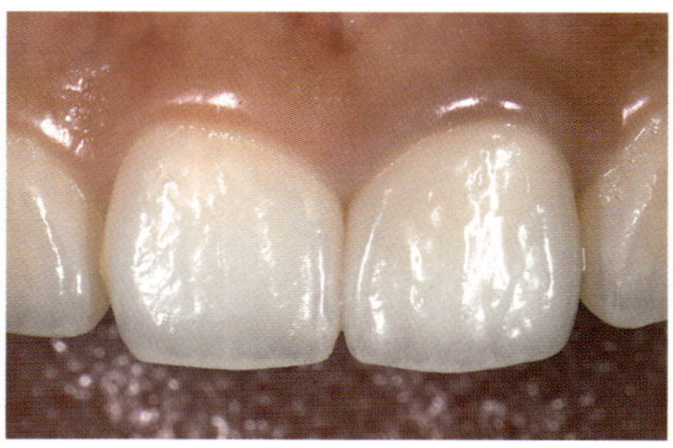	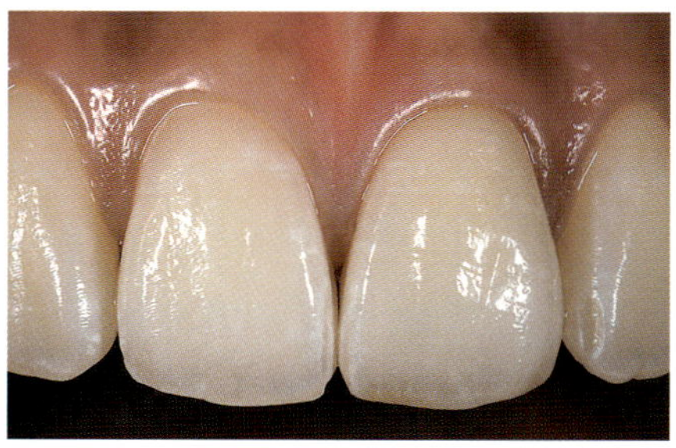

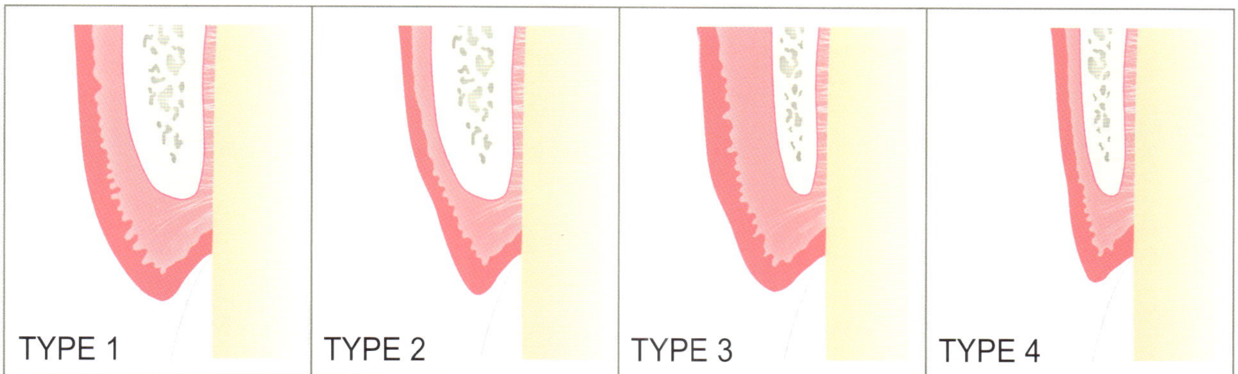

TYPE 1	TYPE 2	TYPE 3	TYPE 4
치조골 · 치은 모두 두껍고 부착 치은도 충분하다.	치조골은 두껍지만 치은은 얇고 부착치은도 적다.	치조골은 얇지만 치은은 두껍고 부착치은도 충분하다.	치조골 · 치은 모두 얇으며 부착 치은도 적다.
치은퇴축은 일어나지 않는다.	치은퇴축이 일어나기 어렵다.	치은퇴축이 일어나기 어렵다.	치은퇴축이 일어나기 쉽다.

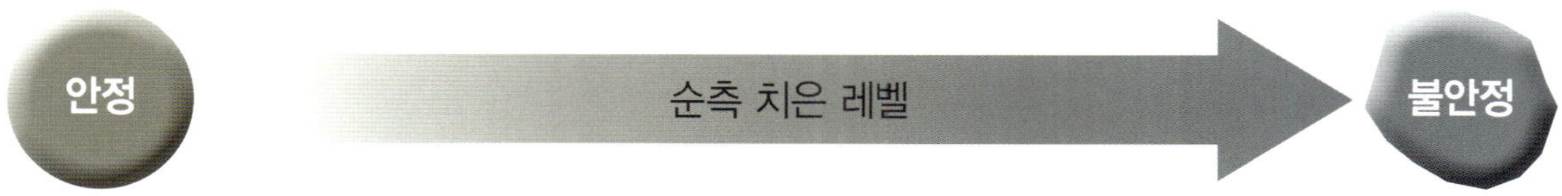

그림 3-3-16. Maynard JG의 분류[11]에 의한 치은과 치조골의 관계(참고문헌 4에서 인용하여 작성).

임플란트 주위 조직의 환경 조성이 심미적인 결과로 이어진다

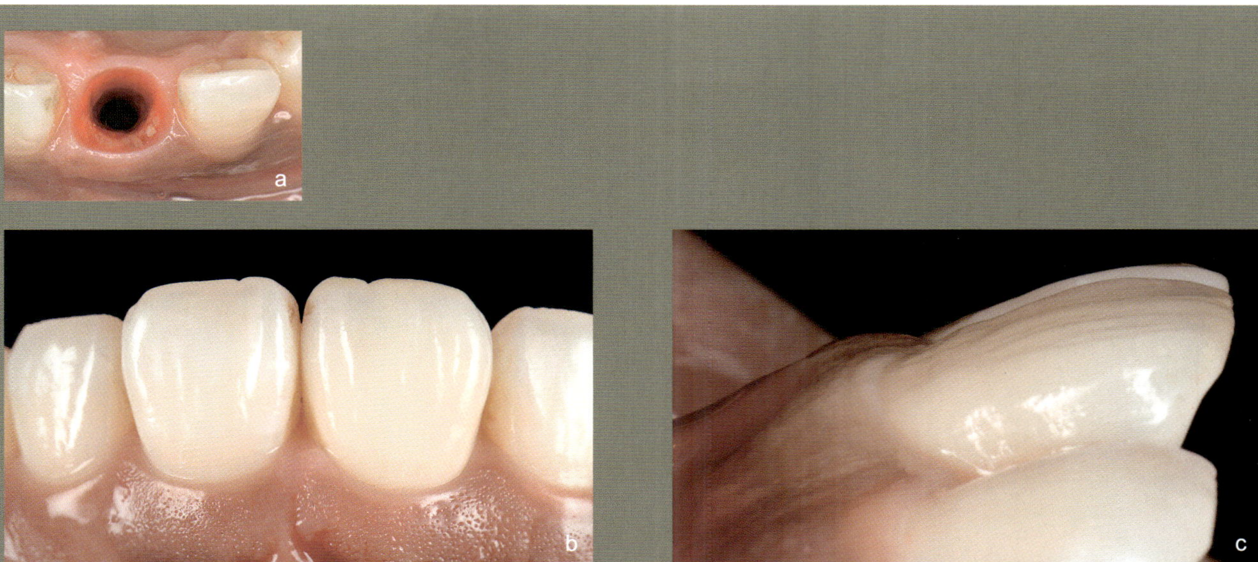

그림 3-3-17a~c. 이 증례는 상악 우측 중절치에 발치 즉시 식립을 한 임플란트 증례다. 임플란트 수복 치료에서는 이러한 좋은 조건에서도 발치 후의 경·연조직 흡수를 예측한 외과적 보존술을 정확하게 시행하지 못하면 술후의 안정된 결과는 얻을 수 없다. 원래 있던 치주조직을 확실히 유지하면서 임플란트가 더욱 안정되기 쉬운 주위 조직의 환경을 만드는 것으로 이렇게 자연치열과 다름없는 심미 결과를 얻을 수 있다. 특히 치은의 건강한 표면 성상과 아름다운 순측 축면 형태에 주목하기 바란다.

담당 치과의사: Nagao Tatsunori(長尾龍典: 나가오치과클리닉)

7. 외과·교정을 조합한 치료 옵션과 gingival 프레임워크 대응

치열 레벨의 심미 개선에서 치아 및 치주조직 레벨에서의 대폭적인 개선이 요구되는 경우, 치주 성형 수술에 의한 외과적 대처나 교정 치료가 당연히 필요해진다. 그러나 치은구 내의 조작으로 개선이 예상되는 경우는 보철물에 의한 대처도 하나의 방법으로서 일정한 수복 결과를 얻을 수 있다. 여기에서 몇 가지 임상 예를 교차시키면서 다양한 치료 옵션을 조합한 보철 치료에서 치은에 대한 접근법을 제시하고, 각각의 한계점도 제시하고자 한다(표 3-3-2).

표 3-3-2. 수술·교정을 조합한 치료 옵션과 gingival 프레임워크 대응, 그리고 술전·술후의 gingival 프레임워크의 변화

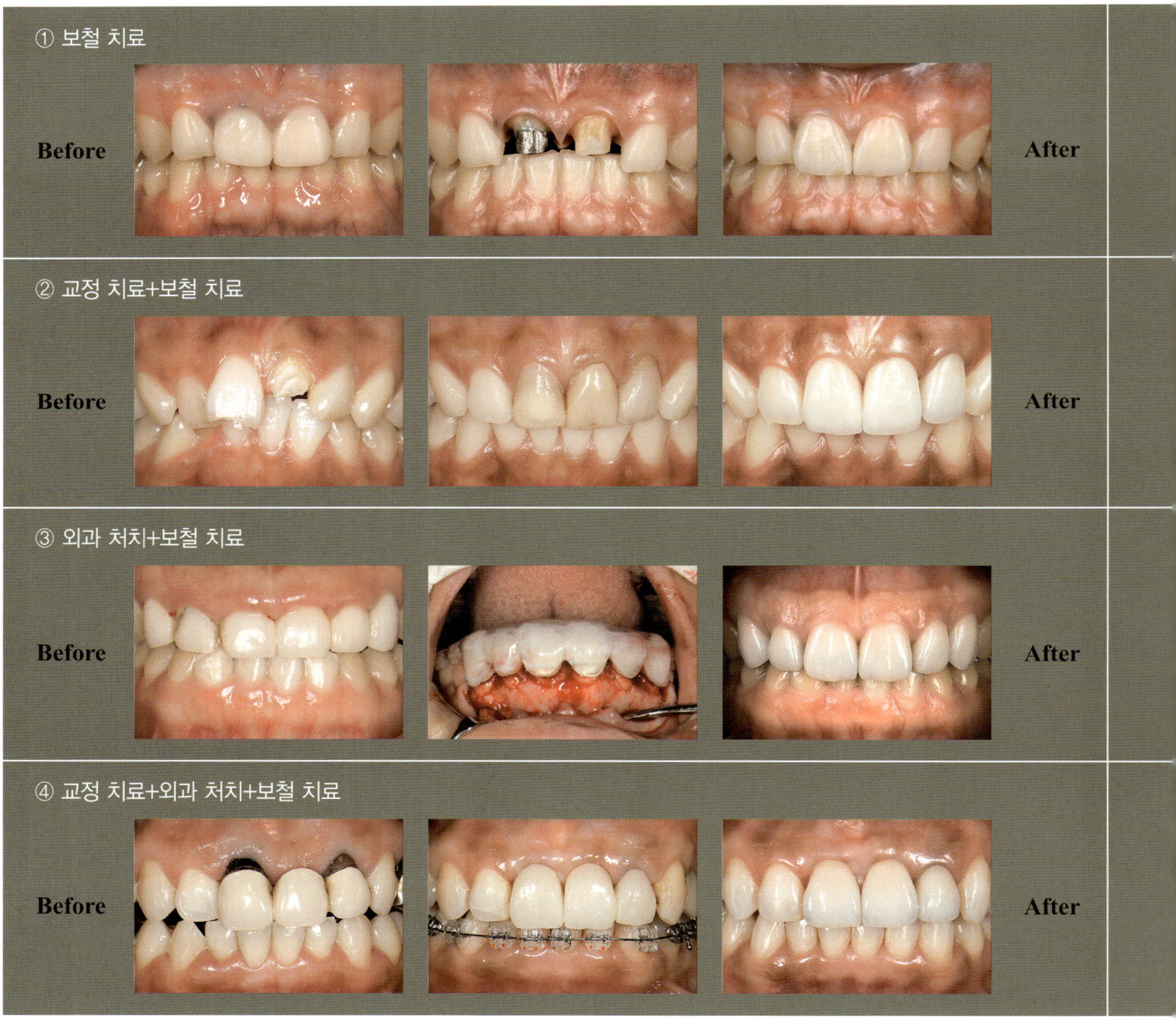

---- Gingival Framework
—— Incisal Framework[1]

① 보철 치료

Before 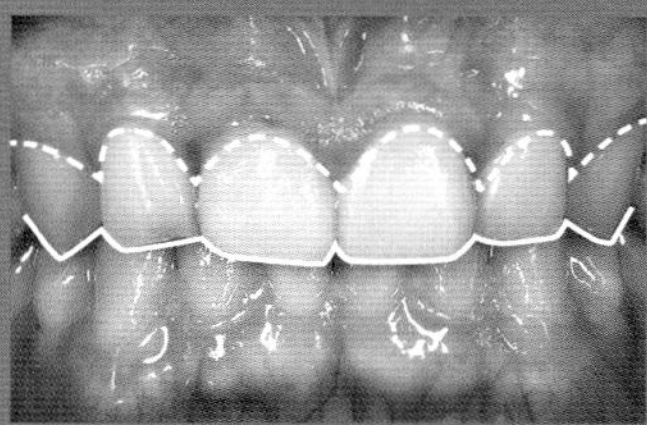 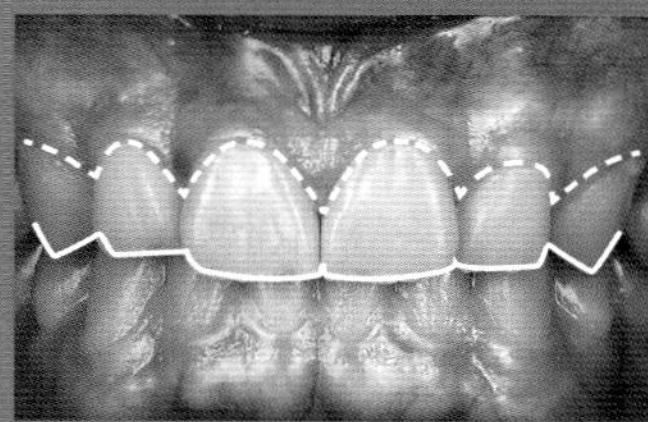 After

② 교정 치료+보철 치료

Before 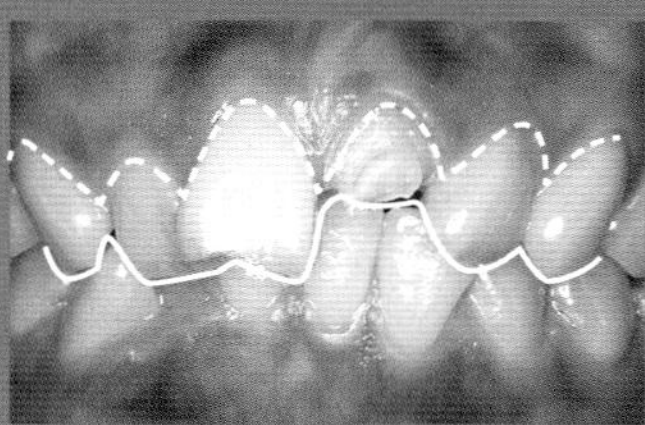 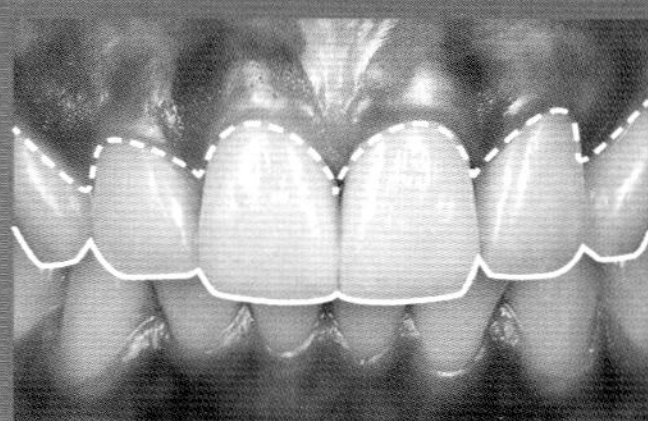 After

③ 외과 처치+보철 치료

Before 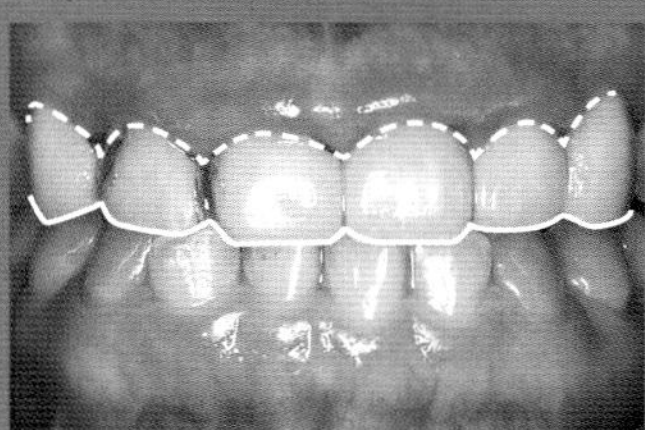 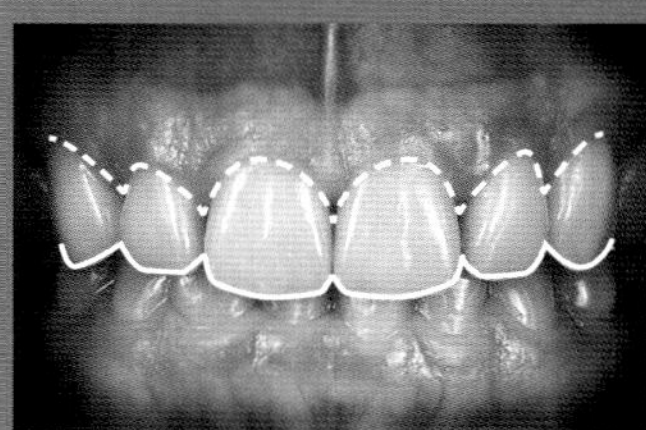 After

④ 교정 치료+외과 처치+보철 치료

Before 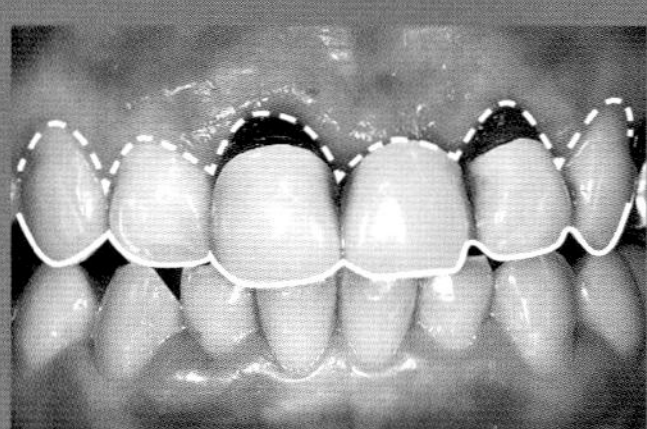 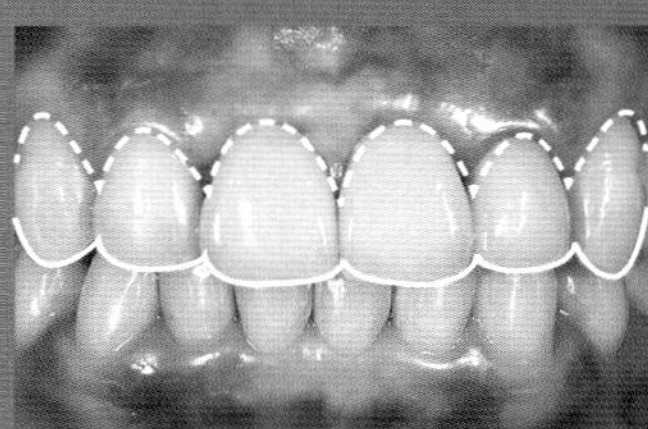 After

보철 처치로 치은 레벨을 개선한 증례

Step 1
심미 분석

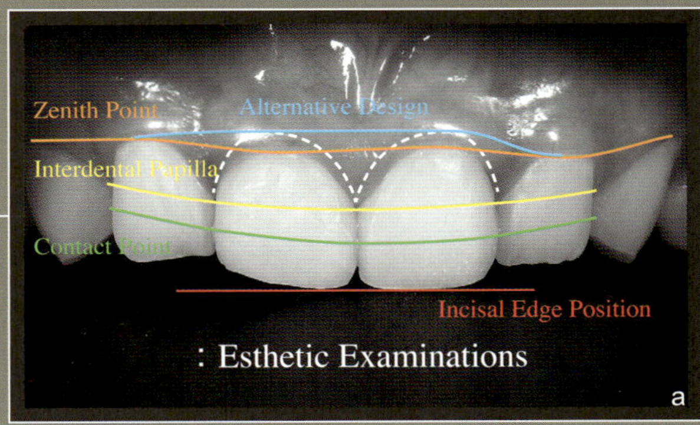

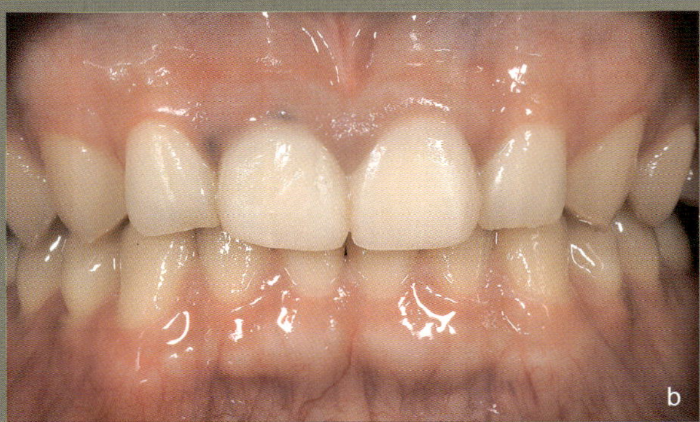

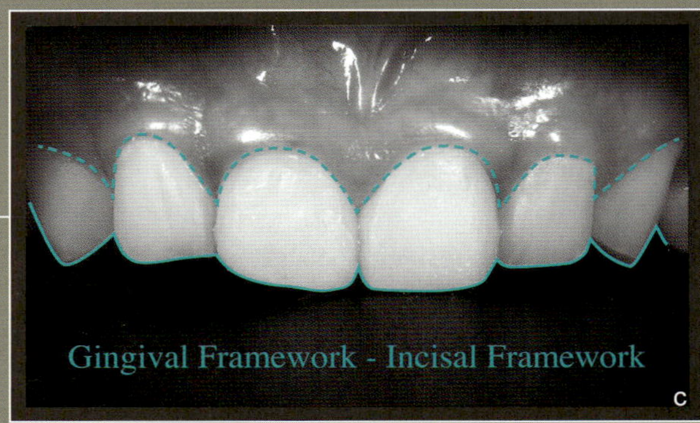

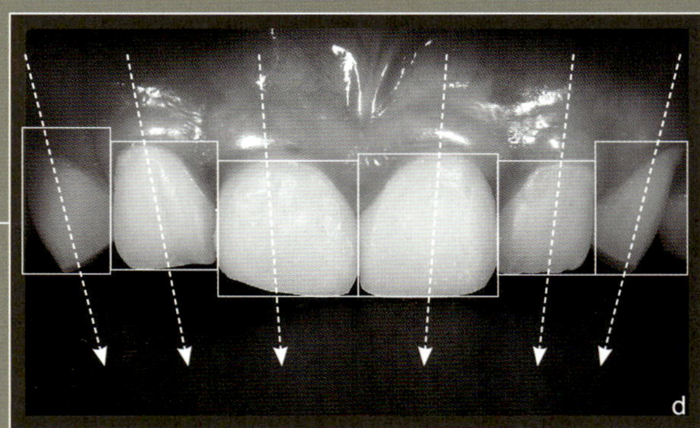

그림 3-3-18a~d. 표 3-3-2 ① 보철 치료의 증례.
환자는 20대 여성. 상악 양측 중절치의 색조 불량으로 재치료를 하게 된 증례. 중절치는 임상치관 길이도 짧고 gingival 프레임워크의 부조화가 나타났으므로, 보철 치료에 의한 대처로 치은 레벨 개선을 시도했다.
심미 분석 결과, 임상치관의 근첨측 방향 연장으로 어느 정도의 심미 개선을 예측할 수 있다고 판단했다. 또한 치열의 대칭성이나 규칙성도 허용 범위이며 치간유두의 위치관계로부터 치주 환경도 양호한 상태에 있다고 추측할 수 있다(d는 참고문헌 12의 Aki Yoshida 씨 기법을 참고하여 분석).

Step 2
술전 진단

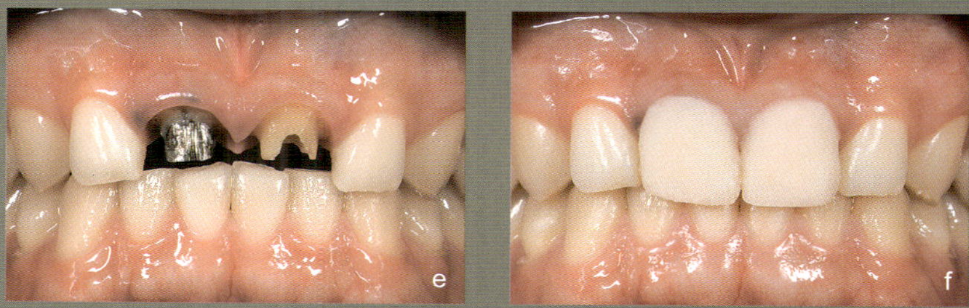

그림 3-3-18e, f. 중절치는 이미 실활되었으며, 순측 치은구의 깊이를 계측했더니 약 3mm였다. 구강 내에 치주적인 문제는 거의 나타나지 않아 CEJ가 현재의 피니시 라인보다 깊은 곳에 위치하고 있었던 것으로부터 중절치는 미맹출 상태였다고 판단했다. 이 증례는 치아의 맹출 상태나 바이오타입, 환자의 부담도 고려하여 치은 절제에 의한 외과적인 치관 연장은 하지 않고 보철적인 대처를 선택했다. 또한 술전 진단으로서 구강 내에서 direct mock-up을 하여 이상적인 임상치관 길이와 치은 레벨을 재현한 다음, 피니시 라인 설정 위치를 모색했다.

Step 3
Provisional restoration

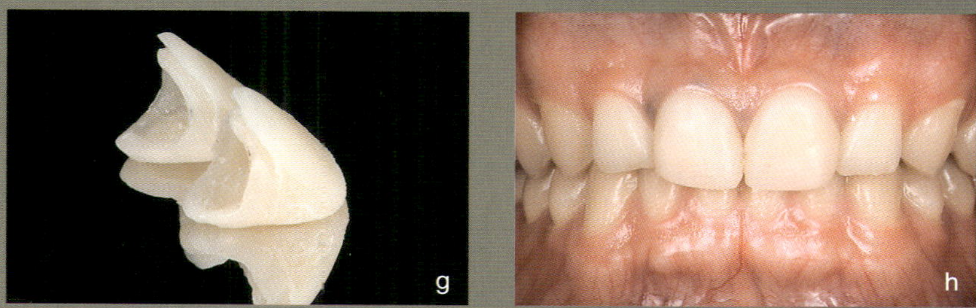

그림 3-3-18g, h. Direct mock-up을 한 후, 최종 치은 라인과 대략적인 피니시 라인을 확인하여 provisional restoration에 의한 변연치은의 반응을 살피면서 서서히 치은연하에 대한 접근을 깊게 했다.

Step 4
경과 관찰

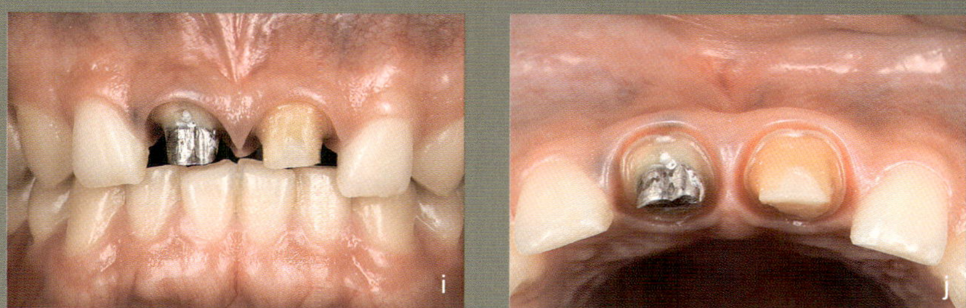

그림 3-3-18i, j. Provisional restoration 장착 후 치은의 상태. 치은에 염증은 나타나지 않아 반응은 양호하며 provisional restoration으로 인해 의도한 변연치은 형태가 부여되었다. 그리고 진료실의 정확한 tissue management로 최선의 상태에서 최종 보철물 제작으로 이행할 수 있었다.

담당 치과의사: 구보타치과

Step 5

최종 보철물

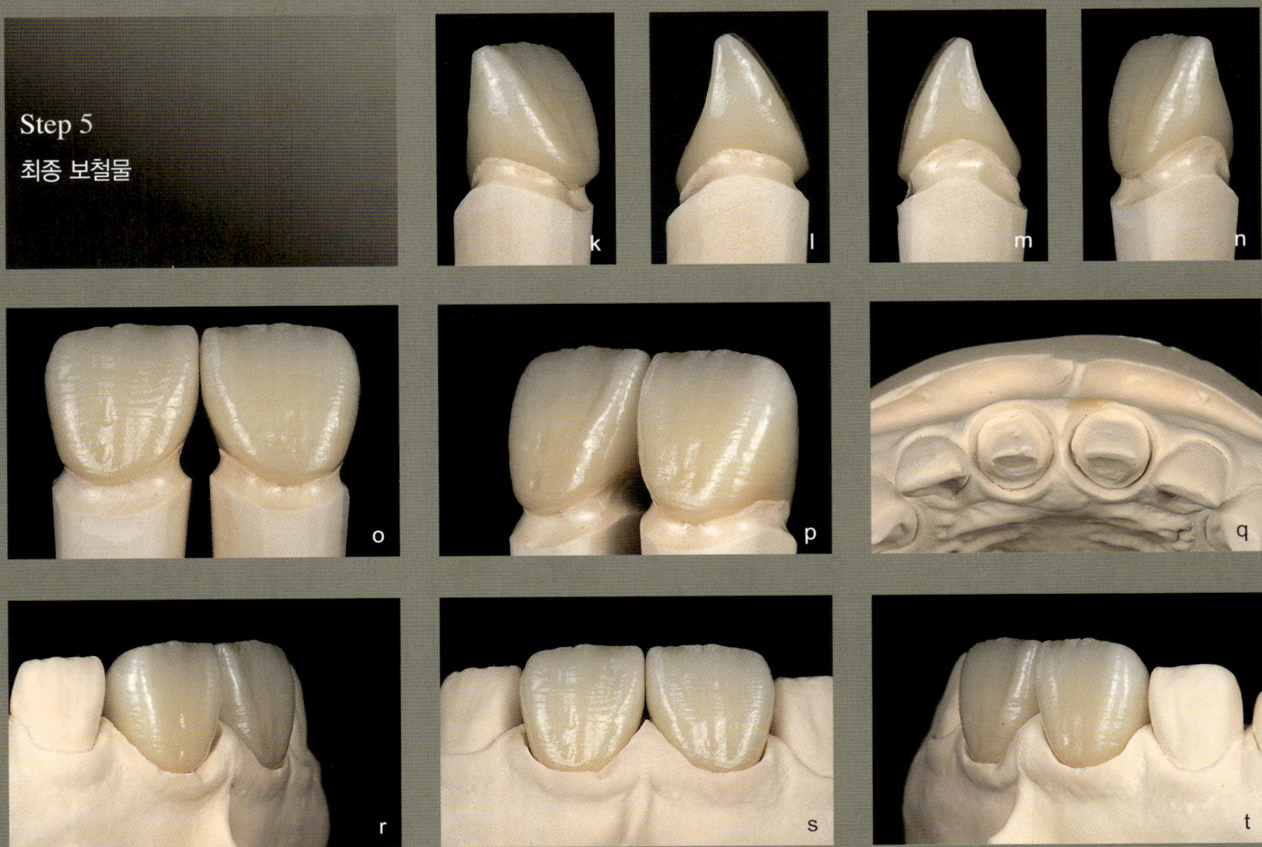

그림 3-3-18k~t. Provisional restoration에서 설정한 치은 레벨·라인을 근거로 다시 변연치은 형태를 고려하면서 최적의 압박이 가해지는 치은연하 형태를 형성했다.

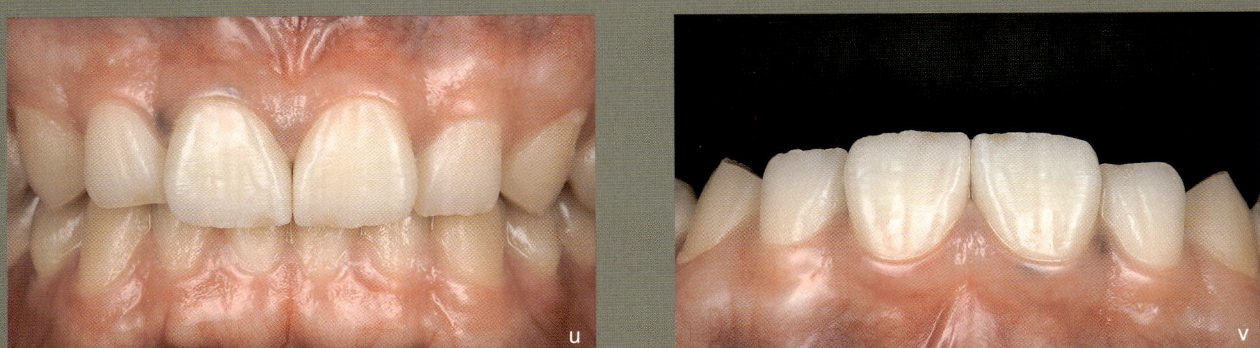

그림 3-3-18u, v. 수술 후 3개월 후의 상태. 변연치은의 반응은 양호하며 단단하고 건강한 치주 상태를 볼 수 있다. 또한 의도적으로 형성된 subgingival contour로 본래 있어야 할 임상치관 길이를 되찾아, 어느 정도 치열에 조화된 gingival 프레임워크를 획득할 수 있었다(IPS e.max Press로 제작).

외과적 치관 연장술과 보철 처치로 심미 개선을 도모한 증례

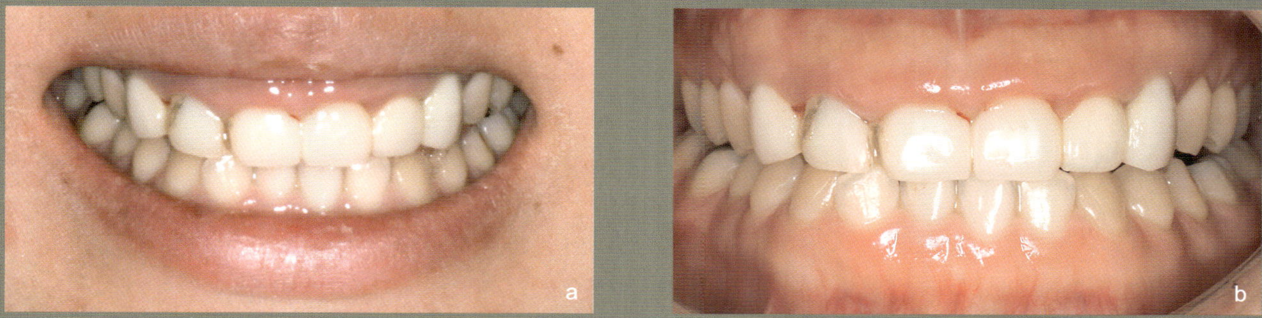

그림 3-3-19a, b. 표 3-3-2의 ③ 외과 처치+보철 치료의 증례.
환자는 30대 여성. 전치부의 심미장애로 #13~#23을 재치료하게 된 증례. 그림은 초진의 상태. 상악 6전치는 이미 보철 치료가 이루어져 있고, 치은에는 넓은 범위에 걸쳐 종창과 발적이 나타났다. 또한 입술과의 관계는 전형적인 gummy smile이며, 치은연하 형성을 하는 것으로 보철적으로 치관 연장을 도모했다고 볼 수 있지만, 피니시 라인의 설정 위치가 깊어 생물학적 폭경(biologic width)을 침범하여 강한 염증반응을 일으켰다고 생각된다. 이 증례는 외과적 치관 연장술을 사용하여 생물학적 폭경을 재구성하고, 그 후 보철 치료를 했다.

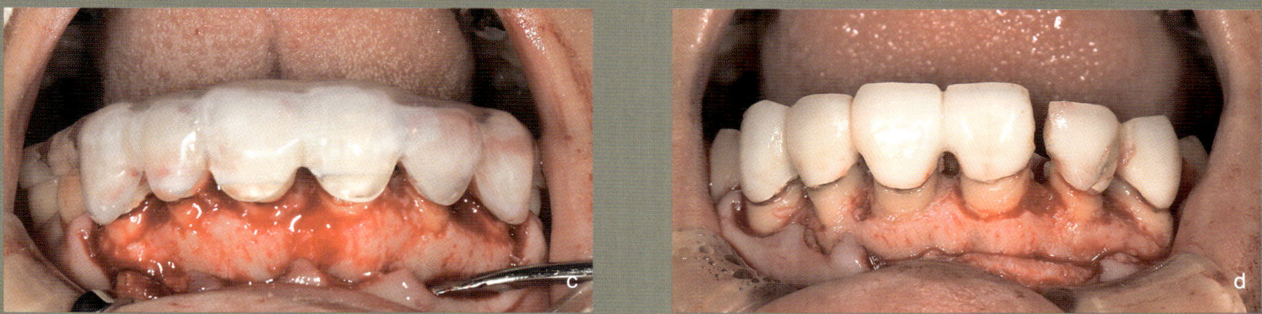

그림 3-3-19c, d. 순측 치은판 박리를 하고 surgical template를 하여 임상치관을 결정하고, 생물학적 폭경을 준수하면서 치조골의 삭제와 형태 수정이 이루어졌다. 크라운 마진을 확인했더니 임상치관 길이에 대해 매우 깊은 위치에 피니시 라인이 설정되었음을 알 수 있다.

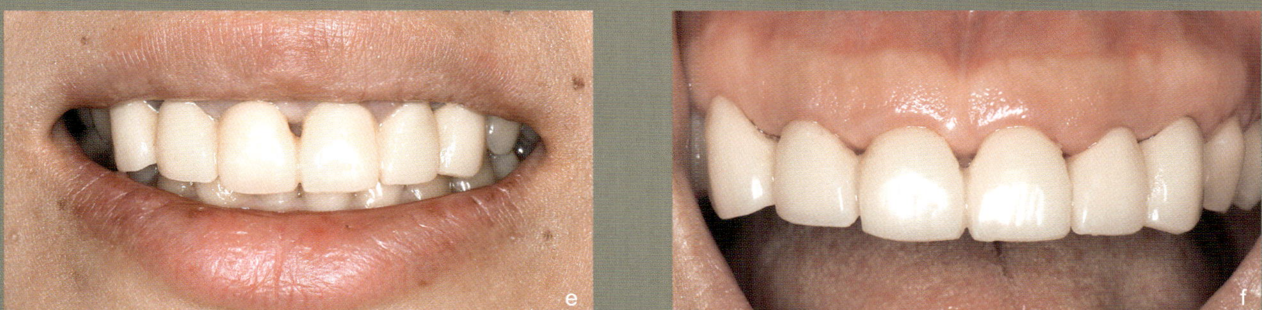

그림 3-3-19e, f. 외과 처치 후의 상태. 입매의 균형도 대폭 개선되고 술후의 치주 상태도 양호하며, 각화치은의 폭으로부터 충분한 부착치은량의 확보가 가능하다고 판단할 수 있다. Surgical stent를 사용한 확정적인 외과 처치가 이루어져 치은의 최종 디자인을 하는 데 충분한 변연치은량(두께·높이)을 유지할 수 있는데, 치주 외과 후에 자주 나타나는 붉은색 띠(red band)의 존재를 확인할 수 있다. 연조직 상태가 안정되었으므로 다시 gingival 프레임워크 설계를 하여 provisional restoration을 거쳐 최종 피니시 라인을 설정하고 있다.

담당 치과의사: Nakata Kotaro(中田光太郎: 덴탈클리닉 TAKANNA)

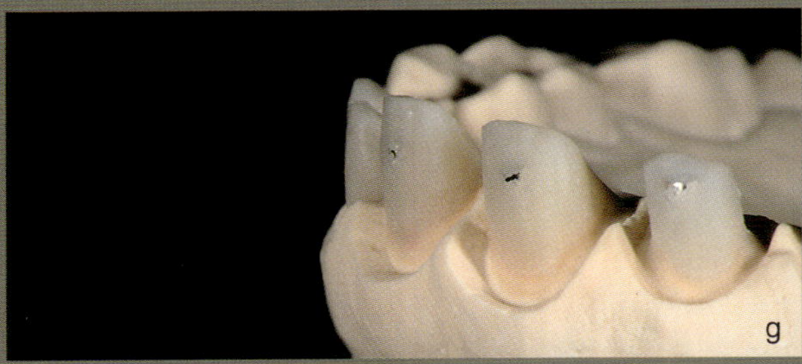

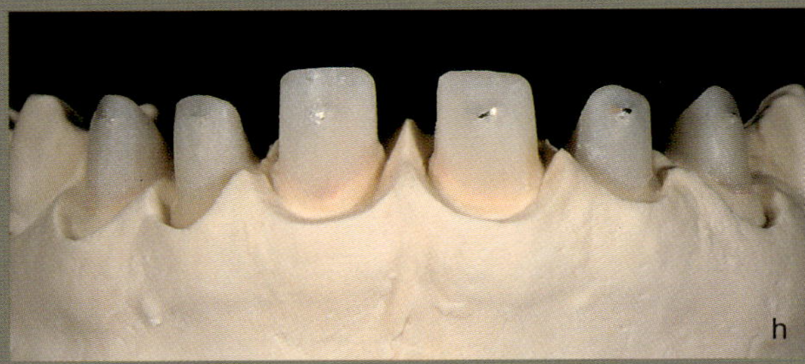

Gingival Framework Design

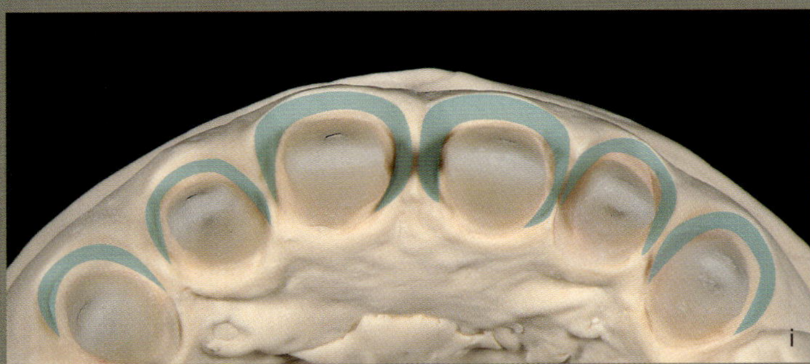

그림 3-3-19g~i. 모형 트리밍과 gingival 프레임워크 디자인. 치은 레벨·라인의 대칭성이나 규칙성을 고려하여 트리밍 디자인을 했다. 또한 최종적인 변연치은 형태 설계를 했는데, 그것을 유지·안정시키기 위해 필요한 치은의 두께를 충분히 확보할 수 있다는 것을 확인하고 subgingival contour를 결정했다.

본 증례에서 외과 후의 치주 환경(바이오타입) 변화 양상

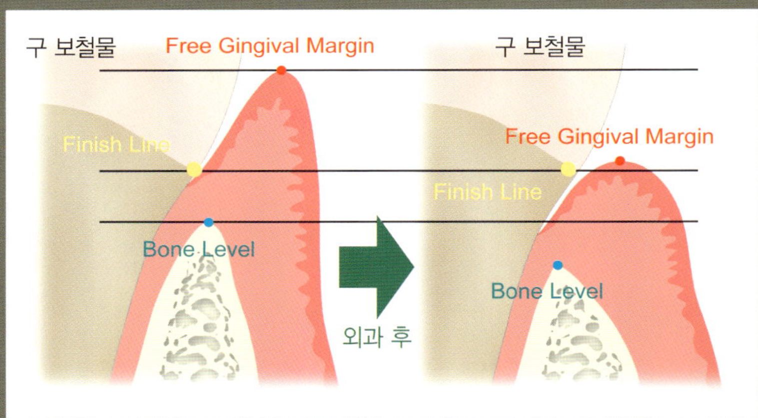

그림 3-3-19j. 치주 성형 수술 후 치주조직의 상태는 경·연조직의 관계성에 의도적으로 수정을 가해 술전의 것과는 크게 달라지는 경우가 있다. 외과적으로 치관 연장을 도모한 경우 치은변과 치조골정의 위치는 근첨측으로 이동되는데, 부착의 위치관계나 치은구 설정에도 따르지만 외과적으로 치주 환경이 정돈된 연조직은 두께로 치환되어 결과적으로 각화치은(유리치은+부착치은)의 두께를 증대시켰다고 생각된다. 또한 변연골의 처리 형태에 따라서도 그 변화는 달라진다. 그 결과 술전·술후의 치주 환경(바이오타입)은 크게 변화하여, 보철 처치에도 특별한 형태 고려가 필요해졌다. 또한 결합조직 이식(CTG) 등 연조직의 증대를 도모한 경우에는 한층 더 고려해야 한다고 생각한다.

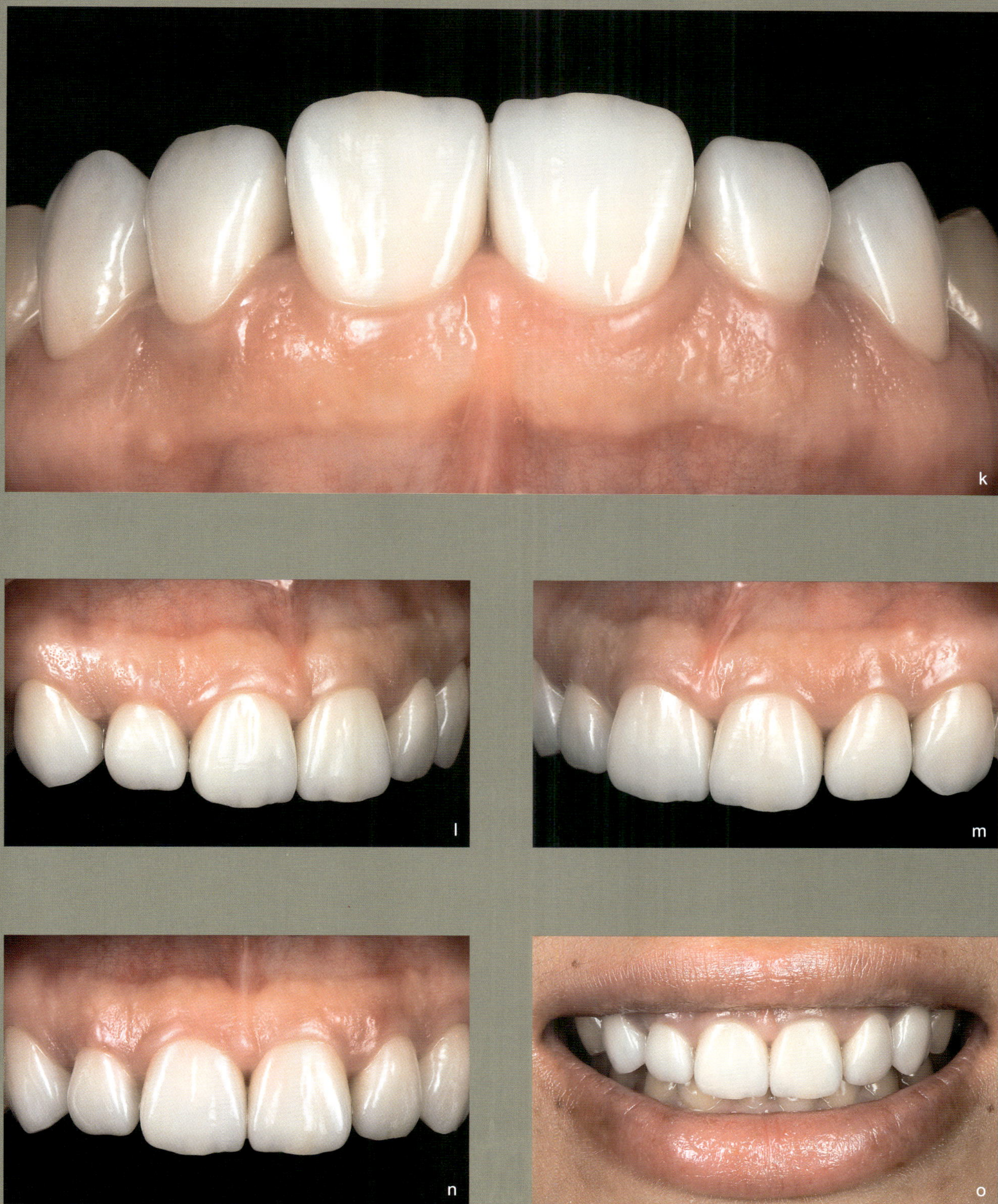

그림 3-3-19k~o. 수술 후 1년 경과한 상태. 설정한 subgingival contour에 의해 적절한 gingival 프레임워크가 부여되었다. 또한 순측 피니시 라인을 치은연하에 설정하여 두께가 증가한 변연치은에 대해 확실히 압력을 가하는 것으로 외과 처치 후에 나타난 붉은색 띠(red band)는 소실되었다. 앞으로도 술후 경과 관찰이 필요하지만, 두께가 있는 단단하고 건강한 치은 상태로 예후 경과에 기대를 걸 수 있다(IPS e.max ZirPress를 사용).

Subgingival contour의 고찰

■ 본 증례

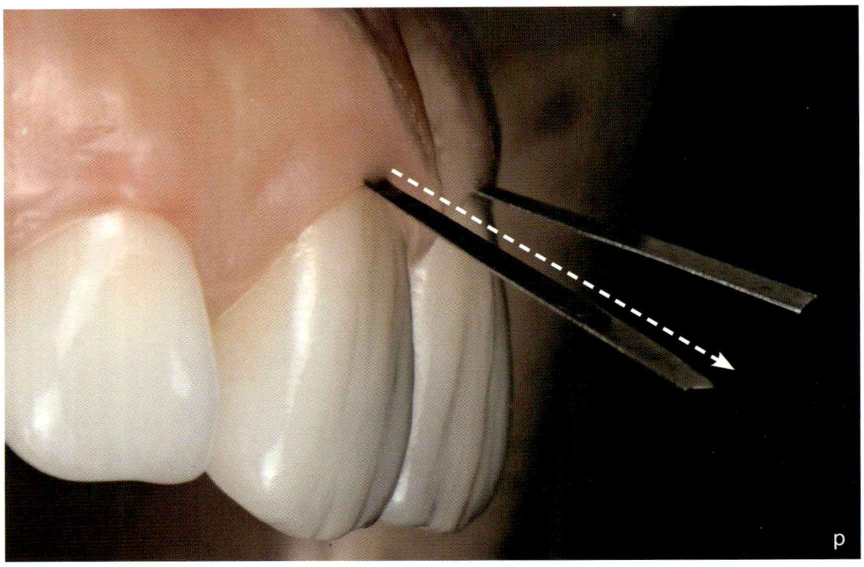

■ 자연치열

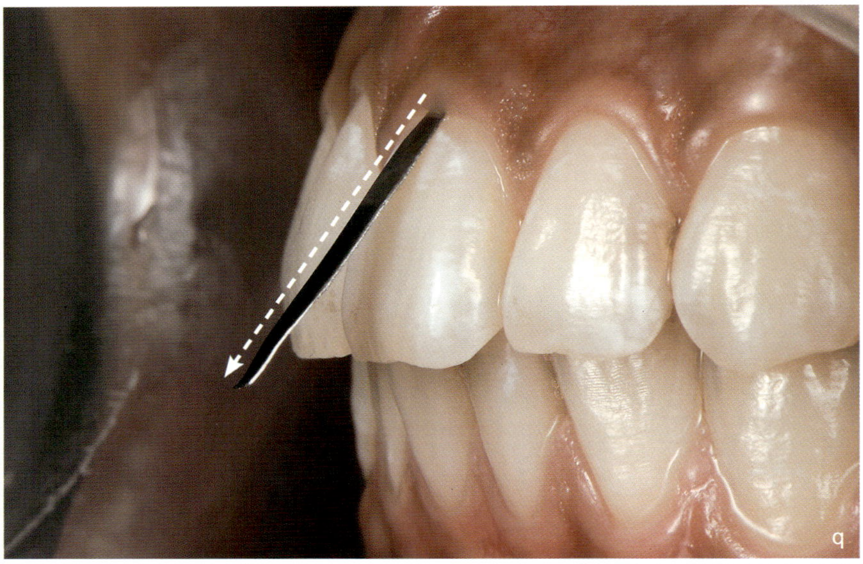

그림 3-3-19p, q. 일반적으로 자연치(중절치)는 q와 같이 약간 불룩하며(subgingival contour) CEJ에서 근면으로 원활하게 이행하는 데 비해, 이 증례(p)는 치축 방향과는 크게 떨어진 contour를 나타내는 것을 알 수 있다. Subgingival contour를 결정할 때 우선은 개개의 바이오타입을 확실히 확인해야 하지만, 자연치 보철 중에서도 외과적으로 경·연조직의 관계성에 손을 댄 것 같은 증례에는 특히 주의해야 한다. 위 그림의 subgingival contour의 각도는 변연치은의 대폭적인 증가를 의미하고 있으며, 외과적으로 바이오타입이 변환되어 치은이 증대한 경우, 보철 조작에 의한 변연치은의 서포트는 치은연하로부터의 재접근과 새로운 contour 어프로치를 요하는 경우가 많다. 어쨌든 변연치은과 피니시 라인의 위치관계를 충분히 고려하여 항상 '변연치은의 두께에 대해 적절한 contour를 마련한다'라는 것이 중요하다[이 치료 방법은 참고문헌 13의 Minami Masahiro(南昌宏: 미나미치과의원) 등의 치료법을 참조하여 분석].

Summary 표 3-3-2

표 3-3-2 중 어떤 어프로치에서도 gingival 프레임워크의 개선은 나타났지만 개선 범위에는 분명한 차이가 나타난다. 본래 치은 라인은 치아의 위치관계와 그것을 둘러싸는 치주 환경의 상태에 따라 결정되므로, 보철 치료에 의한 적응 범위는 매우 좁으며 수복 부위에 국한되는 것으로부터 증례를 선택해야 한다. 또한 외과 치료를 한 경우도 치아의 위치관계가 크게 반영되므로, gingival 프레임워크는 주로 상·하적으로 변경하는 데에만 유효하다. 반대로 치아의 위치관계 그 자체를 개선할 수 있는 교정 치료의 개입은 수직·근원심적인 변경이 가능해지므로 심미적·기능적으로도 매우 큰 효과를 얻을 수 있다(표 3-3-3).

표 3-3-3. Gingival 프레임워크에 대한 각종 치료 어프로치의 한계점(전두면에서)

보철 치료	적응 범위는 좁아 수복 부위에 국한되며, 많아도 1~2mm 정도의 치은 레벨의 변경에 그친다.
+외과 치료	수직적(절연·근첨측 방향)인 gingival 프레임워크의 변경이 가능하다.
+교정 치료	수직·근원심적인 gingival 프레임워크의 변경이 가능하며, 심미적·기능적으로도 치료 효과가 크다.

Chapter 3

4 치은 심미를 고려한 심미 수복 치료

1. Provisional restoration의 역할

심미 수복 치료에서 치관·치은 각각의 심미 요건을 확실히 향상시키기 위해서는 provisional restoration의 활용과 그 고찰이 빠져서는 안 된다.[1,2] 그리고 치은 심미의 획득에는 ① 생물학적 폭경, ② dentogingival complex(치아–치은–치조골의 해부학적 관계), ③ 바이오타입(치은–골–부착섬유 등의 볼륨), ④ 치은의 형태·색조·성상 등에 대한 고려가 중요하며, 치관 심미와의 조화를 도모하면서 확실히 대응해야 한다. 이를 기반으로, 어떻게 계획적으로 최종 보철물에 반영시키는지는 지대치 형성의 디자인에 맡겨지는 부분이 크다.

1. 임상치관 형태와 배열
2. 치축
3. 심미 재현에 필요한 삭제량
4. Incisal 프레임워크[3](절연 라인의 연속성)
5. 목표 치아의 색조 설정(치경부의 명도나 절연의 투명층 설정)
6. 수복 재료
7. 지대치의 변색
8. 메탈 코어의 유·무와 그 범위 등

그림 3-4-1. 지대치 형성에서 치관 심미 획득의 고려 사항.

1. 생물학적 폭경
2. Dentogingival complex(치아–치은–치조골의 해부학적 관계)
3. 바이오타입(치은–골–부착섬유 등의 볼륨)
4. 치은의 염증
5. 피니시 라인의 설정 위치
6. Gingival 프레임워크[3](치은연의 위치와 형태의 연속성)
7. 치간유두의 상태와 치근 간 거리
8. 치은의 색조 등

그림 3-4-2. 지대치 형성에서 치은 심미 획득의 고려 사항.

치은 레벨의 개선과 black triangle을 폐쇄한 증례

그림 3-4-3. 이 증례는 상악 4전치의 치관 수복 증례다. 술전의 평가에서 치관·형태·색조에 부조화가 나타나며, 특히 고르지 않은 치은 레벨로부터 전치의 심미성이 손상되었다. 그리고 치관·치은의 심미성을 개선하기 위해 외과 처치와 보철 조작으로 이상적인 gingival 프레임워크 획득에 힘쓴 증례다.

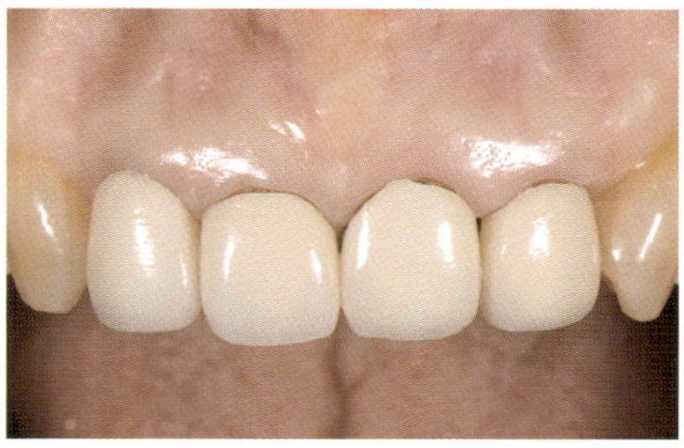

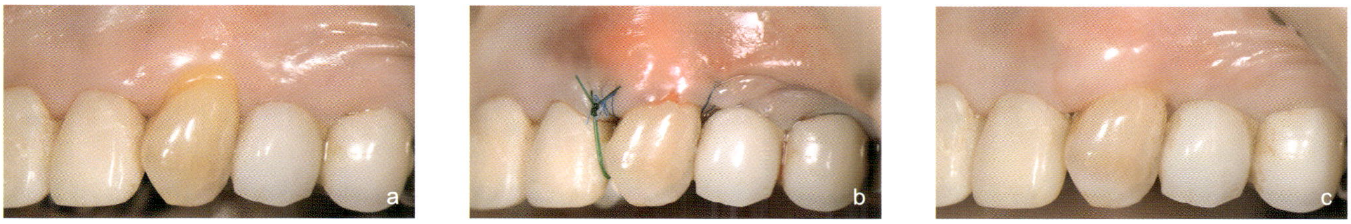

그림 3-4-4a~c. 우선, 좌측 견치의 치은퇴축에 대해 결합조직을 사용한 치근피개술을 하여, gingival 프레임워크의 연속성과 좌우 대칭성을 획득하기 위한 보철 전 처치를 했다.

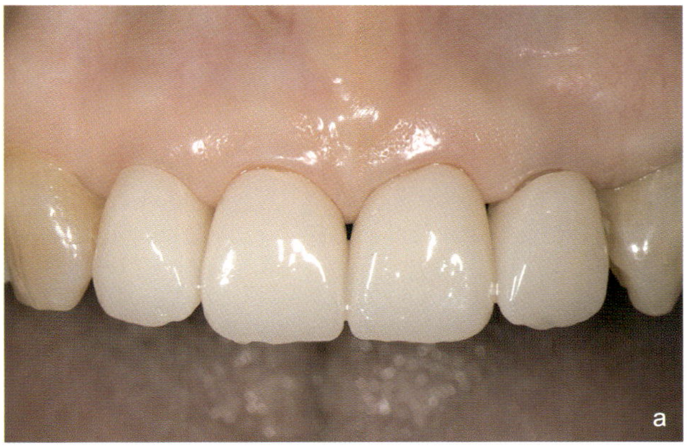

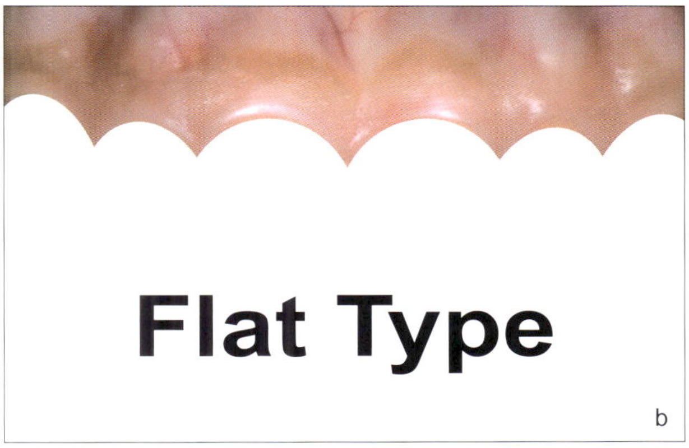

그림 3-4-5a, b. Primary provisional restoration을 장착한 상태. 여기에서는 ovoid 형태의 치관이 부여되어 있는데, 시적 후의 평가를 근거로 형태와 크기의 변경이 필요하다고 판단했다. 또한 이 증례는 flat type의 gingival 프레임워크였으므로 하부 치간공극에 대한 형태의 고려도 요구되었다.

그림 3-4-6. 그리고 환자는 경도의 gummy smile이었기 때문에 치은연의 위치를 근첨측으로 이동할 필요가 있었다. 따라서 보철적으로 subgingival contour를 제어하여 치은 레벨을 조절하기로 했다. 치은연 형태의 변경은 gingival zenith point를 결정한 후 free gingival margin과 피니시 라인이 같은 간격으로 비슷한 형태를 찾아가도록 의식하여 지대치 마진을 설정하는 것이 이상적이다.

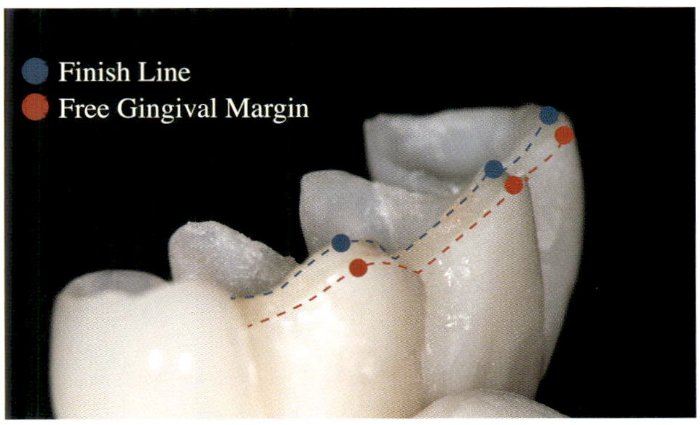

Provisional restoration에서 치은연 형태 변경을 하는 경우의 step

Step 1

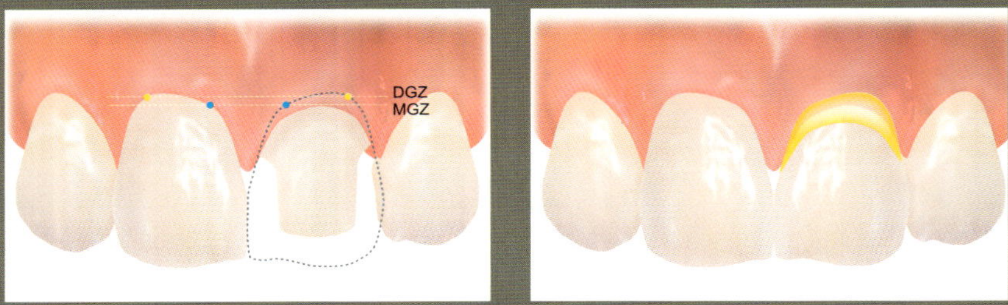

치은정(gingival zenith point)을 결정하여 치은 위에 유동성 복합레진(flowable composite resin)으로 변경 예정인 치은연 형태를 direct mock-up 한다(오른쪽 그림 노란색 부분).

DGZ: Distal Gingival Zenith Point
MGZ: Mesial Gingival Zenith Point

Step 2

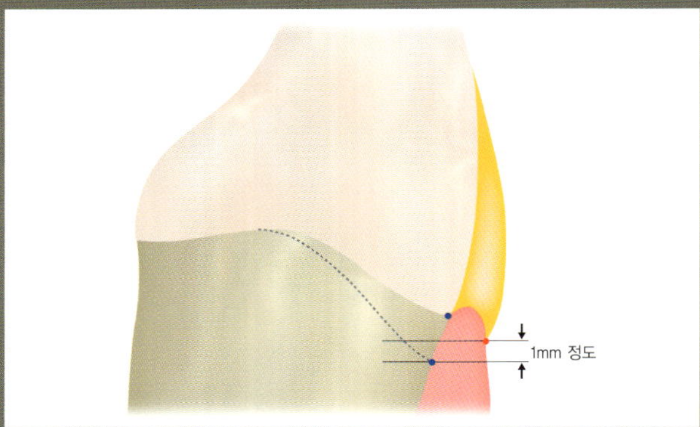

기존의 피니시 라인과 치은연의 위치관계를 확인하여 새롭게 설정하는 치은연의 위치로부터 1mm 정도 하방으로 마진 설정이 가능한 경우는, 치은구 내에서 피니시 라인을 재설정한다. 이때 변연치은의 두께와 생물학적 폭경 확보를 위한 충분한 고려가 필요하다.

Step 3

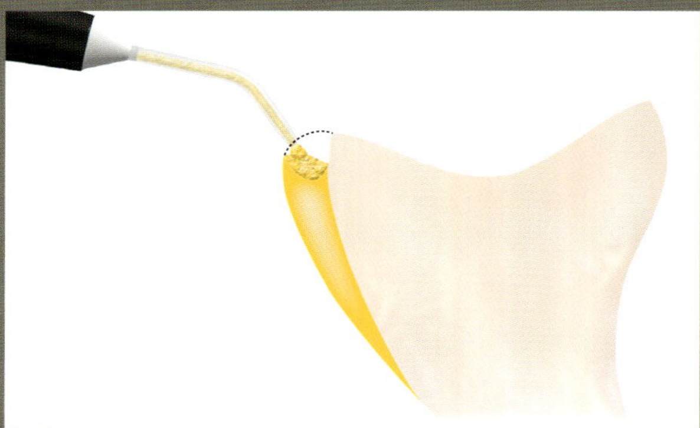

Re-margining을 하여 유동성 복합레진으로 오목한 면을 회복시켜 subgingival contour를 완성시킨다.

Step 4

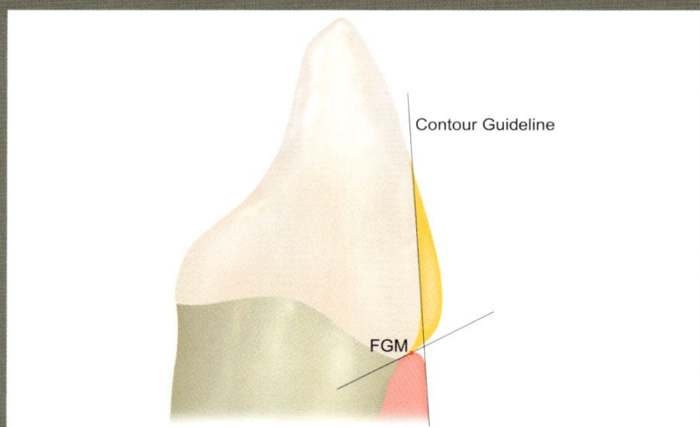

컨투어 가이드라인에 따라 emergence profile을 정돈하여 치은연의 위치관계를 맞춘다.

FGM: Free Gingival Margin

Step 5

치관 형태와 치은연 형태가 조화되어 있는지, 입술·안모와의 관계성은 양호한지, 최종 평가를 한다.

그림 3-4-7. Provisional restoration의 re-margining과 subgingival contour의 조정.

그림 3-4-8a, b. 조정 후의 provisional restoration의 상태. 절연의 길이를 조정하여 subgingival contour를 부여하는 것으로 치은연 형태를 바꾸고 있다. 또한 low crest이며 평평한 치은연 형태였으므로, black triangle 출현에 주의하면서 ovoid 형태에서 square 형태로 치관 형태를 수정했다.

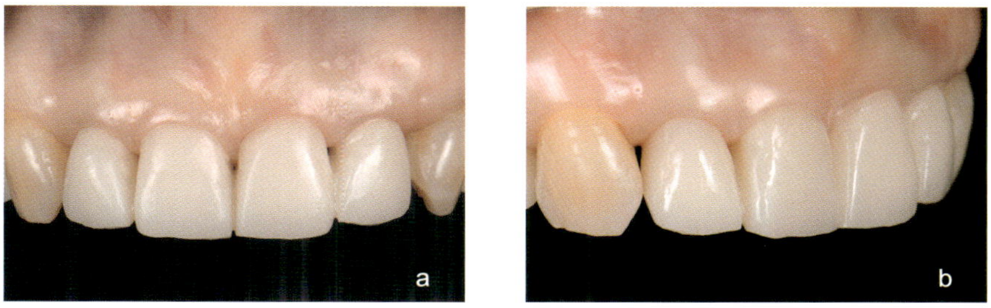

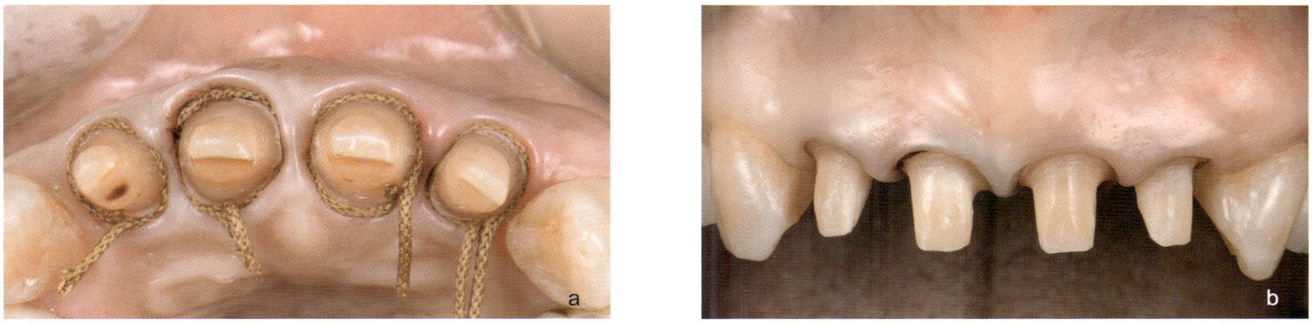

그림 3-4-9a, b. Provisional restoration에 의한 적절한 tissue management르 심미적이며 대칭적인 gingival 프레임워크 디자인[3,4]이 완성되었다. Provisional restoration으로 management된 변연치은은 인상채득에서도 원활하게 작용한다.

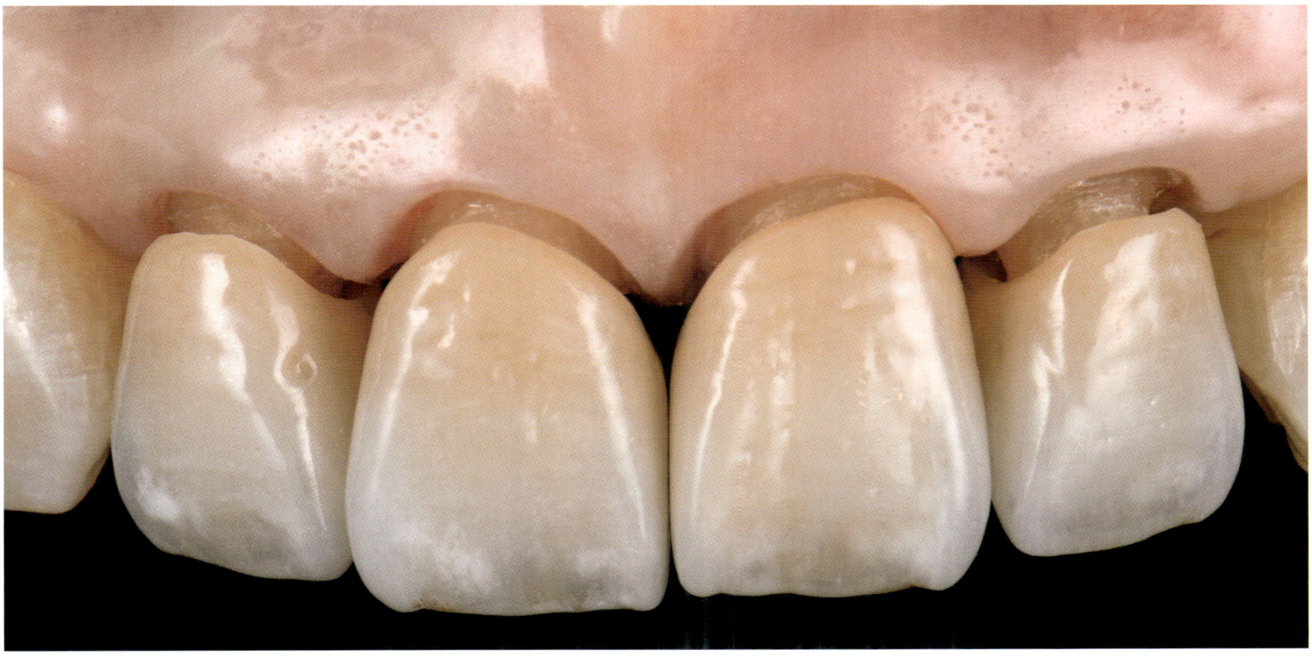

그림 3-4-10. 최종 보철물의 장착. Provisional restoration으로 형성된 변연치은에 대해, subgingival contour는 밀착하는 것처럼 꼭 맞아야 한다. 치은연의 위치 정보는 정밀한 인상채득으로 전달되지만, 치은압배 등으로 인해 위치관계에는 반드시 오차가 생기므로, 최종적인 조정 작업에 구강 내 시적이나 픽업 인상을 통한 평가가 빠져서는 안 된다. 단, 이러한 정밀 조작에는 축성용 도재와 같이 소성 수축을 반복하는 재료에 의한 형태 치환은 매우 곤란하므로, 프레스 세라믹을 선택하도록 하고 있다.

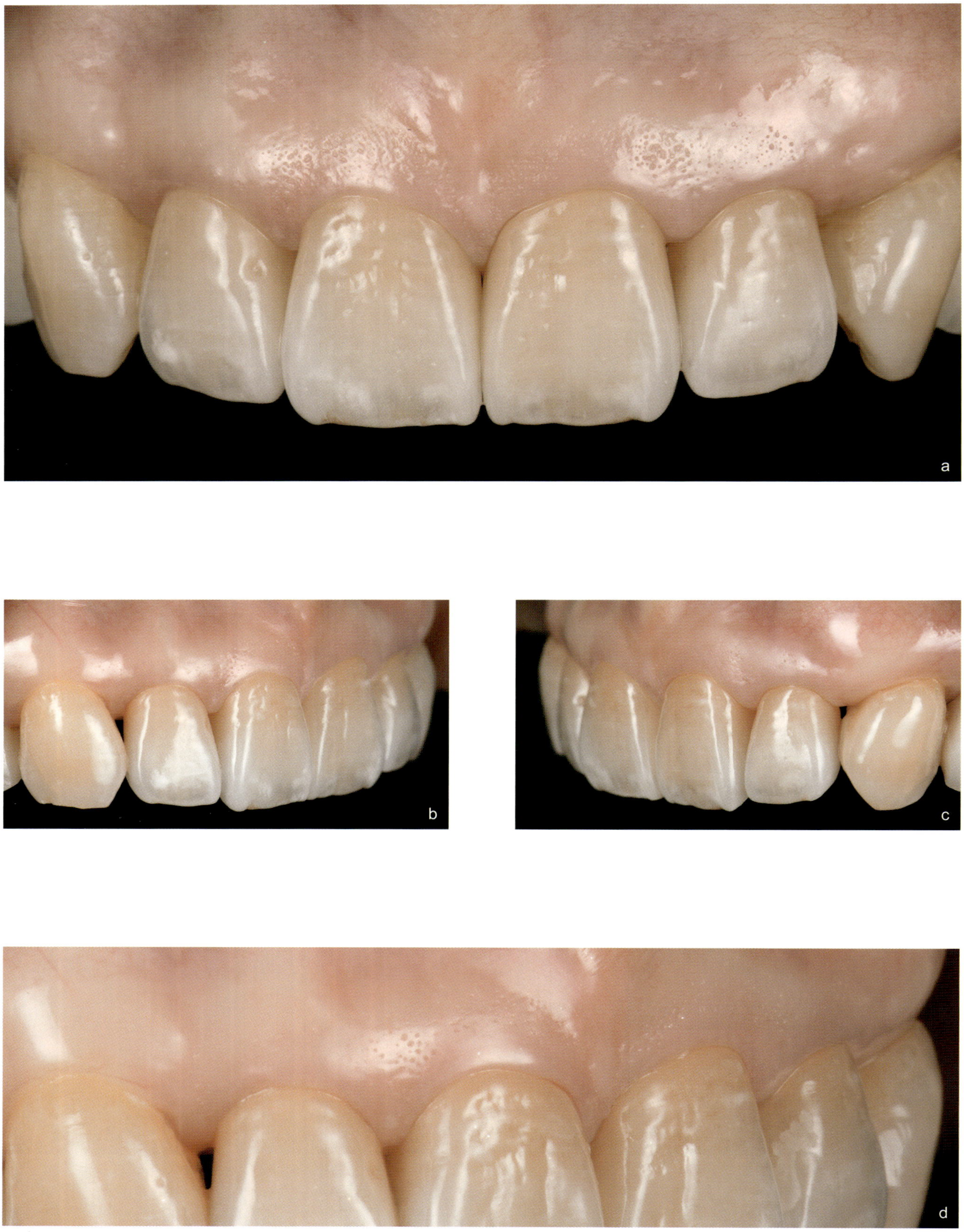

그림 3-4-11a~d. 구강 내 시적 후의 상태. 특히 #21 근심부는 최종 보철 형태에서 provisional restoration에서의 over contour 부위를 보정했으므로, 변연치은과의 적응(adaptation)은 좋지 않은 상태이다.

그림 3-4-12. 가착 후 2주 후 상태. 최종 보철물 장착으로 더욱 정밀한 gingival 프레임워크가 완성되었다.

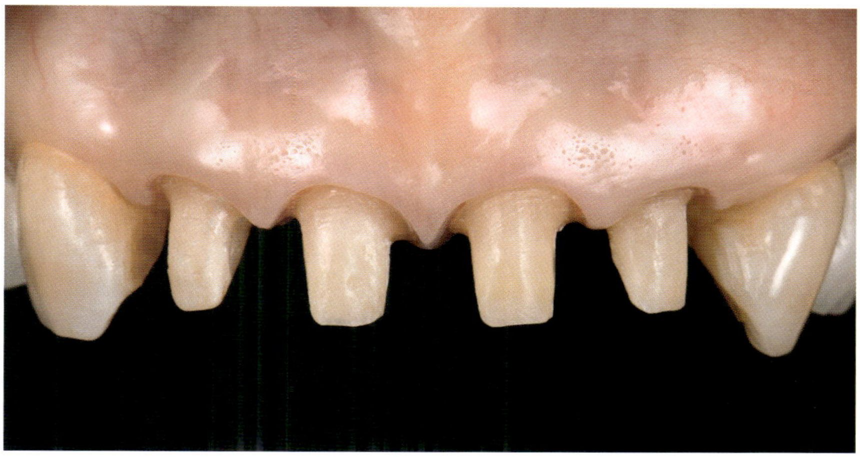

그림 3-4-13. 가착 후의 내연 상피를 확인해도 특별히 눈에 띄는 염증반응은 보이지 않으며 subgingival contour로 적절히 염증의 조절이 이루어진 것을 볼 수 있었으므로 최종 세팅으로 이행했다.

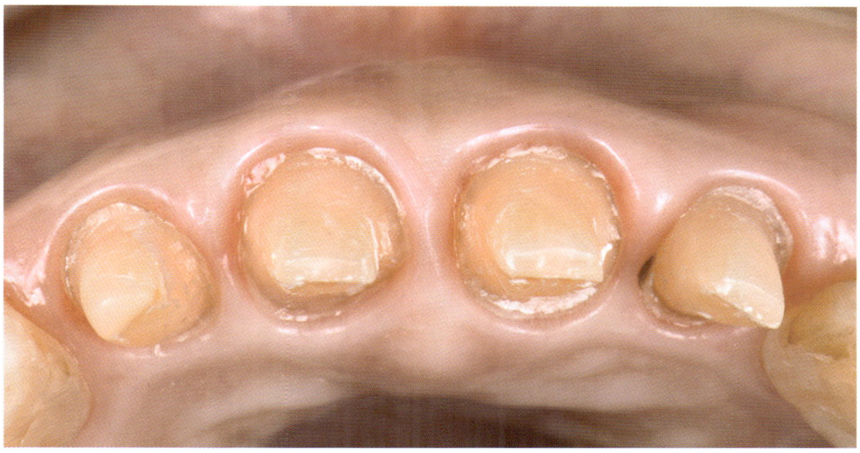

그림 3-4-14. 최종 보철물 세팅 후 약 1개월의 상태. 세라믹이 가지는 생체친화성이 작용하여 #21 근심부에 나타난 공간은 완전히 소실되었다. 치은에는 염증반응도 나타나지 않아 수술 후 양호한 관계성이 유지되고 있었다. 또한 low crest인 치은 형태에 대해 long contact를 사용하여 black triangle 발생을 방지하고 있다. 치관·치은 모두 심미적 조화를 얻었다[담당 치과의사: Takino Hiroyuki(瀧野裕行: 다키노치과의원 페리오·임플란트센터)／Yamaguchi Yusuke(山口佑亮: 현 야마구치종합치과)].

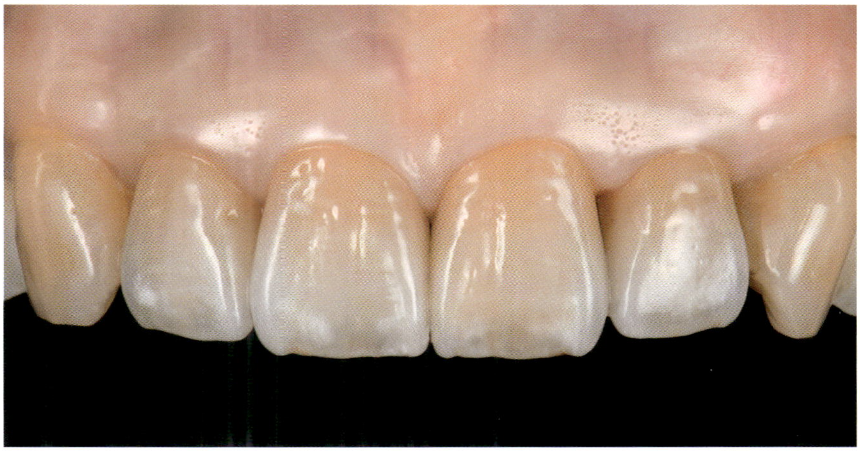

2. 치간유두 대응

다음으로 gingival 프레임워크의 구성에 빠져서는 안 될 치간유두의 보철적 management를 다루려고 한다.

우선, 치간유두는 치관의 순·설측 융선이 교차하여 형성되는 인접면 접촉 아래의 요면(proximal concave)에 들어가도록 위치하고 있다. 그러나 임상에서의 대응은 단지 자연치 형태를 모방하는 것뿐만 아니라 치주조직의 상황에 따라 형태 부여를 할 필요가 있다. 특히 인접 치조골정으로부터의 수직 거리나 치근 간의 수평적인 거리, 나아가 유두하조직의 순·설적인 볼륨에 주목하면서 치간유두에 대한 형태 어프로치를 검토해야 한다.[5]

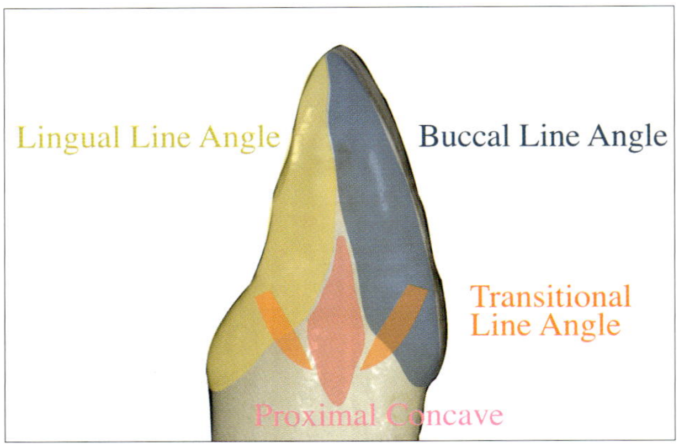

그림 3-4-15. 자연치 인접면 형태의 성립.[6] 일반적으로 치간유두는 순·설측의 융선이 교차하여 형성되는 인접면 접촉 바로 아래의 요면(proximal concave)에 들어가도록 되어 있다.

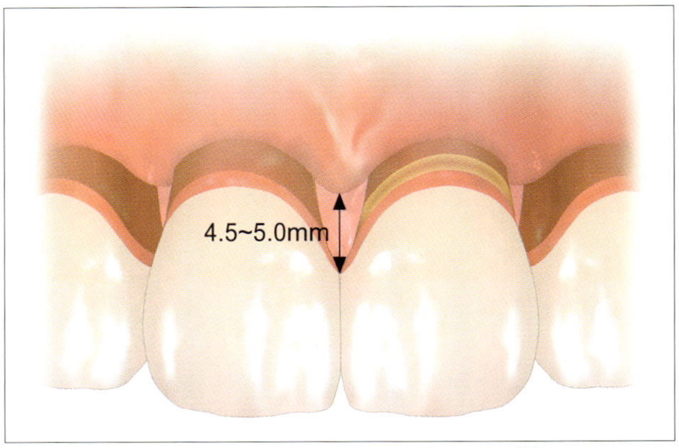

그림 3-4-16. 상악 중절치 치간유두 퇴축 발생률.[7,8]
5mm: Black space는 발생하지 않음
6mm: 44% 증례에서 black space 발생
7mm: 73% 증례에서 black space 발생

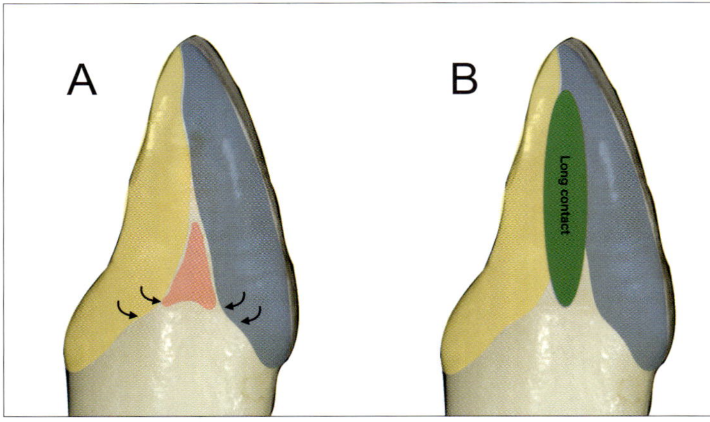

A: 치간유두의 재건이 바람직한 경우 치조골정과의 위치관계를 파악하면서 적절한 위치에 인접면 접촉 위치를 설정하여 순설측 융선의 subgingival 영역보다 유두 아래 방향으로 적절한 압박을 가하는 형태 처리를 한다.[9]

B: 치간유두의 재건을 기대할 수 없는 경우 black triangle 봉쇄를 위해 long contact를 사용하여 인접면 형태 처리를 한다.

그림 3-4-17. 보철물의 인접면 형태 부여. 이때 인접한 치근 간 거리를 계측하여 2mm 이내에 근접하는 경우는 A 타입, 2mm보다 떨어져 있는 경우에는 B 타입 대응을 검토한다.

부적절한 인접면 형태가 치간유두에 주는 영향

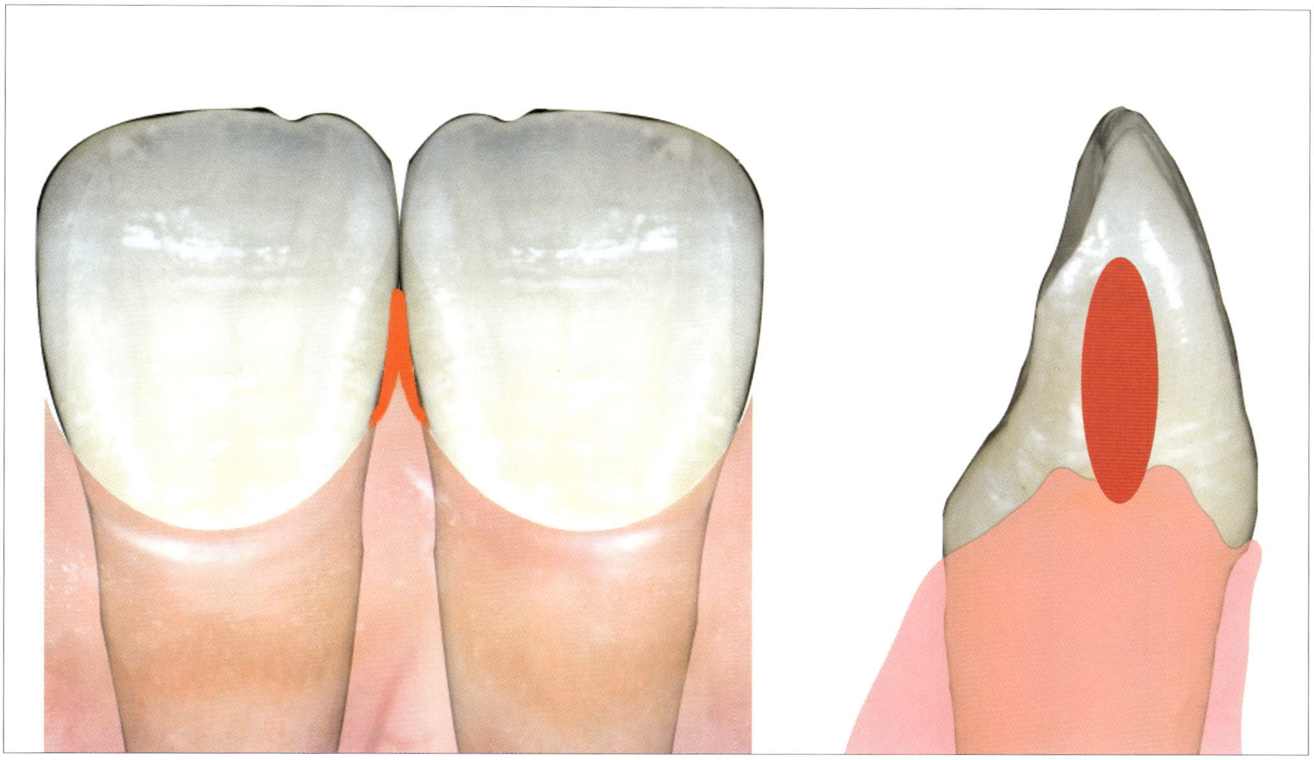

그림 3-4-18. 치간유두를 퇴축시키는 주요 보철적 원인으로서 contour나 적합 불량 등을 들 수 있다. 또한 contour는 over/under contour 모두에서 염증의 원인이 된다. 특히 유두정 부분은 비각화성 상피조직이라 염증에 대한 저항력도 낮으므로, 치은연하로부터의 기계적인 over contour는 전치부에서도 안장 모양[10,11]이 되기 쉽다. 수복 시에 필요한 검사 자료로서 치과 방사선사진이나 염증 등의 상태를 확인할 수 있는 구강 내 사진이 필요하며, 하부 치간공극을 적극적으로 봉쇄할지, 아니면 개방하여 치간유두의 재건을 도모할지 확실히 술전 진단 검사를 하면서 대응해야 한다.

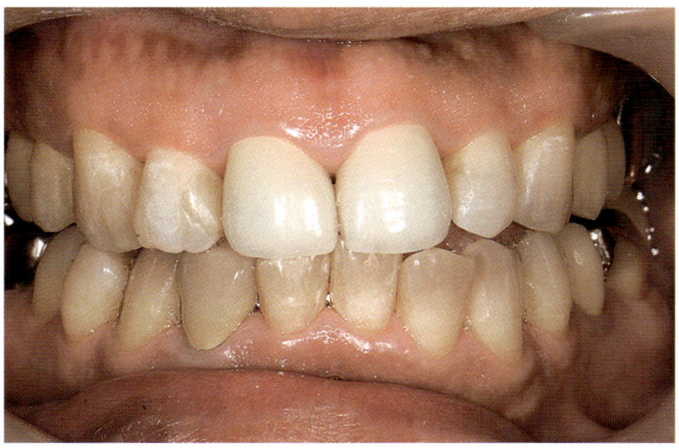

그림 3-4-19. 심미 불량을 수반하는 상악 양측 중절치의 재치료를 한 증례. 약간이지만 치간유두부에 black triangle을 확인할 수 있다.

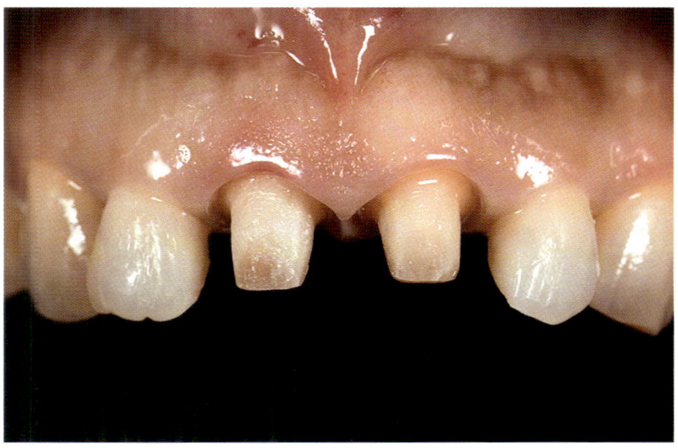

그림 3-4-20. 상악 전치의 치간유두 퇴축의 원인은 교합 때문이라고 생각되었지만, 동시에 보철물의 치간유두에 대한 적절한 압박이 double papilla를 만들었다.

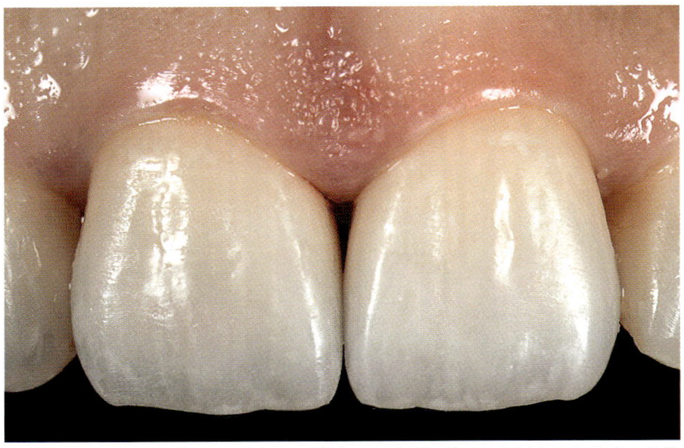

그림 3-4-21. 최종 보철물 장착 시의 상태. 유두의 재건을 예측하여 적극적으로 embrasure를 개방했지만, subgingival 영역에서는 적절하게 압박을 가하고 있다.

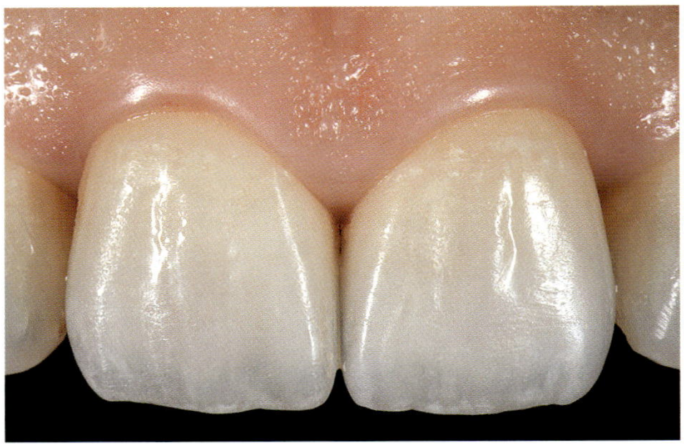

그림 3-4-22. 장착으로부터 1주일 후의 상태. 적절한 인접면 형태의 부여로 하부 치간공극은 완전히 봉쇄되었다.

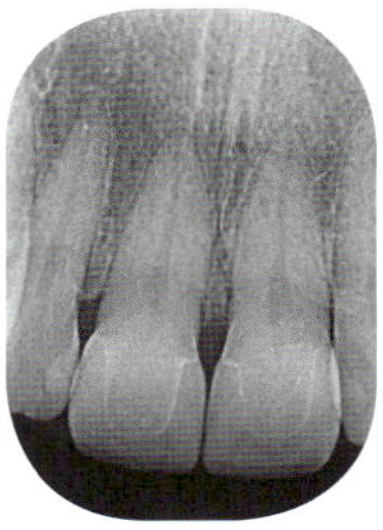

그림 3-4-23. 치열로부터 치조정이나 치간유두의 균형을 고려하면서 접촉점을 설정하는데, 장착 후의 상태로부터 적절한 거리관계에 접촉점이 설정되어 있음을 알 수 있다.

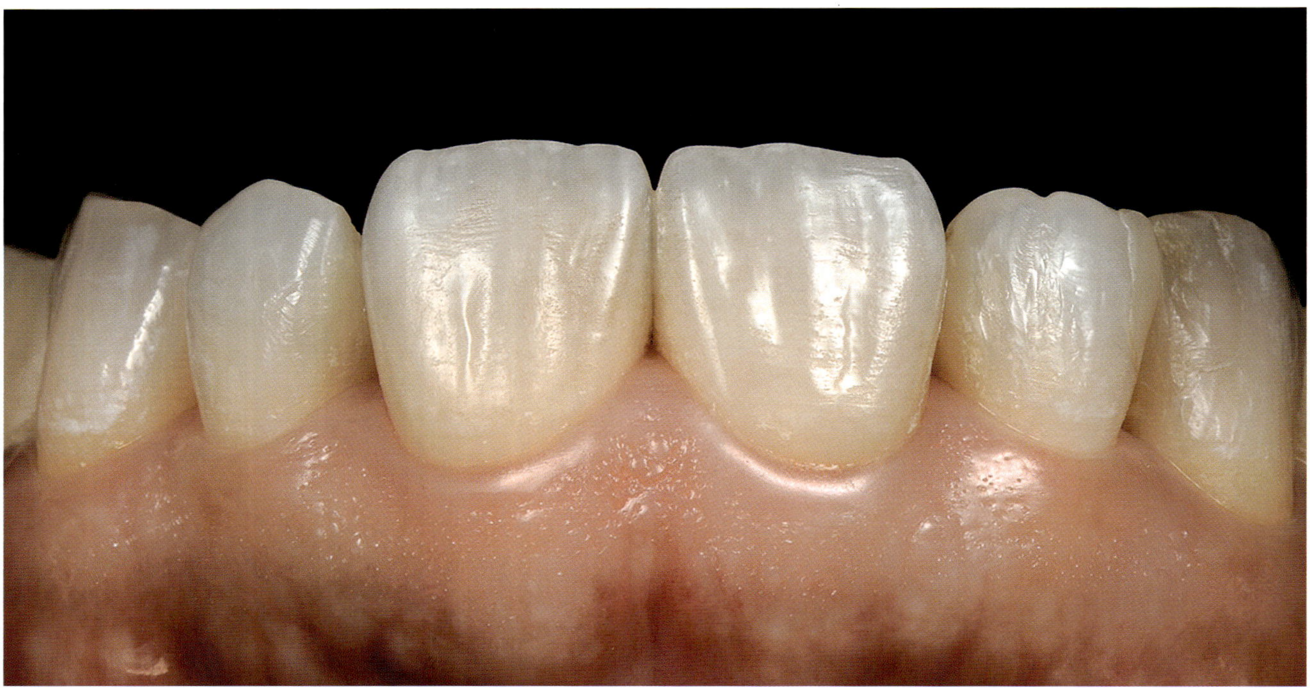

그림 3-4-24. 장착 후 3개월 후의 상태. 치간유두 재건으로 gingival 프레임워크도 개선되었다. 상악 중절치 간의 유두는 절치유두나 순·설적인 치조골의 폭을 가지므로 다른 부위보다 조건적으로 재건을 원하기 쉽지만, 해부학적인 구성이나 기준에 따른 분석이 결과를 좌우한다 [담당 치과의사: Takino Hiroyuki(瀧野裕行: 다키노치과의원 페리오·임플란트센터)/Yamaguchi Yusuke(山口佑亮: 현 야마구치종합치과)].

치간유두 대응

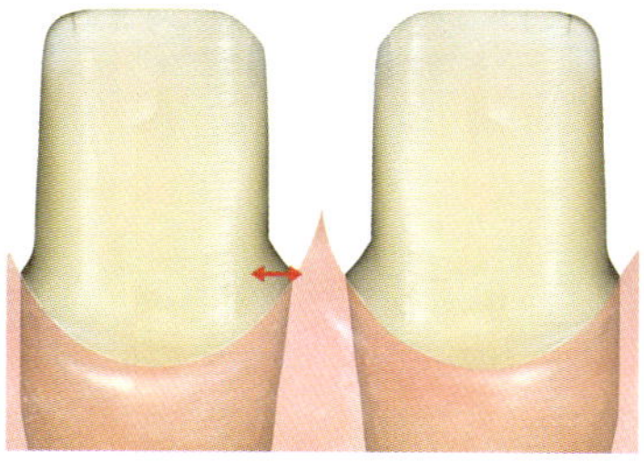

치근 간 거리가 2mm 이하인 경우

치근 간 거리가 가까울수록 black triangle의 폐쇄율은 높아지므로 적극적으로 치은연하에 피니시 라인을 설정할 필요는 없지만, 치조골과의 수직적인 거리 관계를 파악하여 유두부에 과도한 압박을 주지 않도록 한다.

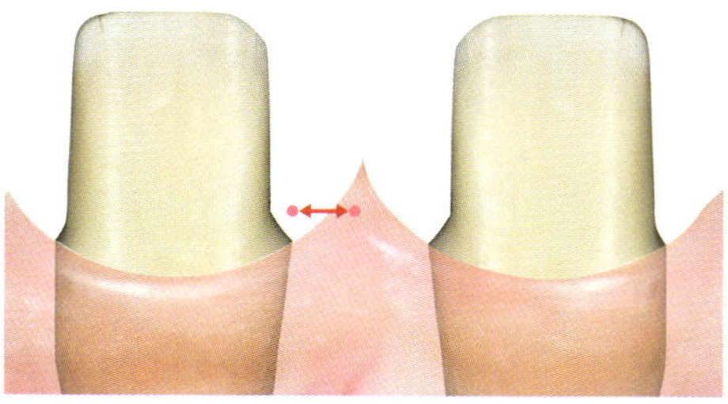

치근 간 거리가 2mm 이상인 경우

치근 간 거리가 멀수록 하부 치간공극에 대한 고려가 필요해진다. 또한 black triangle의 봉쇄와 치간유두 형성을 위해 치은연하로부터 적극적으로 접근할 필요가 있다. 이때 치은연하에서 적절한 거리감(2mm 정도)을 재현하도록 의식하면서 유두 아래로 압력을 가한다.

그림 3-4-25. 인접면 피니시 라인의 설정 기준.

치간유두 대응은 ① 치아의 배열 상태, ② 치근 간 거리, ③ 자연치의 형태적 특징, ④ 인접치조골의 높이와 폭, ⑤ 유두 아래의 순·설적인 조직의 볼륨 등의 조건을 파악하면서 시행한다. 만약 치근 접근 정도가 좁아지는 경우 치관의 해부학적인 특징도 더해져 치관 길이에 대한 유두의 비율은 감소한다. Cho 등[12]과 Sasaki(佐々木) 등[13]은 치근의 수평적 거리(치조골정부)와 치간유두 생존율의 관계성에 대한 통계를 제시했는데, 사사키 등은 건강한 치주조직을 가지는 상악 중절치 간에는 평균높이 4mm의 치간유두가 있으며 치근 간 거리가 평균 2mm였다고 보고했다. 또한 2mm를 경계로 치간유두의 존재율이 달라져 치근 간 거리가 2mm 이하인 경우 black triangle의 폐쇄율도 높아진다고 했다. 치근 간 거리가 멀어질수록 gingival 프레임워크는 평탄화하므로, 보철물로 치간유두를 형성하는 경우는 어느 정도 치은연하로부터 half pontic 형태로 contour를 끌어당겨 적정한 거리감(2mm 정도)을 재현하도록 했다. 또한 동시에 gingival zenith point를 근첨측으로 이동시켜 IDP-GZP의 고·저차를 부여하는 것으로 gingival 프레임워크를 시각적으로 조작하는 일도 있다. 치간유두가 형성하는 interdental triangle을 보철적으로 완성시키기 위해서는 적정한 거리감으로 치은연하로부터 치간유두를 확실히 지지하는 것이 중요하다고 할 수 있다.

① 치아의 배열 상태
② 치근 간 거리
③ 자연치의 형태적 특징
④ 인접 치조골의 높이와 폭
⑤ 유두하의 순·설적인 조직의 볼륨

그림 3-4-26. 치간유두의 높이를 결정하는 요소.

① 접촉점의 설정
② 인접면 형태
③ Subgingival contour의 설정
④ 적합 정밀도
⑤ 표면 성상

그림 3-4-27. 보철물에 대한 고려.

Chapter 3-1 참고문헌

1. Frush JP, Fisher RD. How dentogenics interprets the personality factor. J Prosthet Dent 1956；6（4）：441-449.
2. Frush JP, Fisher RD. How dentogenic restoration interprets the personality factor. J Prosthet Dent 1956；6（2）：160-172.
3. Frush JP, Fisher RD. The age factor in dentogenics. J Prosthet Dent 1957；7（1）：5-13.
4. Frush JP, Fisher RD. The dynesthetic interpretation of the dentogenic concept. J Prosthet Dent 1958；8（4）：558-581.
5. Van Der Geld P, Oosterveld P, Berge SJ, Kuijpers-Jagtman AM. Tooth display and lip position during spontaneous and posed smiling in adults. Acta Odontol Scand 2008；66(4)：207-213.
6. Vig RG, Brundo GC. The kinetics of anterior tooth display. J Prosthet Dent 1978；39(5)：502-504.
7. Camara CA. Aesthetics in Orthodontics: six horizontal smile lines. Dental Press J Orthod 2010；15(1)：118-131.
8. Tjan AH, Miller GD, The JG. Some esthetic factors in a smile. J Prosthet Dent 1984；51(1)：24-28.
9. Hochman MN, Chu SJ, Tarnow DP. Maxillary anterior papilla display during smiling: a clinical study of the interdental smile line. Int J Periodontics Restorative Dent 2012；32(4)：375-383.
10. Levine RA, McGuire M. The diagnosis and treatment of the gummy smile. Compend Contin Educ Dent 1997；18(8)：757-762, 764；quiz 766.
11. Lee EA. Aesthetic crown lengthening: classification, biologic rationale, and treatment planning considerations. Pract Proced Aesthet Dent 2004；16(10)：769-778；quiz 780.
12. Ackerman MB, Ackerman JL. Smile analysis and design in the digital era. J Clin Orthod 2002；36(4)：221-236.
13. Ackerman JL, Ackerman MB, Brensinger CM, Landis JR. A morphometric analysis of the posed smile. Clin Orthod Res 1998；1（1）：2-11.
14. Fürhauser R, Florescu D, Benesch T, Haas R, Mailath G, Watzek G. Evaluation of soft tissue around single-tooth implant crowns: the pink esthetic score. Clin Oral Implants Res 2005；16(6)：639-644.
15. Belser UC, Grütter L, Vailati F, Bornstein MM, Weber HP, Buser D. Outcome evaluation of early placed maxillary anterior single-tooth implants using objective esthetic criteria: a cross-sectional, retrospective study in 45 patients with a 2-to 4-year follow-up using pink and white esthetic scores. J Periodontol 2009；80(1)：140-151.
16. Townsend C. Prerestorative periodontal plastic surgery. Creating the gingival framework for the ideal smile. Dent Today 2004；23(2)：130-133.
17. 土屋賢司．包括的治療戦略 修復治療成功のために．東京：医歯薬出版，2010.
18. Marcuschamer E, Tsukiyama T, Griffin TJ, Arguello E, Gallucci GO, Magne P. Anatomical crown width/length ratios of worn and unworn maxillary teeth in Asian subjects. Int J Periodontics Restorative Dent 2011；31(5)：495-503.
19. Magne P, Gallucci GO, Belser UC. Anatomic crown width/length ratios of unworn and worn maxillary teeth in white subjects. J Prosthet Dent 2003；89(5)：453-461.
20. 都築優治．Biological Esthetics by Gingival Framework Design—歯列に調和した辺縁歯肉形態への配慮と設計．QDT 2014；39(5-9)：100-114，124-137，114-129，114-132，112-132.
21. Saadoun AP, LeGall M, Touati B. Selection and ideal tridimensional implant position for soft tissue aesthetics. Pract Periodontics Aesthet Dent 1999；11(9)：1063-1072；quiz 1074.
22. Kois JC. Altering Gingival Levels: The Restorative Connection Part I: Biologic Variables. J Esthet Dent 1994；6（1）：3-9.
23. 小濱忠一. 前歯部審美修復 天然歯編 難易度鑑別診断とその治療戦略. 東京：クインテッセンス出版，2007.
24. Chu SJ, Tarnow DP, Tan JH, Stappert CF. Papilla proportions in the maxillary anterior dentition. Int J Periodontics Restorative Dent 2009；29(4)：385-393.
25. Stappert CF, Tarnow DP, Tan JH, Chu SJ. Proximal contact areas of the maxillary anterior dentition. Int J Periodontics Restorative Dent 2010；30(5)：471-477.
26. 藤田恒太郎，桐野忠大．歯の解剖学 改訂版．東京：金原出版，1967.
27. 片岡繁夫，西村好美．ネイチャーズ・モルフォロジー —天然歯牙に学ぶ形態学—．東京：クインテッセンス出版，2003.
28. Cho HS, Jang HS, Kim DK, Park JC, Kim HJ, Choi SH, Kim CK, Kim BO. The effects of interproximal distance between roots on the existence of interdental papillae according to the distance from the contact point to the alveolar crest. J Periodontol 2006；77(10)：1651-1657.
29. 佐々木猛，水野秀治，松井徳雄．APF後の軟組織の回復：上顎中切歯歯間乳頭に焦点を当てて：1健康な歯周組織における歯間乳頭の高さと歯根間距離．The Quintessence 2010；29(1)：130-138.
30. Goaslind GD, Robertson PB, Mahan CJ, Morrison WW, Olson JV. Thickness of facial gingiva. J Periodontol 1977；48(12)：768-771.
31. Sanavi F, Weisgold AS, Rose LF. Biologic width and its relation to periodontal biotypes. J Esthet Dent 1998；10(3)：157-163.
32. Maynard JG Jr, Wilson RD. Physiologic dimensions of the periodontium significant to the restorative dentist. J Periodontol 1979；50(4)：170-174.
33. 桑田正博．金属焼付ポーセレンの理論と実際—クラウン・ブリッジ製作のために．東京：医歯薬出版，1977.
34. 山﨑長郎，南昌宏．クラウンカントゥアの要件は歯肉のサポートにある．補綴臨床 2001；34(11)：638-657.
35. 南昌宏．唇側クラウンカントゥア調整の基準．The Quintessence 2007；26(1)：74-85.
36. Powell N, Humphrey B. Proportions of the aesthetic face. New York: Thieme-Stratton, 1984.
37. Claude Rufenacht. Fundamentals of esthetics. Illinois: Quintessence Publishing ,1990.
38. Patterson CN, Powell DG. Facial analysis in patient evaluation for physiologic and cosmetic surgery. Laryngoscope 1974；84(6)：1004-1019.
39. Broadbent TR, Mathews VL. Artistic relationships in surface anatomy of the face: application to reconstructive surgery. Plast Reconstr Surg（1946）1957；20(1)：1-17.
40. Profitt WR, Epker BN, Ackerman JL. Systematic description of dentofacial deformities: the database. In: Bell WH. Profitt WR. White RP Jr（ed）. Surgical correction of dentofacial deformities. Philadelphia: WB Saunders, 1980：105-154.
41. 中田光太郎，木林博之(監著)，岡田素平太，奥野幾久，小田師巳，尾野誠，園山亘，都築優治，山羽徹(著)．エビデンスに基づいたペリオドンタルプラスティックサージェリー イラストで見る拡大視野での臨床テクニック．東京：クインテッセンス出版，2016.

Chapter 3-2 참고문헌

1. 土屋賢司．包括的治療戦略 修復治療成功のために．東京：医歯薬出版，2010.
2. Townsend C. Prerestorative periodontal plastic surgery. Creating the gingival framework for the ideal smile. Dent Today 2004；23(2)：130-133.
3. 都築優治．Biological Esthetics by Gingival Framework Design —歯列に調和した辺縁歯肉形態への配慮と設計．QDT 2014；39(5-9)：100-114，124-137，114-129，114-132，112-132.
4. Gunay H. Placement of the preparation line and periodontal health - A prospective 2 years clinical study. PRD（Japan）2000；8：60-68.
5. 山﨑長郎，南昌宏．クラウンカントゥアの要件は歯肉のサポートにある．補綴臨床2001；34(11)：638-657.
6. Kois J. "The gingiva is red around my crowns"--a differential diagnosis. Dent Econ 1993；83(4)：101-102.
7. 桑田正博．金属焼付ポーセレンの理論と実際 —クラウン・ブリッジ製作のために．東京：医歯薬出版，1977.
8. 井出吉信，桑田正博，西川義昌(編)．歯科技工別冊 Biological Crown Contour —生体に調和する歯冠形態—．東京：医歯薬出版，2008.
9. Kois JC. Altering Gingival Levels: The Restorative Connection Part I: Biologic Variables. J Esthet Dent 1994；6（1）：3-9.
10. Maynard JG Jr, Wilson RD. Physiologic dimensions of the periodontium significant to the restorative dentist. J Periodontol 1979；50(4)：170-174.

11. Sanavi F, Weisgold AS, Rose LF. Biologic width and its relation to periodontal biotypes. J Esthet Dent 1998；10(3)：157‐163.

12. 片岡繁夫(監)，脇田太裕(著)．ZERO別冊 歯牙形態．京都：永末書店，2014.

13. 片岡繁夫，西村好美．ネイチャーズ・モルフォロジー ―天然歯牙に学ぶ形態学―．東京：クインテッセンス出版，2003.

14. 都築優治．Various esthetic factors for natural smile design．QDT 2018；43(4)：70‐87.

15. Wagman SS. The role of coronal contour in gingival health. J Prosthet Dent 1977；37(3)：280‐287.

16. 南昌宏．唇側クラウンカントゥア調整の基準．The Quintessence 2007；26(1)：74‐85.

17. 木林博之．補綴装置と歯周組織の接点(前後編)―Tissue stabilityを獲得できるカントゥアを検証する―．The Quintessence 2012；31(1‐2)：116‐137,95‐115.

18. Kay HB. Criteria for restorative contours in the altered periodontal environment. Int J Periodontics Restorative Dent 1985；5(3)：42‐63.

19. Weisgold A. Coronal Forms of the Full Crown Restoration--their Clinical Applications. Illinois：Quintessence, 1981：39‐47.

20. Sorensen JA. A standardized method for determination of crown margin fidelity. J Prosthet Dent 1990；64(1)：18‐24.

21. 中田光太郎，木林博之(監著)，岡田素平太，奥野幾久，小田師巳，尾野誠，園山亘，都築優治，山羽徹(著)．エビデンスに基づいたペリオドンタルプラスティックサージェリー イラストで見る拡大視野での臨床テクニック．東京：クインテッセンス出版，2016.

22. 茂野啓示．歯冠修復治療のための歯周形成外科マニュアル．補綴臨床 2000；33(1‐6)：74‐82，190‐199，288‐297，396‐405，526‐541，638‐652.

Chapter 3‐3 참고문헌

1．土屋賢司．包括的治療戦略―修復治療成功のために―．東京：医歯薬出版，2010.

2．都築優治．Biological Esthetics by Gingival Framework Design―歯列に調和した辺縁歯肉形態への配慮と設計．QDT 2014；39(5‐9)：100‐114，124‐137，114‐129，114‐132，112‐132.

3．Kois JC. Altering gingival levels: The restorative connection part 1：Biological variables. J Esthet Restor Dent 1994；6(1)：3‐9.

4．小濱忠一．前歯部審美修復 天然歯編 難易度鑑別診断とその治療戦略．東京：クインテッセンス出版，2007.

5．Tarnow DP, Magner AW, Fletcher P. The effect of the distance from the contact point to the crest of bone on the presence or absence of the interproximal dental papilla. J Periodontol 1992；63(12)：995‐996.

6．Tarnow D, Elian N, Fletcher P, Froum S, Magner A, Cho SC, Salama M, Salama H, Garber DA. Vertical distance from the crest of bone to the height of the interproximal papilla between adjacent implants. J Periodontol 2003；74(12)：1785‐1788.

7．小濱忠一．前歯部審美修復 インプラント編 治療目的に応じた外科的治療戦略の再考と補綴的ガイドライン．東京：クインテッセンス出版，2007.

8．Grunder U, Gracis S, Capelli M. Influence of the 3‐D bone-to-implant relationship on esthetics. Int J Periodontics Restorative Dent 2005；25(2)：113‐119.

9．Sanavi F, Weisgold AS, Rose LF. Biologic width and its relation to periodontal biotypes. J Esthet Dent 1998；10(3)：157‐163.

10. 蘭源太郎．バイオタイプの改変．In大川雅之，片岡繁夫(編)．補綴臨床別冊 Anterior 6 White & Pink Esthetics．東京：医歯薬出版，2013，80‐97.

11. Maynard JG Jr, Wilson RD. Physiologic dimensions of the periodontium significant to the restorative dentist. J Periodontol 1979;50(4):170-174.

12. Suikowski A, Yoshida A. 前歯部歯冠外形の三次元的なプロポーションのマネージメント―審美修復のための座標―．QDT 2001；26(9)：30‐40.

13. 南昌宏，辻龍司．Masterpiece―Inconspicuous 自然感を創出する―．QDT 2007；32(5)：3‐9.

Chapter 3‐4 참고문헌

1．伊藤雄策(監著)，高井基普，西村好美(著)．ザ・プロビジョナルレストレーションズ 補綴物の機能・審美性を追求して．東京：クインテッセンス出版，2006.

2．西川義昌，桑田正博(編著)．月刊「歯界展望」別冊 Single Crown Provisional Restorations 天然歯形態の観察から始まる修復治療．東京：医歯薬出版，2010.

3．土屋賢司．包括的治療戦略―修復治療成功のために―．東京：医歯薬出版，2010.

4．都築優治．Biological Esthetics by Gingival Framework Design―歯列に調和した辺縁歯肉形態への配慮と設計．QDT 2014；39(5‐9)：100‐114，124‐137，114‐129，114‐132，112‐132.

5．内藤正裕．審美修復における歯間乳頭を考える ―歯周組織の形態と構造の把握および臨床例からの検証―．In 山﨑長郎(編)．QDT別冊 Esthetic of Dental Technology 歯周組織との調和による長期予後の獲得．東京：クインテッセンス出版，1999：9‐25.

6．片岡繁夫，西村好美．ネイチャーズ・モルフォロジー ―天然歯牙に学ぶ形態学―．東京：クインテッセンス出版，2003.

7．Tarnow DP, Magner AW, Fletcher P. The effect of the distance from the contact point to the crest of bone on the presence or absence of the interproximal dental papilla. J Periodontol 1992；63(12)：995‐996.

8．Kois JC. Altering Gingival Levels: The Restorative Connection Part I: Biologic Variables. J Esthet Dent 1994；6(1)：3‐9.

9．六人部慶彦．前歯部審美補綴のための歯周組織の基本概念と臨床的意義 ―マージン設定位置と歯冠形態―．QDT 1995；25(2)：28‐48.

10. Oschenbein C. Osseous resection in periodontal surgery. J Periodontol 1958；29(1)：15‐26.

11. 鈴木朋湖．補綴臨床のNew Concept & Technique 第12回 歯科衛生士の視点から考える 歯科医師・歯科技工士とのコミュニケーション．QDT 2005；30(12)：68‐76.

12. Cho HS, Jang HS, Kim DK, Park JC, Kim HJ, Choi SH, Kim CK, Kim BO. The effects of interproximal distance between roots on the existence of interdental papillae according to the distance from the contact point to the alveolar crest. J Periodontol 2006；77(10)：1651‐1657.

13. 佐々木猛，水野秀治，松井徳雄．APF後の軟組織の回復：上顎中切歯歯間乳頭に焦点を当てて：1 健康な歯周組織における歯間乳頭の高さと歯根間距離．The Quintessence 2010；29(1)：130‐138.

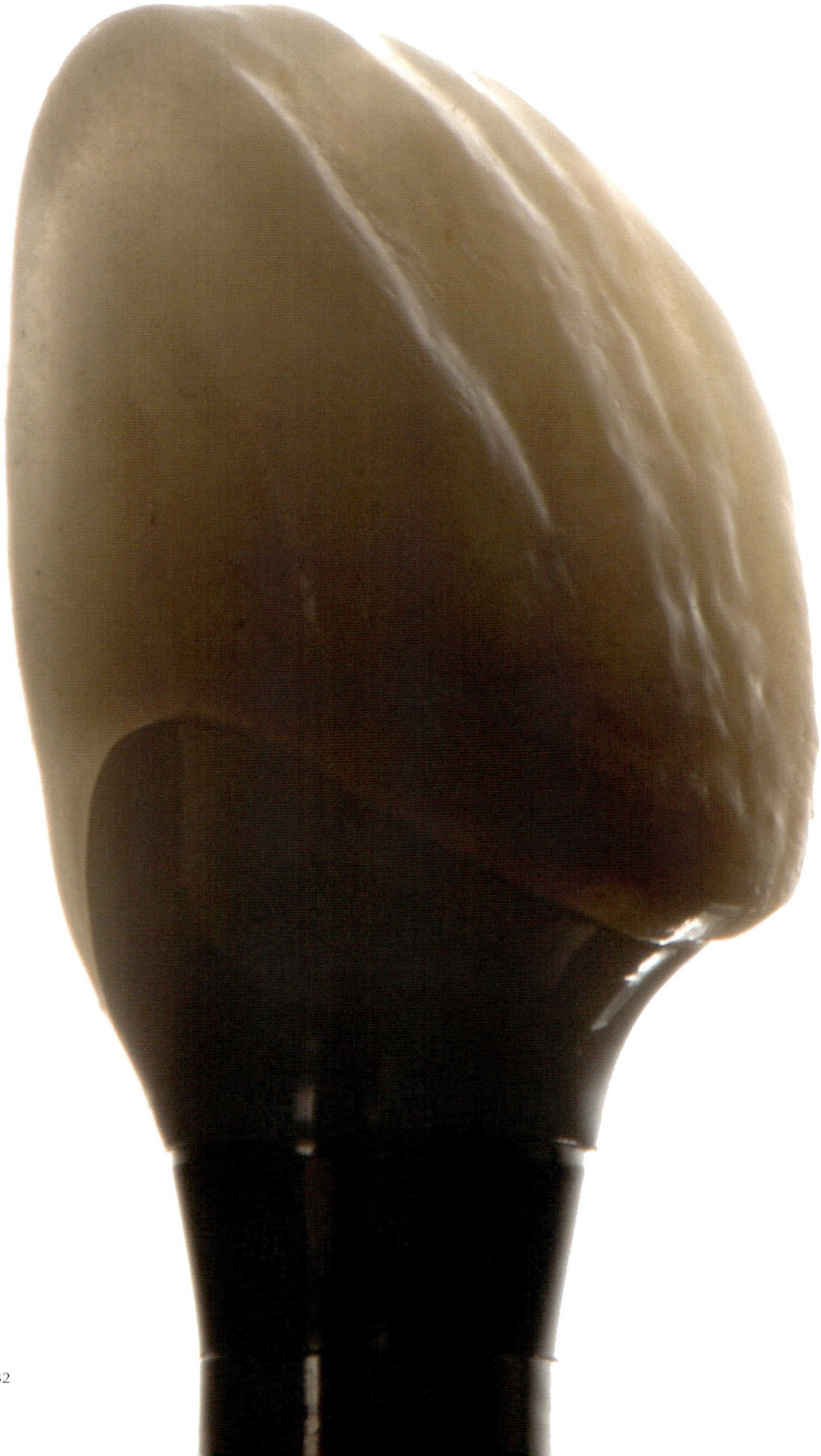

CHAPTER 4

Achievement of Implant Esthetics

임플란트 심미의 획득

임플란트 심미의 획득. 그것은 결손 수복에서 구강 내 심미 획득에 더한 큰 도전이라 할 수 있다. 치아의 결손은 치주조직에 손상을 주며, 경·연조직의 특성을 바꾸어 버린다. 그리고 임플란트 식립에서 외과적인 침습도 가해져, 이로부터 자연감 있는 자연치열로 복원시키는 것은 매우 어려운 수복 작업이 된다. 지금까지 심미 수복에서 치관과 치은의 획득 요건에 대해 이야기했는데, 임플란트 심미의 획득은 종합적인 고려가 필수이며, 더불어 진료실과의 굳건한 연계가 높은 확률로 수복 결과에 영향을 미친다. 그리고 거기에 공유된 목표에 대해 확고한 근거와 기술 대응이 없으면 결코 양질의 심미 결과는 만들어낼 수 없을 것이다.

Chapter 4에서는 임플란트 심미 획득을 위한 보철 콘셉트를 자세히 해설하고자 한다.

Chapter 4

1 임플란트 주위 조직과의 조화

1. 생물학적 조화

우선, 임플란트의 생물학적 배경을 다루어 본다.

자연치와 임플란트의 결정적인 차이는 치근막의 유·무인데, 그것을 둘러싸는 생물학적·구조역학적인 배경에는 큰 차이가 존재한다. 특히 임플란트 주위 조직에는 차이가 나타나며, 콜라겐 섬유의 주행도 임플란트에 대해 평행하여, 혈액 공급량도 부족하고 부착 양식도 약해 외적인 요인(과도한 압박이나 염증 등)을 받기 쉬워, 건강한 치은 상태를 유지·안정시키는 것은 어려운 작업이다(그림 4-1-1, 표 4-1-1). 또한 임플란트 수복에서는 주위 조직의 충분한 두께를 확보하는 것이 중요한데, 외과적인 고려와 함께 보철적인 고려가 빠져서는 안 된다(그림 4-1-2, 4-1-3). 그리고 임플란트 상부 구조의 생물학적인 조화를 도모하기 위해서는 자연치와의 차이를 이해하면서 장기 안정을 목표로 대처해야 한다.

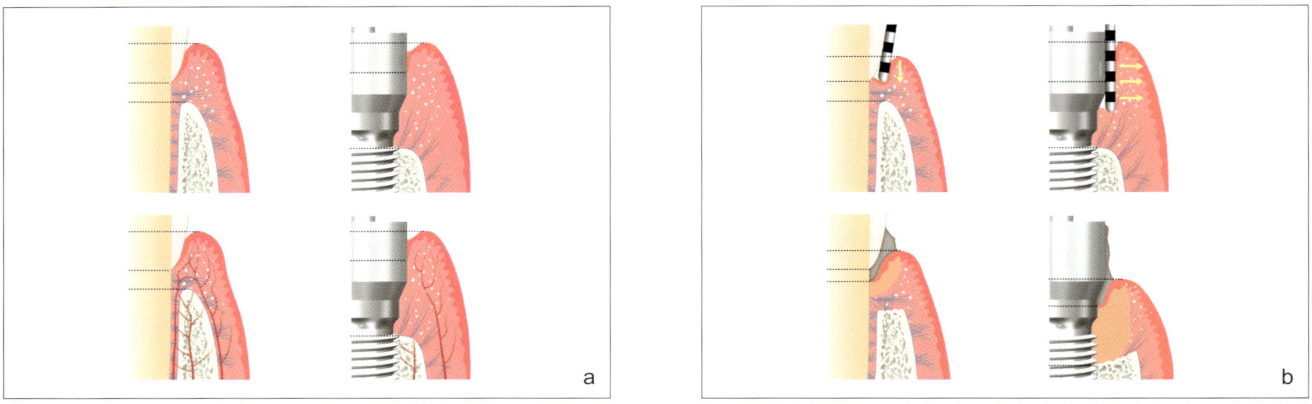

그림 4-1-1a, b. 자연치와 임플란트의 생물학적 배경의 차이. 콜라겐 섬유의 주행이나 혈액공급량에 차이가 나타나 자연치와 매우 양상이 다르다. 또한 임플란트 주위 점막은 부착 상태가 약해서 자기방어 기능이 매우 낮으므로, 연조직의 관리도 자연치 이상으로 신중한 대응이 요구된다(참고문헌 1 인용).

표 4-1-1. 자연치와 임플란트 주위 조직의 비교(참고문헌 1의 내용을 인용하여 작성)

	자연치	임플란트
치근막	있음	없음
시멘트질	있음	없음
콜라겐 섬유의 주행	부채꼴로 종횡으로 주행 발생원: 시멘트질·골 표면	Fixture와 평행하게 주행 발생원: 골 표면
콜라겐 함유량	적음	많음
섬유아세포	많음	적음
혈액 공급량	많음 공급원: 골막·치근막	적음 공급원: 골막
치은의 방어 기구	강함	약함

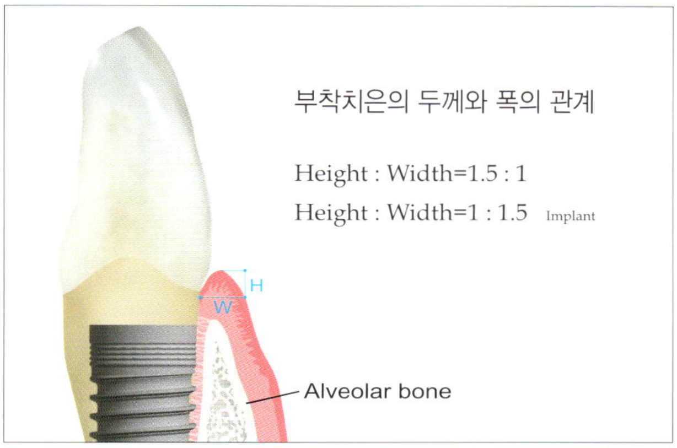

그림 4-1-2. Wennström JL은 자연치 주위 조직의 높이와 폭의 관계성에 대해 언급하여, 유리치은 기저부의 협설적 폭경이 유리치은의 높이를 결정하는 요소(치은의 높이:폭경=1.5:1)라고 보고했다.[2] 또한 임플란트 주위 조직에서 그 비율은 역전되어 1.5배 이상의 연조직 두께를 확보할 필요가 있다고도 했다.[3-5]

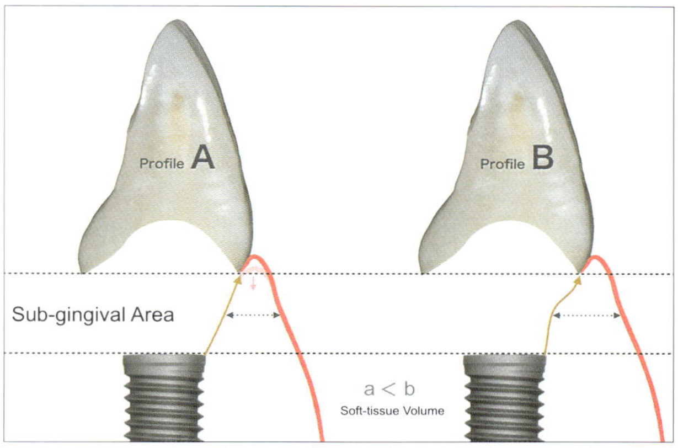

그림 4-1-3. 순·협측 점막 관통부의 프로파일 디자인의 차이가 주는 주위 연조직(높이)에 대한 영향. A: straight 프로파일에 비해 B: shaped 프로파일은 순·협측 연조직의 두께를 충분히 확보할 수 있다. 만약 A와 같은 직선적인 프로파일 디자인(노란색 선)을 부여한 경우, 높이와 폭의 관계성으로부터 폭경을 잃어버린 연조직은 높이를 유지하는 것이 어려워진다(분홍색 선). 순·협측 치은의 두께를 더욱 우선하여 확보하는 것이라면, B와 같은 shaped 프로파일이 이상적이라고 할 수 있다[이와 같은 내용은 참고문헌 6에서 Takahashi Ken(高橋健: Dental Laboratory Smile Exchange)도 해설했다].

임플란트 주위 조직 두께를 외과적·보철적으로 고려한 증례

그림 4-1-4a, b. 환자는 60대 여성으로 오른쪽 중절치의 치근 파절로 임플란트 수복을 시행했다.
사진은 외과적 처치로, 우선은 발치와에 조직 보존술을 하고 임플란트 식립 시에는 수평적으로 흡수한 경·연조직의 외과적 수복을 하여 술후 주위 조직의 유지·안정을 도모했다.

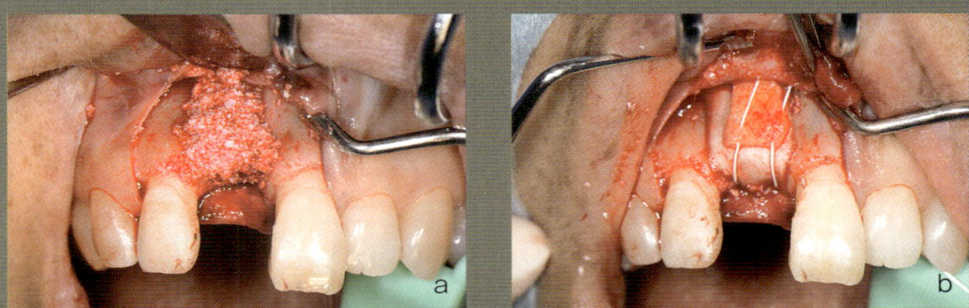

그림 4-1-4c, d. 보철적 대처. 임플란트 식립에 따라 큰 폭으로 조성된 순측 연조직의 유지·안정을 고려하여 치은의 두께를 충분히 확보할 수 있도록 상부 구조체의 프로파일 디자인을 했다(IPS e.max Press Superstructure solutions).

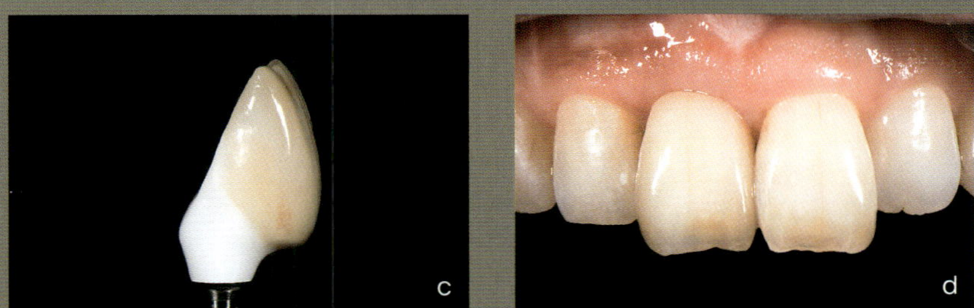

담당 치과의사: Oda Norimi(小田師巳: 오다덴탈클리닉)

2. 해부학적 조화

임플란트 상부 구조를 설계하는 데 있어, 치관 형태를 기준으로 한 해부학적인 조화를 주위 조직에 대해서도 똑같이 도모하는 것은 쉽지 않다. 그 이유로서 결손을 일으킨 원인이나 치료 타이밍에 따라 경·연조직의 손상은 똑같지 않기 때문이다. 특히 심미 영역에서 재현은 복잡하며, 원래 성립되어 있던 치아와 치주조직의 해부학적인 조화는 단계를 거쳐 그 균형을 잃어간다.

해부학적 크기의 차이

우선, 치관 형태 재현 시에 생기는 것이 자연치와 임플란트의 해부학적 크기 차이이다. 규격화된 원형의 임플란트 플랫폼은 치관측에 따라 반드시 형태와 크기에 차이가 생기며, 재현해야 할 치관 형태에 따라서 치은에 대한 압박량이 달라진다. 따라서 어느 정도 치조제의 형상이나 연조직의 볼륨이 따르지 않으면 치관 형태 재현에 큰 지장을 초래하는 일이 있다(그림 4-1-5, 4-1-6). 또한 임플란트 상부 구조체의 설계는 생물학적인 조화를 초래하기 때문에 provisional restoration을 활용하여 어느 정도 시간을 들이면서 점막 관통부의 치은 형태를 정돈하고(sculpting), 플랫폼으로부터 어떠한 프로파일 디자인으로 임상치관에 연결하여 조화를 도모하는지가 술후의 심미 결과를 크게 좌우하고 있다.

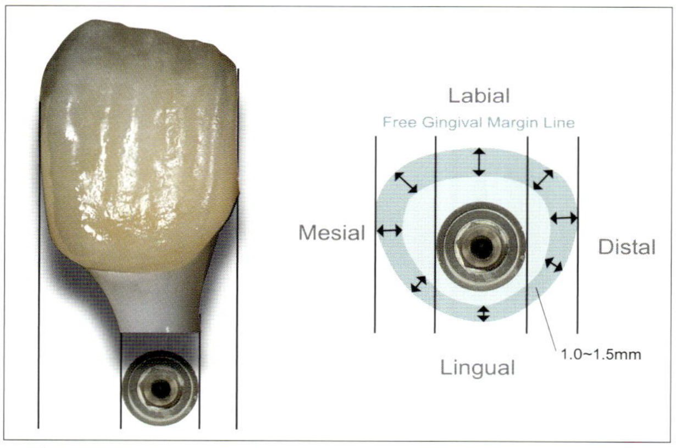

그림 4-1-5. 임플란트와 치관의 해부학적 외형 차이. Fixture의 지름과 크기의 차이가 클수록 점막 관통부에 대한 압박량이 커지므로, 어느 정도의 식립 깊이가 없으면 SGCA(subgingival contour 각) 조정이 어려워진다(치조골정으로부터 free gingival margin까지 3.0~5.0mm: 최종적인 순·협측 치은 레벨). 또한 임플란트의 위치도 치관 중심부보다 근원심·순(협)설부의 너무 끝에 fixture가 위치하면 대칭측에 대한 점막의 가압 부담이 커져 버린다.

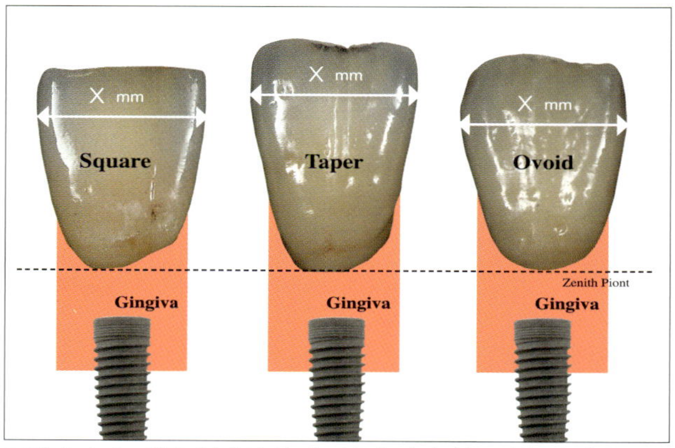

그림 4-1-6. 치관 형태의 차이로부터 나타나는 치은 압박량의 차이. 치관 형태를 재현할 때는 치은의 형태와 수용량을 3차원적으로 평가할 필요가 있다.

여기에서 임플란트 식립 후의 효율적인 점막 관통부의 형성 순서에 대해 다루어 보고자 한다. 통상 임플란트 주위의 경조직은 상부 구조(지대주)의 연결과 함께 1~2mm 정도 수평·수직적으로 흡수된다고 알려져 있다.[7-10] 또한 경조직 변화에 수반하여 연조직 레벨도 1mm 정도 저하하는 것이 예측되지만, 발치 즉시 식립 후 주위 조직의 지지에 따라 치은 레벨의 저하는 가급적 억제된다는 보고도 있다.[11,12] 또한 임플란트 상부 구조체의 형태 부여로 인해 마찬가지로 연조직이 변화하지만, 주위 연조직의 폭과 높이의 관계성으로부터 치은연하의 프로파일 디자인은 충분히 주의해야 한다. 여기에서는 변연치은의 위치 저하를 최소한으로 억제하기 위한 보철적 고려 사항을 소개한다.

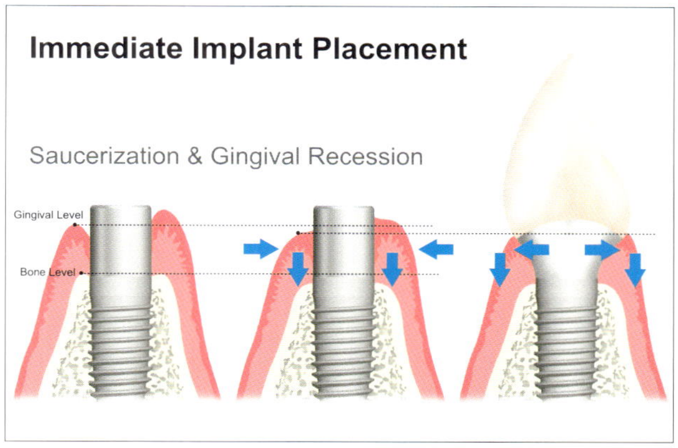

그림 4-1-7. 임플란트 식립 후 주위 조직의 변화. 변연골의 흡수는 배상성형술(saucerization)과 리모델링 현상에 따라 경·연조직의 높이나 두께 등 형상이 크게 변화한다. 특히 2차 외과 처치 후의 상부 구조 연결로 주위 조직은 쉽게 변화하므로, 발치 즉시 식립 시에 생기는 발치와와의 해부학적인 공간을 외과적·보철적으로 어떻게 관리하는지가 중요하다.

발치 즉시 식립 후 발치와 형태를 보존하기 위한 custom temporary healing abutment(CTHA)의 활용

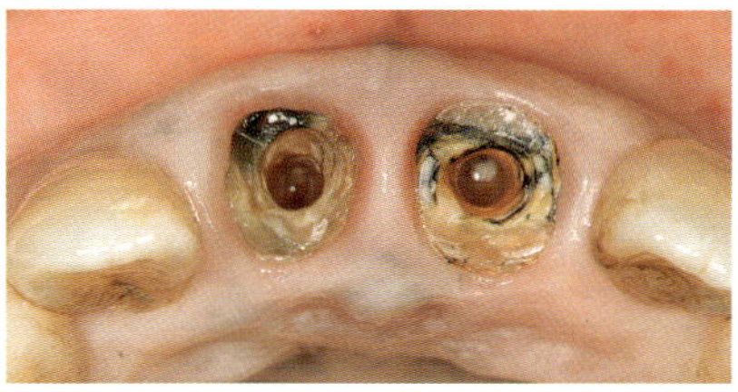

그림 4-1-8. 치근 파절로 발치 후 즉시 식립을 하게 된 증례다.

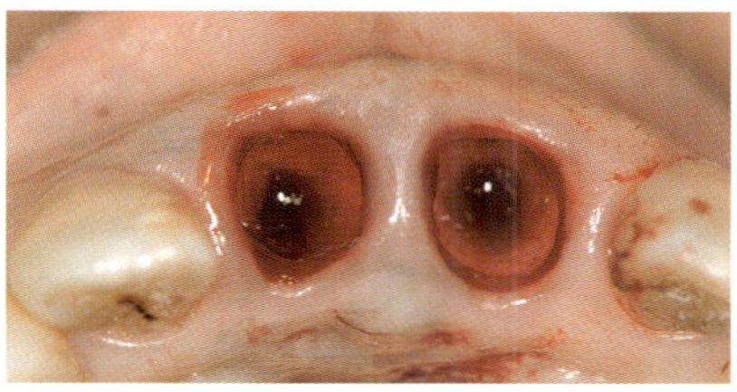

그림 4-1-9. 발치 후의 상태. 이 방법은 발치와 형태를 어떻게 효과적으로 management 할 수 있는지가 포인트가 된다.

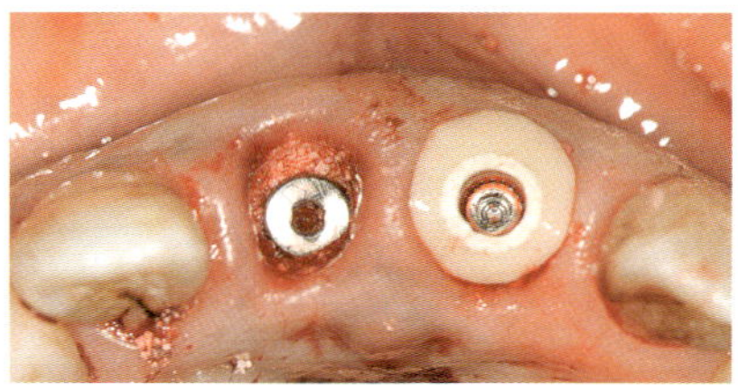

그림 4-1-10. 기성 치유 지대주(좌)와 CTHA(맞춤형 임시 치유 지대주: 우)를 장착한 상태의 비교. 좌측은 발치와와 치유 지대주에 격차가 크게 생겨 있어, 여기에서는 발치와 형태의 보존이 어렵다.

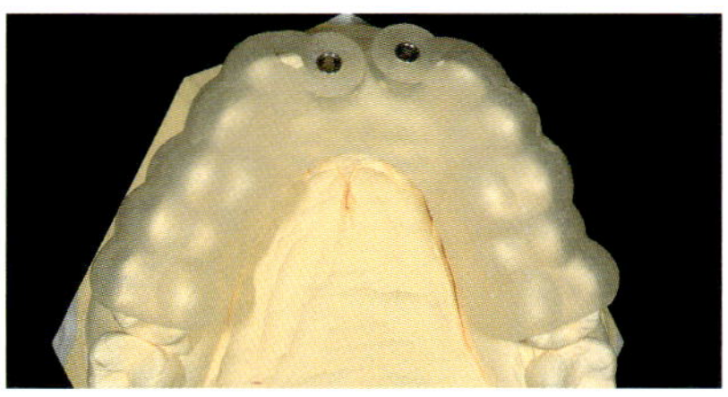

그림 4-1-11. 발치와 형태의 보존에 적합한 CTHA 제작 방법을 제시한다. 그림은 미리 준비한 모형상에서 발치를 하고 장착한 surgical guide.

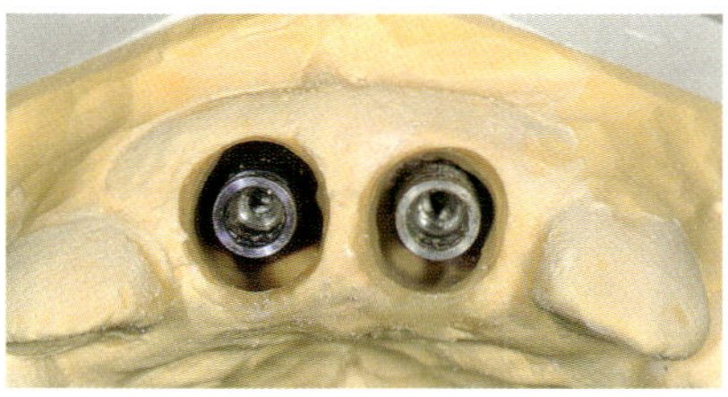

그림 4-1-12. 우선 발치를 상정하여 모형상에서 발치와를 형성한다. 그리고 surgical guide를 사용하여 임플란트 아날로그를 모형에 식립한다. 이때 예정 식립 깊이보다 약간 깊게 임플란트 아날로그를 식립한다.

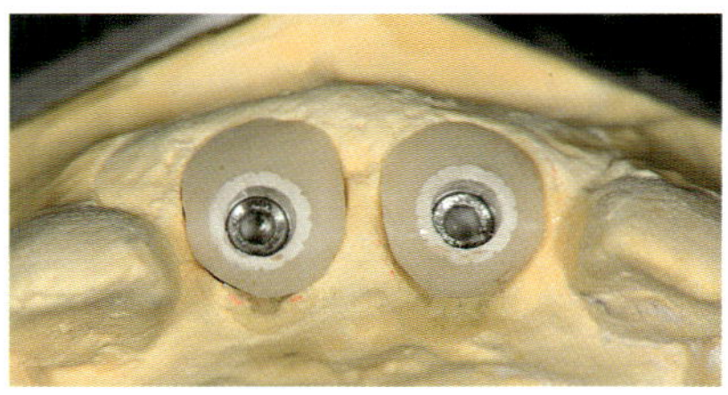

그림 4-1-13. 그리고 non-hex type의 임시 실린더(temporary cylinder)를 장착하고 그 위에 하이브리드 레진으로 형태를 회복시킨다. 이때 치은연하 형태는 어느 정도 치근의 형태를 모방한다. 이렇게 하면 이식재의 유지와 유실 방지에 도움이 된다.[13]

2회법 술식의 tissue management에 사용하는 맞춤형 임시 지대주

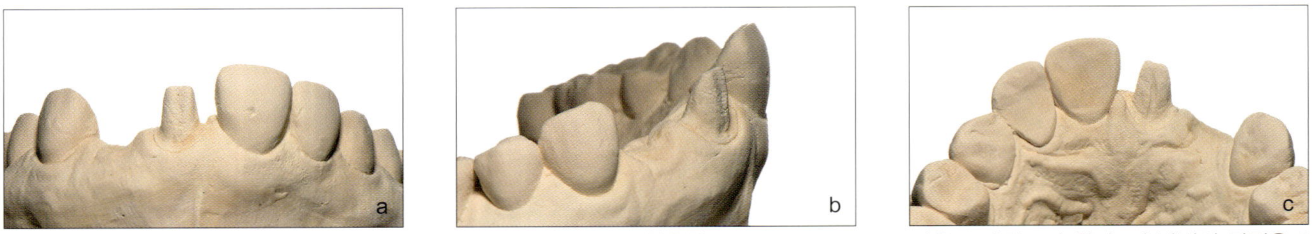

그림 4-1-14a~c. 다음으로 2회법 술식에서 맞춤형 임시 지대주를 활용한 tissue management법을 소개하고자 한다. 이 방법의 장점은 2차 수술 후에 즉석에서 점막 관통부의 형태를 부여하면서 생체친화성이 높은 재질로 점막부의 치유와 성숙을 촉진할 수 있다는 점이다. 또한 즉석에서 완성도 높은 provisional restoration으로 이행할 수 있다는 점도 장점이다.
우선은 1차 외과 수술이 종료하고 2차 외과 수술로 이행하기 직전의 연조직이 치유된 상태의 인상 모형을 준비한다.

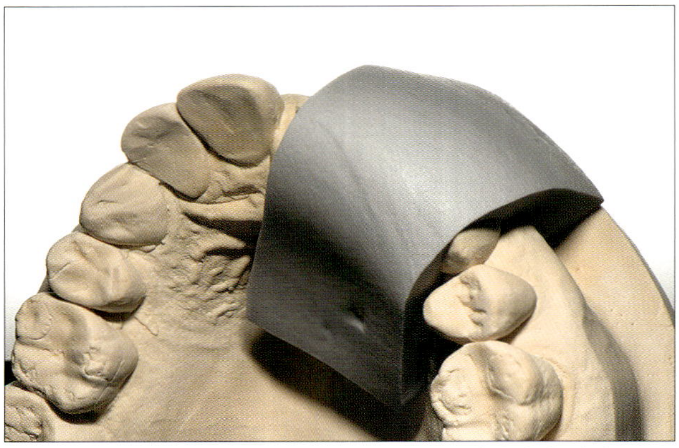

그림 4-1-15. 점막 정보를 모방하기 위해 모형상에서 실리콘 index를 채득한다.

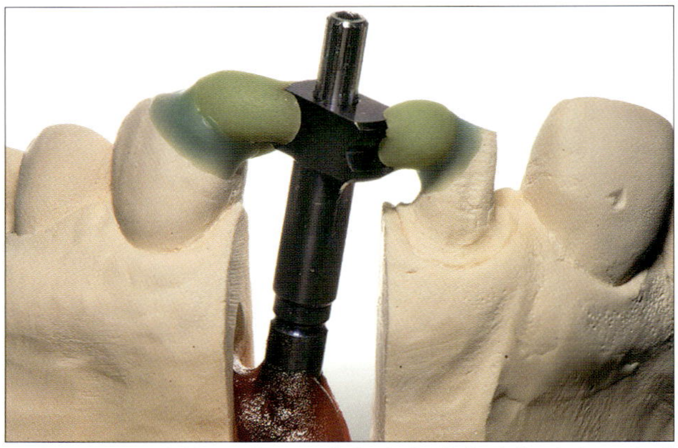

그림 4-1-16. 수복 부위를 트리밍 하여 식립 시에 미리 구강 내에서 채득된 포지셔닝 지그(positioning jig)를 모형상에 장착하여 임플란트 아날로그를 이식한다.

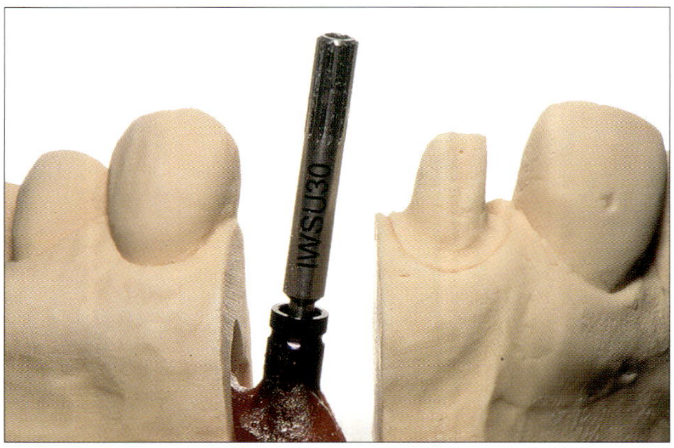

그림 4-1-17. 구강 내의 임플란트 포지션이 정밀하게 재현된 상태.

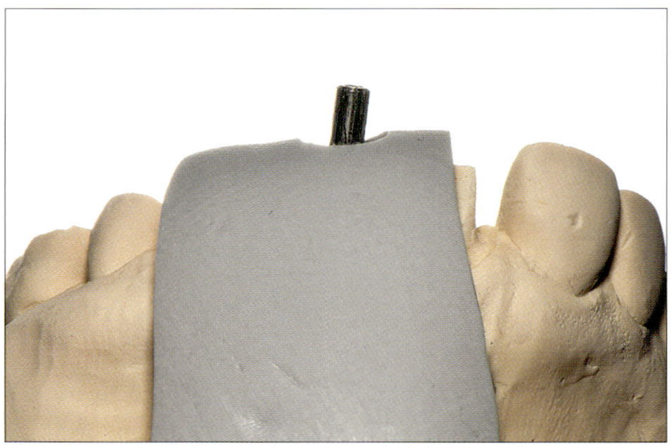

그림 4-1-18. 실리콘 코어를 다시 위치시키고 치은 모형 재료를 흘려 넣는다.

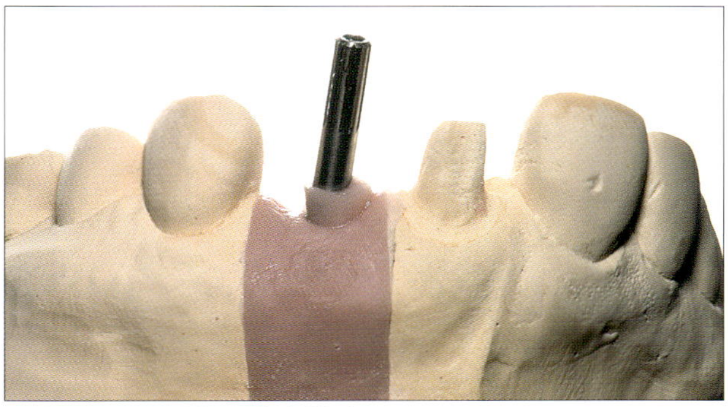

그림 4-1-19. 치은 모형의 완성.

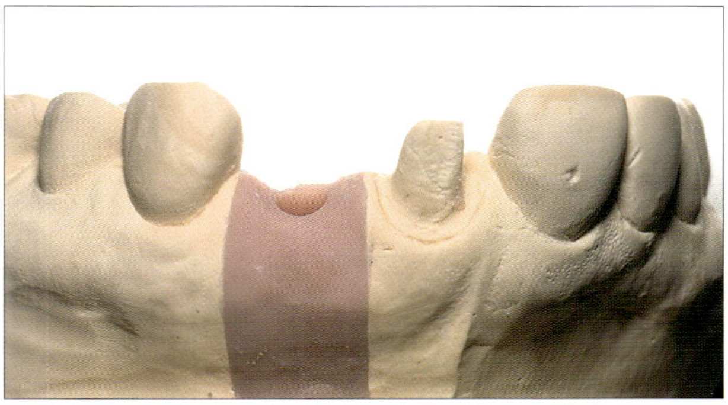

그림 4-1-20. 가이드 핀을 제거하여 관통부를 넓힌다.

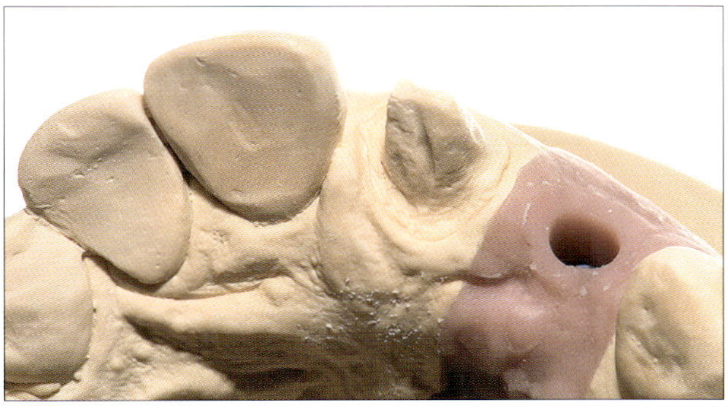

그림 4-1-21. 2차 외과 처치 후의 점막이 관통한 상태를 모방했다.

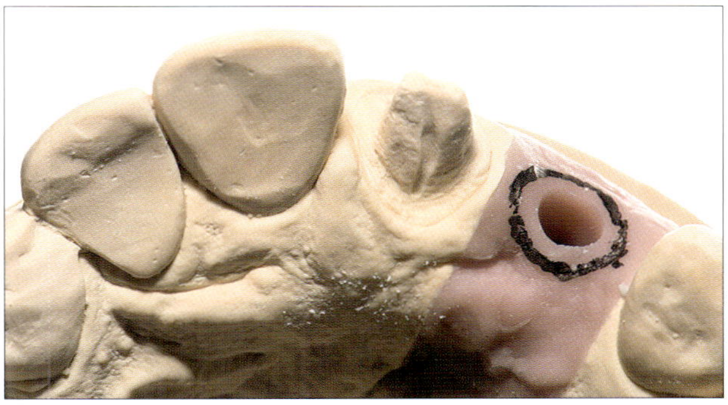

그림 4-1-22. 점막부를 관통한 후 최종적인 치은 디자인을 의식하면서 약간 조심스럽게 치은 모형의 sculpting을 한다.

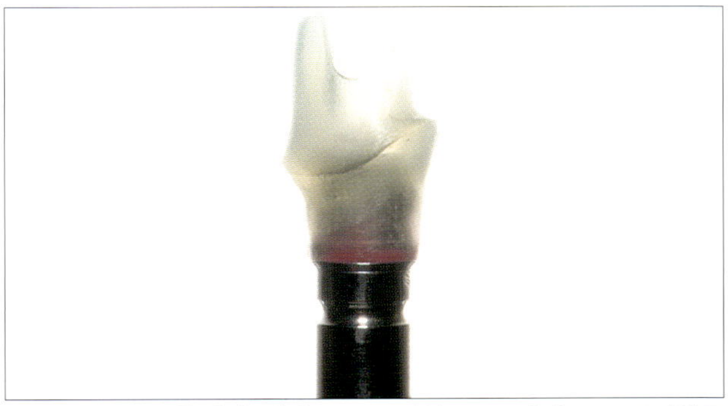

그림 4-1-23. 완성된 지대주 프로파일. 스트레이트 프로파일로 세우고 피니시 라인은 얕게 설정한다.

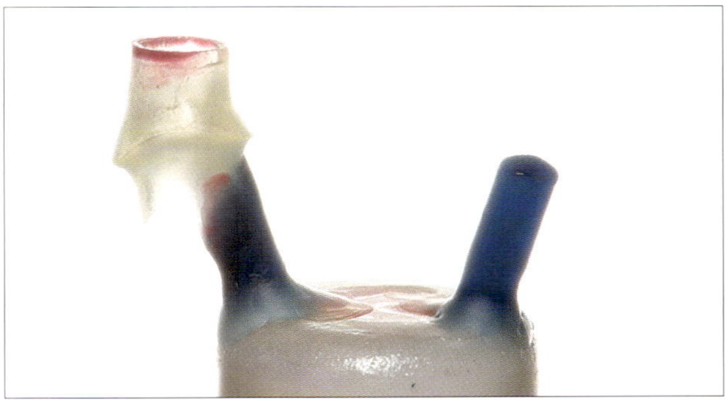

그림 4-1-24. 왁스업 후 IPS e.max Press 시스템으로 press한다.

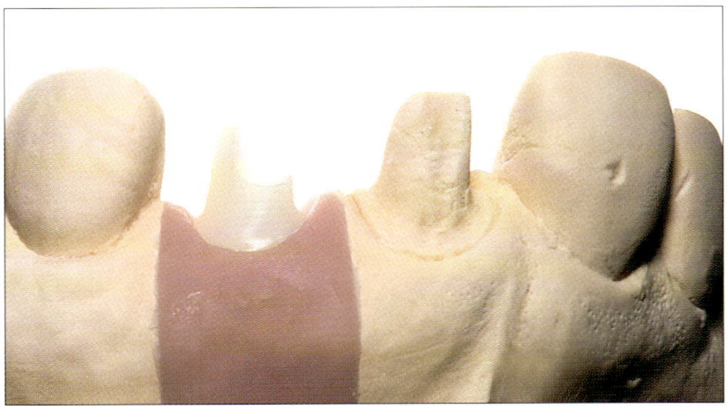

그림 4-1-25. 완성된 맞춤형 임시 지대주. 이 방법으로는 정확한 임플란트 포지션을 재현할 수 있으므로 세밀한 설계가 가능해진다.

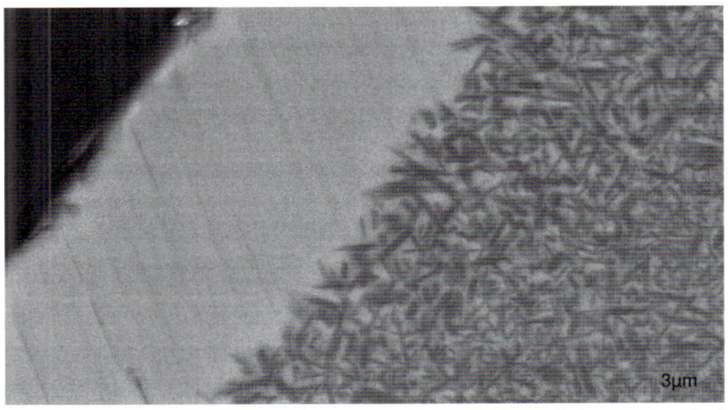

그림 4-1-26. 치은에 접하는 부분은 글레이즈 페이스트로 처리하여 내연 상피와의 부착을 촉진한다(자료 제공: Ivoclar Vivadent).

Chapter 4

2 상부 구조체의 설계

1. 임플란트 심미의 획득

다음으로 임플란트 심미 획득에 대해 다루어 본다.

현대의 심미 수복 치료에서 전치 임플란트를 이용한 수복은 흔한 치료 옵션으로 분류된다. 이것은 단순히 수복 재료의 진보에 그치는 것이 아니라, 오늘날까지 축적된 근거와 프로토콜에 의해 확립된 성과다. 또한 임플란트 수복 치료는 앞으로도 가속하는 디지털 치과 임상(digital dentistry)의 발전에 수반하여, 보다 안전하고 안정된 수복 결과를 쉽게 얻을 수 있을 것이다. 단, 임플란트 심미의 획득에서 자연치 수복과 마찬가지로, 높아지는 요구를 어떻게 충족시키면서 건강한 자연치열에 가깝게 할 것인지는 영원한 과제가 될 것이다.

우선, 결손 수복에서 자연미를 재현하는 것은 결코 쉽지 않다. 그러나 Furhauser 등[1]이나 Belser 등[2]이 제창한 심미 평가 기준으로부터 인체의 조직을 재현하기 위한 노력이 느껴진다(그림 4-2-1).

또한 치은 심미에 대한 고려를 위해 전치부 임플란트 수복의 술전·후의 평가로서 gingival 프레임워크[3]의 분류를 도입하고 있다. 거시적으로 전치부 치열의 심미성을 평가하는 방법으로서 우선은 gingival 프레임워크 형태에 주목할 필요가 있다. 이때 좌·우의 대칭성이나 연속성을 고려하여 regular type·irregular type·flat type의 세 가지로 치은연 형태를 분류한다(그림 4-2-2). 특히 임플란트 수복에서는 결손이 일으키는 조직의 흡수가 원인이 되어 irregular type이나 flat type의 치은연 형태가 되기 쉽다. 그중에서도 irregular type은 가장 심미적 부조화를 초래하므로, 연조직 증대를 목적으로 한 외과 수술이나 전략적인 교정 치료가 필요하게 된다.

Pink	White
① Mesial papilla	① Tooth form
② Distal papilla	② Tooth size(width/length/thickness)
③ Level of soft-tissue margin	③ Arrangement
④ Soft-tissue contour	④ Color(value/hue/chroma)
⑤ Alveolar process	⑤ Surface texture
⑥ Soft-tissue texture	⑥ Characteristic
⑦ Soft-tissue color	⑦ Luster

그림 4-2-1. Pink & White Esthetic Score(참고문헌 1, 2에서 인용 변경). Chapter 3-1 참조.

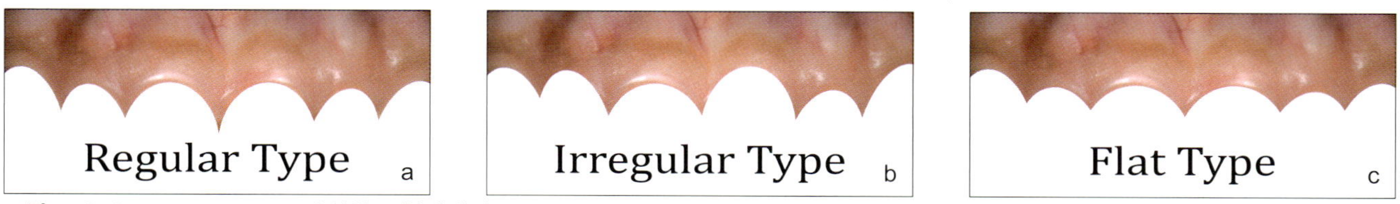

그림 4-2-2a~c. Gingival 프레임워크 형태에서 regular type, irregular type, flat type의 세 가지 분류.

발치 후 조직 흡수를 예측하여 전략적으로 치아 정출을 한 증례

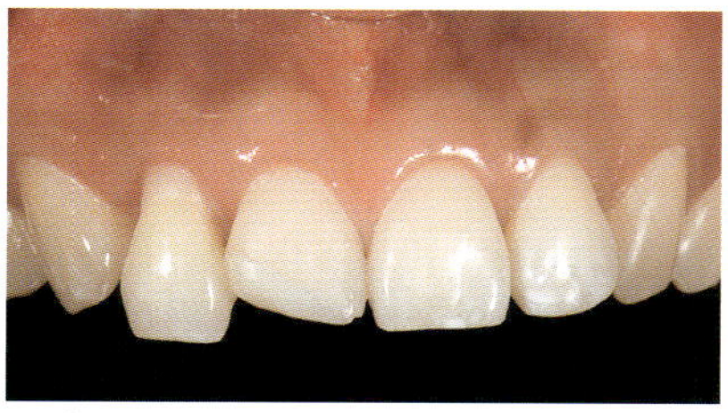

그림 4-2-3. 술전의 상태. #12는 보존 불가라고 진단되어 CT 영상 진단으로부터 발치 즉시 식립이 계획되었다. 해당 치아의 치은 레벨은 반대측 동명치와 동일하게 위치하고 있었다.

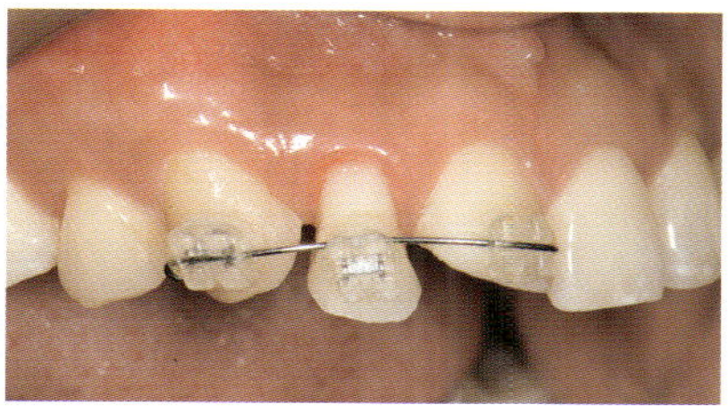

그림 4-2-4. 발치 후의 수직적인 조직 흡수를 예측하여 전략적으로 치아 정출을 했다.

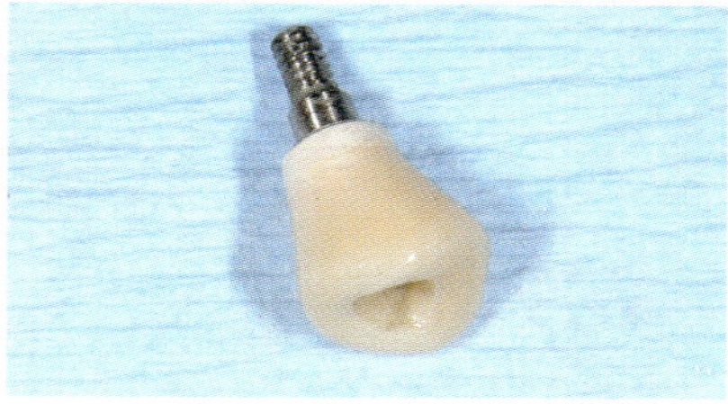

그림 4-2-5. 수술 전에 미리 식립 위치를 상정하여 치근 단면 형태를 모방한 맞춤형 임시 치유 지대주(CTHA)[4]를 제작해 둔다.

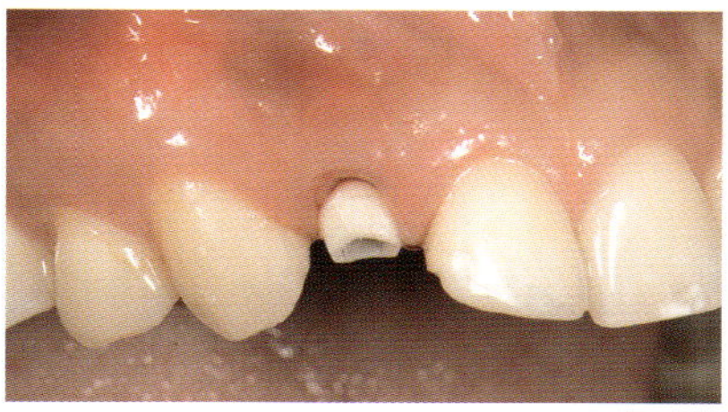

그림 4-2-6. 임플란트 식립 후 CTHA를 장착한 상태. 이것은 골이식재의 유출을 막고 연조직을 보존하기 위한 중요한 단계다.

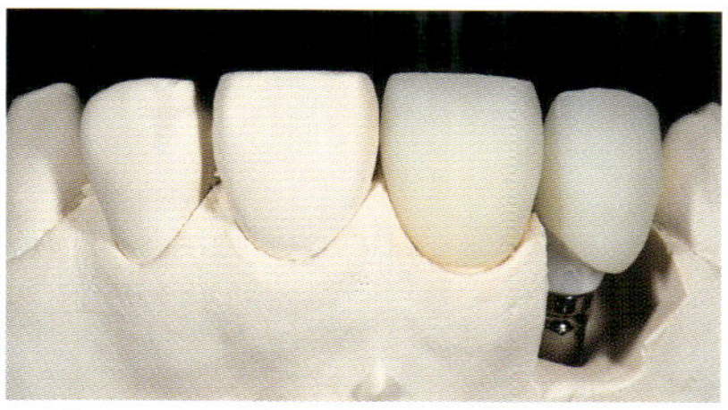

그림 4-2-7. 임플란트 상부 구조 설계. 치관부는 색조 재현성을 고려하여 IPS e.max Press를 사용한 페이셜 컷백 디자인을 채용했다.

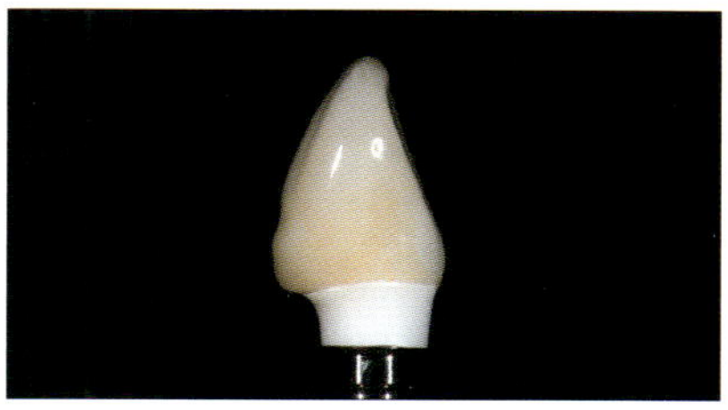

그림 4-2-8. 완성된 프로파일 디자인. 수복 부위가 측절치이기도 하여, 특히 순측 연조직의 두께 확보에 주의했다.

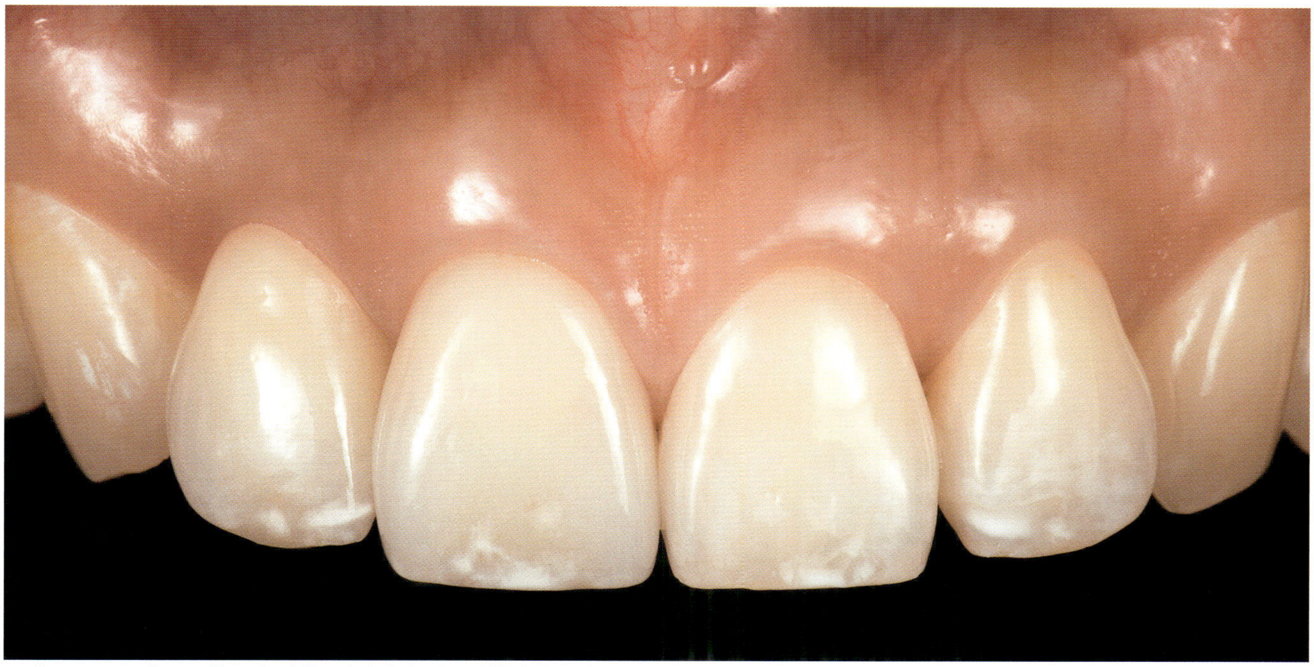

그림 4-2-9. 최종 보철물의 장착. 전략적인 치료계획하에 높은 수준의 심미 회복을 달성했다. 임플란트 심미 획득에서는 외과적·교정적인 보철 전 처치가 중요한 열쇠를 쥐고 있다[담당 치과의사: Takino Hiroyuki(瀧野裕行: 다키노치과의원 페리오·임플란트센터)].

상악 중절치의 단일치 결손에 대하여 전악 교정을 도입한 수복 증례

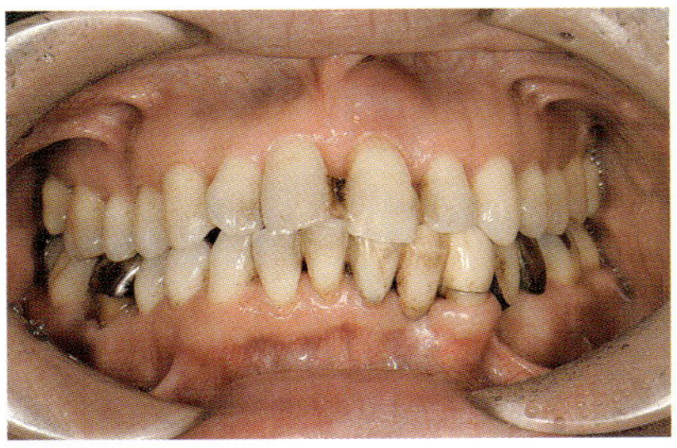

그림 4-2-10. 초진의 상태. 환자는 #21에 위화감을 느껴 내원했다.

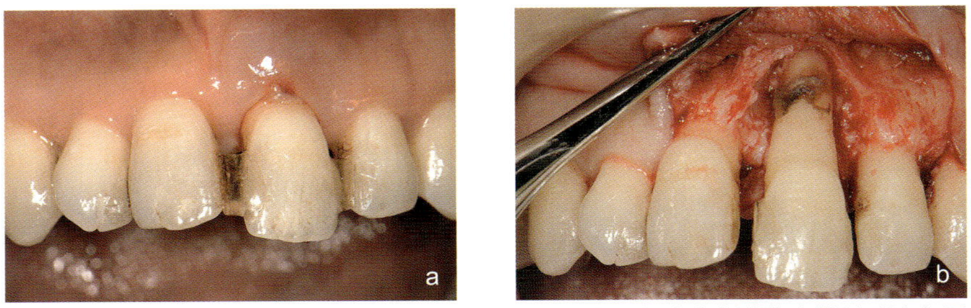

그림 4-2-11a, b. #21에는 근첨 부근에까지 미치는 골결손과 치석의 침착이 확인되었다. 동요도 뚜렷하며 치근 파절도 나타났으므로 발치를 피할 수 없게 되었다. 따라서 환자는 이 #21에 임플란트 수복을 희망했다.

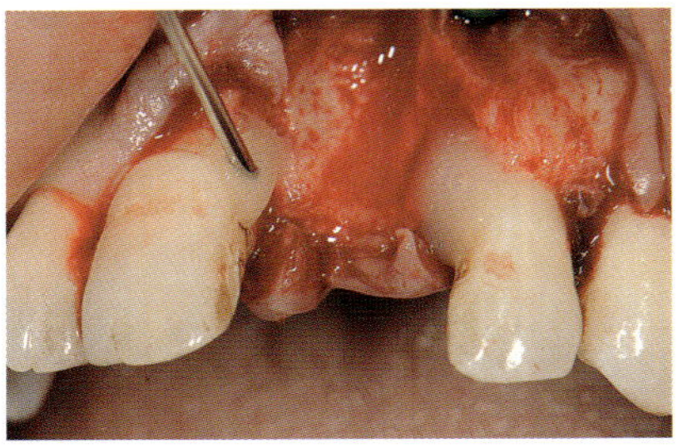

그림 4-2-12. 발치 후, 양 인접치에 치주조직 재생을 목적으로 Emdogain(EMD)이 도포되었다.

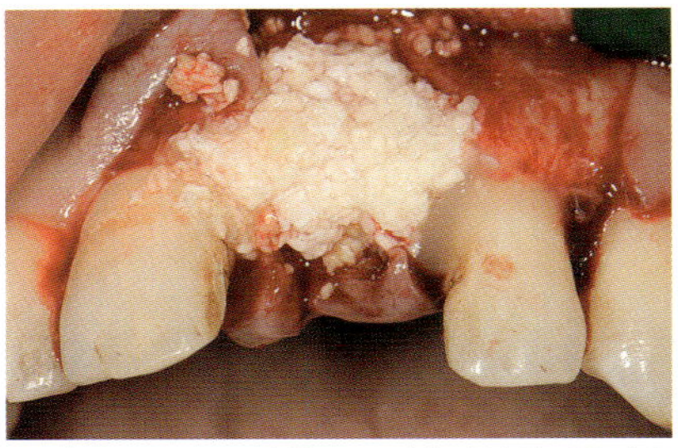

그림 4-2-13. 다음으로 발치와와 골결손부 사이에 사강(dead space)이 생기지 않도록 골이식재를 촘촘하게 넣고 봉합했다.

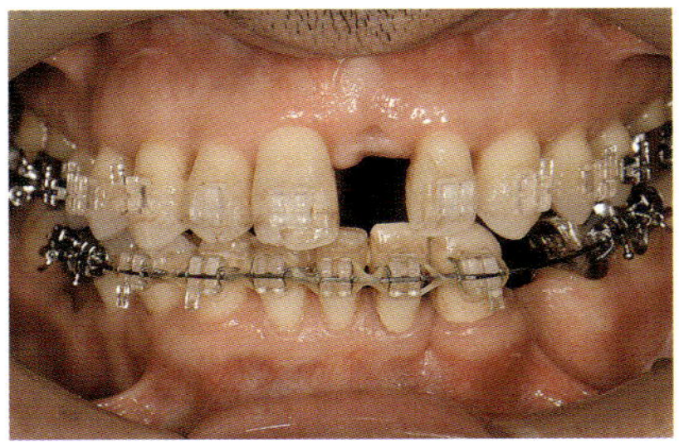

그림 4-2-14. 초기 치료를 한 후 교정 치료를 개시하여, 기능적인 치열 환경을 정돈하면서 임플란트 식립에 대비한 공간을 조정해 나간다.

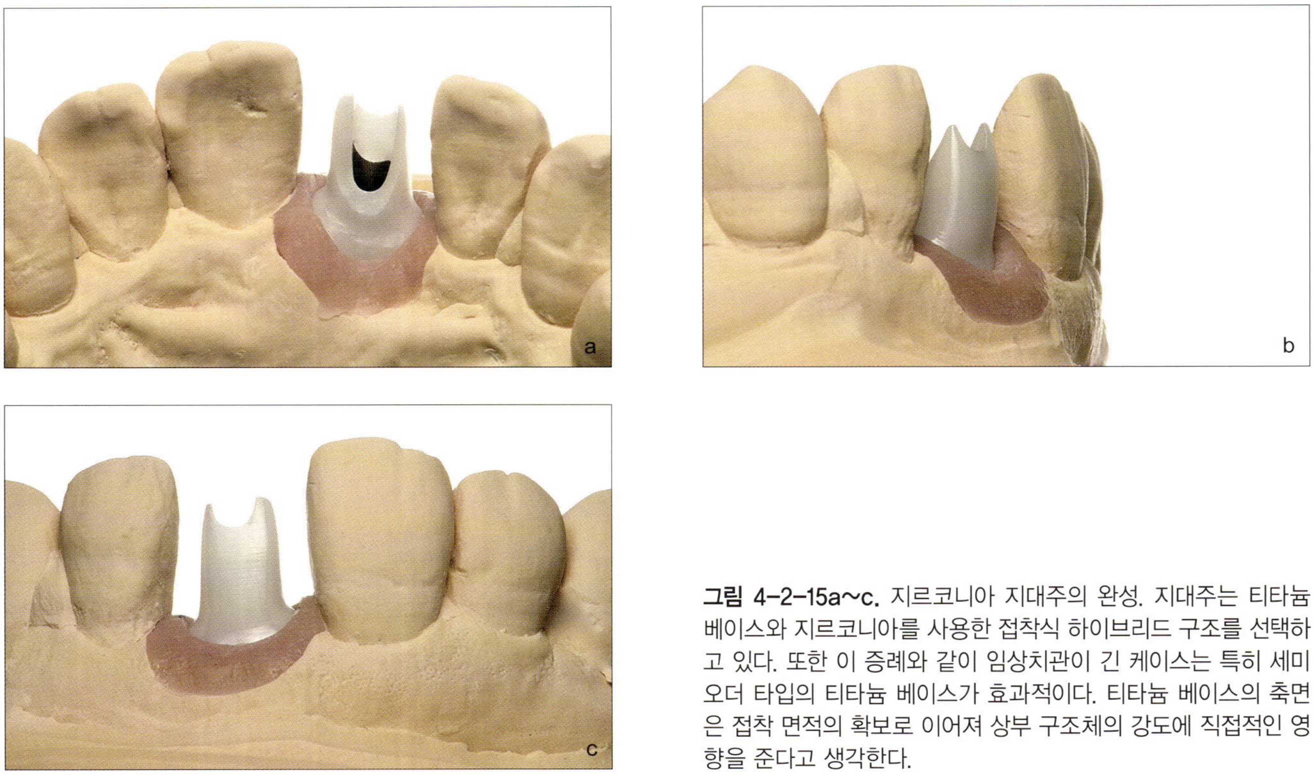

그림 4-2-15a~c. 지르코니아 지대주의 완성. 지대주는 티타늄 베이스와 지르코니아를 사용한 접착식 하이브리드 구조를 선택하고 있다. 또한 이 증례와 같이 임상치관이 긴 케이스는 특히 세미오더 타입의 티타늄 베이스가 효과적이다. 티타늄 베이스의 축면은 접착 면적의 확보로 이어져 상부 구조체의 강도에 직접적인 영향을 준다고 생각한다.

그림 4-2-16a, b. 임플란트 상부 프로파일 완성. 설계의 포인트로서 우선은 세미오더 타입의 티타늄 베이스로, 플랫폼과의 확실한 적합 상태를 확보한다. 또한 지르코니아와의 경계선은 임플란트의 접합 부분에서 약간 거리를 두고 임플란트 주위 염증의 원인이 되지 않도록 티타늄 베이스의 피니시 라인을 설정해야 한다. 이때 순측 피니시 라인 설정 위치는 연조직(치은연에서 2~3mm 하방의 치근 부위) 풍융에 영향을 주므로 신중하게 설정해야 한다.[5] 그리고 순측 치은의 두께와 치은연의 위치관계를 파악하면서 임상치관의 맹출 위치를 결정하여 티타늄 베이스로 원활하게 형태를 이행해 나간다.

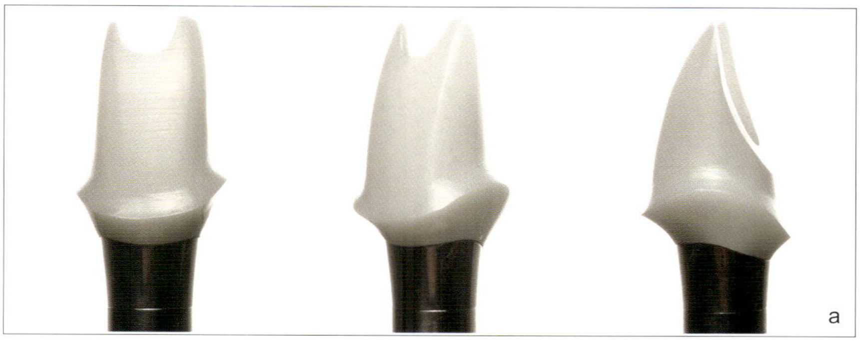

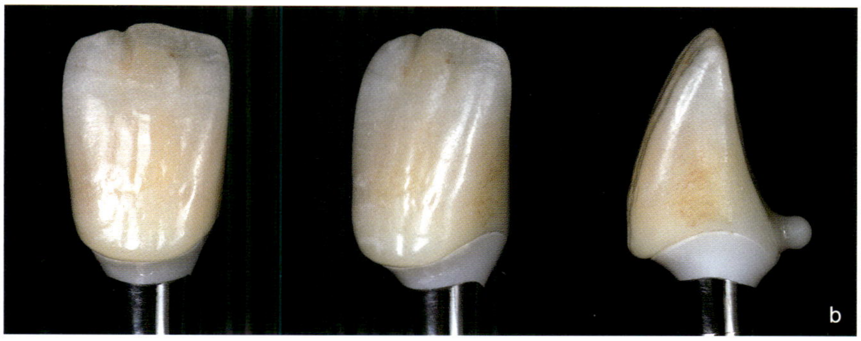

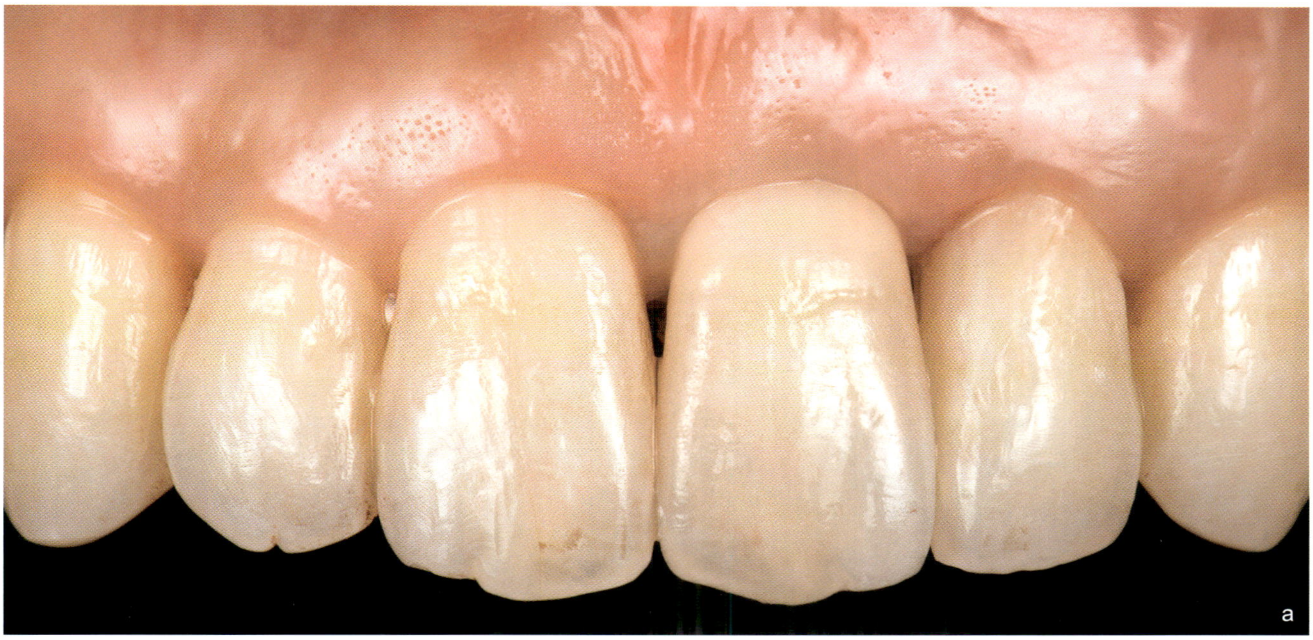

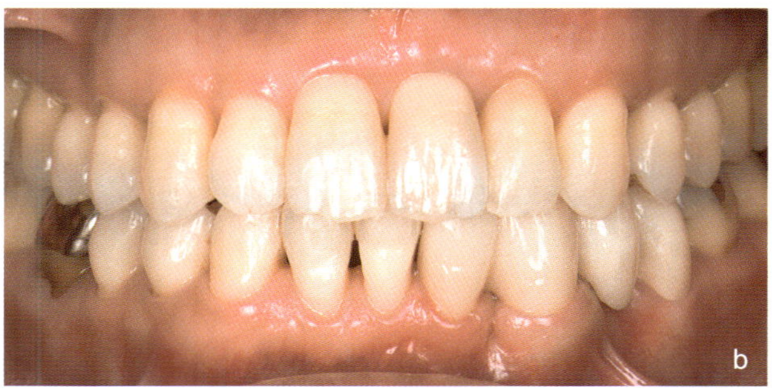

그림 4-2-17a, b. 최종 보철물의 장착. 교정 치료를 도입하여 보철 환경이 크게 개선되고, 심미와 기능의 양립으로 더욱 안정된 예후를 기대할 수 있다. 치관 심미 재현과 더불어 양호한 치은 심미 상태를 엿볼 수 있다[담당 치과의사: Takino Hiroyuki(瀧野裕行: 다키노치과의원 페리오·임플란트센터)].

다음으로 치은색 세라믹을 사용하여 치은 심미를 회복한 두 증례를 소개하고자 한다. 치은 재료의 적응 기준으로서 해부학적인 치관 길이의 평균치[6,7](+1mm까지)와 치은부의 수복 면적(2mm 이상)을 고려하면서 artificial gum을 설계했다.

치은색 세라믹을 사용한 수복 증례 ①

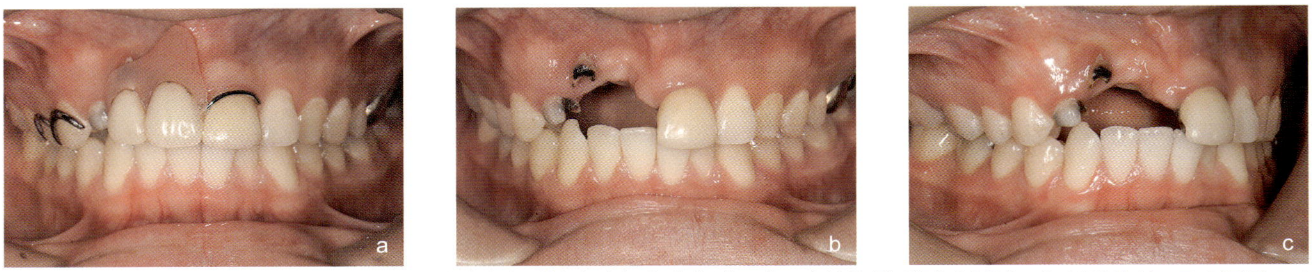

그림 4-2-18a~c. 초진의 상태. 환자는 20대 남성이며 선천성 결손에 대해 임플란트 수복을 한 병력이 있었는데, 불의의 사고로 임플란트가 빠졌다. 응급으로 부분상의치를 사용했지만 심미 회복을 위해 다시 임플란트 수복 치료를 희망했다.

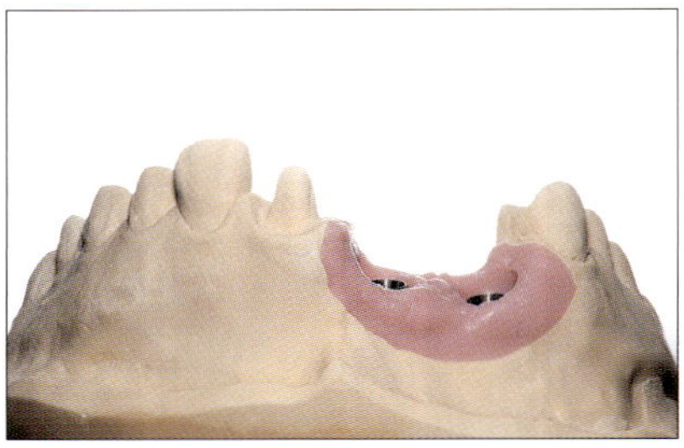

그림 4-2-19. 작업용 모형으로부터도 치조제의 대폭적인 흡수 상태를 확인할 수 있다. 임플란트는 티슈 레벨로 식립되었다. 이 증례는 환자의 연령도 고려하여 가철식이 되도록 상부 구조체를 설계했다.

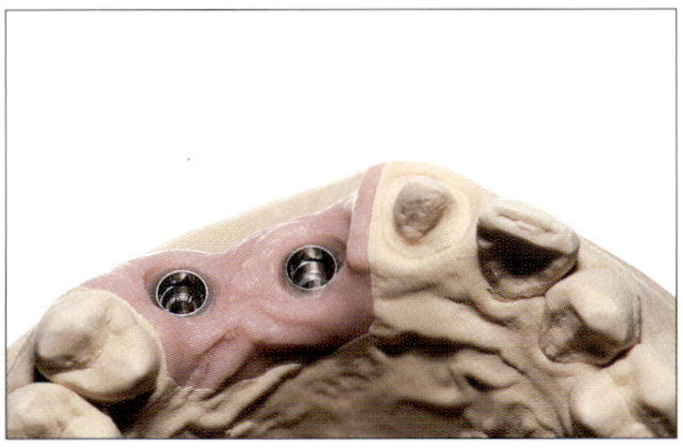

그림 4-2-20. 절연에서 봤을 때 순측의 치조제가 뚜렷하게 흡수되고, 유치악 부위와의 수평적인 격차도 크게 생겼다.

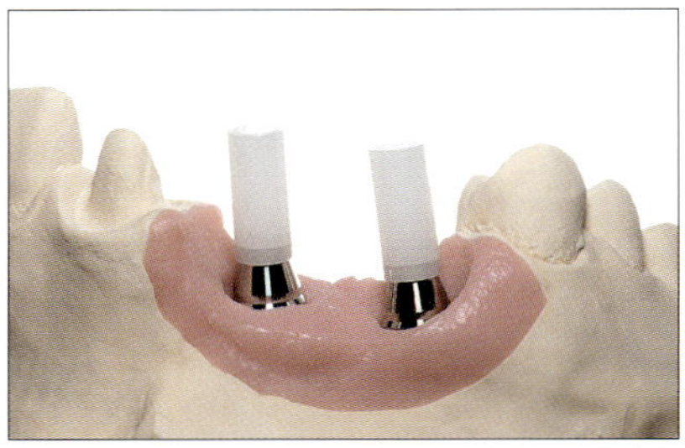

그림 4-2-21. 골드 코핑(gold coping)을 장착하여, 우선은 상부 구조의 평행성을 확보하기 위해 맞춤형 지대주를 설계한다(이 당시는 access hole의 위치 보정을 하는 angulation system으로의 대응이 불가능했다).

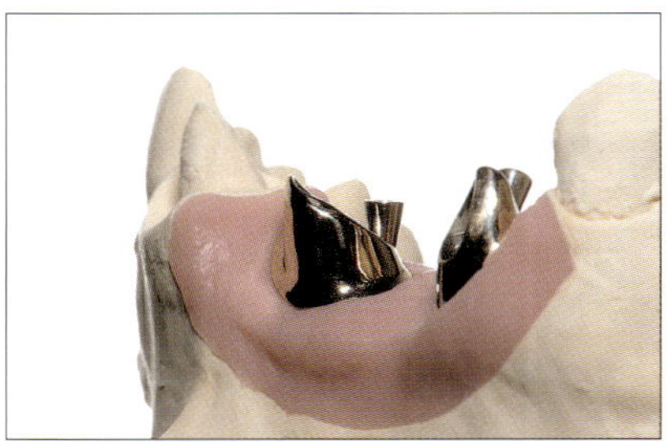

그림 4-2-22. 맞춤형 지대주 제작 후, Diatit 멀티 드릴(bredent, 일본치과상사)로 세트 스크류(set screw) 구멍을 내어, primary unit의 가철 구조를 완성시킨다.

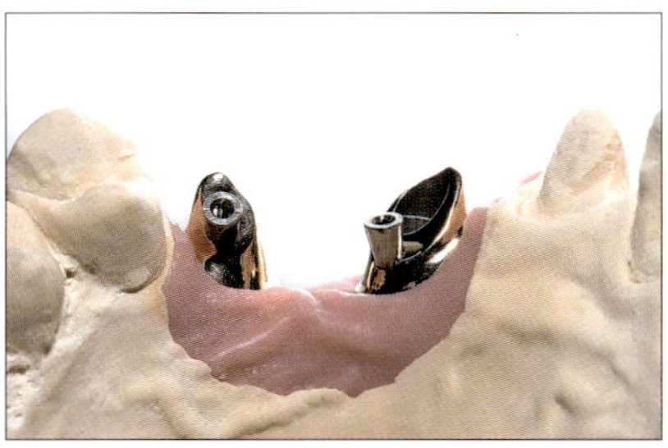

그림 4-2-23. Secondary unit으로서 골드 내관을 제작하고, 그 위에 지르코니아 프레임 설계를 하여 최종적으로 접착 처리로 일체화시킨다.

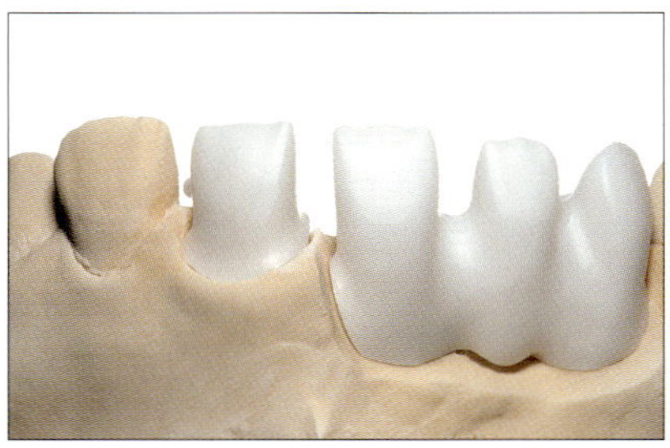

그림 4-2-24. 완성된 지르코니아 프레임. 완성 후 구강 내에서 시적 및 픽업 인상을 했다.

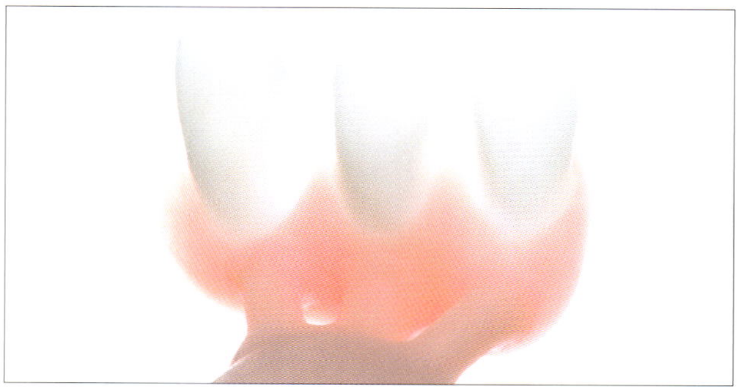

그림 4-2-25. 임플란트 상부 구조는 치은의 베이스가 되는 부분을 IPS e.max ZirPress로 회복시켰다. 그 후 IPS e.max Ceram으로 치관·치은부의 축성 작업을 한다.

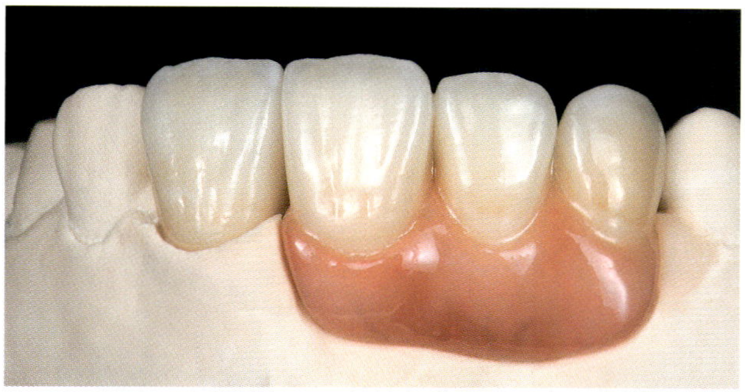

그림 4-2-26. 완성된 모형상의 상태. 구강 내에서 다시 시적하여 색조·형태의 확인을 하고 나서 최종적인 접착 작업[Multilink Hybrid Abutment HO 0(Ivoclar Vivadent)을 사용]으로 이행한다.

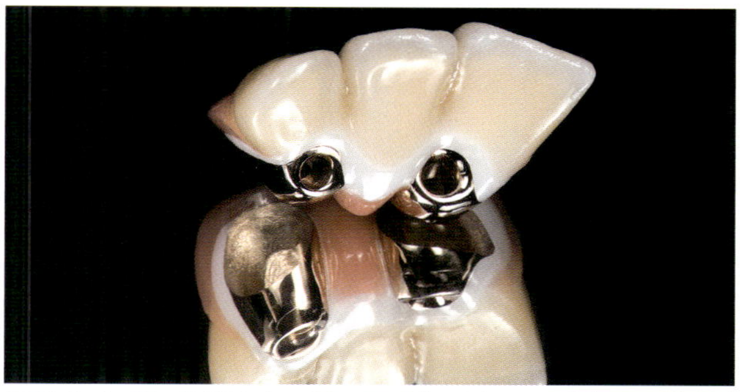

그림 4-2-27. 하이브리드 구조로 하는 것으로 아날로그 테크닉의 장점과 디지털 테크놀로지의 융합이 가능해졌다.

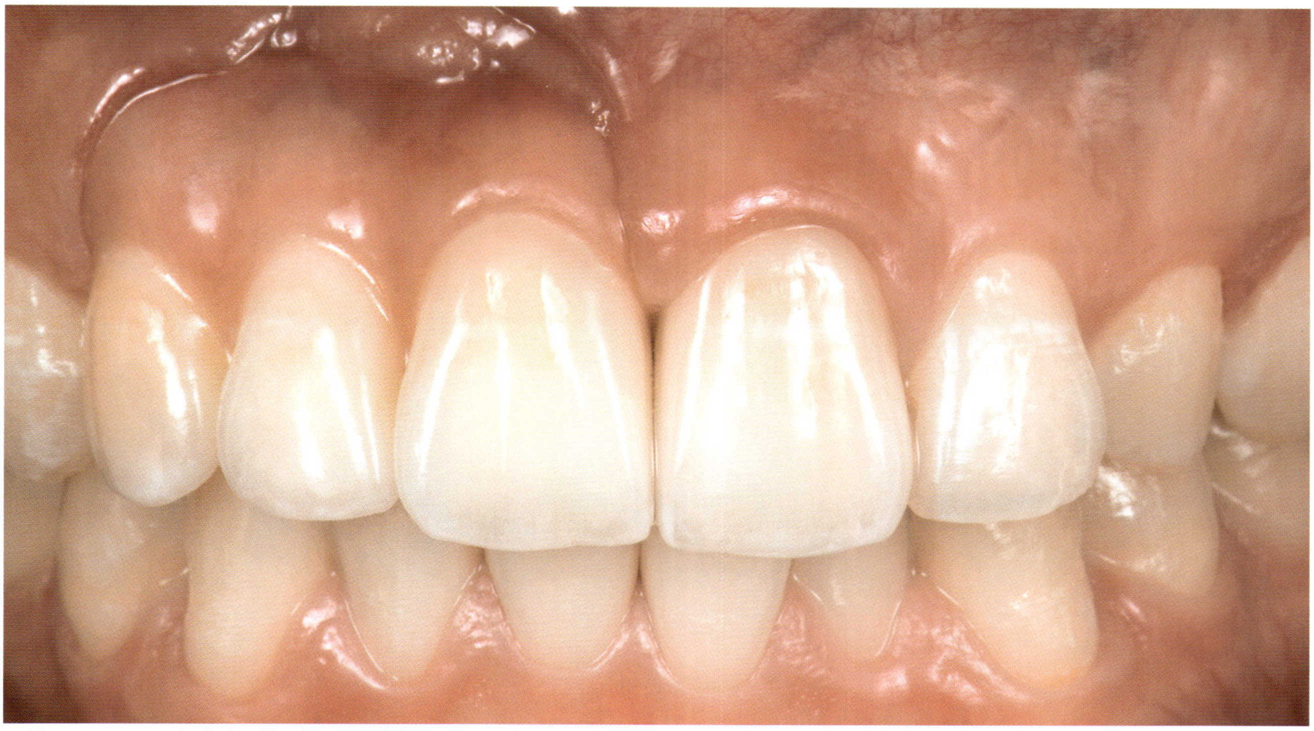

그림 4-2-28. 구강 내에 장착된 최종 보철물. 좌우 대칭성을 중시하면서 치관·치은 형태의 설계를 했다. 앞으로 정기적인 경과 관찰이 필요하며 예후를 지켜볼 수 있기를 바란다[담당 치과의사: Takino Hiroyuki(瀧野裕行: 다키노치과의원 페리오·임플란트센터)].

치은색 세라믹을 사용한 수복 증례 ②

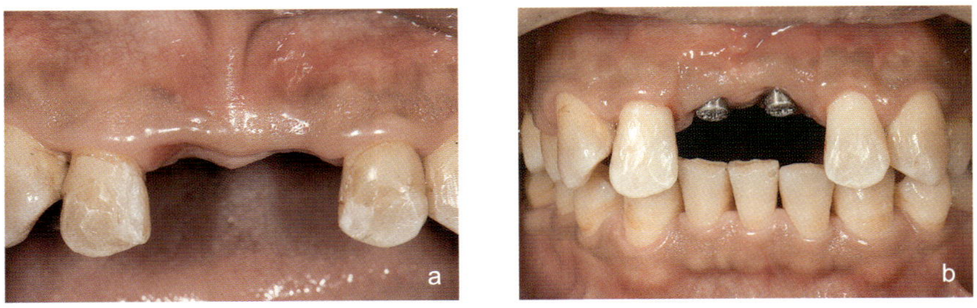

그림 4-2-29a, b. 환자는 50대 남성이며, 치근 파절로 상악 양측 중절치에 임플란트 수복이 되었다. 발치 후 측절치의 치관 길이를 정돈하기 위해 외과적 치관 연장술을 하여 치은 레벨을 개선했다. 또한 incisal 프레임워크를 조화시키기 위해 에나멜 내에서 우측 측절치의 절연 형태를 재형성(re-shape)할 계획을 세웠다.

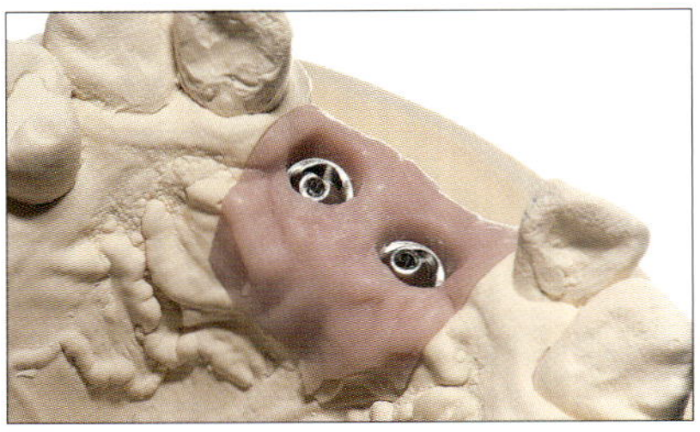

그림 4-2-30. 이 증례는 발치 후 순측 연조직의 흡수가 뚜렷하며 lip support를 획득하기 위해 치은색 세라믹을 사용해 설계했다.

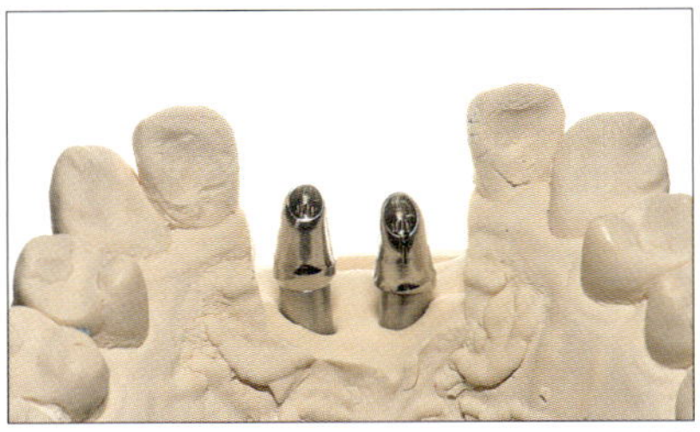

그림 4-2-31. 우선 티타늄 베이스를 장착하여 평행성을 확보하기 위해 milling work를 한다.

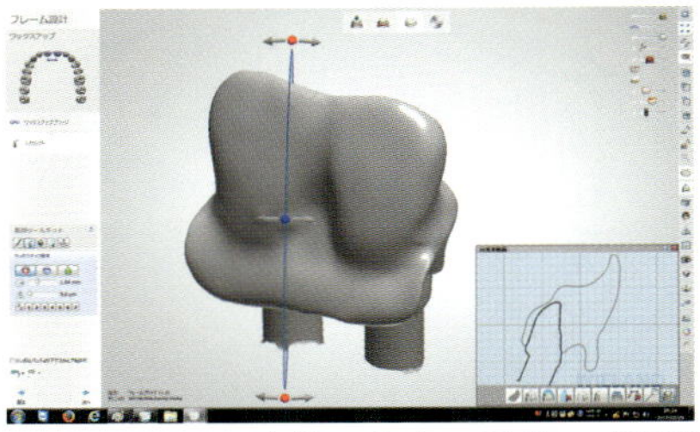

그림 4-2-32. 티타늄 베이스 위에 프레임워크를 디자인하여 CAD로 더블 스캔을 한다.

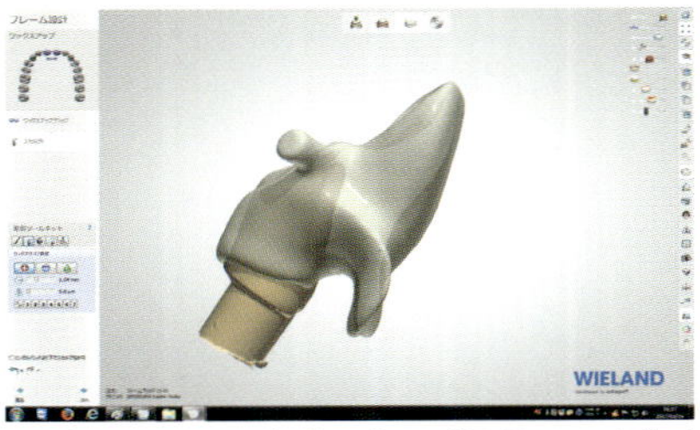

그림 4-2-33. 순측부는 치은을 오버랩시킨 상태에서 설계하게 되었는데, 음식물 잔사가 들어가지 않도록 주의하면서 기저면을 조정하여 가철식 설계로 한다.

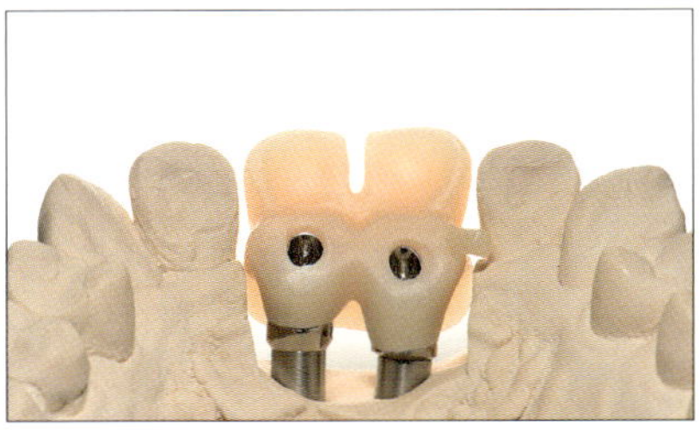

그림 4-2-34. 완성된 지르코니아 프레임.

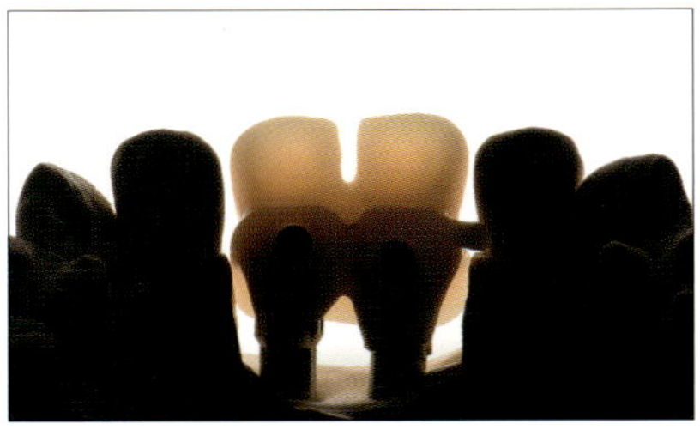

그림 4-2-35. 하이브리드 구조로 해서 뛰어난 광학 특성을 엿볼 수 있다.

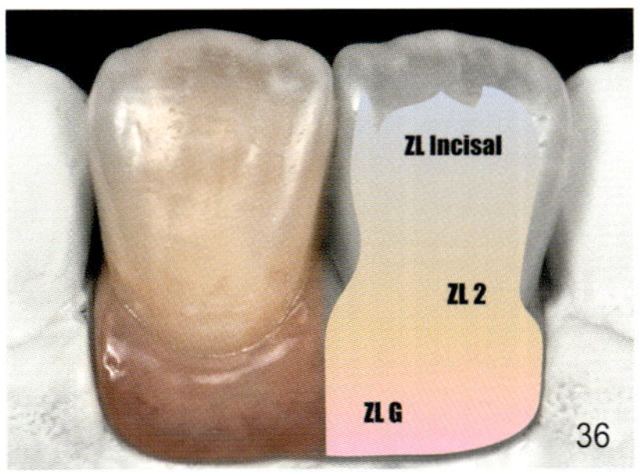

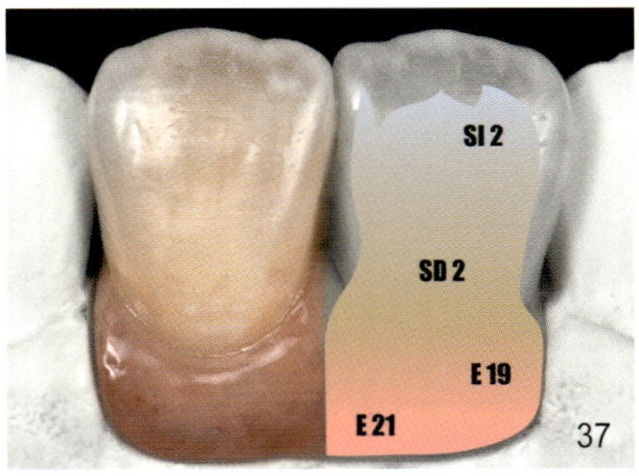

그림 4-2-36. 지르코니아 프레임에 IPS e.max Ceram ZirLiner를 도포·소성한다.
그림 4-2-37. 그후 IPS Ivocolor를 사용하여 치관·치은부에 파운데이션 스테인을 한다.

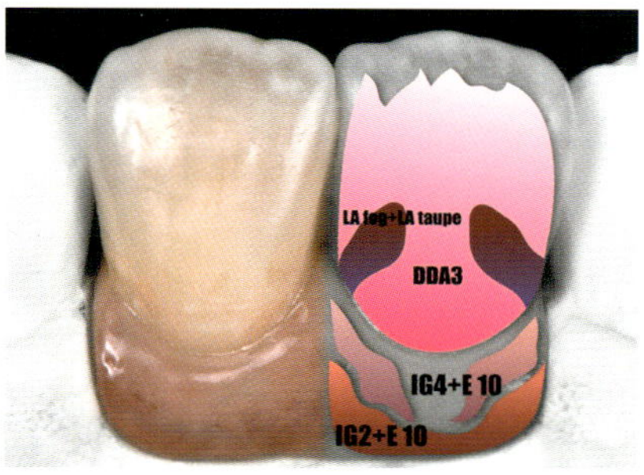

그림 4-2-38. 다음으로 치관부의 불투명도 조절과 치은색의 characterize를 한다.

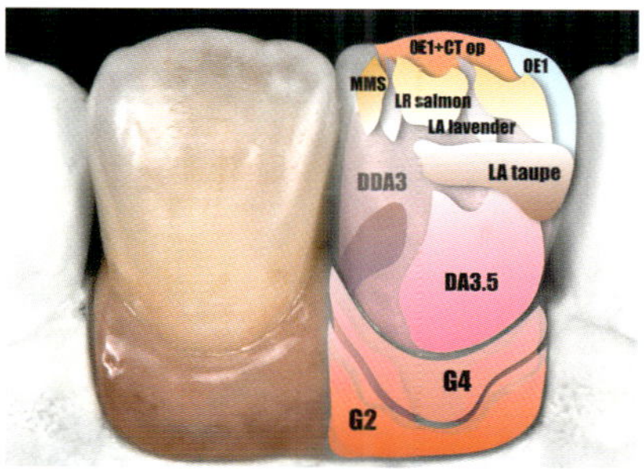

그림 4-2-39. 치관색의 개성 표현에 IPS e.max Ceram Selection을 중심으로 다색 축성을 했다.

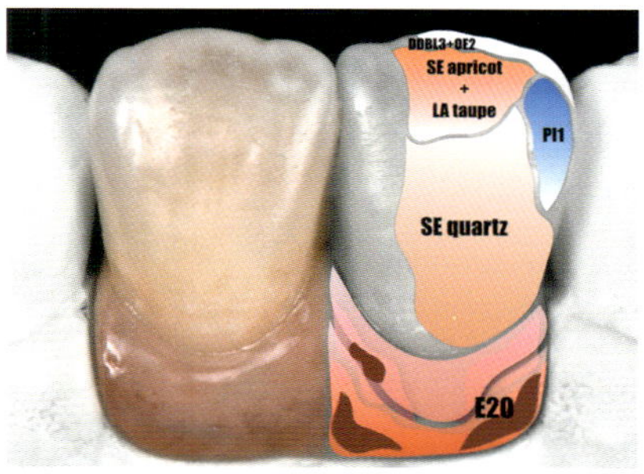

그림 4-2-40. 최종 에나멜층의 축성은 special enamel을 사용하여 완성시켰다.

그림 4-2-41. 전치의 결합(coupling) 상태. 하악 전치의 총생에 맞추어 기능적인 조화를 생각하여 상악 중절치를 배열했다.

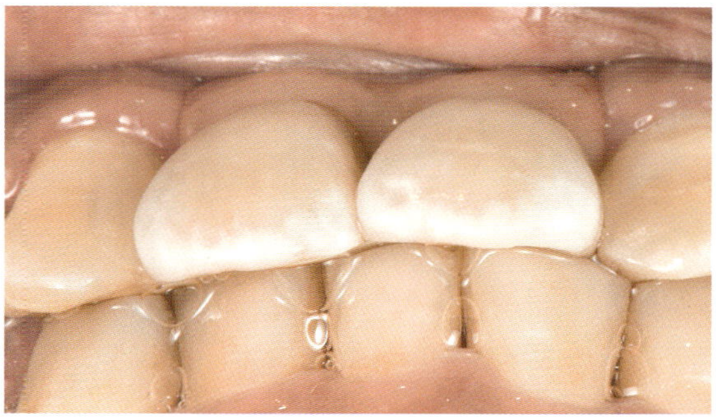

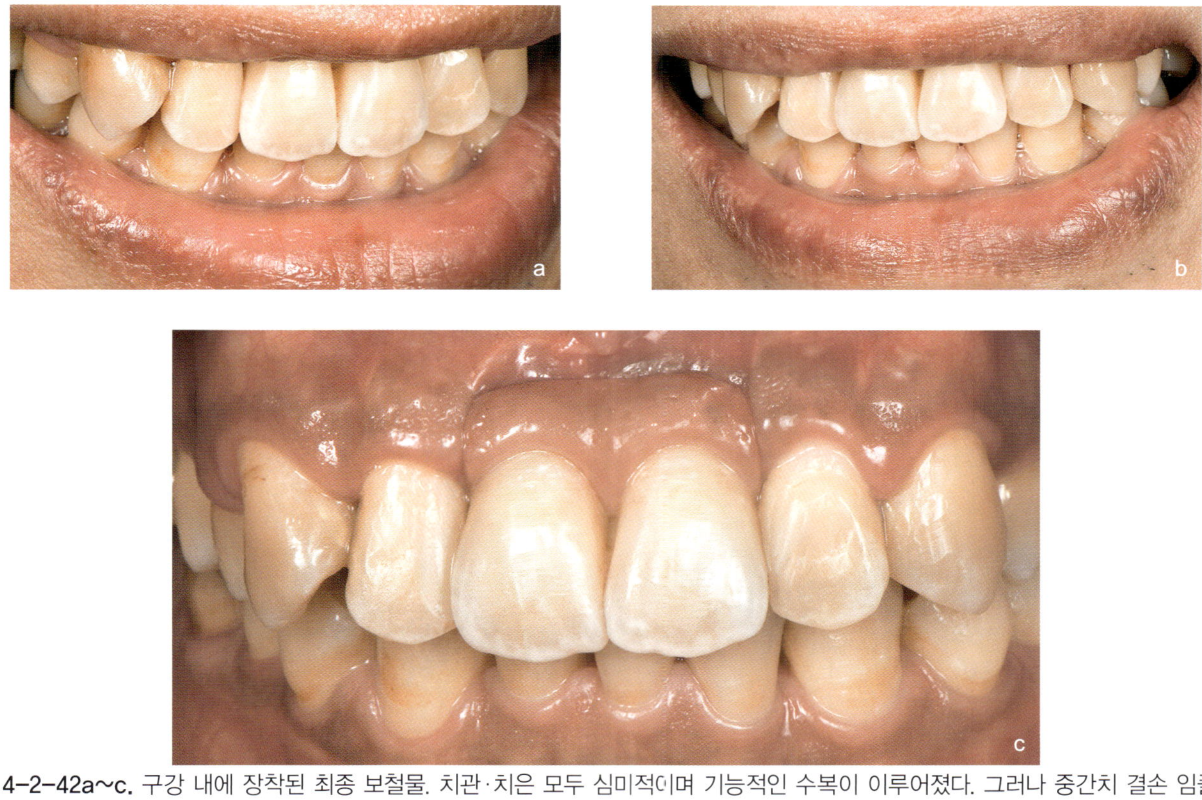

그림 4-2-42a~c. 구강 내에 장착된 최종 보철물. 치관·치은 모두 심미적이며 기능적인 수복이 이루어졌다. 그러나 중간치 결손 임플란트 수복에서는 이렇게 기능적인 문제를 남기면서 수복에 도전하는 일이 적지 않다[담당 치과의사: Takino Hiroyuki(瀧野裕行: 다키노치과의원 페리오·임플란트센터)].

2. 전치부 임플란트 수복을 성공시키기 위한 고찰 포인트

전치부 임플란트 수복에서 중요한 것은 우선은 생물학적인 조화를 도모하고 나서 심미성을 높이는 것이다. 물론, 결손 보철을 위해 기능을 회복하는 것이 대전제가 되지만, 전치부 수복 작업에서 기능적인 부조화가 심미 재현에 부자유스러움을 주는 일이 매우 많은 것 같다. 따라서 근본 원인을 파악하여 치열 전체의 기능적 조화를 목표로 하는 것이 심미 획득의 첫걸음이라고 할 수 있다.

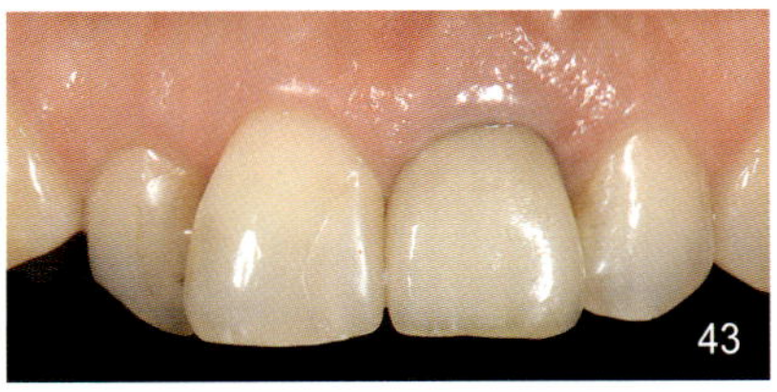

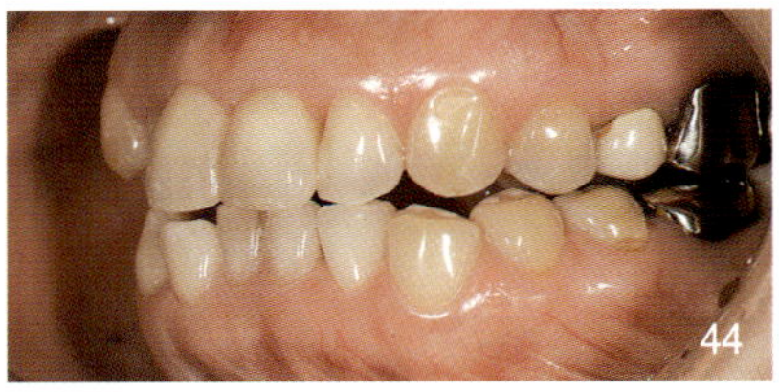

그림 4-2-43. 상악 좌측 중절치의 치근 파절로 임플란트 수복이 된 증례.
그림 4-2-44. 견치 유도가 이루어지지 않아 전치 유도에 문제가 생겼다.

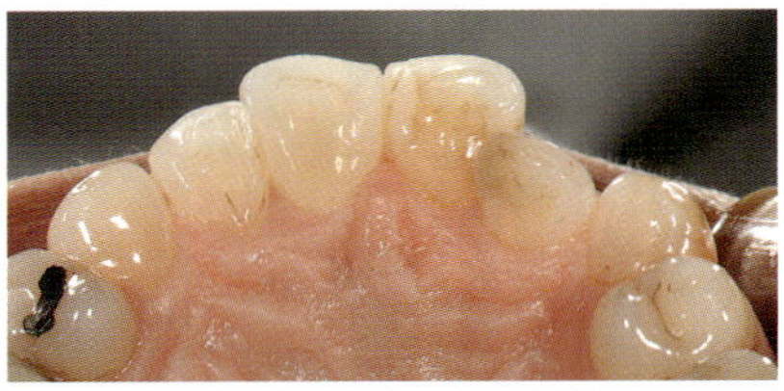

그림 4-2-45. 하악운동 시의 활주를 고려하여 IPS e.max Press를 사용한 페이셜 컷백 디자인을 채용했다.

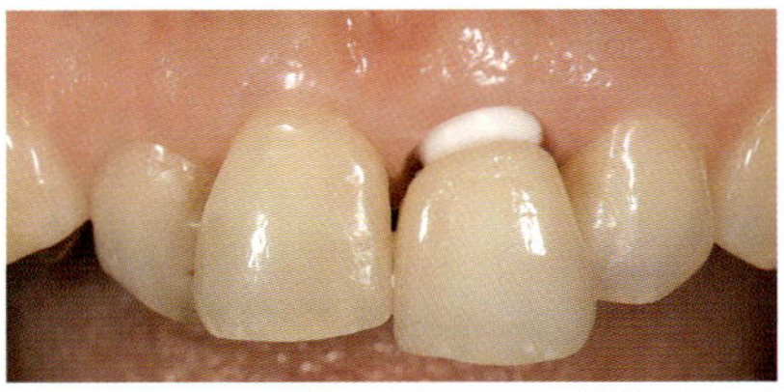

그림 4-2-46. 최종 보철물의 장착[담당 치과의사: Hongo Tetsunari(本郷哲也: 혼고 덴탈오피스)].

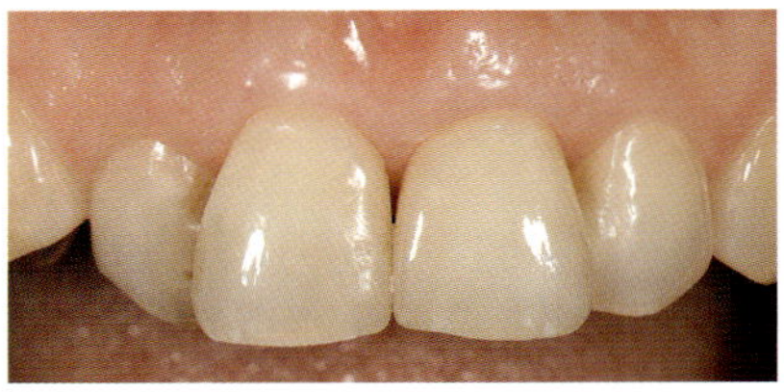

그림 4-2-47. 기존의 대합관계와 악운동을 고려하여, 절연 포지션은 비대칭적으로 설계하게 되었다.

또한 임플란트 상부 구조 설계에 심미적인 영향을 주는 인자로서 ① 식립 위치, ② 식립 깊이, ③ 임플란트 크기, ④ 연결 방법, ⑤ 변연골의 높이와 두께, ⑥ 주위 연조직의 두께, ⑦ 치관 형태, ⑧ 변연치은의 형태, ⑨ 치간 유두의 높이, ⑩ 컴포넌트의 디자인, ⑪ 대합관계와 전치 유도 등을 들 수 있다(그림 4-2-48).

① 식립 위치 → 임상치관 형태 및 치은연하 프로파일 설계에 영향
② 식립 깊이 → Connective emergence angle과 치은연하 프로파일 설계에 영향
③ 임플란트 사이즈 → 임상치관과의 크기 차이
④ 연결 기구 → 오프셋 기구의 경우 치은연까지 접근의 궤도가 다름
⑤ 변연골의 높이와 두께 → Connective emergence angle과 인접에 대한 형태 어프로치가 다름
⑥ 주위 연조직의 두께 → 특히 순측 연조직에 대한 형태 어프로치가 다름
⑦ 치관 형태 → 치은량의 과부족에 따라 치관 형태(tapered · ovoid · square)의 재현성이 다름
⑧ 변연치은의 형태 → 치은 설계에 치은량이 부족한 경우는 이식 수술을 검토
⑨ 치간유두의 높이 → 치간유두하의 근원심 · 순설적인 두께와 인접 골
⑩ 컴포넌트의 디자인 → Connective emergence angle이나 상부 구조체의 강도에 영향
⑪ 대합관계와 전치 유도 → 절연 포지션과 색조 재현성에 영향

그림 4-2-48. 임플란트 상부 구조 설계에 심미적인 영향을 주는 인자.

3. 점막 관통부에 요구되는 형태

임플란트 상부 구조 설계에서 순(협)측부의 주위 조직에 대한 배려에는 심미성을 가미한 프로파일 어프로치가 빠져서는 안 된다. 생물학적 배경의 고려로부터 점막 관통부로의 대응은 주위 조직에 대한 압력 부담을 경감하도록 섬유의 주행 방향에 거스르지 말고, 혈액공급을 저해하지 않는 프로파일을 부여하는 것이 바람직하다.

만약 임플란트체가 적절한 식립 깊이(치조골정에서 free gingival margin까지 3.0~5.0mm: 최종적인 순·협측 치은 레벨)에서 근원심·협(순)설적으로도 어느 정도 이상적인 위치관계에 배치된 경우, 점막 관통부에서의 프로파일 어프로치를 3개의 스테이지로 나누어 각각에 형태 콘셉트를 참고하면서 설계하고 있다(그림 4-2-49). 플랫폼 측으로부터 순서대로 1st Stage에서는 변연골의 높이(특히 인접)나 위치관계를 고려하면서 임플란트 주위 조직을 압박하지 않는 형태, 2nd Stage는 순·협측 치은의 두께를 확보하기 위한 형태(치간유두에 대해서는 인접골의 위치관계에 따라 형태를 조절), 3rd Stage(최종적인 치은 라인으로부터 1.0~1.5mm 연하)에서는 치관 외형을 회복시키기 위해 필요한 형태를 부여한다. 기본적으로 3rd Stage의 형태는 임플란트 포지션에 영향을 받으므로 a'는 고정점이 되지만 임플란트 포지션이 수평적으로 이동하면 1st Stage를 시작점으로, 특히 2nd Stage는 임플란트 포지션에 크게 영향을 받아 설측(구개측) 방향에 위치할수록 3rd Stage와의 순(협)설적인 격차는 커진다. 이 수평적인 격차의 양은 순(협)측 치은의 두께를 확보하기 위해 중요하며, 2nd Stage의 프로파일이 임플란트 주위 연조직과의 생물학적인 조화를 도모하기 위해 가장 중요한 역할을 담당하게 된다(그림 4-2-50).

따라서 임플란트 포지션을 기준으로 경·연조직의 위치관계나 형상과 두께를 충분히 고려하면서 임기응변으로 대응하는 것이 바람직하다.

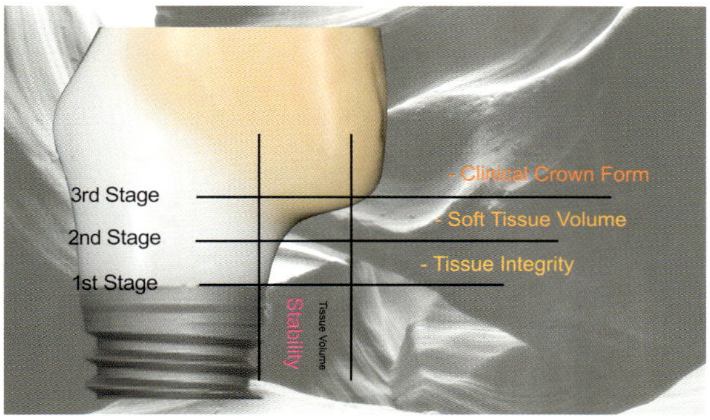

그림 4-2-49. 임플란트 주위 조직을 고려한 점막 관통부의 형태 부여. ① 임플란트 주위 조직과의 조화, ② 주위 연조직의 두께, ③ 임상치관 형태 등을 고려한 세 가지 형태의 콘셉트로 이루어진다.[5,9,10]

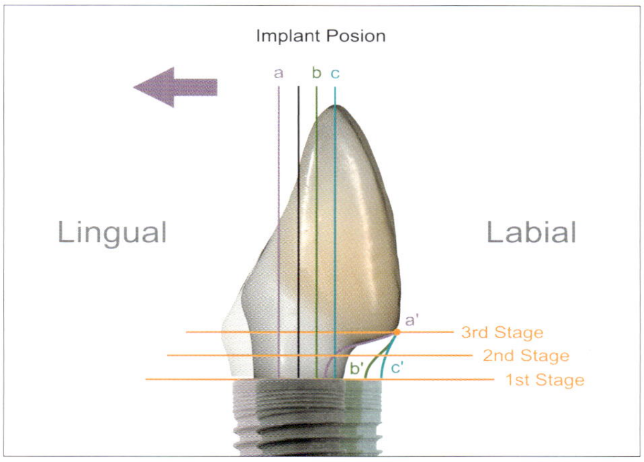

그림 4-2-50. 임플란트 상부 구조체에 요구되는 설계 대처로서, 식립 포지션에 기인하는 임플란트체와 임상치관 사이에 만들어지는 위치관계의 엇갈림을 주위 조직과의 조화를 도모하면서 어떻게 채워나가는지가 중요한 작업이 된다[Takahashi Ken(高橋 健, Dental Laboratory Smile Exchange)이 제안하는 'Labial Off-set Design Concept'[11]를 참고로 했다].

4. 치은 심미를 고려한 tissue management

전치부 임플란트 수복에서 치은 심미의 획득은 전략적인 치료계획의 수립과 정확한 외과적 처치에 따라 수복 결과가 좌우된다. 그러나 외과 수술 후의 임플란트 주위 조직은 상부 구조체의 프로파일 디자인과 높은 생체친화성에 의해 최종적으로 성숙된다. 특히 임플란트 주위 조직 대응은 자연치에 비해 더욱 섬세한 조작이 요구된다. 따라서 위해작용이 되지 않는 형태로 임플란트와 상부 구조를 연결하여 주위 연조직의 두께를 확보하면서 과도하게 연조직을 압박하지 않도록 주의해야 한다.[12-15]

또한 반대측 동명치가 존재하는 단일치 수복에서는 잃어버린 조직의 회복과 치관·치은의 심미 재현을 하여 좌우 대칭성을 회복할 필요가 있다(그림 4-2-51~4-2-73).

좌우 대칭성이 요구되는 단일치 수복 증례

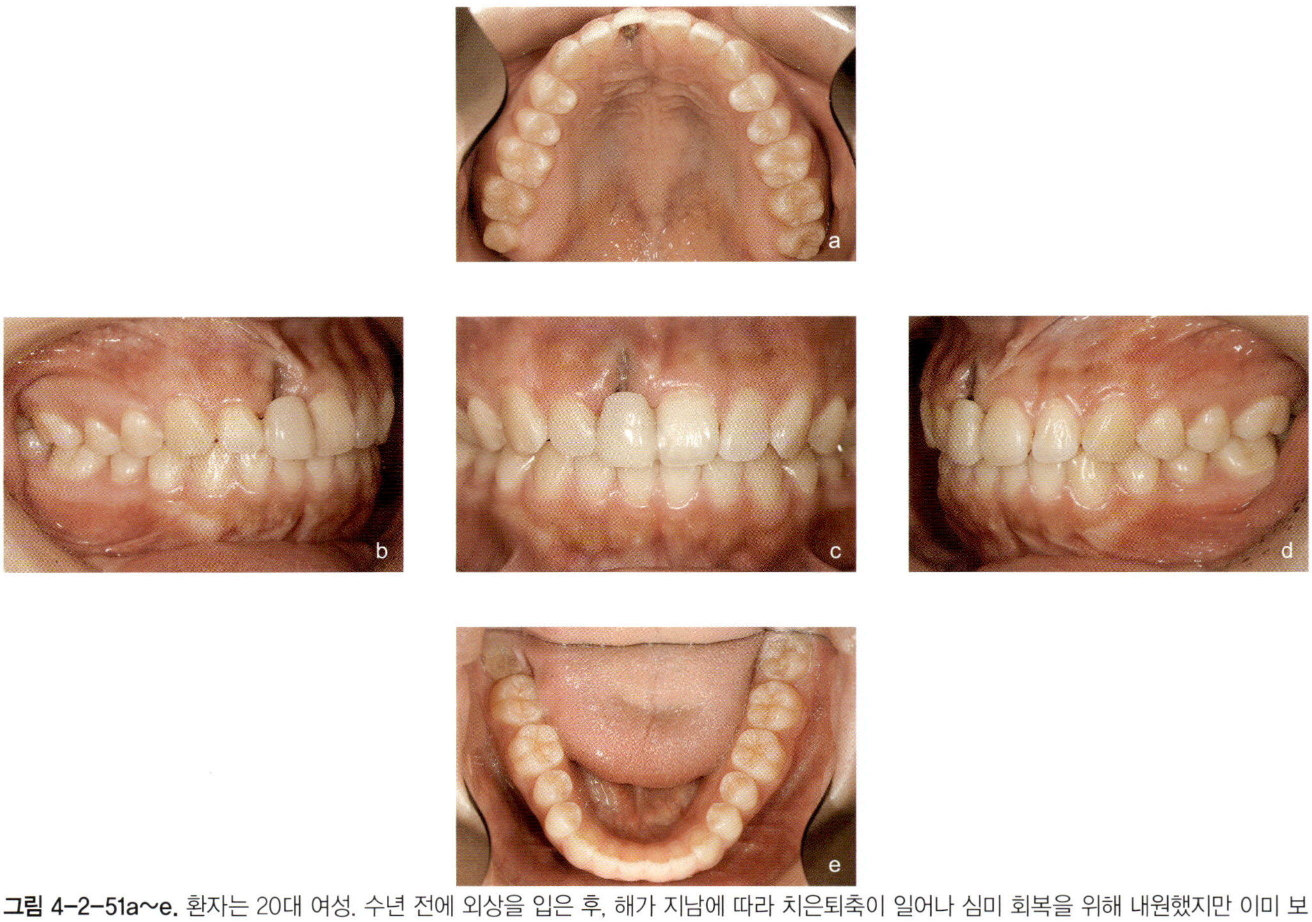

그림 4-2-51a~e. 환자는 20대 여성. 수년 전에 외상을 입은 후, 해가 지남에 따라 치은퇴축이 일어나 심미 회복을 위해 내원했지만 이미 보존 불가능한 상태였다.

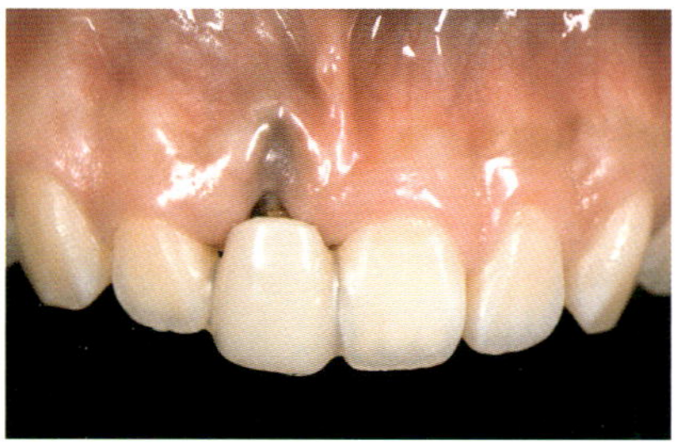

그림 4-2-52. 초진 시 상태에서 열개 부위에 변색된 치근이 보여, 순측 치조골의 큰 폭의 흡수가 예상되었다.

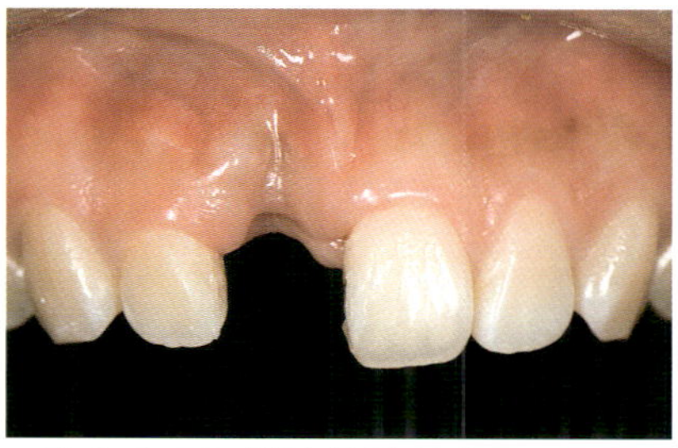

그림 4-2-53. 발치 후의 상태.

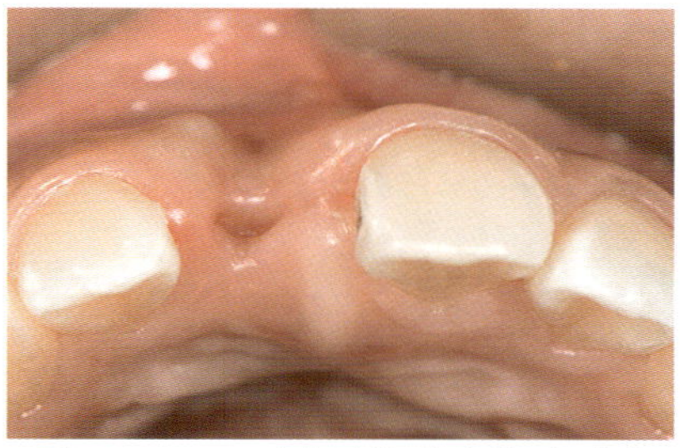

그림 4-2-54. 절단 방향에서 확인 시에도 쐐기 모양의 깊은 결손 상태를 확인할 수 있다.

그림 4-2-55. 측면 모습.
그림 4-2-56. 진단용 스텐트를 사용하여 식립 포지션을 결정하고 부족한 주위 조직을 확인한다.

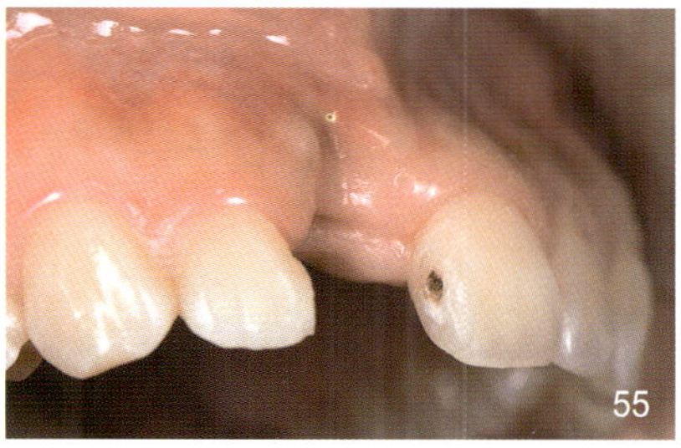

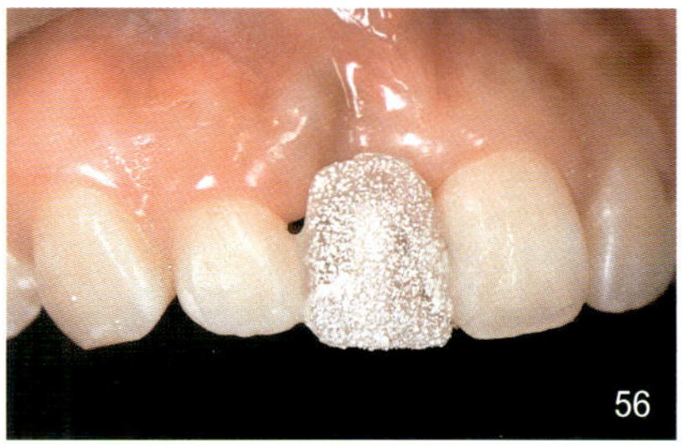

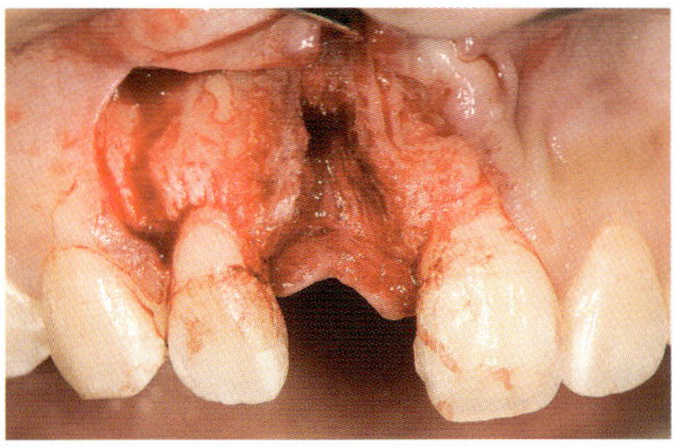

그림 4-2-57. 발치 후 연조직의 치유를 기다려 임플란트를 식립한다.

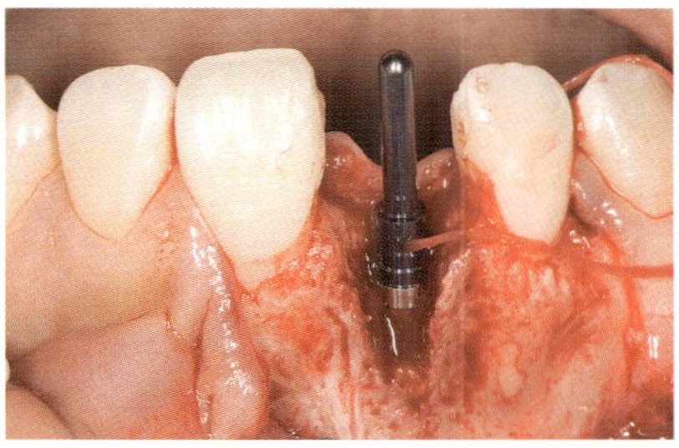

그림 4-2-58. 순측 치조골은 크게 V자형의 결손을 나타내고 있다.

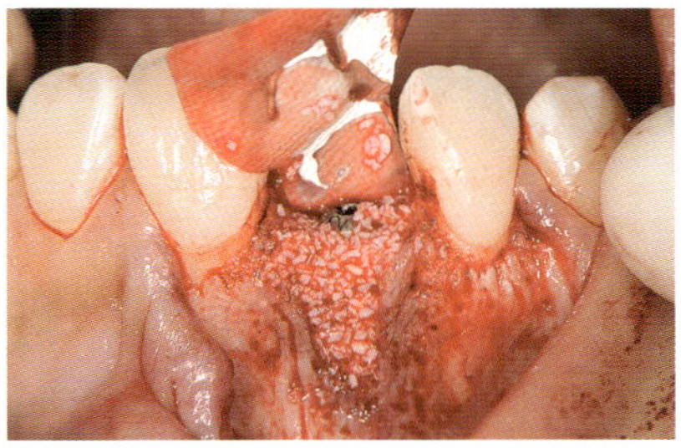

그림 4-2-59. 임플란트 식립과 동시에 골이식재를 사용한 경조직 증대가 이루어졌다.

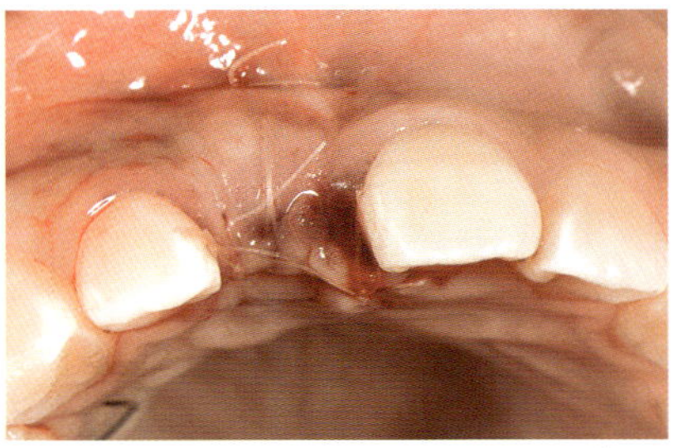

그림 4-2-60. 1차 수술 후, 재진입(re-entry)으로서 CTG를 했다.

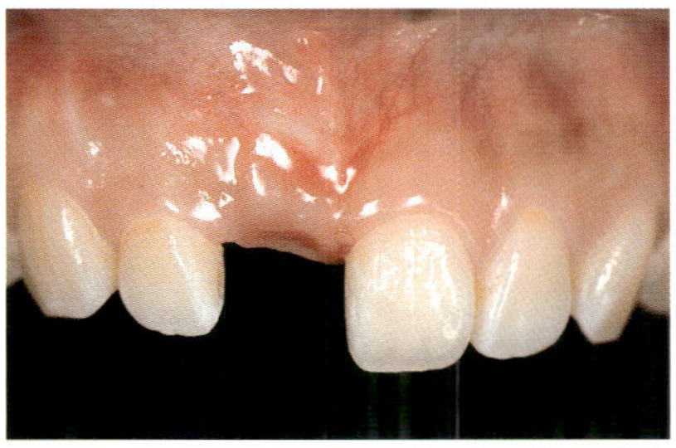

그림 4-2-61. CTG 후 치은의 치유 상태. 치은 레벨의 큰 폭의 개선이 나타난다.

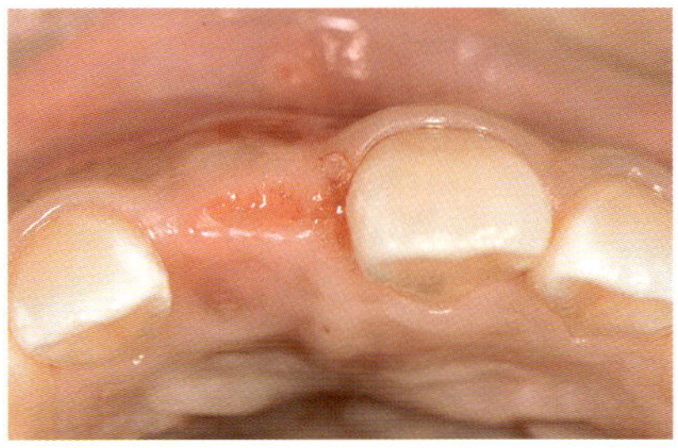

그림 4-2-62. 절연측 관찰. 수평적인 볼륨은 부족하지만 2차 수술로 이행한다.

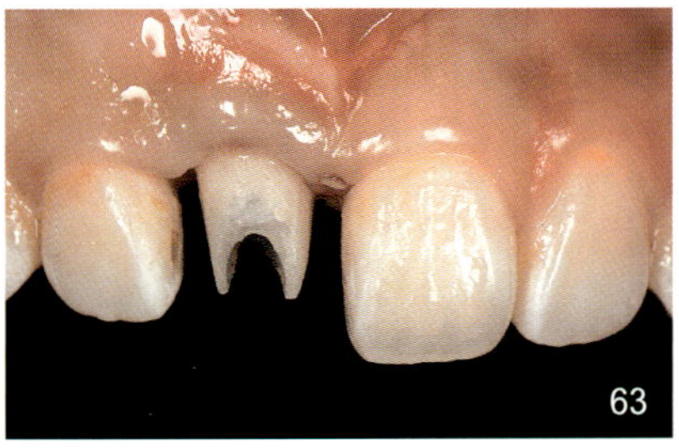

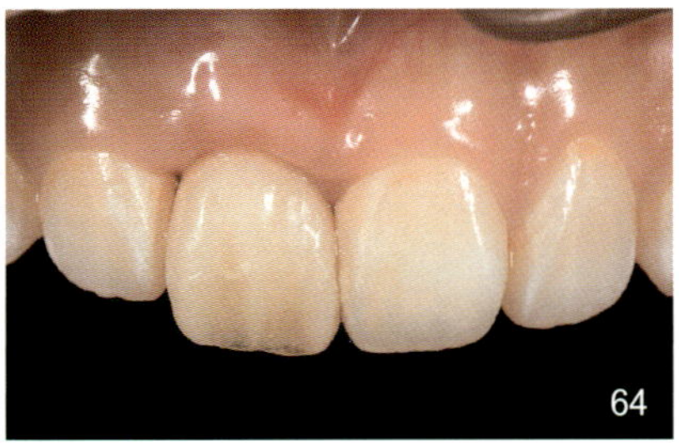

그림 4-2-63. 2차 수술 후 맞춤형 임시 지대주를 장착하여 provisional restoration으로 이행한다.
그림 4-2-64. 장착된 primary provisional restoration.

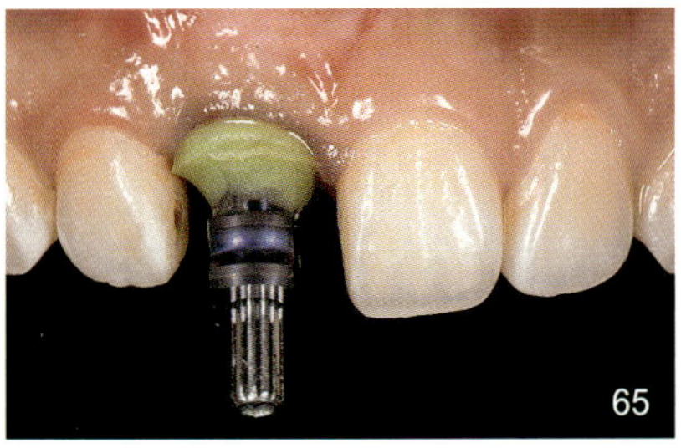

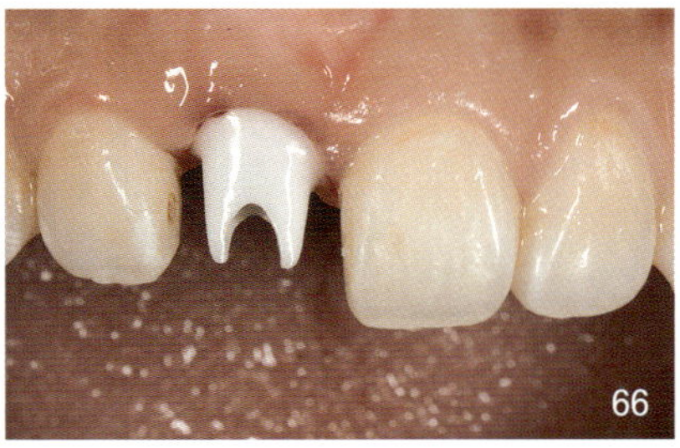

그림 4-2-65. 맞춤형(custom) impression coping으로 fixture level 인상을 한다.
그림 4-2-66. 지르코니아 지대주의 장착. 생체친화성을 높이면서 secondary provisional restoration으로 다시 연조직 성숙을 기다린다.

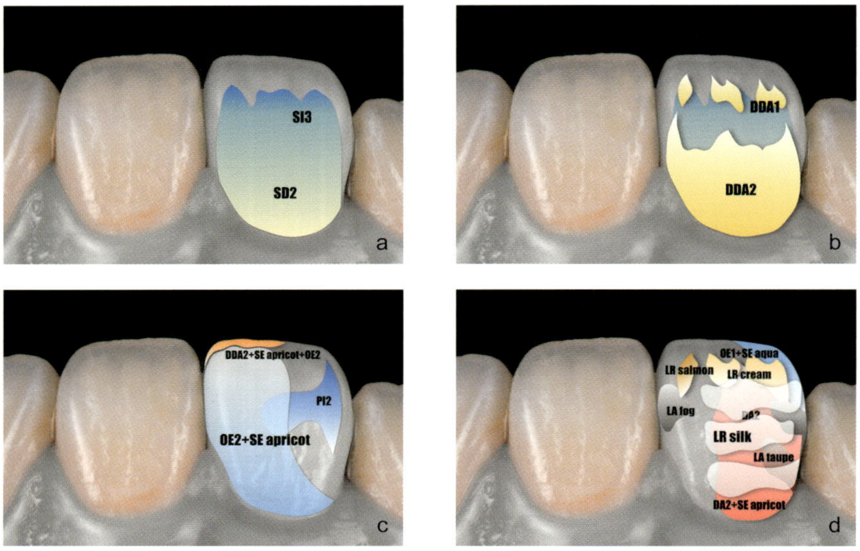

그림 4-2-67a~d. IPS e.max Press로 프레임을 제작하고, IPS e.max Ceram으로 다색축성을 한다.

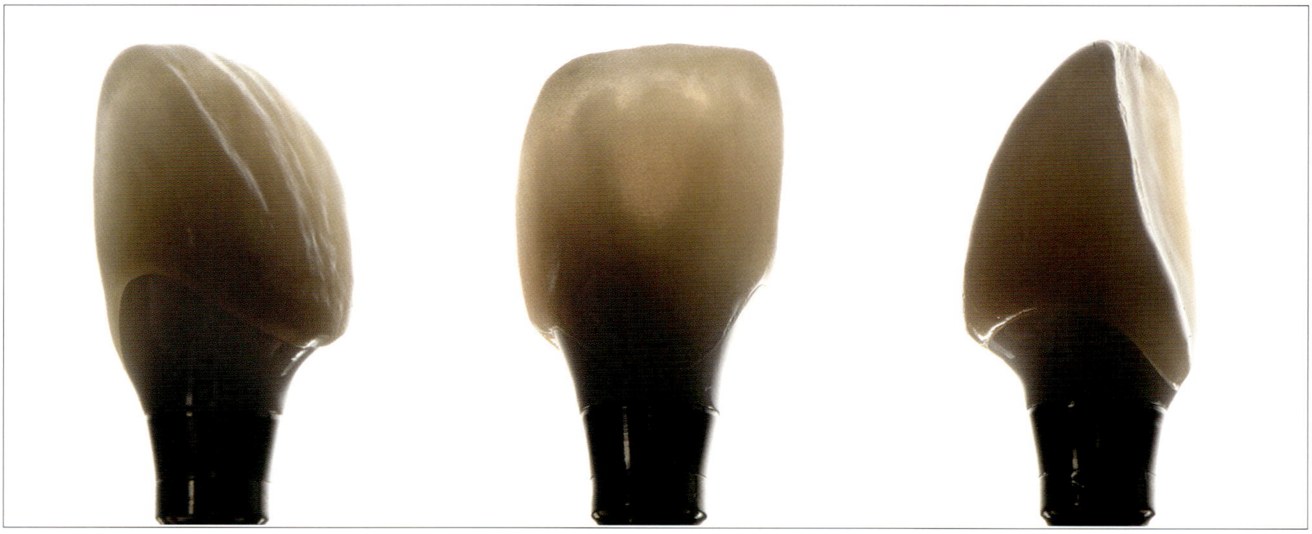

그림 4-2-68. 완성된 상부 구조. 하이브리드 구조로 하여 안정된 강도와 올세라믹이 가지는 자연스러운 광학 특성을 이끌어 낼 수 있다.

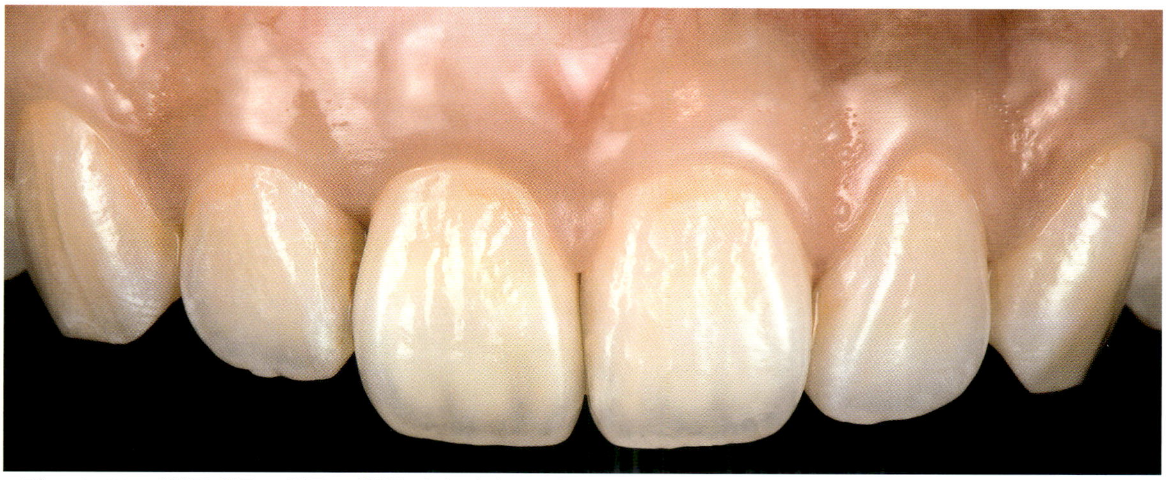

그림 4-2-69. 장착된 최종 보철물. 정확한 외과 처치로 치은 심미가 회복되었다.

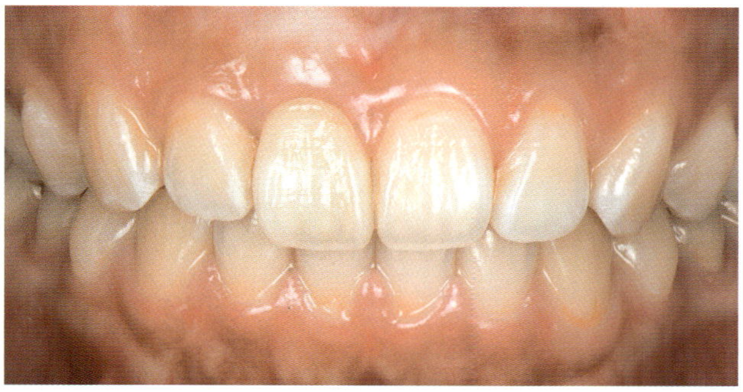

그림 4-2-70. 최종 지르코니아 지대주를 장착하여 정밀도 높은 provisional restoration을 거치는 것으로 연조직의 확실한 관리가 이루어졌다[담당 치과의사: Takino Hiroyuki(瀧野裕行: 다키노치과의원 페리오·임플란트 센터)].

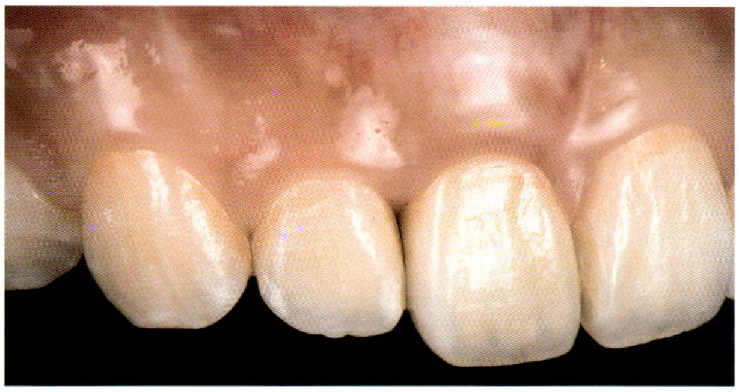

그림 4-2-71. 측면 모습. 자연치열과 조화된 표면 성상을 부여할 수 있다.

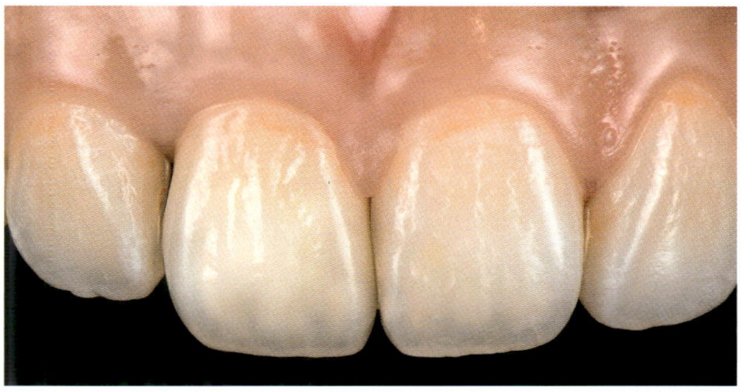

그림 4-2-72. 치관 심미와 더불어 좌우 대칭성이 높은 치은연 형태를 얻었다.

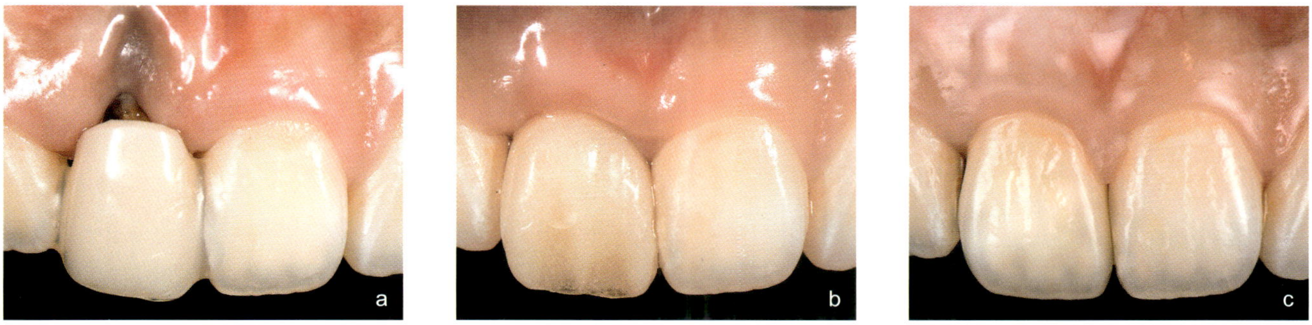

그림 4-2-73a~c. 술전(a)으로부터 provisional restoration(b), final restoration(c)까지의 치은 상태 변화를 나타낸다. 외과적인 연조직의 management와 더불어 보철적인 management로 임플란트 주위 연조직은 양호하게 성숙되었다.

5. 임플란트 주위 연조직을 고려한 상부 구조 설계

임플란트 주위 연조직과의 심미적이고 생물학적인 조화를 도모하기 위해서는 ① 경·연조직의 위치관계, ② 연조직의 두께, ③ 최종적인 치은연의 위치 설정, ④ 치간유두 대응, ⑤ 구성 요소의 특성 등을 고려하면서 상부 구조 설계를 해야 한다. 특히 심미 영역에서의 수복은 지르코니아와 티타늄 베이스를 사용한 접착 타입의 하이브리드 구조가 주류가 되고 있지만, 사용하는 구성 요소의 형태 특성에 따라 치은연하 프로파일의 차이를 쉽게 볼 수 있다. 그중에서도 순측 연조직의 두께가 얇아 치은연하의 대응이 섬세한 증례에 대해서는 더욱 면밀한 프로파일 디자인이 요구된다. 따라서 하이브리드 구조를 선택하는 경우는 보철 구성 요소의 특성을 충분히 이해해야 한다.

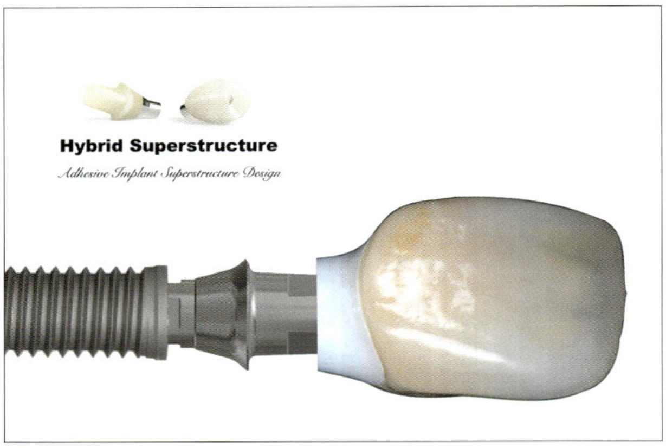

그림 4-2-74. 티타늄 베이스를 사용한 하이브리드 타입의 상부 구조 설계. 임플란트와의 확실한 적합 정밀도를 보이며, 높은 접착 정밀도로 올세라믹 수복 재료의 강도를 보장해 준다.

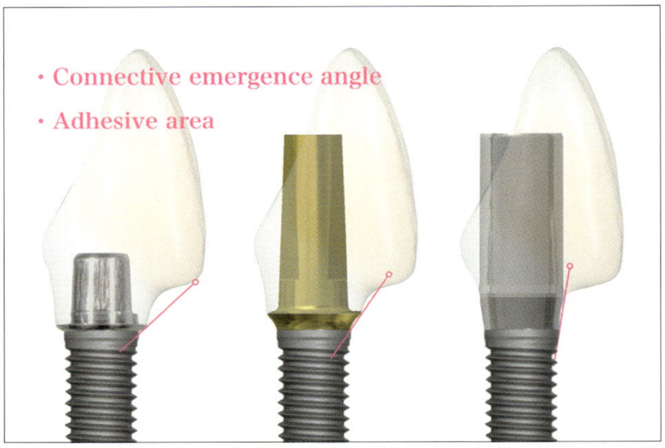

그림 4-2-75. 각종 티타늄 베이스의 비교. 티타늄 베이스의 선택에서는 connective emergence angle과 접착 면적에 주의해야 한다.

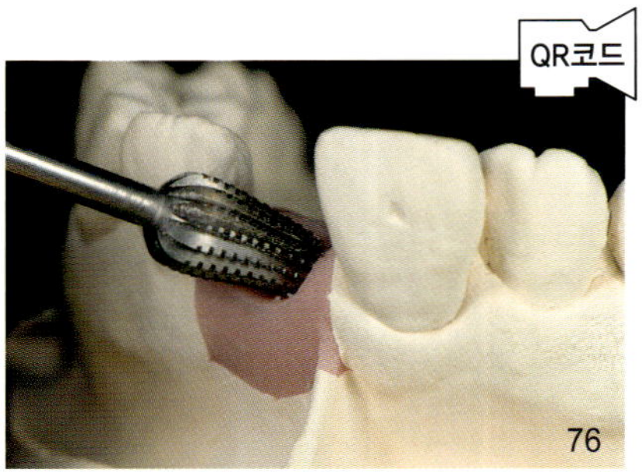

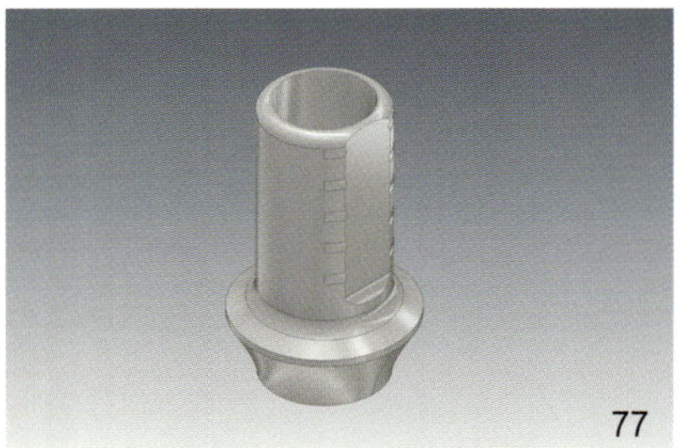

그림 4-2-76. 동영상 [임플란트 증례의 모형과 티타늄 베이스의 조정].
그림 4-2-77. Shofu S-WAVE CAD/CAM 가공 센터의 세미 오더 티타늄 베이스. 높은 적합 정밀도와 더불어 상부 구조 설계에서 높은 범용성도 갖추어져 있다(그림 4-2-77~4-2-82의 자료 제공: Shofu S-WAVE CAD/CAM 센터).

세미 오더(semi-order) 지대주의 장점

전치부 임플란트 상부 구조 설계에서 필자는 세미 오더 타입의 티타늄 베이스(Shofu S-WAVE CAD/CAM 가공 센터)를 선택하고 있다. 세미 오더 타입의 티타늄 베이스의 장점으로서 ① 마진 라인 직경, ② 베이스 높이, ③ 각화 점막의 두께, ④ 베이스 두께 등의 조건 설정을 자유자재로 할 수 있으며, 양극 산화 처리 등의 옵션도 준비되어 있다. 또한 베이스 부분과 마진 라인을 경사지게 할 수 있어 임상 대응의 폭이 넓으며, 설계의 자유도도 매우 높다. 여기에서 각 티타늄 베이스의 특성을 고찰하면서 전치부 상부 구조 설계에서 임상적 장점에 대해 설명하고자 한다.

그림 4-2-78. 베이스 몸체에 경사 각도가 부여된 세미 오더 티타늄 베이스. 경사 각도는 20°까지 설정할 수 있다. 식립 각도가 경사지기 쉬운 전치부 수복에서는 각도를 변경하는 것으로 상부 구조물의 균일한 두께를 획득할 수 있다.

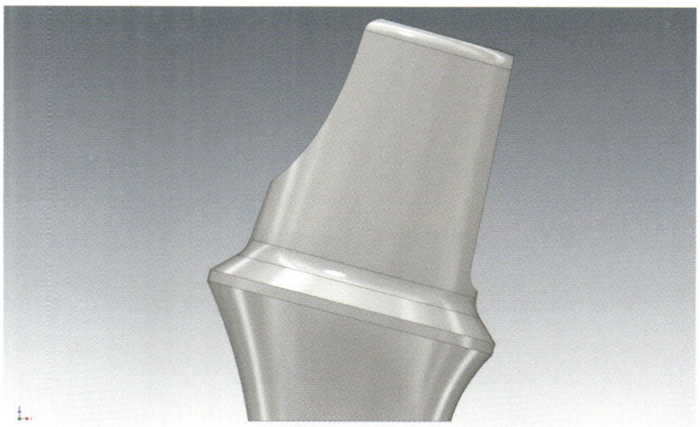

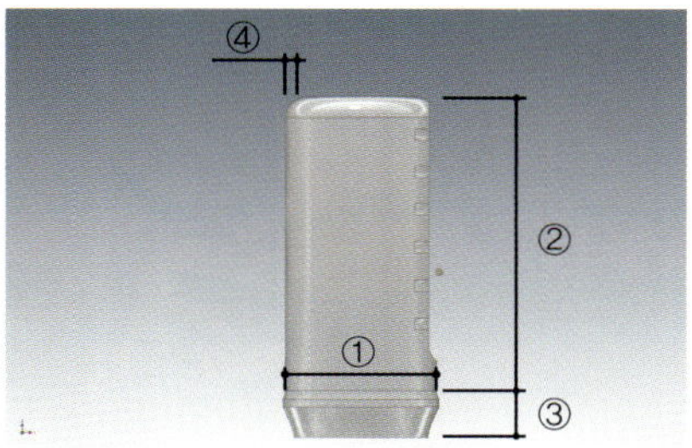

그림 4-2-79. ① 4.0mm, ② 6.5mm, ③ 1mm, ④ 0.4mm의 세미 오더 티타늄 베이스. 전치부의 상부 구조 설계에 이상적인 식립 깊이를 얻는 경우는 ①의 길이가 최소 직경(4.0mm)인 것을 적극적으로 선택하고 있다.

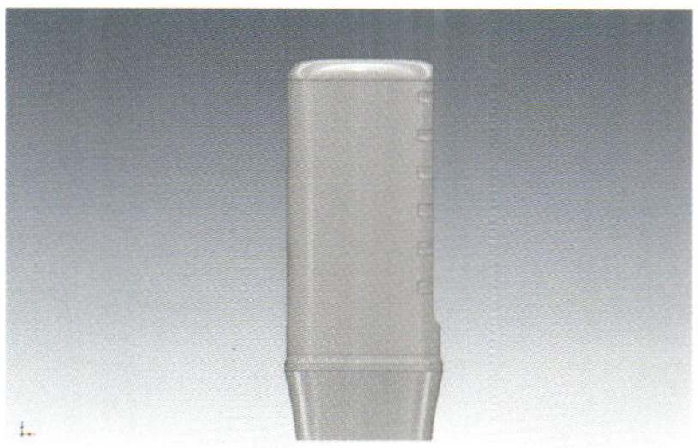

그림 4-2-80. ③이 2mm인 세미 오더 티타늄 베이스. 다른 parameter는 그림 4-2-79와 같은 수치다.

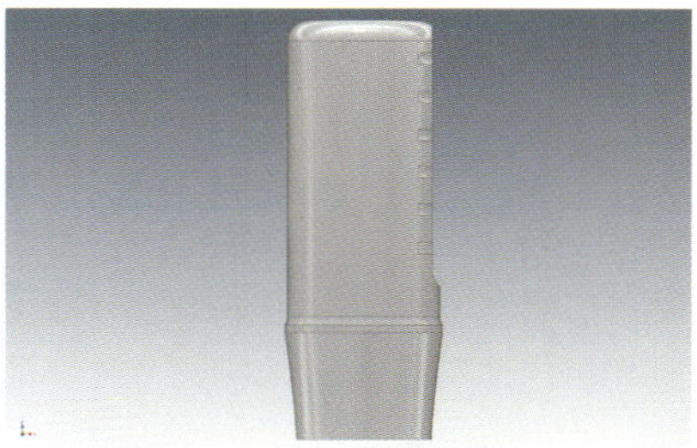

그림 4-2-81. ③이 3mm인 세미 오더 티타늄 베이스. 피복재와의 접착 계면(마진)은 임플라트 연결부보다 약간 거리를 두는 것이 이상적이다.

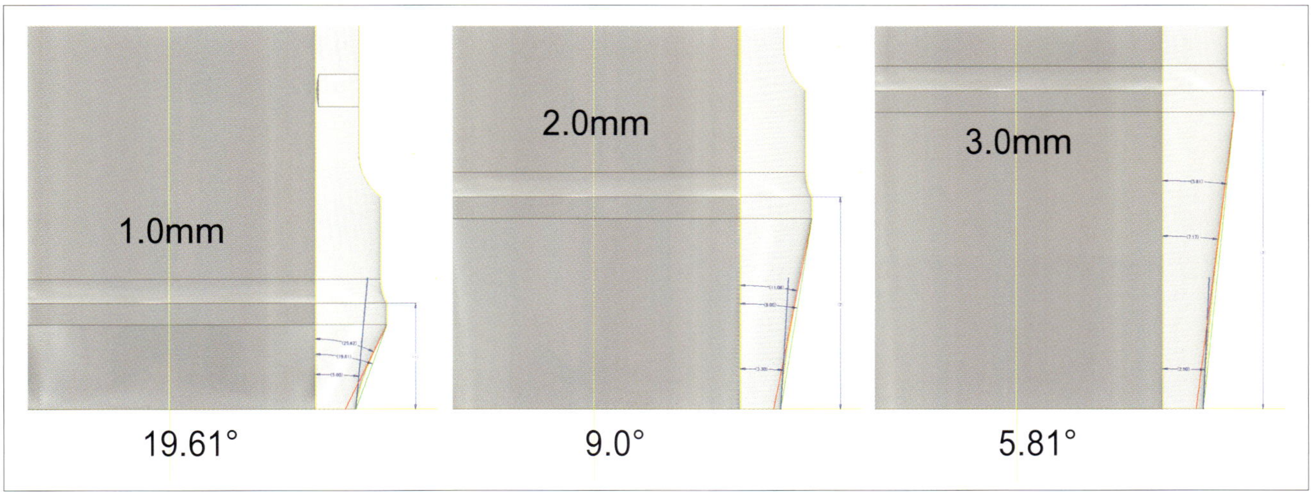

그림 4-2-82. 그림은 마진 직경 4.0mm, 마진 높이(MH) 1, 2, 3mm의 티타늄 베이스에서 플랫폼 기저면으로부터 마진까지의 출현각(connective emergence angle)의 비교 그림이다(엄밀히 말하면, 프로파일은 직선이 아니라 오목하게 되어 있다). 이것으로부터 같은 직경이라도 MH의 차이에 따라 임플란트로부터 출현각은 크게 다름을 알 수 있다. 특히 임플란트 플랫폼 쪽에서는 변연골이나 주위 연조직에 압박을 주지 않도록 직선 형태를 추구하기 때문에 식립 깊이나 위치를 고려하면서 이들을 선택해야 한다. 임상적 견지로는 이상적인 식립 깊이(4.0~4.5mm 정도)를 얻을 수 있는 경우 MH 2.0mm의 티타늄 베이스가 가장 범용성이 높아 효과적이라고 생각한다.

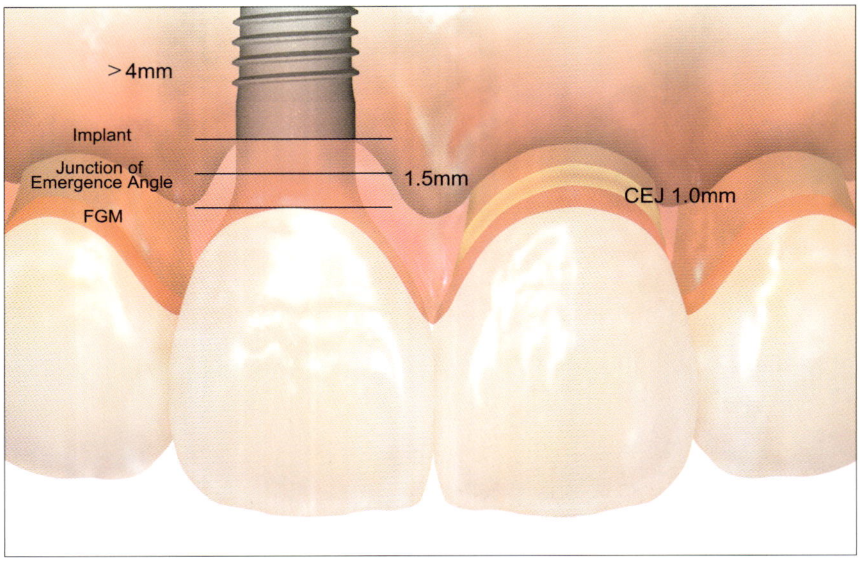

그림 4-2-83. 일반적으로 자연치는 변연치은보다 약 1.0mm 연하 방향으로 CEJ가 존재하지만, 만약 이상적인 식립 깊이(4.0~4.5mm 정도)에 식립된 경우, 임플란트 상부 구조에는 변연치은보다 약 1.5mm 연하 방향으로 출현각의 경계(junction of emergence angle)를 설정한다.
보철 조작 시의 치은퇴축을 근거로 자연치보다 약간 연하로 설정하는 것이 바람직하지만, 자연치가 가지는 해부학적인 수직관계를 모방하는 것도 중요하다.

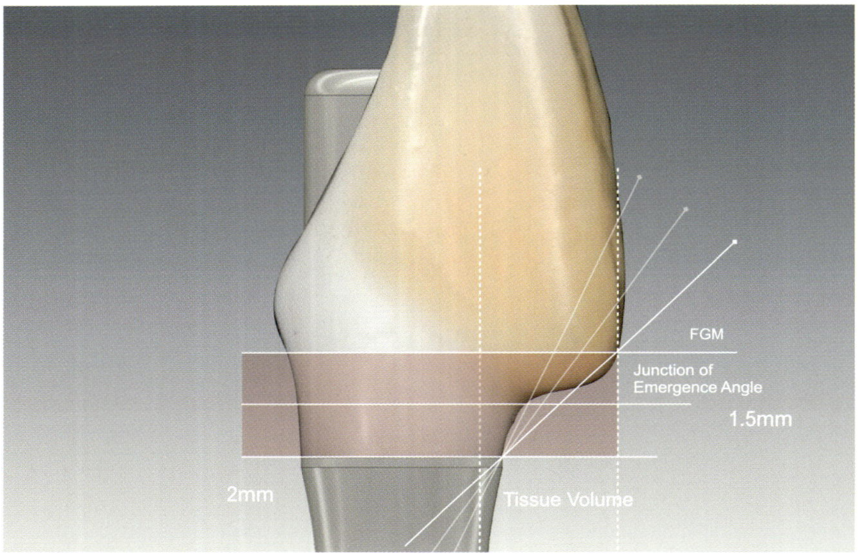

그림 4-2-84. 식립 깊이 4.0mm의 설정으로 하이브리드 타입의 상부 구조체를 설계하는 경우, MH 2.0mm의 티타늄 베이스를 이용하면 변연치은으로부터 약 2.0mm의 부분에서 치관 형태의 조절을 하게 된다. 이때 치은측을 향해 전방으로 압박을 가하면서 subgingival contour를 조절해 나간다. 또한 치근 풍융에 해당하는 부위의 불룩함을 재현하는 데에도 이 영역에서 이루어지는 형태의 컨트롤이 중요한 역할을 한다.[5]

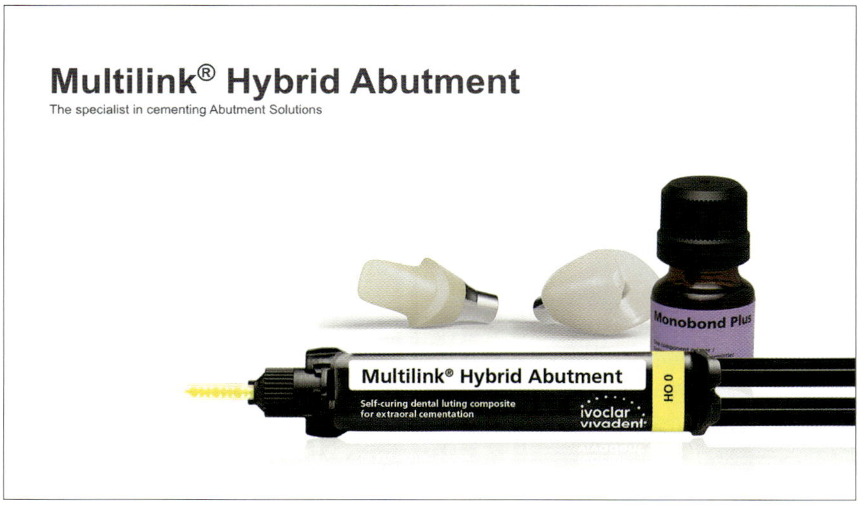

그림 4-2-85. 티타늄 베이스와 지르코니아의 접착에는 Multilink Hybrid Abutment HO 0 시멘트와 Monobond Plus(Ivoclar Vivadent)를 사용한다. Multilink Hybrid Abutment 시멘트는 접착형 임플란트 상부 구조의 제작을 위해 개발된 시멘트이며, 티타늄과 산화 지르코니아에 대해 높은 전단 강도(shearing strength)를 나타낸다. 또한 autoclave에 의한 멸균 처리 후에도 높은 접착 강도를 가져 영향을 받지 않는다. 또한 HO 0에서는 광 투과율이 0.02%가 되므로 확실히 금속색을 차폐해 주는 화학중합형 시멘트이다(자료 제공: Ivoclar Vivadent).

6. 임상 대응

골조성과 보철 처치에 의해 심미 개선을 도모한 임플란트 수복 증례

■ 초진

그림 4-2-86a, b. 환자는 20대 남성. #11의 치근 파절로 인해 임플란트 수복이 된 증례.
#11은 성장기에 입은 외상으로 치아의 발육이 억제되었는데, 다시 외상을 입어 치관 파절이 일어나 내원했다. 방사선사진의 상태로도 #11은 보존 불가능이라고 판단하여 임플란트 수복을 하기로 했다. 이 증례는 중절치부의 단일치 결손이기도 하여, 특히 좌우 대칭적인 심미를 고려하면서 치료계획을 세웠다.

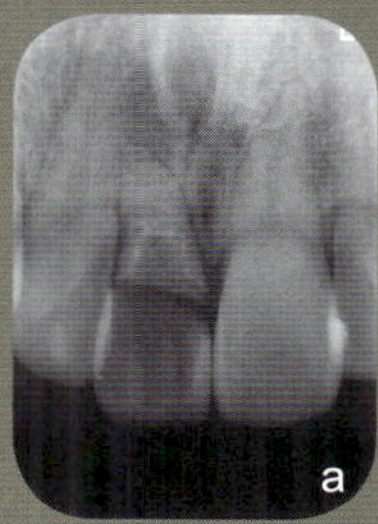
a

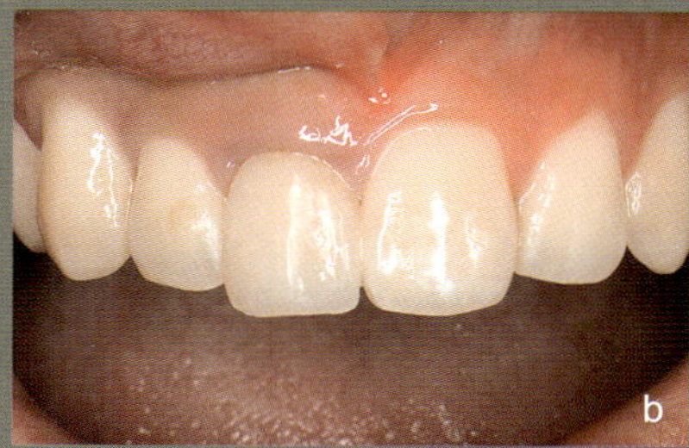
b

■ 외과 처치

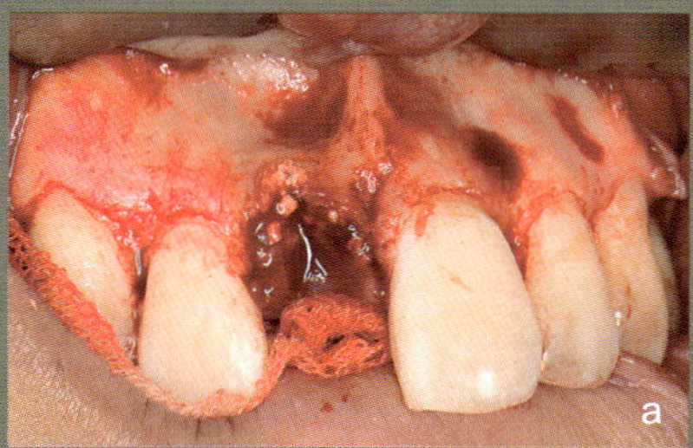
a

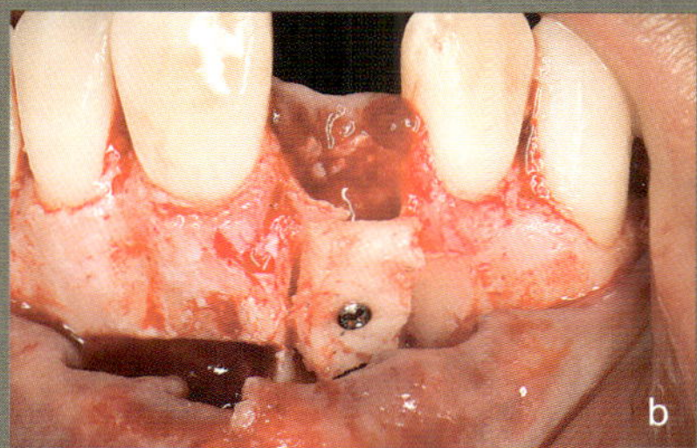
b

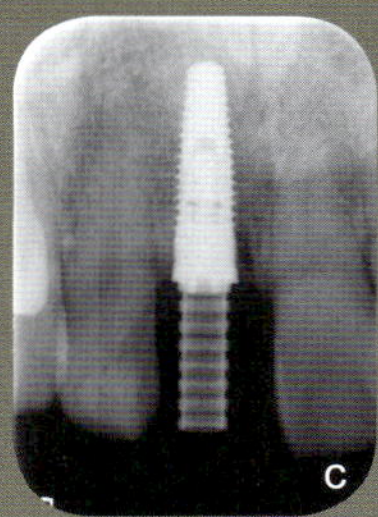
c

그림 4-2-87a~c. 발치 후 ridge preservation을 했는데, 순측부의 골흡수와 열개가 나타났으므로 환자의 연령도 고려하여 예후의 성과를 이끌어내기 위해 자가골을 사용하여 골이식을 시행하였다.

■ Provisional restoration

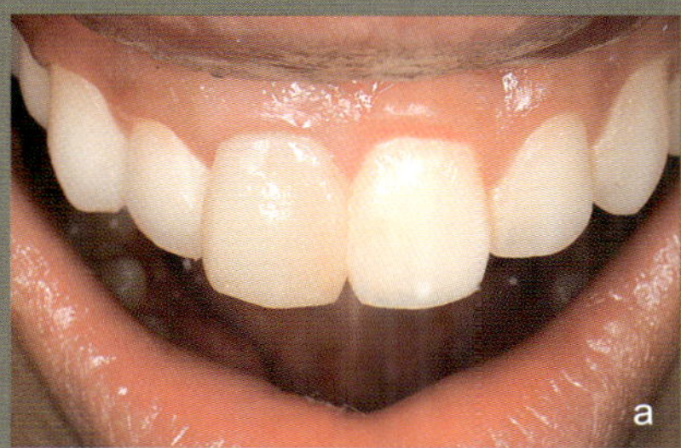
a

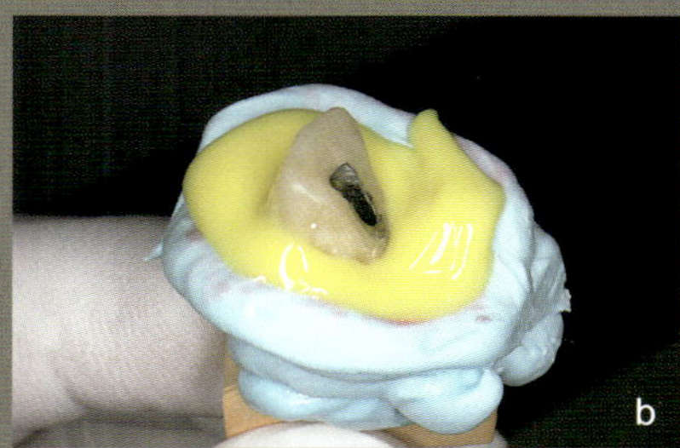
b

그림 4-2-88a~d. 2차 수술 후, fixture level의 provisional restoration을 장착하여 경과를 보면서 점막 관통부의 형태를 부여하고 치은 레벨·라인이 좌·우측으로 정돈되어 최종 보철로 이행했다. 또한 provisional restoration으로부터 얻은 치은연 하부의 형태 정보를 정확하게 옮기기 위해 맞춤형 인상 코핑을 제작하여 픽업 인상을 채득하였다.

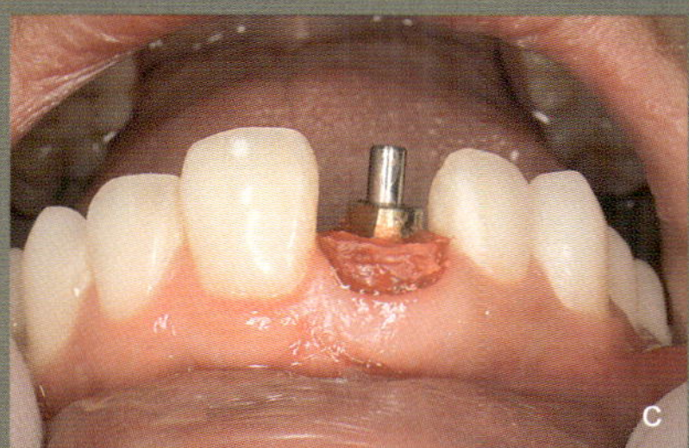
c

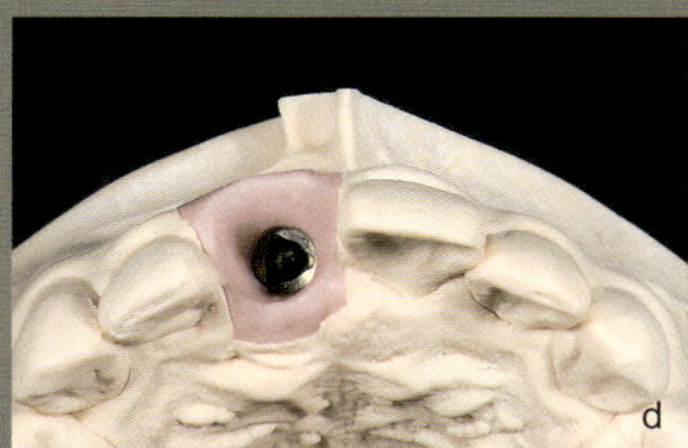
d

담당 치과의사: Nagao Tatsunori(長尾龍典: 나가오치과클리닉)

■ 보철 대처

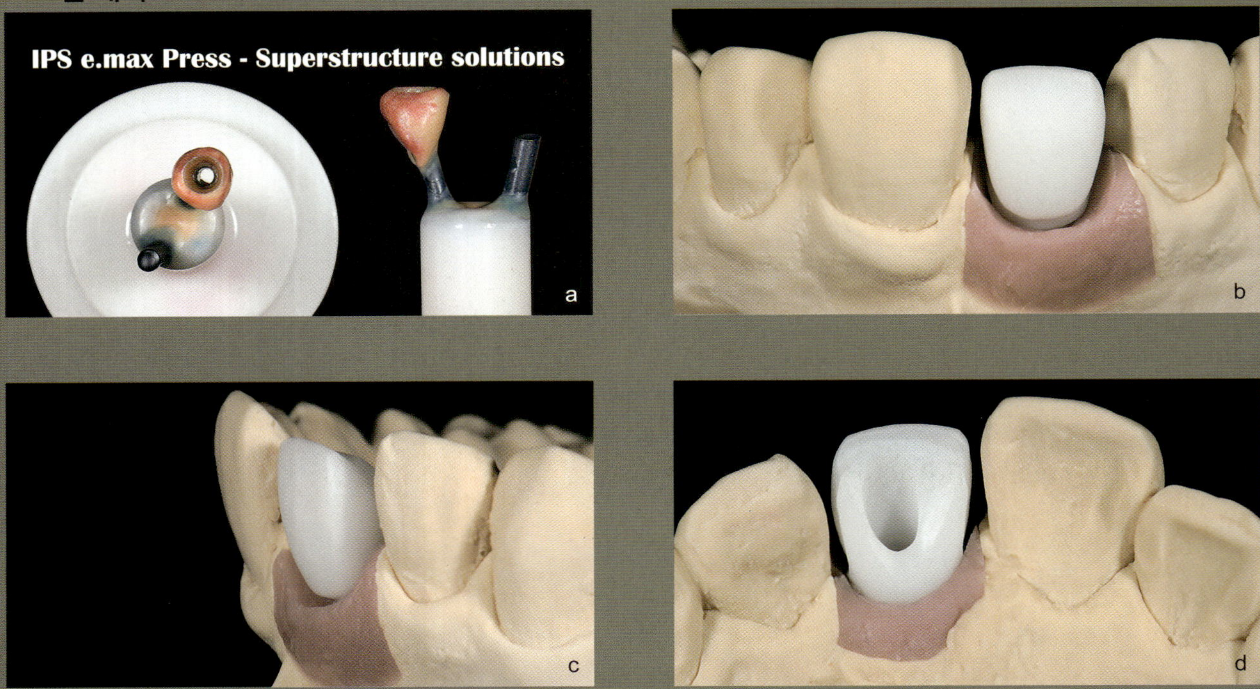

그림 4-2-89a~d. 픽업 인상으로 제작한 치은 모형을 미세조정하여 대칭적인 치은연 형태를 얻을 수 있도록 gingival 프레임워크 디자인을 했다. 상부 구조는 스크류 고정으로 제작되었는데, IPS e.max Press의 MO 0 ingot을 사용하여 제작했다(IPS e.max Press Superstructure solutions system).

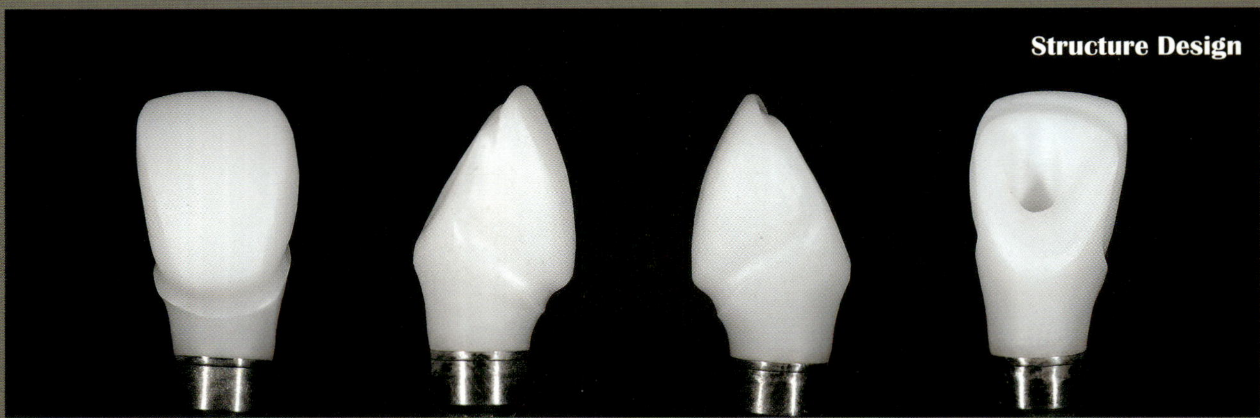

그림 4-2-90. 상부 구조체의 프레임워크 디자인. 임플란트 접합부는 티타늄 베이스를 사용하여 구강 내 시적 후에 기공소에서 간접적으로 접착한다.

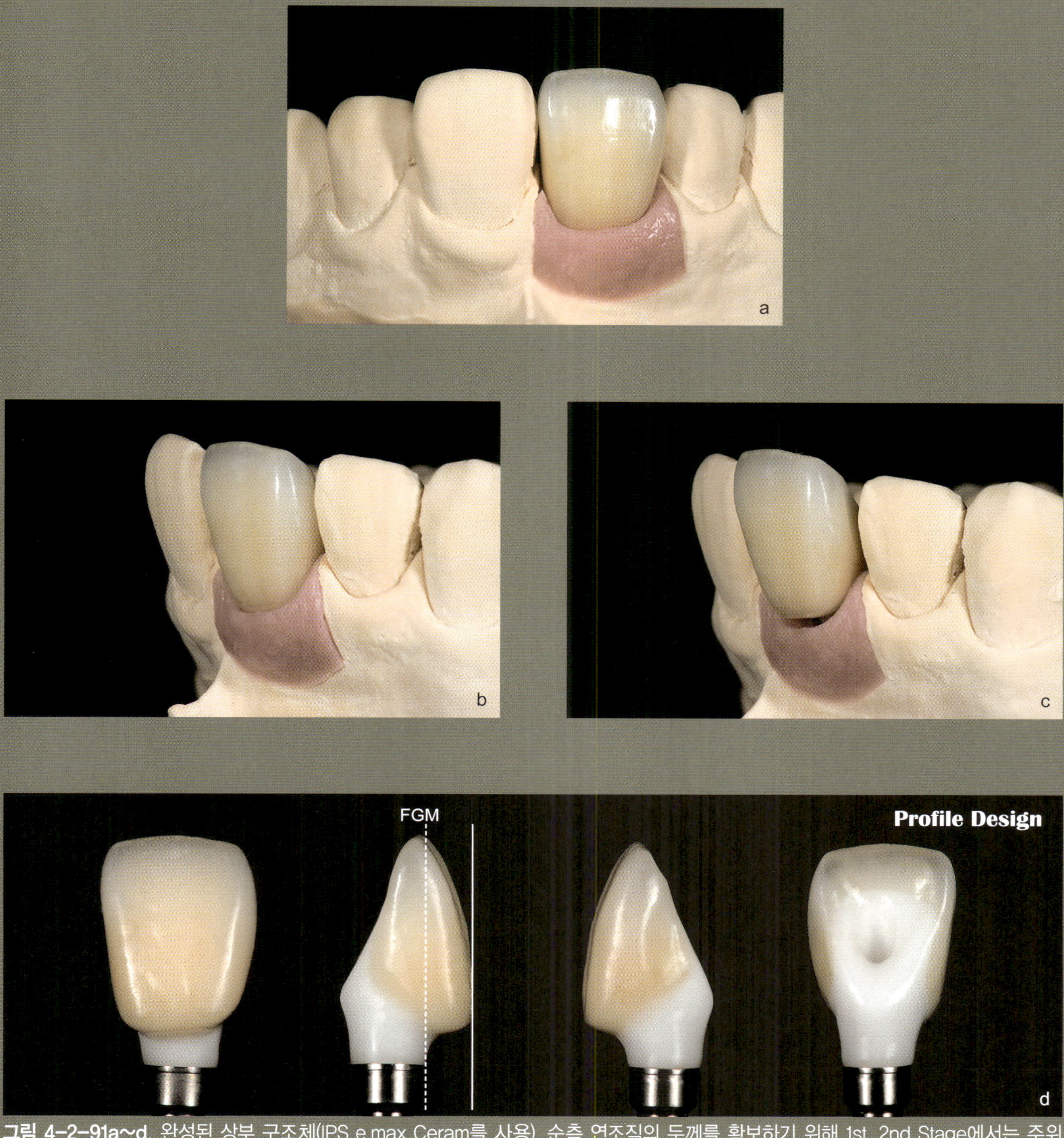

그림 4-2-91a~d. 완성된 상부 구조체(IPS e.max Ceram를 사용). 순측 연조직의 두께를 확보하기 위해 1st, 2nd Stage에서는 주위 조직을 압박하지 않도록 설계했다. FGM(Free Gingival Margin)의 위치로부터 임플란트 접합부까지의 수평 거리는 확보한 연조직의 두께를 의미하며, 그 차이는 주위 조직을 유지·안정시키기 위한 예후의 담보가 된다. 확보된 주위 연조직의 두께로부터 좋은 예후가 기대된다.

■ 술후

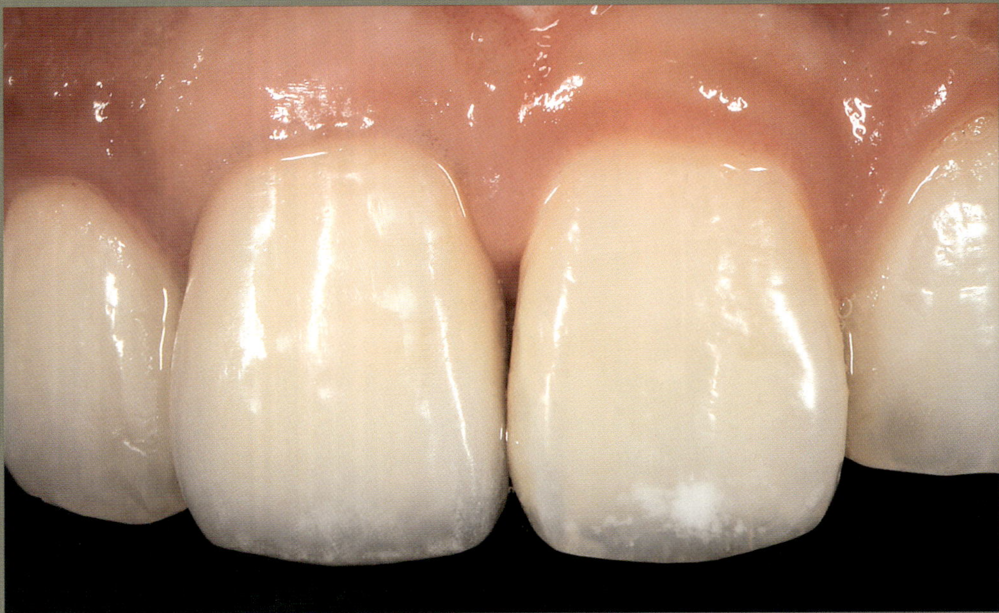

그림 4-2-92. 구강 내 장착 시. 환자의 희망에 따라 흰 점은 재현하지 않았다.

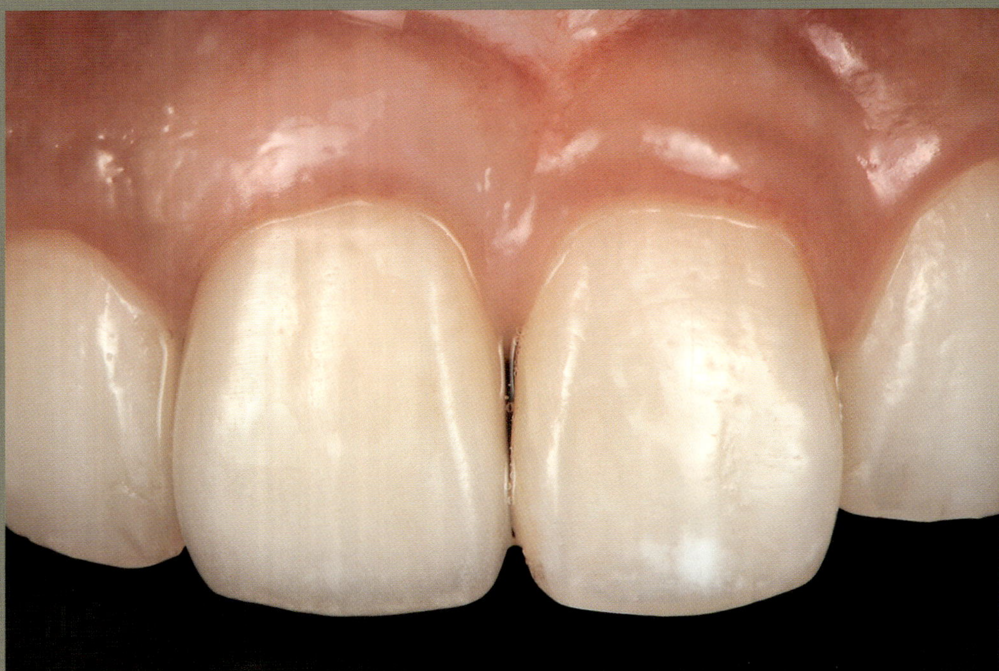

그림 4-2-93. 구강 내 장착 후, 약 1년이 경과한 상태. #11과 #21 간 인접면 접촉점의 위치로부터 치간유두의 회복은 어렵다고 판단할 수 있지만, 변연치은의 위치·형태는 충분히 유지되어 안정화되었다. 또한 gingival 프레임워크까지 고려하여 치관·치은부 모두에서 높은 대칭성을 획득할 수 있었다고 생각한다.

상악 양측 중절치에서 자연치, 임플란트 수복에 의한 대응

■ 술전 진단

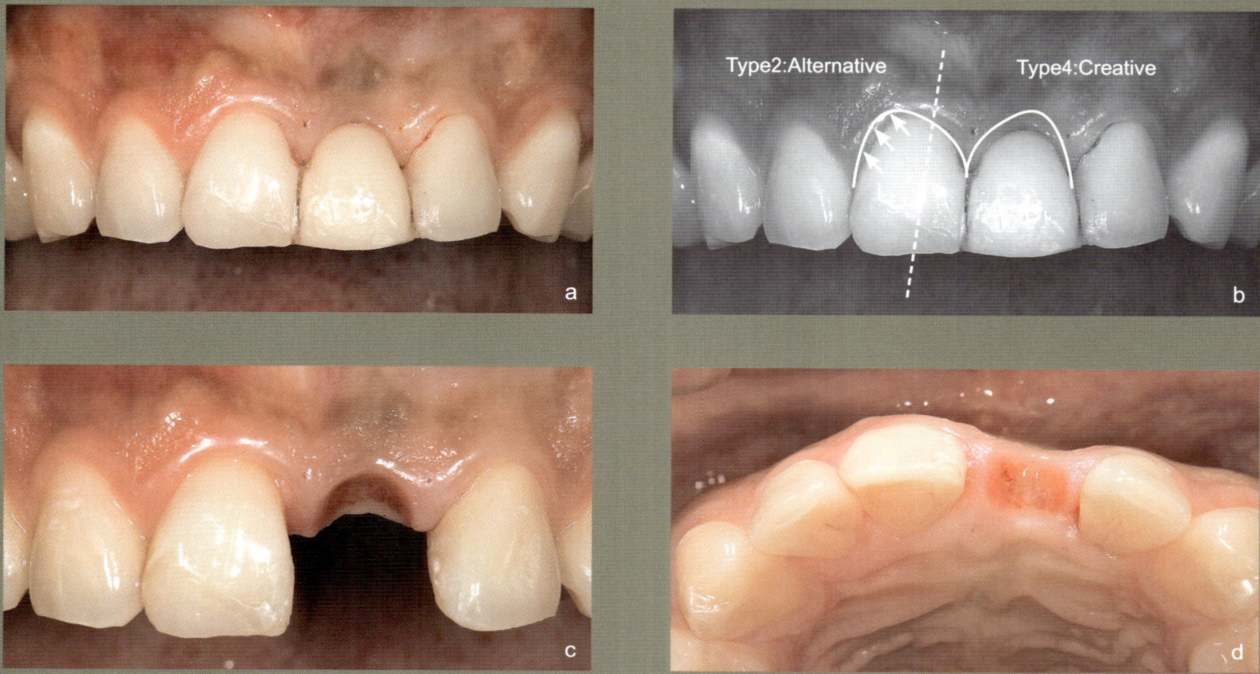

그림 4-2-94a~d. 환자는 30대 남성이며, 외상으로 치근 파절이 일어나 내원. #21은 발치 후 임플란트 수복을 했지만, #11도 치관부가 파절되어 상악 양측 중절치의 수복 치료를 하게 되었다. 발치 후 연조직의 상태가 안정되어 #21의 지연 식립을 계획하고 있다. Provisional restoration을 확인하여 우측부 염전(torsiversion)에 의한 치은 라인의 부조화로 gingival 프레임워크의 흐트러짐이 보이므로 #11(생활치)은 수복 시 피니시 라인 설정과 subgingival contour의 조절로 치은 라인 개선을 시도하기로 했다.

■ Provisional restoration

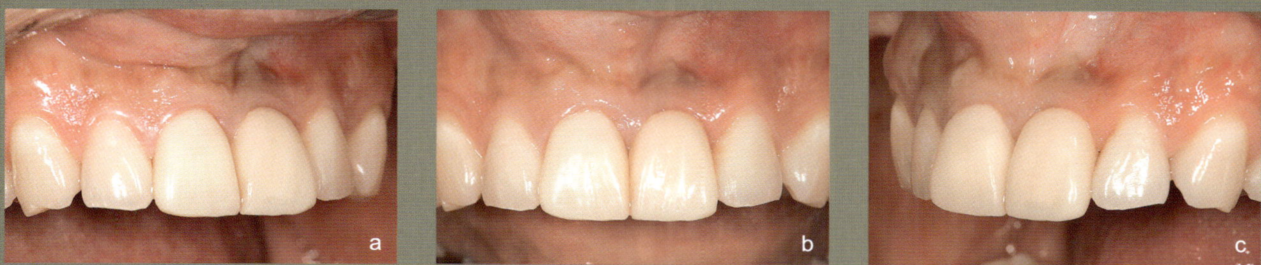

그림 4-2-95a~c. Guided surgery에서 flapless로 임플란트를 식립하여 즉시 provisional restoration을 실시했다. 또한 치은 상태가 안정되고 바로 #11의 지대치 형성을 시행하여 양측의 provisional restoration으로 이행했다. #11은 그 후 재형성을 하면서 치은연하로 서서히 접근했다.

담당 치과의사: Kubota Tsutomu(窪田 努: 구보타치과)

■ **보철 대처**

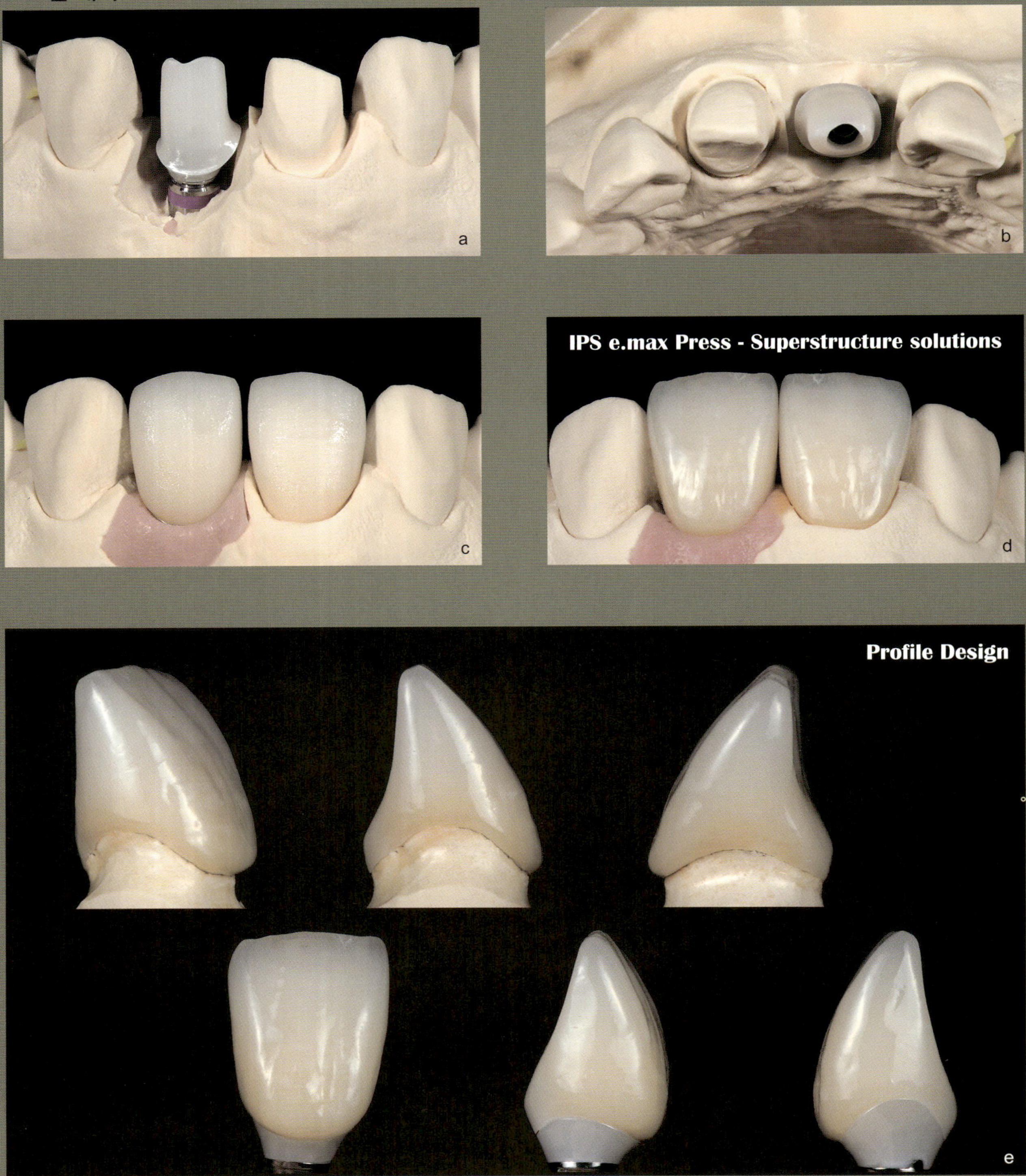

그림 4-2-96a~e. 이 증례는 IPS e.max Press와 IPS e.max Ceram을 사용하여 양측 동시에 제작했다(IPS e.max Press Superstructure solutions system). #11은 특히 순측 원심부의 형태(subgingival contour)에 주의하여 양측 보철물을 장착한 후에 좌·우로 gingival 프레임워크가 갖추어지도록 설계했다.

■ 술후

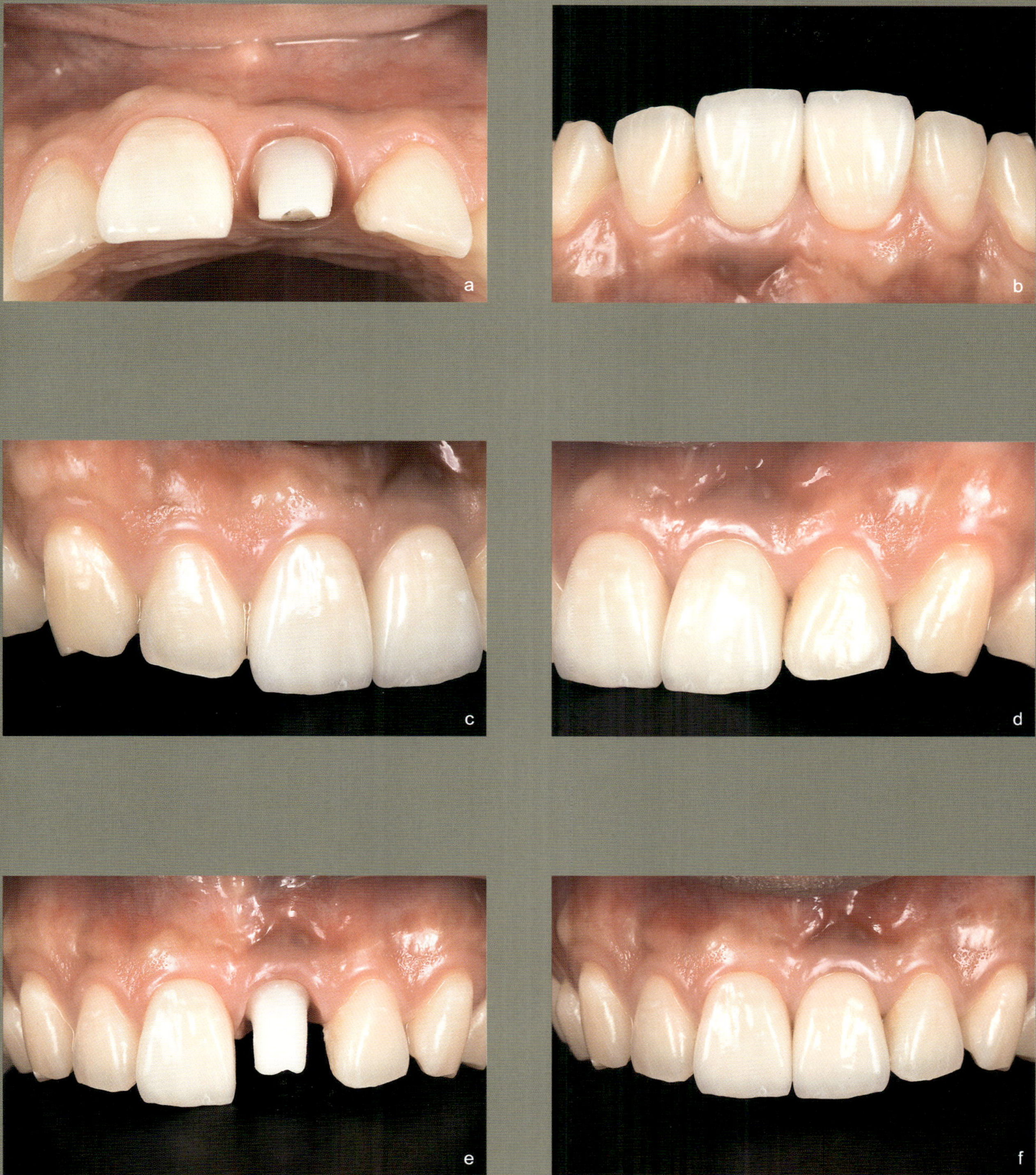

그림 4-2-97a~f. 최종 보철물 장착 후, 약 1년이 경과한 상태. 이 증례는 골조성이나 치은 이식 등은 하지 않고 #21의 요면(절연측 모습)으로부터도 순측부 연조직의 두께(얇기)를 상상할 수 있는데, 양호한 치은 레벨 상태에서 현재까지 유지되고 있다. 주위 조직을 고려한 적절한 프로파일 어프로치가 수술 후의 상태를 안정시키고 있다.

상악 양측 중절치의 발치 후 즉시 식립으로 심미적 조화를 도모한 증례

■ 초진

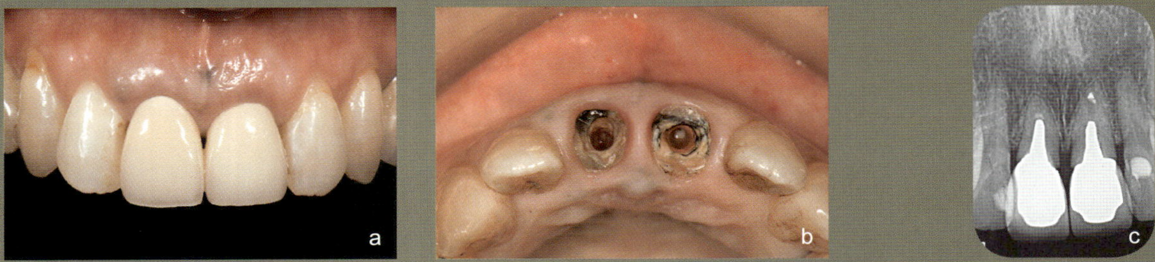

그림 4-2-98a~c. 환자는 50대 여성이며 보철 부위의 위화감을 호소하여 내원. #11, #21은 이미 치근 파절이 일어났으며 발치 후 즉시 식립에 의한 임플란트 수복을 계획했다. 전치부 중에서 중절치는 특히 치관 길이의 균형이 좋지 않으며, 수복 부위의 심미적인 조화를 도모하기 위해서도 최종 치관 설계를 예측한 임플란트 식립이 요구되었다.

■ 외과 처치

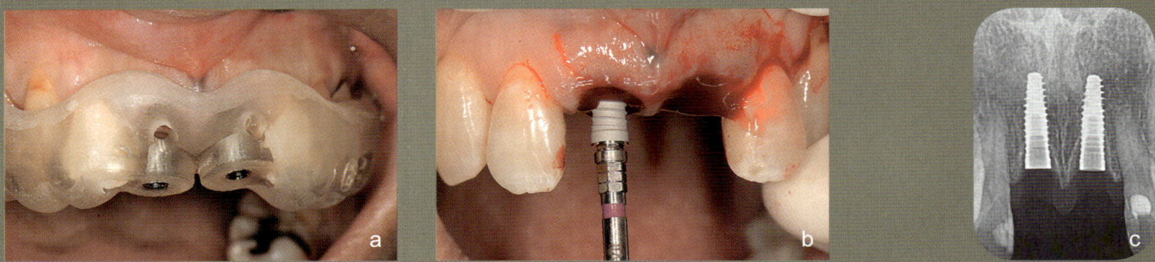

그림 4-2-99a~c. Surgical guide를 사용하여 발치 즉시 식립을 한 후, 동시에 점막 관통부의 형태를 만들기 위해 사전에 제작한 맞춤형 임시 치유 지대주(CTHA)를 장착하여 술후의 치유를 기다렸다. 또한 임플란트의 식립 깊이는 최종 설계한 치은 레벨을 고려하여 식립되었다.

■ Provisional restoration

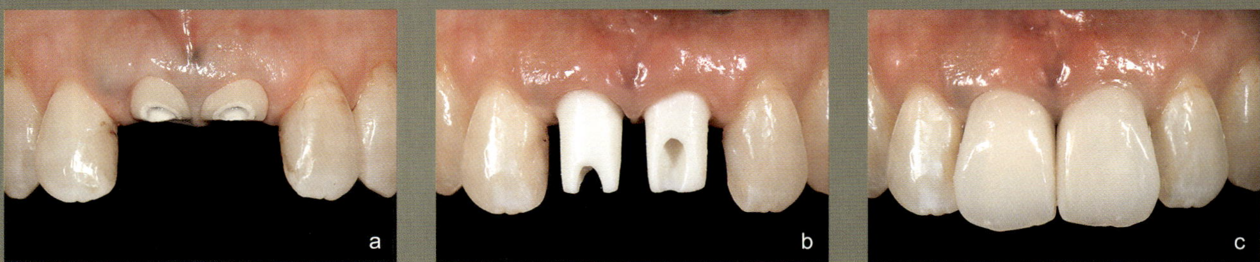

그림 4-2-100a~c. CTHA 장착 후, 맞춤형 임시 지대주(CTA)로 이행하여 provisional restoration을 했다. CTHA에서 어느 정도 치은 레벨이 조절되어 있으므로 CTA에서는 보다 정밀한 치은 라인을 형성하여, provisional crown과 함께 심미적 요소를 높여 간다. 또한 CTA에는 IPS e.max Press를 사용했다.

■ Gingival sculpture design

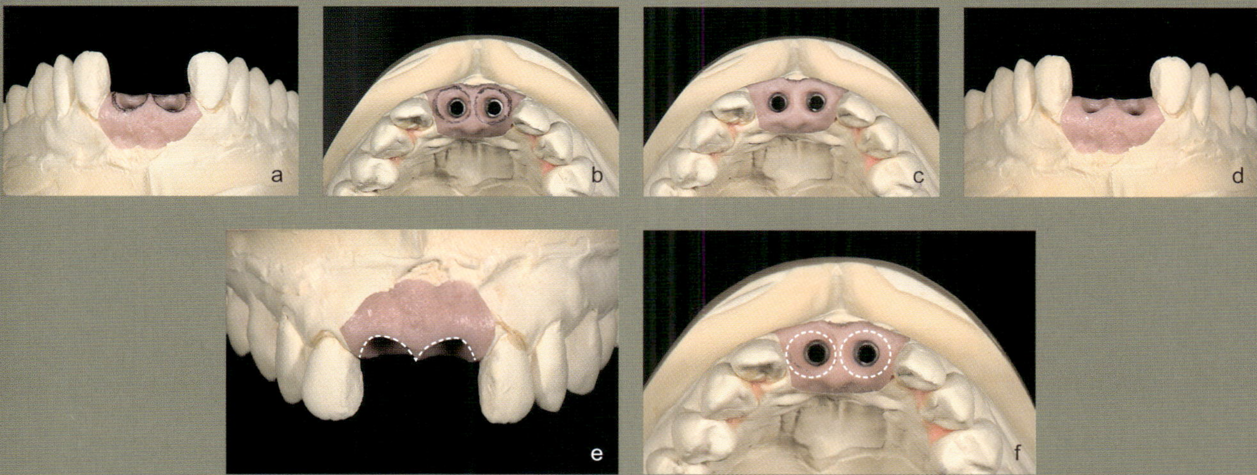

그림 4-2-101a~f. 치은 모형상의 점막 관통부의 형태 부여. 이상적인 치은 설계 라인을 마킹하고, 마킹부로부터 1.0~1.5mm 연하 방향으로 트리밍을 한다(식립 위치나 깊이, 주위 연조직의 두께 등에 따라 트리밍양도 다르다). 또한 근·원심부의 치간유두 영역에 대해서는 치조골정이나 그 위치관계를 가늠하면서 대처할 필요가 있으므로, 더욱 깊은 위치로부터 contour 어프로치를 하는 일도 있다. 모형상의 sculpting 작업은 구강 내에서의 생물학적·해부학적인 조화에 크게 영향을 미치므로 신중한 대처가 요구된다.

■ 보철 대처

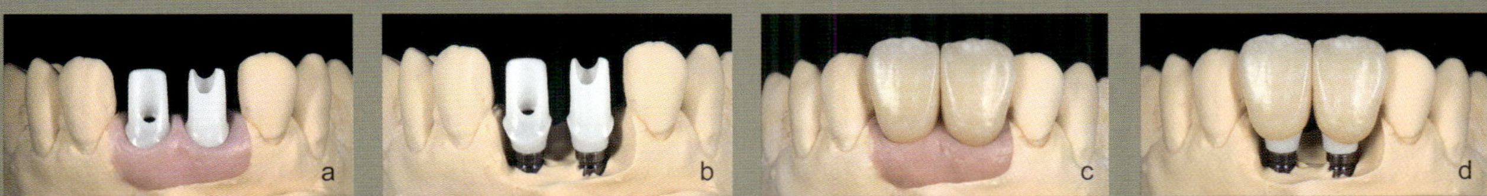

그림 4-2-102a~e. 완성된 상부 구조체(지르코니아 지대주, IPS e.max Press). Provisional restoration으로 얻은 정보를 최종 보철물에 착실하게 반영시켜 나간다. 이 단계(최종 보철)에서의 대폭적인 설계 변경은, 심미적인 리스크와 주위 조직에 대한 부담을 초래한다. CTHA를 이용한 제작 단계는 그 위험을 최소한에 그치게 하고 있다.

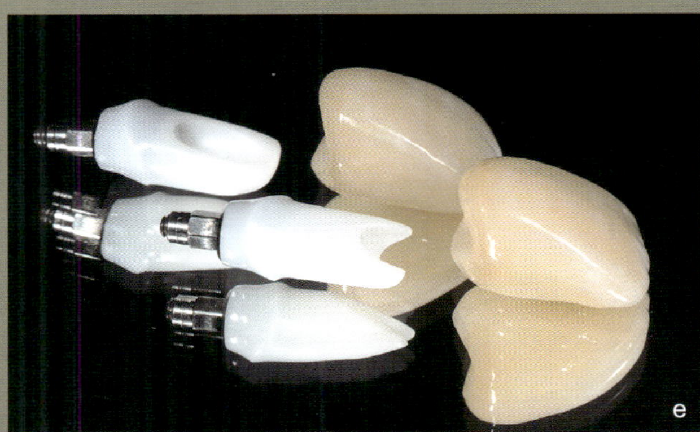

담당 치과의사: Takino Hiroyuki(瀧野裕行: 다키노치과의원 페리오·임플란트센터)

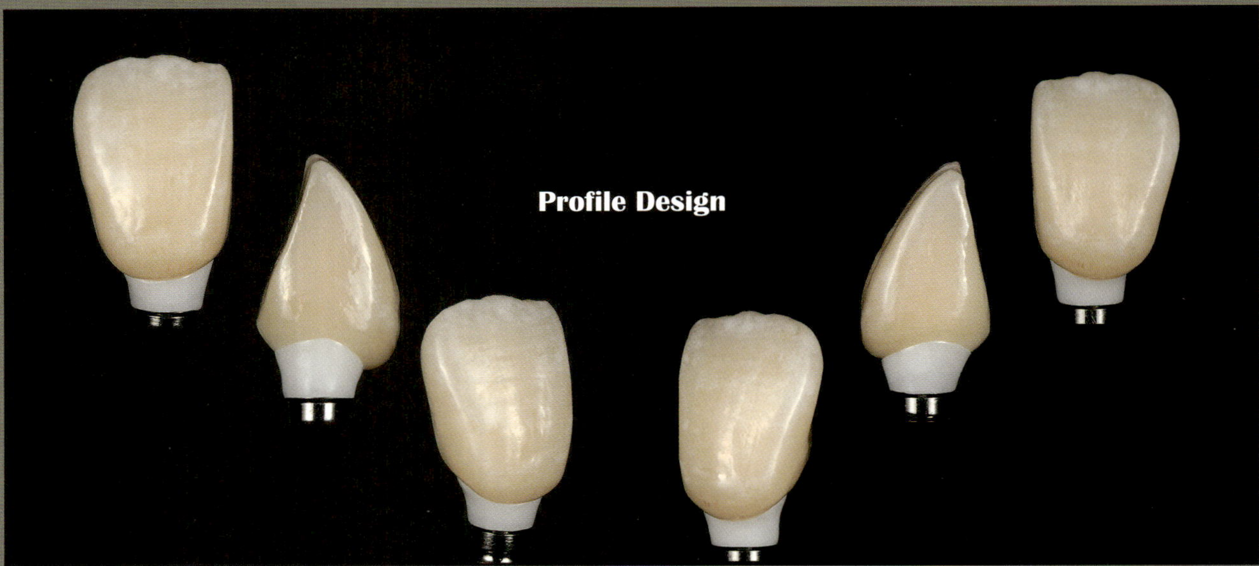

그림 4-2-103. Profile design.

■ 술후

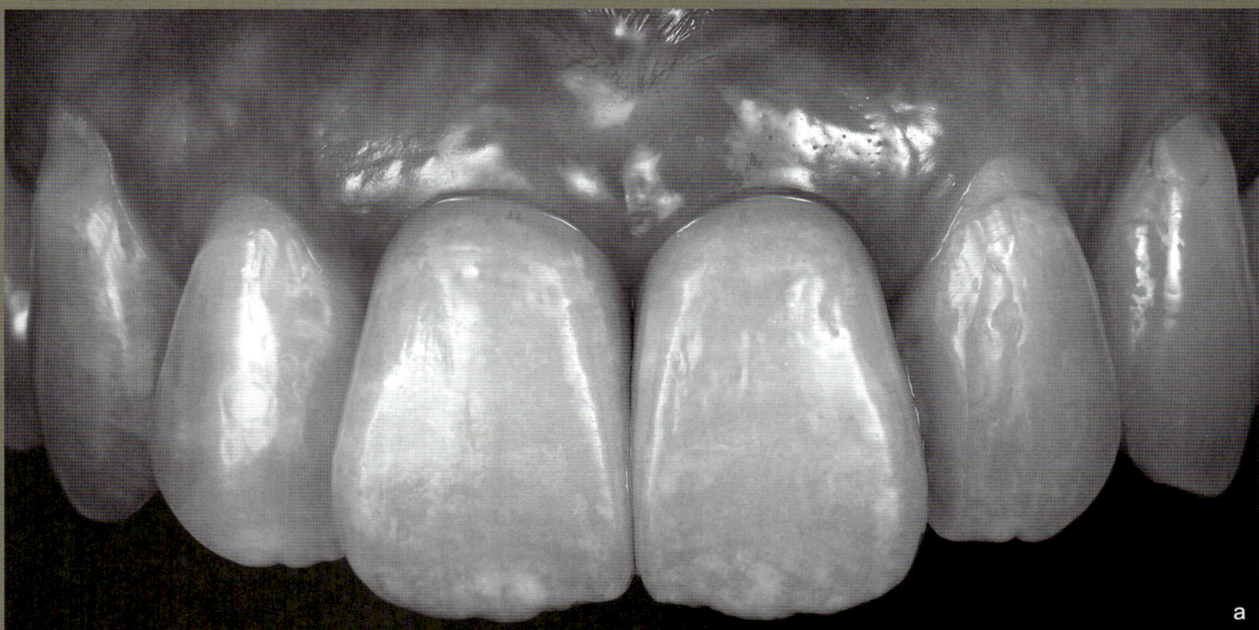

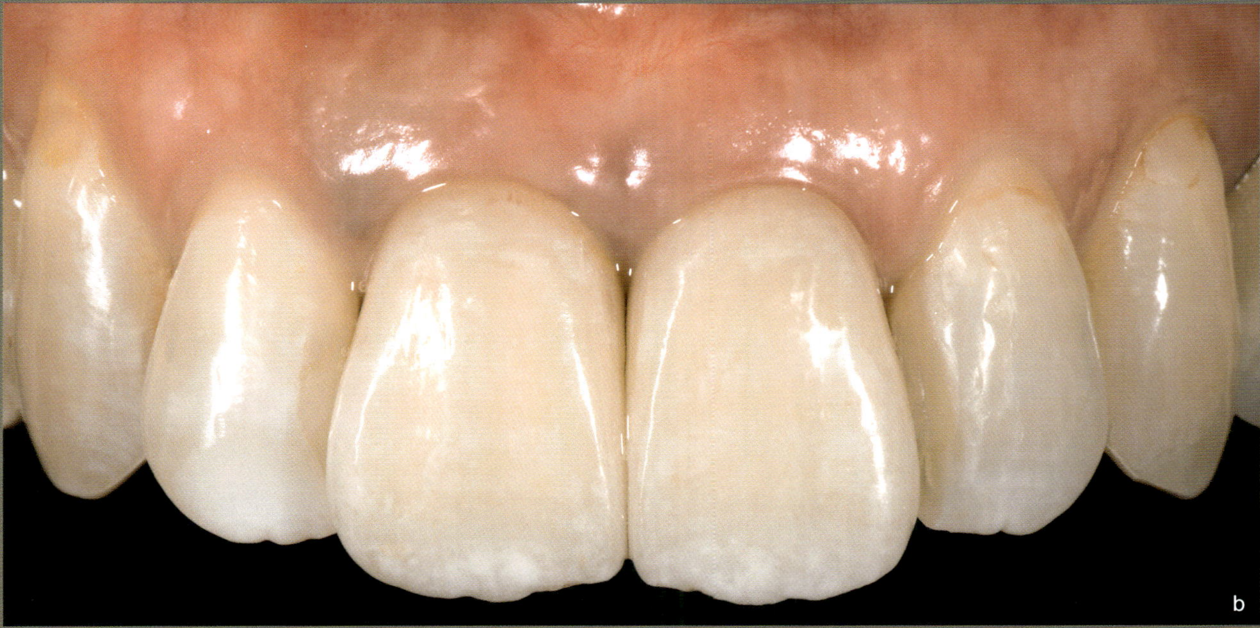

b

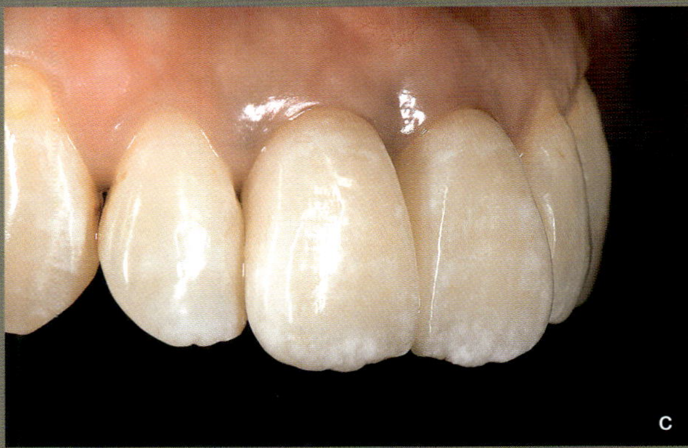

c

그림 4-2-104a~d. 구강 내 장착 후의 상태. Flapless로 한 발치 즉시 식립으로 주위 조직의 손상을 최소한으로 하여 양호한 수복 결과를 얻었다고 생각한다. 또한 gingival 프레임워크를 충분히 고려하는 것으로 치열 레벨에서 치관-치은의 균형을 개선할 수 있다. 변연치은에 대한 형태 어프로치는 치은연하부의 생물학적 조화와 치은연상에서 치관부의 해부학적 조화가 양립했을 때 비로소 심미 요소로서 가미되어 평가되는 것이다.
자연치와 비교하여 결손 수복(임플란트)은 경·연조직 모두에서 어려운 조건으로부터 치료가 시작되므로, 이러한 조건에서 자연미를 추구한다는 것은 약간 모순처럼 느껴지기도 한다. 당연한 일로 수복 결과는 보철 조건의 좋고 나쁨에 크게 좌우되지만, 진료실과의 커뮤니케이션으로부터 생기는 아이디어나 힌트를 착실하게 반영시킬 수 있다면, 그 보철 어프로치도 크게 다른 의미로 바뀌어 갈 것이라고 믿는다.

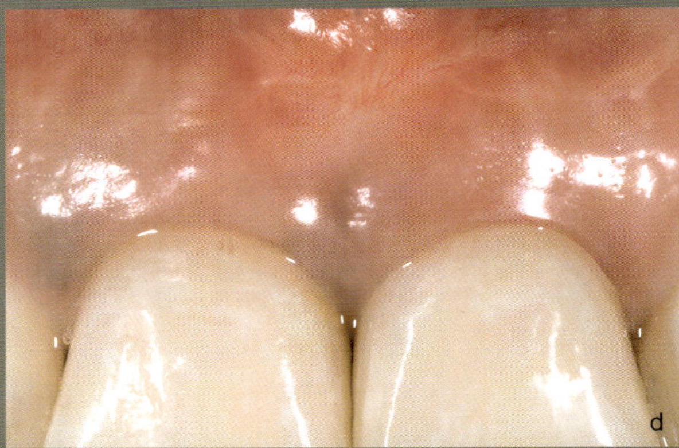

d

Chapter 4 - 1 참고문헌

1. Palacci P, Ericsson I(編), 村上斎(訳). インプラント審美歯科 軟組織と硬組織のマネージメント. 東京：クインテッセンス出版, 2002.
2. Wennström JL. Mucogingival considerations in orthodontic treatment. Semin Orthod 1996；2(1)：46-54.
3. Chang M, Wennström JL, Odman P, Andersson B. Implant supported single-tooth replacements compared to contralateral natural teeth. Crown and soft tissue dimensions. Clin Oral Implants Res 1999；10(3)：185-194.
4. 野澤健, 榎本紘昭, 鶴巻春三, 倉嶋敏明, 杉山貴彦, 渡邉文彦, 伊藤公一. 生物学的比率の概念に基づくインプラント周囲組織のマネージメント 長期的臨床データから導き出した予知性向上への提言. QDI 2006；13(2)：11-27.
5. 上野大輔, 川崎文嗣, 森田雅之, 小林真理子, 三宅一永, 池谷俊和, 佐藤淳一, 新井高. インプラントプラットホームを基準とした周囲軟組織の形態的評価. 日本口腔インプラント学会誌 2009；22(2)：141-146.
6. 高橋健. 前歯部インプラント補綴のクリニカルガイドラインと「Labial Off-set Design Concept」の提案. In 林直樹, 高橋健(編著). 歯科技工別冊 審美修復のための補綴物製作技法とコラボレーションメソッド. 東京：医歯薬出版, 2012：118-127.
7. Weber HP, Buser D, Fiorellini JP, Williams RC. Radiographic evaluation of crestal bone levels adjacent to nonsubmerged titanium implants. Clin Oral Implants Res 1992；3(4)：181-188.
8. Hermann JS, Buser D, Schenk RK, Cochran DL. Crestal bone changes around titanium implants. A histometric evaluation of unloaded non-submerged and submerged implants in the canine mandible. J Periodontol 2000；71(9)：1412-1424.
9. Consolaro A, Savi de Carvalho R, Francischone CE Jr, Consolaro MF, Francischone CE. Saucerization of osseointegrated implants and planning of simultaneous orthodontic clinical cases. Dental Press J Orthod 2010；15(3)：19-30.
10. Grunder U, Gracis S, Capelli M. Influence of the 3-D bone-to-implant relationship on esthetics. Int J Periodontics Restorative Dent 2005；25(2)：113-119.
11. Kan JY, Rungcharassaeng K, Liddelow G, Henry P, Goodacre CJ. Peri-implant tissue response following immediate provisional restoration of scalloped implants in the esthetic zone: a one-year pilot prospective multicenter study. J Prosthet Dent 2007；97(6 Suppl)：S109-118.
12. Kan JY, Rungcharassaeng K, Lozada J. Immediate placement and provisionalization of maxillary anterior single implants: 1-year prospective study. Int J Oral Maxillofac Implants 2003；18(1)：31-39.
13. 宮本泰和. 上顎両中切歯欠損症例—唇側骨を維持した抜歯後即時フラップレス埋入—. QDI 2010；17(3)：43-51.

Chapter 4 - 2 참고문헌

1. Fürhauser R, Florescu D, Benesch T, Haas R, Mailath G, Watzek G. Evaluation of soft tissue around single-tooth implant crowns: the pink esthetic score. Clin Oral Implants Res 2005；16(6)：639-644.
2. Belser UC, Grütter L, Vailati F, Bornstein MM, Weber HP, Buser D. Outcome evaluation of early placed maxillary anterior single-tooth implants using objective esthetic criteria: a cross-sectional, retrospective study in 45 patients with a 2- to 4-year follow-up using pink and white esthetic scores. J Periodontol 2009；80(1)：140-151.
3. 土屋賢司. 包括的治療戦略—修復治療成功のために—. 東京：医歯薬出版, 2010.
4. 宮本泰和. 上顎両側中切歯欠損症例—唇側骨を維持した抜歯後即時フラップレス埋入—. QDI 2010；17(3)：43-51.
5. Su H, Gonzalez-Martin O, Weisgold A, Lee E. Considerations of implant abutment and crown contour: critical contour and subcritical contour. Int J Periodontics Restorative Dent 2010；30(4)：335-343.
6. 藤田恒太郎, 桐野忠大. 歯の解剖学 改訂版. 東京：金原出版, 1967.
7. 内藤孝雄. 日本人永久歯の解剖から得られた歯列. 咬み合わせの科学 2010；30(1-2)：18-25.
8. Grunder U, Gracis S, Capelli M. Influence of the 3-D bone-to-implant relationship on esthetics. Int J Periodontics Restorative Dent 2005；25(2)：113-119.
9. 日高豊彦, 高橋健. インプラント上部構造のサブジンジバルカントゥア Part 1：チームアプローチによる形態決定法. QDT 2007；32(1)：22-44.
10. 高橋健. インプラント上部構造のサブジンジバルカントゥア Part II：歯科技工士が知っておきたい情報と考察点. QDT 2007；32(2)：15-38.
11. 高橋健. 前歯部インプラント補綴のクリニカルガイドラインと「Labial Off-set Design Concept」の提案. In 林直樹, 高橋健(編著). 歯科技工別冊 審美修復のための補綴物製作技法とコラボレーションメソッド. 東京：医歯薬出版, 2012：118-127.
12. Patrick Palacci, Ingvar Ericsson(編), 村上斎(訳). インプラント審美歯科 軟組織と硬組織のマネージメント. 東京：クインテッセンス出版, 2002.
13. Chang M, Wennström JL, Odman P, Andersson B. Implant supported single-tooth replacements compared to contralateral natural teeth. Crown and soft tissue dimensions. Clin Oral Implants Res 1999；10(3)：185-194.
14. 上野大輔, 川崎文嗣, 森田雅之, 小林真理子, 三宅一永, 池谷俊和, 佐藤淳一, 新井高. インプラントプラットホームを基準とした周囲軟組織の形態的評価. 日口腔インプラント誌 2009；22(2)：141-146.
15. 野澤健, 榎本紘昭, 鶴巻春三, 倉嶋敏明, 杉山貴彦, 渡邉文彦, 伊藤公一. 生物学的比率の概念に基づくインプラント周囲組織のマネージメント：長期臨床データから導き出した予知性向上への提言. QDI 2006；13(2)：11-27.

찾아보기

J

L

M

O

P

R

S

T

U